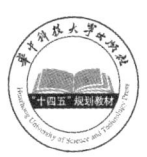

卫生职业教育"十四五"规划护理专业新形态一体化教材

供护理、助产及相关专业使用

U0783790

护理学基础

主　编　赵云仙　宋　丹　梁芳恋
副主编　何云飞　左　欢　刘玺淼　张玉丽　郝　伶
编　者　（按姓氏笔画排序）
　　　　王亚茹　南阳科技职业学院
　　　　左　欢　湖北省潜江市卫生学校
　　　　叶衬霞　广东创新科技职业学院
　　　　代小雨　台江县中等职业学校
　　　　朱可蓉　湖南省脑科医院湖南省第二人民医院
　　　　庄凤珊　广东创新科技职业学院
　　　　刘玺淼　武汉市第二卫生学校
　　　　何云飞　西双版纳职业技术学院
　　　　宋　丹　湖北职业技术学院
　　　　张玉丽　铜仁市中等职业学校
　　　　陈丽娟　铜仁市中等职业学校
　　　　赵云仙　云南省临沧卫生学校
　　　　郝　伶　常州卫生高等职业技术学校
　　　　胡岚岚　云南省临沧卫生学校
　　　　胡明会　西双版纳职业技术学院
　　　　禹正香　云南省临沧卫生学校
　　　　梁芳恋　海南卫生健康职业学院
　　　　粟　萱　湖南医药职业中等专业学校

华中科技大学出版社
中国·武汉

内 容 简 介

本书是卫生职业教育"十四五"规划护理专业新形态一体化教材。

本书共七个项目,内容包括认识护理、医院环境与出入院的护理、医院感染的预防与控制、患者的生活护理、诊疗护理、危重患者的抢救与护理、临终患者的护理。

本书适用于护理、助产及相关专业。

图书在版编目(CIP)数据

护理学基础 / 赵云仙,宋丹,梁芳恋主编. -- 武汉 : 华中科技大学出版社,2024. 8. -- ISBN 978-7-5772-1191-6

Ⅰ. R47

中国国家版本馆 CIP 数据核字第 202459J2N4 号

护理学基础
Hulixue Jichu

赵云仙　宋　丹　梁芳恋　主编

策划编辑:黄晓宇
责任编辑:张　琴　方寒玉
封面设计:廖亚萍
责任校对:朱　霞
责任监印:周治超
出版发行:华中科技大学出版社(中国·武汉)　　　电话:(027)81321913
　　　　　武汉市东湖新技术开发区华工科技园　　　邮编:430223
录　　排:华中科技大学惠友文印中心
印　　刷:武汉市洪林印务有限公司
开　　本:889mm×1194mm　1/16
印　　张:19.5
字　　数:628 千字
版　　次:2024 年 8 月第 1 版第 1 次印刷
定　　价:69.80 元

卫生职业教育"十四五"规划护理专业新形态一体化教材

丛书编委会

网络增值服务

使用说明

欢迎使用华中科技大学出版社医学资源网 yixue.hustp.com

1 教师使用流程

（1）登录网址：http://yixue.hustp.com （注册时请选择教师用户）

注册 ＞ 登录 ＞ 完善个人信息 ＞ 等待审核

（2）审核通过后，您可以在网站使用以下功能：

下载教学资源　　建立课程　　管理学生　　布置作业　查询学生学习记录等

教师

2 学员使用流程

（建议学员在PC端完成注册、登录、完善个人信息的操作）

（1）PC 端操作步骤

① 登录网址：http://yixue.hustp.com （注册时请选择普通用户）

注册 ＞ 登录 ＞ 完善个人信息

② **查看课程资源：** （如有学习码，请在个人中心－学习码验证中先验证，再进行操作）

选择课程

首页课程 ＞ 课程详情页 ＞ 查看课程资源

（2）手机端扫码操作步骤

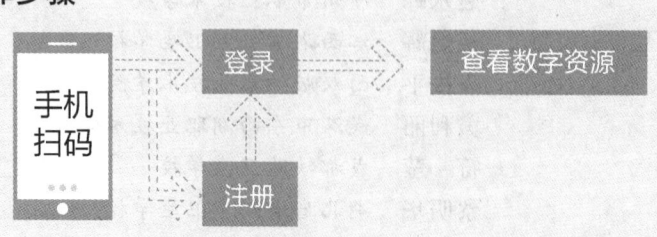

手机扫码　→　登录　→　查看数字资源
　　　　　↑
　　　　注册

总序

职业教育是国民教育体系和人力资源开发的重要组成部分。中共中央办公厅、国务院办公厅印发的《关于深化现代职业教育体系建设改革的意见》指出,要以习近平新时代中国特色社会主义思想为指导,深入贯彻党的二十大精神,坚持和加强党对职业教育工作的全面领导,把推动现代职业教育高质量发展摆在更加突出的位置。

随着健康中国战略的不断推进,党和国家加大了对卫生人才培养的支持力度。新形势下卫生职业教育秉持着"以服务为宗旨,以就业为导向"的指导思想,取得了长足的进步与发展,为国家输送了大批高素质应用型医药卫生人才。

根据《"十四五"职业教育规划教材建设实施方案》,为进一步贯彻落实文件精神,适应护理专业职业教育改革发展的需要,充分发挥教材建设在提高职业教育人才培养质量中的基础性作用,在广泛调研卫生职业教育的实际需求后,在全国卫生健康职业教育教学指导委员会和部分中高等职业院校领导的指导下,华中科技大学出版社组织全国40余所医药类中高等职业院校的近200位老师编写了本套卫生职业教育"十四五"规划护理专业新形态一体化教材。

本套教材充分体现了新一轮教学计划的特色,坚持以就业为导向、以能力为本位、以岗位需求为标准的理念,遵循"三基"(基本理论、基本知识、基本技能)、"五性"(思想性、科学性、先进性、启发性、适用性)、"三特定"(特定目标、特定对象、特定限制)的编写原则,充分反映各院校的教学改革成果。教材编写体系和内容均有所创新,着重突出以下编写特点。

(1)紧跟"十四五"教材建设工作要求,引领职业教育教材发展趋势,密切结合最新专业目录、专业教学标准,以岗位胜任力为导向,参照高素质应用型医药卫生人才的培养目标,提升学生的就业竞争力,体现鲜明的卫生职业教育特色。

(2)有机融入思政教育,结合专业知识教育背景,深度融入思政元素,注重加强医者仁心教育,对学生进行正确价值引导与人文精神滋养。

(3)强调"岗课赛证融通"的编写理念,选择临床典型案例,强化技能培养,紧密衔接最新护士执业资格考试大纲,提高岗位胜任力,注重吸收行业新技术、新工艺、新规范,突出体现"医教协同、理实一体"的教材编写模式。

(4)采用"互联网+"思维的教材编写模式,增加大量数字资源,构建信息量丰富、学习手段灵活、学习方式多元的新形态一体化教材体系,推进教材的数字化建设。

本套教材得到了各相关院校和领导的高度关注与大力支持,我们衷心希望本套教材能为新时期卫生职业教育的发展做出贡献,并在相关课程的教学中发挥积极作用,得到广大读者的青睐。相信本套教材在使用过程中,通过教学实践的检验和实际问题的解决,能不断得到改进、完善和提高。

卫生职业教育"十四五"规划护理专业新形态一体化教材
丛书编委会

前言

　　随着医学的发展和进步,护理教育理念不断更新,护理学从理论到实践都发生了较大的变化,护理技术的更新速度不断加快。为了能更好地适应护理学快速发展的需要,适应职业教育发展的需要,满足广大师生对教育教学改革的迫切需求,依据《教育部关于加强高职高专教育人才培养工作的意见》等相关文件的精神,经卫生职业教育"十四五"规划护理专业新形态一体化教材丛书编委会的审议,华中科技大学出版社积极规划、组织全国十几所院校的专家学者以华中科技大学出版社出版的全国中等卫生职业教育护理专业"十三五"规划教材《护理学基础》教材为基础编写本教材。本教材分为七个项目,从整体架构上创新性地将基础护理知识进行了归类。本教材以现代医学模式和整体护理观为指导,编写时遵循"三基"(基础知识、基本理论、基本技能)的原则,强调护理学基础知识、基本理论、基本技能与护理学专业实践的有机融合;以专业培养目标为导向,以职业技能的培养为根本,满足"三个需要"(职业岗位需要、技能需要、护士执业资格考试需要)。本教材具有可为学生独立学习使用,且充分考虑到中职护理专业学生的认知能力、临床护理的前沿性发展及医疗市场对人力资源的需求等特点。本教材设有"知识拓展"以开阔学生的专业视野;为了能提升学生的评判性思维能力,任务中设计了"案例导学"及"案例导学答案",以丰富的案例引发学生思考,培养学生分析问题和解决问题的能力,同时用临床真实情景增强教材的易学性,激发学生的学习兴趣;设有思政课堂,旨在培养学生的思想政治素养和道德伦理观念;任务最后设计"直通护考",将任务的知识点进行归纳分析、考用结合以巩固所学,引导学生将所学知识与护士执业资格考试紧密结合,从而为其未来职业生涯规划奠定坚实基础。

　　在本教材的编写过程中,各编者积极、认真、负责,在此谨向他们致以诚挚的谢意! 同时,本教材参考了大量护理学基础文献资料,在此向原作者深表谢意和敬意!

　　由于编者水平有限,书中难免有不足和疏漏之处,敬请广大师生在教材使用过程中给予批评指正,以便我们及时修订完善。

赵云仙　宋　丹　梁芳恋

目录

1

认识护理

扫码看课件

任务一　护理学发展史

【知识目标】

1. 掌握护理学、护理、健康的概念。

2. 熟悉护理学的形成与发展,南丁格尔对护理学的主要贡献。

3. 熟悉护理学的目标、任务及范畴。

4. 了解护理学的未来发展趋势。

【能力目标】

1. 能运用护理学的相关理论对护理对象实施护理,满足其需要。

2. 能正确运用护理程序的工作方法对护理对象实施整体护理。

3. 培养学生评判性思维能力和解决问题的能力。

【思政目标】

培养学生的爱心、耐心、责任心及无私奉献和仁爱精神。

 思政课堂

通过介绍南丁格尔的生平与贡献,培养学生的无私奉献精神,引导他们以爱心、耐心、细心、责任心和仁爱之心对待每一位患者。

案例导学

患者,女,65岁,因"脑溢血"入院,收住重症监护病房,护士长安排护士小李负责该患者的全部护理工作。

请问:

1. 此时运用了护理工作方式中的哪一种?

2. 此种护理工作方式有什么优点和缺点?

案例导学答案

1

一、护理学的形成与发展

护理产生于人类生存的需要,护理学的发展与人类文明进步息息相关。尽管在漫长的历史演变过程中护理的总体目标基本未变,但是科学的不断进步和社会需求的不断变化深刻地影响着护理实践。护理学产生和发展的历史进程充分展现了护理学在争取学科自主性和专业化方面所做出的不懈努力。了解护理学的历史渊源有助于提高对护理学本质的认识和理解,从而推动未来护理学的发展。

(一) 人类早期的护理

在古代,人们把疾病的起因归咎于一种超自然的原因,因此治疗疾病时也经常运用迷信和巫术的方法。在此认识基础上,古人提出了万物有灵论,试图解释人体功能变化的原因。这个理论认为自然界任何生物体都有赖于一种无形的力量获得生命活力,良好的情绪可以使人健康,有害的情绪则导致疾病和死亡。在这个时期,护士的角色通常由家庭中的母亲扮演,这种养育和照护的角色功能一直延续到现在。

当时的医疗和护理尚无区分。早在公元前16世纪,古埃及人就开始对卫生和食品制作进行计划以减少疾病的传播,古埃及妇女们则作为照护的提供者,为患者、老人以及分娩的贵族提供护理。

公元前1400—1200年,希伯来人为保护民众的健康,建立了自己的饮食法则,规定了什么食物可以一起食用,什么食物不可以一起食用。他们还制定了十条戒律和摩西健康法则,为处理伦理性人际关系、精神健康和疾病控制方面的问题提供指导。此时,护士主要是在家中和部落中为人们提供护理(包括助产)。

希腊神埃斯克雷庇是最高的医治者,他的女儿海吉亚是健康女神,并作为护士的化身而受到人们的崇敬。

在古印度,《吠陀经》中记载了内科、外科、妇产科、小儿科等疾病的治疗和护理,提出产妇的护理应重视个人清洁卫生和室内空气清新;助产士和医生应剪短头发和指甲,每日沐浴等。在医院工作的护士大多是男性,他们必须具备四个条件:具备给药知识、机敏、富有献身精神、心灵和肉体纯洁。公元前460年,医学之父希波克拉底提出护理、观察、报告都要以患者为中心的观点,强调对患者护理的重要性。

随着人类文明的发展,人们开始尝试应用草药、砭石等治疗疾病,中国、印度、埃及、希腊、罗马等文明程度较高的国家开始运用止血、包扎、伤口缝合、催眠术等方法处理伤痛和疾病。

综上所述,早期文明时期,为患者提供的护理主要是身体的护理和安抚,护理的形式主要是自助式、互助式、经验式和家庭式。

(二) 中世纪护理

中世纪(476—1500年)护理的发展受到宗教和战争两个方面的影响。

随着基督教堂和修道院的发展,欧洲各国建立了数以百计的医院,作为特定的慈善机构为孤儿、寡妇、老人、病者和穷人提供照护。担任护理工作的人员主要是修女,她们以丰富的经验和良好的道德品质推动了护理事业的发展。作为古老的护理职能之一的护士助产,在中世纪兴盛起来。1060年,意大利一所医学校开始招收妇女学习产科、医院管理、护理和助产知识,考试合格后发放证书。在这一时期,形成了一些为患者提供初步护理的军队和宗教、非宗教的团体。

12—13世纪,医院条件很差,管理混乱,护士缺乏护理知识,又无足够的护理设备,所以患者死亡率很高。此期护理开始从自助式、互助式、家庭式组建走向社会化、组织化的服务。

(三) 文艺复兴时期的护理

文艺复兴时期(1400—1600年),西方国家又称之为科学新发现时代。由于文艺复兴运动的推动,医学也得以迅猛发展。在此期间,建立了许多图书馆、医学院校。1543年,比利时医生维萨里撰写的《人体结构》出版,此书被称为解剖学的初创之作。1628年,英国医生哈维发表了《心血运动论》,标志着医学界对血液循环功能有了科学的认识。与医学的迅猛发展相比,文艺复兴时期的护理状况却仍停留在中世纪。造成这种情况的主要原因是缺乏护理教育和1517年社会结构发生变化,妇女地位下降,大量修道院关闭,导致护士极度匮乏。为了满足需求,一些素质较差的妇女进入护理队伍,致使护理质量大大下降。

 知识拓展

　　1820 年 5 月 12 日,南丁格尔出生于父母旅行之地——意大利佛罗伦萨。在英国这个富有的、有教养的家庭里,南丁格尔接受了高等教育,熟悉英、法、德、意等国语言。少女时期,她就表现出深厚的爱心,对护理工作有很大的兴趣。在参加社会慈善工作中,她认识到护理工作的重要性,于是不顾家人的强烈反对和当时社会上鄙视护士的不良风气,毅然地投身护理事业。

　　她深入调查了英、法、德等国护理工作中存在的问题。回国后,她承担了英国伦敦“贫民医院”的护理督导工作。她强调病房必须空气新鲜、条件舒适、环境清洁、安静等。在她的领导下,该院的护理工作大有改进。

　　1853—1856 年克里米亚战争的爆发进一步激发了南丁格尔发展护理事业的愿望和决心。当时报纸报道在前线浴血奋战的英国士兵负伤或患病后,由于得不到合理照护而大批死亡,死亡率竟高达 42%。这个消息引起社会极大震惊。南丁格尔立即写信给当时的英国陆军大臣,表示志愿带护士前往战地,救护伤员。获准后,南丁格尔率领了 38 名护士,奔赴战地医院。她们积极整理医院环境,改善卫生面貌;设法调整膳食,加强伤员营养;为伤员清洗伤口,消毒物品,建立护士巡视制度,夜以继日地辛勤工作。每晚南丁格尔总是提着风灯巡视病房。除了精心护理伤员外,她还千方百计创造条件来照顾伤员的随军眷属,亲自为伤员或垂危士兵书写家信,使全体伤员获得精神慰藉,从而加速了伤口愈合和疾病康复。南丁格尔的忘我服务精神赢得了医护人员的信任和伤员的尊敬。士兵们称颂她为“提灯女神”“克里米亚天使”。经过她们创造性的护理工作,在短短半年时间内,前线伤员死亡率下降到 2.2%。从此护理工作受到社会重视。南丁格尔回国后,受到全国人民的欢迎。英国政府授予她勋章、奖品和 44000 英镑奖金作为鼓励。

　　经过克里米亚战场的护理实践,南丁格尔越发深信护理是科学事业,护士必须接受严格的科学训练,而且应是品德优良、有献身精神的高尚的人。1860 年,她用这笔奖金在英国圣托马斯医院创办了世界上第一所正式的护士学校——南丁格尔护士训练学校,为护理教育奠定了基础。南丁格尔对护理所做出的贡献是巨大的且具有深远的意义,她一生书写了大量日记、书信、札记、论著等,其中极其著名的是《护理札记》和《医院札记》,阐述了她的护理哲学理念和医院管理的思想。作为现代护理的奠基人,南丁格尔在保持和恢复健康的信念基础上创立了第一个护理哲学体系。她认为护理的任务是运用使人远离疾病或从疾病中康复的知识管理人的健康。

　　为了纪念这位护理专业的奠基人,英国的伦敦和意大利的佛罗伦萨树立了她的铜像。英国还建立了南丁格尔基金社,专供各国护士留英学习之用。1912 年国际护士会确定将南丁格尔的诞辰日作为国际护士节。同年,红十字国际委员会在华盛顿召开的第 9 届国际红十字大会上,正式确定设立南丁格尔奖,作为各国护士的最高荣誉奖,每两年颁发一次。

（四）现代护理的诞生与南丁格尔的贡献

　　18 世纪中叶到 19 世纪,社会改良运动从整体上改变了护士和妇女的角色。经济的增长、科学的发展、医学的进步、医院数量的增多、天花流行和战争导致社会对护士的需求增加、护理工作地位的提高和护理职责的增加,欧洲出现了许多训练护士的学校。1836 年,牧师西奥多·弗里德尔在德国建立女护士训练所,招收年满 18 岁、身体健康、品德优良的妇女进行护理训练。南丁格尔曾在此接受了 3 个月的护士训练。

　　19 世纪中叶,南丁格尔首创科学的护理专业,护理学理论才逐步形成和发展。许多人称这个时期为“南丁格尔时代”,这也是护理专业化的开始。

 **知识拓展**

南丁格尔奖获奖条件

1991年,红十字国际委员会布达佩斯代表大会通过的弗罗伦斯·南丁格尔奖章规则第二条规定,奖章可颁发给男女护士和男女志愿护理工作人员中在平时或战时做出如下突出成绩者:"具有非凡的勇气和献身精神,致力于救护伤病员、残疾人或战争灾害的受害者;如有望获得奖章的人在实际工作中牺牲,可以追授奖章。"

(五) 现代护理学的发展

自圣托马斯医院护士学校建立后,欧美各国南丁格尔式护士学校如雨后春笋般纷纷成立,受过训练的护士大批增加,护理事业得到迅速发展。20世纪,护理学进入了迅速发展时期,可概括为三个发展阶段。

1. 以疾病为中心的阶段 20世纪前半叶,医学发展摆脱了宗教、神学的控制,各种科学学说纷纷建立,生物医学模式形成。人们认为疾病都是生物学方面的影响所致,把疾病和健康划分为对立的两极,发展了以疾病为中心的医学指导思想。在这种模式指导下,护理工作的性质是从属于医疗,围绕疾病展开。护士是医生的助手,协助医生完成患者的诊断和治疗工作。护理工作的主要内容是执行医嘱、进行病情观察和护理技术操作。在长期的护理实践中形成了各科规范的疾病护理常规和护理技术操作规范。

2. 以患者为中心的阶段 20世纪中叶,社会科学的发展以及系统科学的发展,促使人们重新认识人类健康与生理、心理、环境的关系。1948年,世界卫生组织(WHO)提出新的健康定义,大大扩展了健康研究和实践的领域。1955年,"责任制护理"概念的提出,为护理实践提供了新的工作方式。1977年,研究者提出生物-心理-社会医学模式,强调人受生物、心理、社会方面因素的影响。在这些新观念的指导下,护理工作发生了根本性的变革。此期,护理被认为是一个独立的专业,在整体护理观的指导下,护士采用护理程序的方法开展工作;护理工作者是科学的工作者,医护双方是合作的伙伴。护理学开始建立自己的学科理论体系。

3. 以人的健康为中心的阶段 进入20世纪70年代,随着社会的发展、科学技术的进步、人们物质生活水平的提高,人类疾病谱发生了明显变化,与人的行为方式和生活方式密切相关的心脑血管疾病、恶性肿瘤等取代了传染病,成为威胁人类健康的主要问题。此外,人们对健康和疾病关系的认识加深,对健康保健的需求日益增加。1977年,WHO提出"2000年人人享有卫生保健"的目标,对护理工作的发展产生了巨大的推动作用,护理的定义也发生了重大的变化。这一切都推动了护理工作走出医院,走向家庭、社区、社会,面对所有有保健需求的个体。护理工作的范围扩展到从健康到疾病的全过程。护士成为向社会提供健康保健的主要力量。护理学成为一门独立的学科。

(六) 我国护理学的发展

1. 古代护理 我国的医学有着悠久的历史,当时的特点是一直保持着医、药、护不分,古代的护理是包含在医疗活动之中的,强调"三分治,七分养",其中"养"即为护理。早在远古时代,原始人就用烧热的石块和砂土局部热疗,用尖利的石块刺破脓肿治疗疾病、减轻疼痛。春秋战国时期我国医药学发展迅速,名医扁鹊总结出"望、闻、问、切"等诊病方法,并使用针灸、汤药、热敷等方法为患者治病,这是我国早期的护理实践;秦、汉时期的《黄帝内经》是我国最早的医学经典著作,记载着疾病与饮食调节、精神因素、自然环境和气候变化的关系,如"怒伤肝,喜伤心"等,并提出"扶正祛邪";东汉末年名医张仲景著有《伤寒杂病论》,并发明了灌肠术、人工呼吸、胸外心脏按压、舌下给药等医护措施;三国时期外科鼻祖华佗创造出"五禽戏",用于强身健体、预防疾病;唐代杰出的医药家孙思邈著有《备急千金要方》,其中认为"凡衣服、巾、帨、枕、镜不宜与人同也",提出预防、隔离观点,还首创了细葱管导尿法;宋代名医陈自明的《妇人大全良方》中,提供了妇女产前、产后护理的一些资料,此外,有关口腔护理的重要性也有记载;明代巨著《本草纲目》的作者李时珍用中药治病;明清时期记载了用蒸汽消毒法消毒衣物和空气。

祖国医学把人体看成统一的有机整体,并把人的健康与内在心理状态和外在环境紧密联系起来,为我国护理学的产生和发展奠定了丰富的理论和实践基础。

2. 近代护理 中国近代护理事业的发展是在鸦片战争前后,随各国军队、宗教和西方医学进入中国而开始。

1909 年中国护理界的群众性学术团体"中华护士会"在江西牯岭成立(1936 年改为"中华护士学会",1964 年更名为中华护理学会)。学会成立初期,理事长均由在华工作的外籍护士担任,钟茂芳任副理事长,她将 nurse 首译为"护士",认为从事护理事业者应该是有学识的人。自第 9 届中华护士会开始,由中国护士担任护士会理事长。1922 年国际护士会正式接纳中华护士会成为第 11 个会员国。

1920 年北京协和医学院开办高等护理教育,招收高中毕业生,学制 4~5 年,毕业时授予理学学士学位。1934 年,教育部成立护理教育专门委员会,将护理教育改为高级护士职业教育,招收高中毕业生,护士教育被纳入国家正式教育系统。

革命战争期间,我国许多医护人员满怀激情奔赴革命圣地,在解放区设立了医院,护理工作受到党中央的高度重视和关怀。毛泽东同志曾亲笔题词:"护士工作有很大的政治重要性""尊重护士,爱护护士"。至1949 年全国共建立护士学校 183 所,有护士 3.28 万人。

3. 现代护理 中华人民共和国成立后,我国护理工作进入一个新的时期,特别是党的十一届三中全会以后,改革开放政策进一步推动了护理事业的发展。

(1)护理教育体制逐渐完善。

①中等护理教育:1949 年后,随着医疗卫生事业的发展,我国护理工作进入了一个崭新的时期。1950年卫生部召开第一届全国卫生工作会议,将护理教育纳入正规教育体系,列为中等专业教育之一,并规定了护士学校的招生条件,成立了教材编写委员会,为国家培养了大批中等专业护理人才。1966 年,护理教育停滞,直到 1979 年才陆续恢复招生。

②高等护理教育:1979 年 7 月卫生部发出《关于加强护理教育的意见》;1980 年,南京医学院开办高级护理培训班;1983 年,天津医学院在全国率先恢复五年制本科高等医学教育护理学专业,毕业后授予学士学位。此后其他院校也开设了四年制或五年制的本科护理专业。

③硕士、博士护理教育:1992 年北京医科大学开始招收护理硕士研究生。2011 年北京协和医学院开始招收护理博士研究生。目前,我国已形成了多层次、多渠道的护理学历教育。

④继续护理教育:1987 年,国家发布了《关于开展大学后继续教育的暂行规定》。1997 年卫生部继续教育委员会护理学组成立,标志着我国的继续护理教育正式纳入国家规范化的管理。同年 5 月,中华护理学会制定了继续护埋教育的规章制度及学分授予办法,使继续护理教育开始走上了制度化、规范化、标准化的轨道。

(2)护理实践:随着改革开放政策的实施,国内外频繁进行护理学术交流,逐渐引入新的护理理念和护理理论。随着生物-心理-社会医学模式的形成,以及健康观念的更新,临床护理开始探讨并实践"以患者为中心"的整体护理模式,为患者提供积极、主动的护理活动。同时,护理工作的内容和范围不断扩大,新的护理技术的发明和应用得到普及,器官移植、显微外科手术、重症监护、介入治疗、血液透析等专科护理,中西医结合护理,家庭护理,社区护理广泛开展,推动了护理实践的创新发展。

(3)护理管理。

①建立健全护理指挥系统:为加强护理工作,完善护理管理体制,卫生部医政司于 1982 年设立了城市护理处,制定了有关政策、法规,负责全国护理的管理。各省、自治区、直辖市卫生厅(局),在医政处下设专职护理干部,负责管辖范围内的护理管理工作。有 300 张以上床位的医院设立护理部,实行护理三级管理制度;有 300 张以下床位的医院由总护士长负责,实行护理二级管理制度。护理部负责护士的培训、任免、调动、奖励、考核及晋升等,充分发挥护理部的职能作用,保障了医院的护理质量。

②建立晋升考核制度:1979 年,国务院批准卫生部颁发《卫生技术人员职称及晋升条例(试行)》,明确规定护理专业人员的技术职称,并使护理专业具有完善的护士晋升考核制度。其中初级技术职称为护士、护师,中级技术职称为主管护师,高级技术职称为副主任护师、主任护师。

③建立护士执业注册制度:1993 年,卫生部颁发《中华人民共和国护士管理办法》。1995 年 6 月,全国举行首次护士执业资格考试,考试合格获得护士执业资格证书后,方可申请注册。

4. 护理科研 随着护理教育的发展,护理科研水平不断提高,护理论文的数量和质量也显著提升。护理论著、护理教材相继出版。2009 年设立了中华护理学会科技奖,每两年评选一次,标志着我国护理科研进入快速发展的科学轨道。

5. 学术交流 1980 年以后,随着我国改革开放政策的实施,我国与国际护理学术交流日益增多,互派访问学者相互交流,开阔了视野,促进了护理事业的发展。

二、护理学的任务及工作模式

(一)护理学的任务

1978 年 WHO 指出:护士作为护理的专业工作者,其唯一的任务就是帮助患者恢复健康、帮助健康的人促进健康。随着护理学科的发展,护理对象发生了变化,护理工作范围扩展到人的生命全过程,促使护理学的任务发生了深刻的变化。

1. 促进健康 促进健康是指帮助个体、家庭、社区获得增进健康时所需要的知识和资源。促进健康的护理实践活动包括教育人们对自己的健康负责,树立正确的健康观念,建立健康的生活方式,提供合理营养和平衡膳食方面的指导,解释积极锻炼的意义,告知吸烟和酗酒对人体的危害,指导安全有效用药,预防意外伤害和合理应用医疗保健服务等。促进健康的目标是帮助护理对象维持最佳健康水平或健康状态。

2. 预防疾病 预防疾病是指帮助人们积极采取行动控制不良行为和健康危险因素,预防和对抗疾病的过程。预防疾病的护理实践活动包括开展健康教育、增强机体免疫力、预防各种传染病,提供疾病的自我监测技术、提供临床和社区的保健措施等。预防疾病的目标是通过预防措施,帮助护理对象减少或消除不利于健康的因素,避免或延迟疾病的发生或尽早发现疾病,以减少可能造成的伤残,促进健康,使之达到最佳的健康状态。

3. 恢复健康 恢复健康是指帮助护理对象在患病或有影响健康的问题后改善其健康状况,提高健康水平。恢复健康的护理实践活动包括为患者提供直接的护理,如生活护理、饮食护理、排泄护理、病情观察、执行药物治疗、心理护理等;和其他卫生保健专业人员共同协助残障患者进行康复训练。恢复健康的目标是运用护理学的知识和技能,帮助已经出现健康问题的护理对象解决健康问题,改善其健康状况。

4. 减轻痛苦 减轻痛苦是指护士在临床护理实践中运用知识和技能帮助处于疾病状态的护理对象解除身心痛苦、战胜疾病。减轻痛苦的护理实践活动包括帮助患者尽可能舒适地带病生活;提供必要的支持以帮助人们应对功能减退或丧失;对临终患者提供安慰和关怀照护,使其在生命的最后阶段能舒适、平静、安详、有尊严地走完人生的旅程。

(二)护理工作模式

1. 个案护理 个案护理是指临床上由专人负责实施个体化护理的方式,即一名护士负责一位患者的全部护理工作的方式,适用于抢救危重患者或某些特殊患者和临床护理教学的需要。此种护理工作方式的特点:护士责任明确,责任心较强,能全面掌握患者的病情,对患者护理周到、细致,满足患者的各种护理需要;可体现护士的个人才能,满足其成就感,并能建立良好的护患关系。但这种工作方法耗费大量的人力,并且不能实施连续性护理。

2. 功能制护理 功能制护理是指以执行医嘱和完成各项常规护理为主要工作内容,依据工作性质机械性地将护理工作分配给护士,如将护士分为"办公室护士""治疗护士"等,是一种流水作业的工作方法。其适用于护理人力资源缺乏、工作任务繁重的科室患者的护理。此种护理工作方式的特点:护士分工明确、任务单一,易于组织管理,节省人力,但这种工作方法缺少与患者沟通交流,工作机械重复,易导致护士疲劳厌烦、忽视患者身心整体护理,护士较难掌握患者的全面情况,护士工作满意度下降。

3. 小组制护理 小组制护理是指以小组的形式对患者进行整体护理。每个小组由 7～8 名护士组成,每组分管 10～15 名患者,小组成员由不同级别的护士组成,由组长制订护理计划和措施,共同合作完成对患者的护理。此种护理工作方式的特点:能充分调动各级护士的潜能,发挥团队合作精神,共享护理工作成果,维系良好的工作氛围,护士工作满意度及地位得到提高,但这种工作方法使护士个人责任感和成就感相对减弱。

4. 责任制护理 责任制护理是指由责任护士和辅助护士按照护理程序对患者进行全面、系统、连续的整体护理。患者从入院到出院均由责任护士对患者实施 8 h 在岗、24 h 负责制。由责任护士评估患者情况、制订护理计划、实施护理措施。当责任护士不在岗时,由辅助护士和其他护士按照责任护士制订的护理计划实施护理。此种护理工作方式的特点:护士责任明确、主动性增强,便于全面了解患者情况,能提供连续、整体的、个性化护理,但这种工作方法对护士能力水平要求较高,人力资源需求量也较大,护士心理压力和风险明显增高,且要求 24 h 对患者全面负责难以实现。

5. 综合护理 综合护理是指将小组制护理和功能制护理相结合,通过有效地利用人力资源,恰当地选择并综合利用上述几种工作方式,为服务对象提供低成本、高质量、高效率护理服务的工作方式。此种护理工作方式的特点:有利于为服务对象提供整体护理,工作效率高,注重成本效益,可为护士提供良好的个人发展空间,护士责任心、成就感增强,但这种工作方法对护士的能力要求较高,护理人力投入较多。

思政课堂

南丁格尔誓言

余谨以至诚

于上帝及会众面前宣誓

终身纯洁,忠贞职守

勿为有损之事

勿取服或故用有害之药

尽力提高护理之标准

慎守病人家务及秘密

竭诚协助医生之诊治

务谋病者之福利

谨誓!

考点提示 简述南丁格尔对护理学的主要贡献、护理学的主要任务、现代护理学发展的三个阶段、护理工作模式。

 直通护考

扫码在线答题

答案解析

(张玉丽)

任务二　护士素质与角色

【知识目标】

1. 熟悉护士素质、护士角色的概念。

2. 掌握护士素质的内容、护士角色的特征和护士角色的功能。

【能力目标】

1. 能适应护士角色,运用护士的能力解决护理问题。

2. 能按照护士素质的内容要求不断学习,有培养护士素质的意识。

【思政目标】

培养良好的护士素质,充分运用护士角色为患者服务。

思政课堂

1. 加强护士责任心教育,强化各项规章制度的执行和规范操作,提高预知风险的意识。

2. 多学习,多积累经验,加强沟通。

3. 工作中,应力求认真、细心和全面,并将这种态度传承给下一代护士,如此,患者才能享受到全面、安全、优质的护理服务。

案例导学

案例一

患者,女,66岁,因支气管哮喘急性发作呼吸困难,口唇发绀。李护士立即将床头抬高70°～80°,将患者安置端坐位,并给予氧气吸入。

请问:

1. 李护士在护理患者时体现了哪种角色功能?

2. 李护士在护理工作中体现的素质有哪些?

案例导学答案

案例二

患者,陈某,男,70岁,农民,因"反复头晕、头痛半年,加重5天"入院,入院后血压186/110 mmHg。诊断:高血压3级,高危。医嘱:硝苯地平控释片30 mg,舌下含化,st。责任护士小林与办公室护士小李遵医嘱核对药品,无误后由小林将药拿到床旁发给患者,告知其舌下含化,并交代用药期间应卧床休息。半小时后该复测血压了,小林在为另一患者经胃管注食,于是委托专业组长张护士帮陈某复测血压并告知初测血压。张护士立即为陈某测量血压,经3次测量(间隔一定时间),结果仍较初测血压值高。张护士质疑:为何患者吃了降压药后血压未降反而上升?经证实,原来患者将连同包装药片的铝塑板放在舌下。张护士立即叫患者将药吐出,告诉患者需将铝塑板上的水泡眼撕开后取出药片再置舌下含化,并为患者取出药片,将药片放在患者舌下。半小时后复测血压为142/92 mmHg,患者自诉不适症状较前缓解,也未追究此事,张护士与小林这才松了一口气。请完成以下任务。

1. 简述护士小林在工作中存在的不足。

2. 简述张护士值得借鉴的方面。

护理是科学、艺术与爱心的结合,护理的艺术性在于护士通过自己的形象表现出独特的职业美。良好的素质是从事护理工作的基本条件。护理工作的对象是人,而"人"不仅具有生物属性,还具有心理、社会属性。护士要为形形色色的人提供优质的护理服务,就必须具备较高的素质修养,以满足护理对象的身心需要。

一、护士素质

(一)素质的概念

素质是指个体完成工作活动与任务所具备的基本条件与潜在能力。素质原本是心理学的一个专业术语,是指人的一种较稳定的心理特征,包括先天素质和后天素质两个方面。先天(自然性)素质一般是指人与生俱来的某些生理、解剖特征,主要是神经系统、感觉器官及运动器官的特性,尤其是大脑结构和功能上的特点;后天(社会性)素质是指在先天素质的基础上通过不断的培养、教育、自我修养、自我磨炼而获得的一系列知识技能、行为习惯、文化涵养、品质特点的综合。

素质不仅是人的一种心理特征,也是人所特有的一种实力。素质高的人能成功地应对社会的各种需求,并在不断变化的环境中做出有价值的创新和获得自我实现的目标。提高护士素质,不仅可塑造现代护士良好的形象,而且能提高护理质量,从而有利于护理事业的发展。

知识拓展

榜样的力量——钟茂芳

钟茂芳,1884 年出生于南洋群岛一个华侨家庭。1909 年毕业于英国伦敦盖氏医院护校,同年回国,任职于天津北洋女医学堂。她是我国历史上第一位留学国外学习护理教育的华人女性。

钟茂芳曾翻译出版了《看护要义》(又名《牛津护理手册》),这本译著作为西方护理学理论传入中国的标志性书籍,成为当时中国护校的专用教材。

1914 年,在上海召开第一次全国护士代表大会,钟茂芳当选为中华护士会副会长。她在会上首次提议用"护士"之称并被批准。"护士"一词沿用至今。

1915 年,钟茂芳已是国际护士会的会员、荣誉副会长,为中国护士在国际上赢得了一定的荣誉和地位,为推动和发展我国护理事业做出了历史性的贡献。

(二)护士素质的内容

护士素质是指在一般素质基础上,结合护理专业特性,护士通过后天的培养、教育以及自我修养、自我磨炼等获得的职业素质。具有良好的职业素质是护士从事护理工作的基本条件,也是护理专业发展的决定性要素。

1. 思想品德素质 思想品德是指人品、德行。以追求人类健康幸福为己任,全心全意为人民服务,是高尚思想品德的集中体现。思想品德素质具体包括政治思想素质和职业道德素质两个方面。

(1)政治思想素质:热爱祖国、热爱人民、热爱护理事业,对护理事业有坚定的信念、深厚的情感。具有崇高的理想、高尚的道德情操及正确的人生观、价值观。

(2)职业道德素质:具有高尚的情操、崇高的护理道德;具有诚实的品格和较高的慎独修养;具有高度的社会责任感和同情心。能做到廉洁奉公、忠于职守、救死扶伤、实行人道主义;能做到自尊、自爱、自立、自强,为人类健康事业奉献终身。

知识拓展

慎独是儒家的一个重要概念。《辞海》中慎独指"在独处时也能谨慎不苟"。即不论何时何地,或明或暗,或在人群中,或单身独处,都要小心谨慎,不可在思想和言行上稍微离"道"。"道"是衡量好与坏、对与错的标准。

医学中的"慎独",就是说在独处、无人注意时,自己的行为必须谨慎不苟,为重要的医德修养之一。因为护理工作常常是在患者及其家属不知情或患者意识不清时独自进行的,比如单独值夜班、无菌操作、抽吸药物、护理昏迷患者等。护士的工作往往是在没有任何人监督的情况下进行的,这最能体现一个人的素质和道德水平。慎独不仅是医德修养的方法,也是医德修养的目标和标准,是护士必须具备的一种美德。

2. 科学文化素质

(1)基础文化知识:学好医学基础知识、护理学理论的必备条件。护士良好的科学文化素质,必须建立在科学的知识结构基础上,必须掌握相应的数、理、化、语文、外语、计算机应用知识,以便更好地适应护理学科的发展,更快地接受现代科学发展的新理论、新技术,为终身学习打下良好的基础。

(2)人文科学及社会科学知识:护士应具备一定的人文科学及社会科学知识,以适应现代护理学发展的需要。与传统护理实践相比,现代护理学的特点之一就是强调"人"的整体性,不仅要考虑生物因素对人的影响,还要考虑心理、社会因素对人的影响。在护理过程中,应更加尊重"人",尊重"生命",尊重人的需要。无论是护理学科的完善与提高,还是护理工作内容、范围的转变与扩大,都需要人文科学与社会科学知识,如心理学、伦理学、哲学、美学等。护士必须具有一定的人文科学及社会科学知识,才能更好地把握患者的心理特点,融洽人际关系,尊重患者的人格,以人为中心实施整体护理。

3. 专业素质 护士的专业素质是其胜任护理工作的必备条件,主要包括专业知识与能力两方面。

(1)护理专业知识:护士应系统地接受护理教育,掌握医学基础知识、护理理论知识和护理操作技能知识,并通过国家卫生系统的考试,取得护士执业资格证,才可以独立从事护理工作。

(2)护士的能力。

①规范的实践操作能力:护士应具备规范、准确、娴熟的护理技能,规范的护理操作对护理安全起着保障作用。如在危重患者的抢救中,呼吸机的使用、心电监护、建立静脉通路等,都需要护士做到操作熟练、准确、敏捷,从而有效降低护理风险,为患者提供安全的护理服务。

②敏锐的洞察能力:护理工作中患者的病情、心理状态是复杂多变的,护士要在护理实践中不断培养、提高自己的观察能力,通过细致入微的观察,及时发现患者的病情变化,判断问题的轻重缓急并及时处理。

③分析、解决问题的能力:护理学是一门应用性很强的学科,要求护士在护理过程中有较强的分析问题和解决问题的能力,运用护理程序的工作方法,解决患者现存的或潜在的健康问题。

④评判性思维能力:评判性思维是一种理性思维,是反思和推理的过程。在临床护理实践中评判性思维可以帮助护士进行有效的护理决策,为患者提供高质量的服务。

⑤机智灵活的应变能力:通常情况下护士是最早发现患者病情变化的人,面对突然发生的意外情况,护士应做到灵活机智、果断决策、合理安排,以最大限度地满足患者的需求。

⑥独立学习和创新的能力:随着护理事业的不断发展,现代医学模式出现了新的转变,护士要关注学科新的发展变化,培养自己更新知识结构的能力,形成一定的专业知识储备;同时要善于发现工作中的问题,运用创造性思维解决问题。

4. 心理素质 护理工作的特点要求护士具有良好的心理素质,善于调节自己的情绪,始终保持一种平和的心态,并以自己积极乐观的情绪影响患者,对患者具有爱心、耐心、诚心、责任心,工作中注重人际沟通,建立良好的护患关系、同事关系。

5. 身体素质 由于护理工作的特殊性,护士应具有健康的体魄、充沛的精力、整洁大方的仪表、端庄稳重的举止、良好的耐受力、敏捷的反应力和始终如一的工作热情,而身体素质是人体活动的一种能力,是指人体在劳动、运动、工作与生活中所表现出来的力量、速度、耐力、灵敏度及柔韧性等,所以护士平时要加强营养和身体锻炼,使自己有一个健美的体魄。

护士素质的形成和发展需要长期的培养和终身学习,护士应明确自身素质的内容,加强自身素质的修养,与时俱进,在临床护理工作中,主动锻炼、积极学习,经常对照检查,找出差距,在实践工作中不断完善和提高,努力成为一名素质优良的护理工作者。

二、护士角色

(一) 护士角色的概念、特征和转变

随着护理事业的不断发展,人们对健康的重视和诉求有了新的变化。护士所承担的社会责任和角色功能也在不断扩展。护士作为一种社会角色,在医疗、护理及健康教育等活动中发挥着重要的功能,具有其他角色不可替代的作用。护士角色的获得要经过以护理教育为重要手段的角色社会化过程。护士角色需承担独特的工作内容,具有自己的权利和义务。

1. 护士角色的概念 角色原为戏剧舞台上的演出用语,指剧本中的人物,现被社会学、心理学引为专门术语,指处于一定社会地位的个体或群体在实现与这种地位相联系的权利与义务中所表现出的符合社会期望的行为和态度。护士角色是由学生在学校经过不断努力学习获得的,并要在护理工作中按护士的行为规范来约束自己的行为。

2. 护士角色的特征

(1)角色具有多重性:一个人的一生承担着许多角色,在不同的时间、不同的场合自觉或不自觉地扮演着不同的角色,多种角色可以集于一身。如一位女性护士:在家庭里,她是妻子、母亲;在医院里,她是护士,可能同时又是某学术团体的成员;在社会上,她是顾客、游客等,但主要承担的角色是与职业和家庭相关的,如护士、母亲、妻子是这位女性护士重要的角色。不同的角色,担负着不同的责任,表现出不同的功能。

(2)角色行为由个体完成:每个角色都有其特定的行为模式,也是社会所期望的。角色行为是由个体来执行和完成的:如医护人员应具备良好的医德医风,学生应遵守学校的规章制度。个体根据自身对角色期待的认识,表现出相应的角色行为。个体要充分发挥角色功能,必须对角色的行为规范和自身扮演的角色是否适宜有准确的判断和衡量。若个体或群体的行为符合角色期待,则社会或群体将能和谐、圆满地共同生活;反之,则导致角色冲突。

(3)角色之间的互补性:任何角色在社会中都不是孤立存在的,而是与其他角色相互依存,也就是说一个人要完成某一角色,必须有一个或一些互补的角色存在。如要完成护士的角色,必须有患者角色、医生角色等存在。

3. 护士角色的转变 角色转变是指个体承担并发展一种新角色的行为过程。为了实现角色的转变,个体必须通过不断的实践学习,达到社会对新角色的期望及个体所承担的权利和义务。一名护理专业的学生,必须通过在校的理论学习、医院的实习、国家的护士执业资格考试,才能实现由学生角色转变为护士角色。

(二) 护士角色的功能

护士角色是指护士应具有的与职业相适应的社会行为模式。随着社会的进步发展,护士角色发生了根本性变化,由传统的形象逐渐发展到接受专业教育、有专业的知识和技能、受到社会尊重的护理实践者。因而,当今社会赋予了护士多元化的角色,护士承担着多种角色。

1. 照顾者 护士协助患者从事有益于健康、恢复健康与安详死亡的活动。这是最基本、最重要的角色,这种角色是通过满足人的基本需要来实现的。护士的任务是应用专业知识满足患者生理、心理、社会文化、精神等方面的需求,如食物的摄取、排泄、呼吸的维持、感染的预防和控制、药物的给予、心理疏导等,以促进康复。

2. 计划者 护士运用护理专业知识和技能,收集患者的生理、心理、社会等方面的相关资料,评估患者的健康状况,找出影响健康的问题,制订相应的护理计划,使护理计划有序、顺利地完成。

3. 管理者 在临床护理工作中,护士应有一定的组织、管理能力,对日常工作中的人、财、物、信息、时

间、空间有计划地组织管理,充分发挥护士的管理才能,时刻以患者为中心,提供人性化、个性化护理,最大限度地满足患者的需要。

4. 咨询者 护士运用沟通技巧及所学的知识与技能,耐心解释患者及其家属提出的问题并给予情感支持及健康指导,使患者清楚地认识自己的健康状况,从心理上和行为上适应患者角色,更好地配合治疗,以利于早日康复。

5. 协调者 护理工作中面临很多关系,如医生和护士的关系、护士和患者的关系、护士和患者家属的关系等。护士有责任进行有效沟通,协调各方面的关系,以恢复、促进患者的健康为中心,实施体现医疗、护理整体性的照护。

6. 教育者 护士可以在医院、家庭和社区等不同场所,针对患者不同的特点,完成其教育者的职能,以期待改善人们的健康状态和健康行为,达到预防疾病、促进健康的目的。

7. 研究者 护理事业的蓬勃发展、护理质量的逐步提高与护理科研是密不可分的。护士在实践工作中,要善于发现问题,勇于探索,寻找问题的答案,验证和提炼现有知识及创造新知识,并总结和推广研究成果,从而指导实际工作。

8. 代言人和保护者 护士是患者权益的维护者,有义务反映患者及其家属的要求,为患者解决困难,尽量满足其需求。尤其对无法表达自己意见的患者,护士应采取各种预防措施以保护患者不受伤害和威胁。随着医学科学的发展和各种新技术在医疗上的应用,患者入院后所面临的是各种检查手段和电子仪器的使用,以及与医疗有关的各种专业人员组成的复杂环境。在这种环境中,患者的权益可能会受到伤害,护士应保证患者有安全的治疗环境,以预防患者可能遭受的损伤,并最大限度地减轻治疗所带来的副作用。护士还具有评估有碍全民健康的问题和事件,向有关机构提供健康报告和建议的权利和义务。

当今社会对护士角色的需求越来越多。为实现角色期待,护士必须加强角色学习,以便更好地完成角色功能。

考点提示 护士素质的内容,护士角色的特征、功能。

 直通护考

扫码在线答题

答案解析

(张玉丽)

任务三　护理学的基本概念

【知识目标】

1. 熟悉人、健康、环境、护理的概念。

2. 掌握人的基本需要,影响成长与发展的因素。

3. 掌握影响健康的因素,健康与环境的关系。

【能力目标】

能阐述人、健康、环境、护理的关系。

【思政目标】

掌握人的基本需要,能够秉持人道主义精神,全心全意地致力于人类的健康服务事业。

思政课堂

　　培养学生诚实的品格和较高的慎独修养，引导他们廉洁奉公、忠于职守、救死扶伤并实践人道主义精神，为人类健康事业奉献终身。

 案例导学

　　李双华，女，28岁，新婚不久，在备孕体检时查出乳腺癌，医生告知需要做乳腺癌根治术。问题：

　　1.该疾病与治疗给患者造成了哪些影响？

　　2.你认为影响患者健康的因素有哪些？

案例导学答案

　　护理学是生命科学领域的一门独立学科，有其独特的理论体系。人、环境、健康和护理四个基本概念构成护理理论的基本框架。护士的护理理念、护理工作的实践范畴、护士的角色功能及护理学的研究领域都与这四个基本概念有着密切关系。

一、关于人的概念

　　护理学研究和服务的对象是人，人自然成为护理专业中最为关键的因素。对于人的概念的正确认识，不仅影响护理理论的发展，而且决定了护理工作的任务和性质。对于护士来说，正确认识人的概念、熟悉人与周围环境之间的关系、理解人的基本需求，对于为服务对象提供专业服务是非常必要的。

（一）人是统一的整体

　　所谓整体，是指按一定方式、目的有秩序排列的各个体要素的有机集合体。人是一个身心统一、内外协调、不断发展变化的独特的有机整体，包括生理、心理、精神、社会和文化等各个方面。它们相互联系、相互影响、相互作用，从而形成完整和独特的人。其中任何一方的功能变化均可在一定程度上引起其他方面以至整体的功能变化。人体各个方面功能的正常运转，可促进人体整体功能的最大限度发挥，从而使人获得最佳的健康状态。因此，把人视为一个整体是现代护理理论体系的核心和基础。

　　1. 人具有双重属性　人具有生物和社会双重属性。人的生物属性体现在人由各组织、器官和系统组成，与其他动物一样，受生物学规律制约；人的社会属性体现在人在社会活动中担当一定的角色，有思想、有情感，从事创造性劳动，参与社会生活。两者相互影响、相互依赖、密不可分。人是生理、心理、精神、社会、文化等各方面构成的统一的整体，生理上的疾病会影响人的情绪和心理，长期的心理压力和精神抑郁都会造成身体的不适，从而出现各种身心疾病。护士在护理实践中应从护理对象的生理、心理、精神、社会、文化等各个方面评估护理对象的健康问题，最大限度满足个体的需要，以取得最佳的护理效果。

　　2. 人是一个开放系统　人作为一个生物系统，由循环、神经、运动、呼吸、消化等多个子系统组成，各子系统之间不断地进行物质、能量、信息的交换。人又是生活在复杂的自然和社会环境中的有机体，不断地与周围的自然环境和社会环境进行着物质、能量、信息的交换。例如：人通过呼吸不断地从外界吸入氧气，呼出二氧化碳；人从自然环境和社会环境中不断地获取信息，经过整合，形成了自己的思想并向自然环境和社会环境表达。因此，人是一个开放的系统，基本目标是保持机体的平衡。这种平衡包括机体内部各子系统间以及机体与环境的平衡。护士在帮助护理对象维持内环境平衡的同时，也应重视环境中的其他因素（如人、家庭、社区等）对机体的影响，努力改善环境因素，提高个体对环境的适应能力。

　　3. 人是护理服务的对象　护理服务的对象不仅包括患者，还包括健康人；不仅包括个体，还包括群体（如家庭、社区、社会）。随着社会的发展，当今护理专业服务的范围不仅局限于医院，而且延伸至家庭、社区和社会，护理不仅要关心个体的健康状况，而且要关心群体的健康状况。因此，护理的最终目标是达到个人希望的健康水平——既有健康的体魄,又有健全的心理;并通过充分调动人的主观能动性,提高整个人类社会的健康水平,以达到预防疾病、促进健康的目的。

(二)人的基本需要

人的基本需要是指个体为了维持身心平衡并求得生存、成长与发展,在生理和心理上最低限度的需求。人的需要多种多样,其基本需要可归纳为以下几个方面。

1. 生理需要 维持机体生命最基本的需要,包括呼吸、进食、休息、睡眠、排泄等。其主要作用是维持机体代谢平衡。当生理需要得到满足时,它就不再成为个体行为的动力,个体会产生更高层次的需要。

2. 社会需要 个体适应社会的角色期待并与他人或集体互动的需要,如与他人交流、交友、沟通、被认同、被肯定、被爱等。其主要作用是维持个体精神与心理的平衡,如这些需要得不到满足,就会产生不舒服或不愉快的感觉。

3. 情感需要 人受外界刺激而产生的心理感受。人有喜、怒、哀、乐等各种情感,如遇到高兴的事会愉快、满意;相反,可能会产生孤独、焦虑、恐惧、愤怒等情绪反应。

4. 认知需要 个体在认知、思考和能力方面的需要。个体需要不断学习、思考问题、寻求解决问题的能力等,这是人的终身需要。其主要作用是实现自身生存价值,如得不到满足,将会产生自卑、无助等感觉。

5. 精神需要 有关人的精神文化方面的需要,如认识、交往、信仰等。其主要作用是寻求心灵上的慰藉,长期缺乏会导致个体的精神空虚、心理障碍等。此需要是个体从事活动的基本动力,是个体行动的指南。人在不同的阶段会有不同的精神需要,促使自身在各方面进行积极的活动。

(三)人的成长与发展

护理工作贯穿人的生命全过程。护士必须对人生命周期全过程的成长与发展有所了解,掌握各年龄阶段护理对象特有的身心特征和基本需要,有效地判断是否出现了异常,从而为日常工作中的主动观察和判断提供标准和依据。

1. 成长与发展的基本概念

(1)成长:个体细胞增殖而产生的生理方面的改变,表现为各系统、器官的长大和形态改变,是量的变化,可以通过量化指标来测量。常用的人体可测量性生长指标有身高、体重、年龄、胸围、头围等。

(2)发展:个体在整个生命周期中身心有规律的变化过程,是细胞、组织、器官功能的成熟和机体能力的发展变化。它是学习的结果和成熟的象征,是人在质的方面发生的变化,一般不容易通过量化的指标来测量。

2. 成长与发展的特征

(1)成长与发展的共性:人的成长和发展都是有规律、有顺序、可以预测的。它往往遵循从上到下、从近到远、从粗到细、从简单到复杂、从低级到高级的顺序,并且每个个体都要经过相同的生长发育阶段,如1周岁内生长迅速,出现第一个生长高峰,1周岁后基本稳步成长,至青春期又迅速加快,出现第二个高峰,成年后处于相对稳定的阶段。同时,个体发展的速度具有非同步的特征,表现为同一方面的发展在不同年龄阶段速度不同,如身体的生长有高峰期;不同方面的发展速度也是不均衡的,如神经系统发育先快后慢、生殖系统发育先慢后快。

(2)成长与发展的差异性:虽然个体都要经过相同的成长与发展阶段,但由于受遗传、环境等多方面因素的影响,个体成长、发展的速度、水平都会出现差异,表现为同一年龄阶段的个体可以有不同的发展水平、不同的个性特征。

3. 影响成长与发展的因素

(1)遗传因素:人类成长与发展的重要因素之一,在很大程度上影响个体的成长与发展。遗传差异不仅影响人的身高、体重、肤色、外貌等,而且会影响人的性格、气质、能力等。

(2)环境因素:影响人类成长与发展的又一重要因素。

①家庭:家庭是个人主要的生活环境,家庭的成员关系、经济状况和父母的价值观、人生观、文化程度等都会对个体的成长与发展产生影响。

②学校:人在学校的阶段是个体迅速成长的时期,而人生的前段时间大部分是在学校度过的,教师的教

书育人能力、师生关系、同学关系及学校的管理水平等均会影响个体的成长和发展。

③社会：在社会这个大环境中，个体对社会的适应程度会直接影响个体的成长与发展。

（3）其他因素：生活中还有其他因素影响个体的成长与发展，如营养状况、文化学习和生活经验等。

二、关于健康的概念

健康是人类的基本需求和权利，是人类生命活动的本质、状态和质量的一种反映，也是护理理论研究领域的一个核心问题。护理的宗旨是使护理对象保持最佳的健康状态，护士必须正确认识健康、疾病和保健的概念及其相互关系，从而为护理对象提供高质量的护理服务。

（一）健康的概念

健康是人类追求的永恒目标，是生命存在的正常状态。在不同的历史条件、文化背景和个体价值观等背景下，健康又是一个变化的、复杂的概念。

传统的健康观认为，没有疾病就是健康，这是生物医学模式下人们对健康的认识。这种观点不是健康的根本特征，忽略了精神、心理及社会等因素对个体健康的影响。随着社会的发展，人类对健康的概念也在不断发生变化。

WHO 在 1948 年给健康所下的定义如下：健康不仅为疾病或羸弱之消除，而系体格、精神与社会之完全健康状态。此定义从人的整体性出发，摒弃了生物医学模式下以有机体的生物指标作为评价有机体的健康状况的唯一标准，把健康与人类的生活联系起来，不但重视有机体的生物特征，还强调了人的心理状态和社会适应能力，提出了适应时代需要的新的健康观，有力地推动了生物-心理-社会医学模式的形成和发展。

1989 年，WHO 关于健康的概念又有新的发展，把道德修养纳入了健康的范畴，提出了新概念，认为健康应包括躯体健康、心理健康、社会适应良好和道德健康。新的健康概念告诉人们，健康不再是单纯的生理上没有病痛与伤残，它涵盖了生理、心理、社会及道德健康，强调从社会公共道德出发维护人类健康，要求每位社会公民不仅要为自己的健康负责，而且要为社会群体的健康承担社会责任。这是一个整体的、积极向上的健康观。新的健康观说明了人们对健康的理解日趋完善，对自身健康的要求不断提高。

知识链接

世界卫生组织简介

世界卫生组织（WHO）是联合国专门机构之一，是国际上最大的政府间卫生组织。世界卫生组织成立于 1948 年 4 月 7 日，总部设在瑞士日内瓦，宗旨是使全世界人民获得尽可能最高水平的健康。中国是该组织的创始国之一。1972 年，第 25 届世界卫生大会恢复中国的合法席位。2006 年，香港卫生署前署长陈冯富珍女士成功当选世界卫生组织总干事。

（二）健康的模式

健康不是绝对的，患病时也并非完全失去健康。健康是一个复杂的概念，护理学者从不同的角度和层面诠释它，提出了以下两个健康模式。

1. 健康-疾病连续体模式 健康与疾病是一个线形连续统一体。如果我们用一条轴线来表示健康和疾病，则最佳健康状态和死亡就是这个轴线上的两个极端（图 1-3-1）。健康-疾病连续体上的任何一个点都是个体身、心、社会等诸多方面功能的综合表现。每个人每时每刻的健康状况都处于这一线形连续体两端之间的某一位点上，并且处于动态变化中。个体从健康到疾病或从疾病回到健康的过程中，并没有一个明确的界限。如某人某天心情愉悦、精力充沛、思维敏捷、办事效率高，其健康状况偏向最佳健康状态；第二天，他头痛、恶心、全身不适、注意力不集中，其健康状况就偏向健康不良侧。

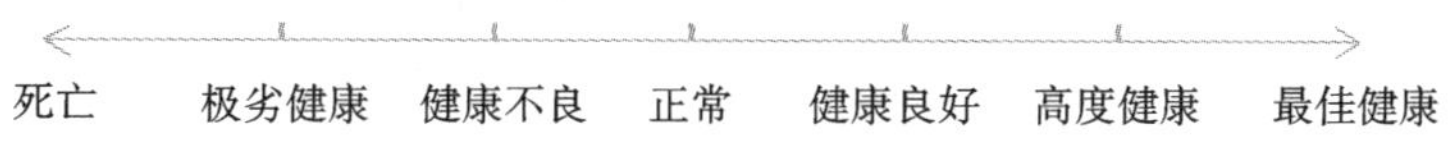

死亡　极劣健康　健康不良　正常　健康良好　高度健康　最佳健康

图 1-3-1　健康-疾病连续体模式

2. 最佳健康模式 该模式是一种没有疾病的相对稳定状态。在这种状态下,人与环境协调一致,表现出相对恒定的现象。人应该设法达到最佳健康水平,即在其所处环境中,使人的各方面功能得到最佳的发挥,以发展其最大潜能。最佳健康模式更多地强调促进健康与预防疾病的保健活动,而非单纯的治疗活动。因此,护士可应用最佳健康模式,帮助护理对象进行着眼于发挥机体最大功能和发展潜能的活动,从而帮助其实现最佳健康。

(三)影响健康状况的因素

人生活在自然环境与社会环境中,健康信念、社会背景、文化观念、经济水平等不同,这些会对健康产生一定的影响。为了有效地维持和促进健康,护士应对影响健康的因素有明确的认识。影响健康的因素有生物因素、心理因素、环境因素、生活方式、医疗保健及社会因素等。

1. 生物因素 影响人类健康的主要因素,包括遗传、年龄、种族、性别和发展状态等。如人类的染色体带有各种各样的显性或隐性基因,可造成染色体遗传性疾病,如色盲、血友病、白化病、糖尿病等。

2. 心理因素 心理因素对健康的影响主要通过情绪、情感起作用。积极的情绪可增进健康、延缓衰老;消极的情绪可损害健康。现代医学研究表明,许多慢性疾病与心理因素有关,如心血管疾病、肿瘤、高血压及胃、十二指肠溃疡等。另外,意外伤害及自杀行为也与心理因素密切相关。

3. 环境因素 近年来,环境对人类健康和舒适水平的影响程度在不断增加。人们也越来越重视环境对人类健康的影响。除一些遗传性疾病外,许多疾病多多少少与环境有关,如空气、水、土壤、气候、住宅、卫生条件、食物等因素均可对健康产生影响。

4. 生活方式 人们长期受一定文化、民族、经济、社会、风俗习惯特别是家庭影响而形成的生活态度和生活习惯。个体的生活方式可对健康产生积极或消极的影响,能产生积极影响的生活方式称为健康生活方式,如适量运动、戒烟戒酒、节制饮食、远离毒品、定期体检、生活规律等;产生消极影响的生活方式称为健康危险因素,如长期吸烟、饮食过多、喜长期静坐、经常熬夜等。研究发现,过量吸烟的人容易患肺癌和心血管疾病,饮食过多易导致的肥胖与心脏病、糖尿病、高血压等疾病有关。

5. 医疗保健 医疗保健体系是否完善、保健网络是否健全、群体是否容易获得及时有效的医疗护理服务和卫生保健等,均会对健康产生较大的影响。

6. 社会因素 政治、经济、职业环境、社会治安等社会因素会对人们的健康水平和意识产生影响。如收入高的人群多倾向于采纳促进健康和预防疾病的行为,而低收入人群较少寻求医疗保健服务。因此,社会经济水平的提高有利于增加卫生资金的投入,改善卫生保健服务的设施,从而提高人们的健康水平;而职业的有害因素,如劳动强度过大,劳动制度不合理,劳动环境中的物理、化学或生物有害因素等,均可导致从业人员的职业损伤甚至引发职业病。因此,健康受多方面因素影响。为了更好地促进和维护护理对象的健康,应该对影响其健康的因素有清楚的认识。

三、关于环境的概念

人类的生存、发展和从事一切活动不仅离不开环境,而且与环境相互作用、相互依存。良好的生态环境能促进人的健康,不良的生态环境则给人带来危害。环境包括内环境和外环境,内、外环境之间不断地进行物质、信息、能量的交换,保持动态的平衡。护理工作者应该掌握有关环境与健康的知识,宣传环境因素对健康的影响,创造并利用环境中对人类健康有利的因素,消除和改善环境中的不利因素,以提高整体人群的健康水平,维护人民健康。

(一)人的内环境

内环境是影响成长机体的内部因素,由生理环境和心理环境组成。人体有不断调节内环境使其维持一种动态的相对稳定的倾向性。这种动态的相对稳定性是靠机体的生理调节机制,如神经系统和内分泌系统在无意识状态下的自我调整来控制和维持的;同时,人们在生活中,无时无刻不在接受来自客观世界的各种刺激,产生心理反应,如果不能经过心理调节适应,长期处于紧张状态,可使机体的免疫功能发生改变,从而导致某些心身疾病的发生。

(二)人的外环境

外环境指影响机体生命和生长的全部外界因素的总和,由自然环境和社会环境组成。

1. 自然环境 自然环境是存在于人类周围的各种自然因素的总和(也称生态环境),是人类赖以生存和发展的物质基础,包括空气、阳光、水、土壤等物理环境和动物、植物、微生物等生物环境。在我国,随着经济的快速增长,人民的物质生活水平提高,但人们不自觉地忽略了生态环境的平衡,使环境污染日渐突显,影响着人类的健康。护士有责任和义务通过各种方式和途径宣传保护人类赖以生存的自然环境。

2. 社会环境 人类生存及活动范围内的物质和精神条件的总和。经济条件、社会制度、文化背景、宗教信仰、风俗习惯、人际关系等社会环境因素对人的形成和发展有重要作用,同时,人类活动对社会环境有深刻的影响。人口过度增长、文化教育滞后、人际关系不和谐、医疗保健服务体系尚不够完善等都可影响人类的健康。

(三)健康与环境的关系

人类的生存、生活和发展及其活动都离不开环境,并与环境相互依存、相互影响。人类的健康与环境状态息息相关,一方面,人们通过自身的应对机制不断地适应环境,通过改造自然来不断地改善自己的生存与生活环境;另一方面,环境质量的优劣又在不断地影响着人们的健康。人类所患疾病中,很多与环境中的致病因素有关。其中人为的生产活动造成的环境破坏对人类健康的威胁比自然环境因素更为严重,因此人类开始反省自己,并采取了一些相应的措施,如封山、造林、种草、建立自然保护区、重视对环境的治理保护和对资源的控制开发等。人类只有依靠自身的智慧和能力,不断地改造自己的生存与生活环境,使人类的生存和发展适应环境的发展规律,并与环境保持动态平衡、和谐统一,才能维持自身的健康。

四、关于护理的概念

护理是一门艺术,也是一门综合性应用学科。护士只有对护理及护理专业有所认识,才能不断塑造自己的专业特征、培养自己的专业素质,并在护理工作中扮演好自己的角色,履行其角色义务。

(一)护理的概念

护理的概念随着护理专业的建立和发展而不断变化和发展。由于历史背景、环境、文化、社会发展以及教育等因素的不同,人们对护理的概念有不同的解释和说明。纵观护理发展历史,其概念和内涵随着其理论研究和临床实践的发展,逐步从简单的"照料、照顾"向纵深方向延伸和拓展。

南丁格尔认为"护理既是艺术,又是科学。"1859年,她提出,护理的独特功能在于协助患者置身于自然而良好的环境下,恢复身心健康。1885年,她又指出,护理的主要功能在于维护人们良好的状态,协助他们免于疾病,达到他们最高可能的健康水平。

1966年,弗吉尼亚·亨德森认为护理是帮助健康人或患者进行保持健康和恢复健康(或在临死前得到安宁)的活动,直到患者或健康人能独立照顾自己。

1973年,国际护士会对护理的定义如下:护理是帮助健康的人或患病的人保持或恢复健康,或者平静地死去。同年,美国护士协会提出定义:护理实践是直接服务并适应个人、家庭社会在健康或疾病时的需要。

1980年,美国护士协会将护理学定义为:护理学是诊断和处理人类对存在的或潜在的健康问题所产生的反应的科学。这一定义指出,护理的服务对象是整体的人,既包括患者,也包括健康人,以及由人组成的家庭、社区和社会。护理的最终目标是提高整个人类的健康水平。此定义和护理程序(评估、诊断、计划、实施和评价)紧密联系,较好地阐述了护理的科学性和独立性,目前被大多数国家的护理界认同和采用。

(二)护理的内涵

尽管护理在近一百年来发展迅猛,但它所具有的基本内涵即护理的核心始终未变。主要包括以下几方面内容。

1. 照顾 照顾是护理永恒的主题。纵观护理发展史,无论是在什么年代,或是以什么方式提供护理,照顾护理对象永远都是护理的核心。

2. 人道 护士是人道主义忠实的执行者。护理工作中,护士要视每一位护理对象是具有个性特征、有各种需求的个体,从而尊重个体,注重人性,提倡人道;同时对所有护理对象一视同仁,积极救死扶伤,为人类的健康提供优质的服务。

3. 帮助　护患之间的帮助性关系有助于护士与护理对象互动以促进健康。这种帮助性关系是双向的。护士与护理对象是一种帮助与被帮助、服务者与被服务者之间的关系,这就要求护士以自己特有的专业知识、专业技能来提供帮助与服务,以满足护理对象特定的需求,与护理对象建立起良好的帮助性关系;同时,护士在帮助护理对象时也从中积累了工作经验、深化了自身的专业知识,使自身的专业素养逐步提升。

五、护理学四个基本概念的相互关系

人、健康、环境、护理四个基本概念相互关联、相互作用。四个概念的核心是人,人是护理服务的对象,护理是以人的健康为中心的实践活动。健康是指机体处于内外环境的平衡、多层次需要得到满足的状态。人类生存于环境中并与环境互相影响,环境质量的好坏直接影响到人的健康。保护环境,维持生态平衡,能使人类与环境相互协调,环境一旦遭到破坏,人的健康就要受到威胁。护理的任务是创造良好的环境并帮助护理对象适应调整其内环境,以适应外环境,从而达到最佳健康状态。

> **考点提示**　护理学的四个基本概念、影响健康的因素、人的内环境和外环境的组成。

 直通护考

扫码在线答题

答案解析

(张玉丽)

任务四　护理学相关理论

【知识目标】

1. 熟悉系统、需要、压力、适应的概念。
2. 掌握需要层次理论的主要内容。
3. 掌握一般系统论、需要层次理论、压力与适应理论在护理实践中的应用。

【能力目标】

能用护理相关理论指导护理实践工作。

【思政目标】

弘扬南丁格尔精神。

思政课堂

1. 通过讲述抗美援朝的红色故事,让学生知道志愿军战士在战场上超越了个人生存和安全的低级需求(生理需要和安全需要),毅然决然地追求最高尚的价值目标——保卫祖国、捍卫和平。他们依靠坚定的革命信仰和忘我奉献的精神,英勇奋战,最终取得了胜利。

2. 增强学生对职业道德的感性认识,引导其发扬大无畏精神并珍视作为"白衣天使"所肩负的神圣职责与使命。

案例导学

患者,男,18岁,因打球不慎跌倒,伤及右膝关节,疼痛剧烈,活动不便。磁共振检查结果显示:右膝关节脱位、内侧韧带断裂,需行手术治疗。患者对手术感到害怕,担心影响学业,出现焦虑、烦躁、入睡困难等情况。

请问:

1. 根据病例分析,正确评估患者未满足的需要并进行分类。

2. 识别患者的压力源,帮助他减轻压力反应。

案例导学答案

一、系统理论

1937年,奥地利生物学家贝塔朗菲在芝加哥大学的一次哲学讨论会上第一次提出一般系统论的概念,并且在他的倡导下,一般系统论得到广泛的发展和应用。

(一)系统的概念

系统是指由若干相互联系、相互作用的要素组成的具有一定结构和功能的有机整体。一方面,系统由多个要素组成,各要素间相互联系、相互作用;另一方面,系统中的各要素都有自己独特的结构和功能,但组成整体后又具有各要素孤立时所不具备的整体功能。

(二)系统的分类

1. 按组成系统的要素性质进行分类 分为自然系统和人造系统。自然系统是指由自然物所组成的、客观存在的系统,如生态系统、人体系统等;人造系统是指为达到某种目的而人为建立起来的系统,如计算机软件系统等。现实生活中,大多数系统是自然系统与人造系统的结合,称为复合系统,如医疗系统、司法系统等。

2. 按组成系统的内容进行分类 分为物质系统和概念系统。物质系统是指由物质实体构成的系统,如机械系统;概念系统是指由非物质实体构成的系统,如信息系统。

3. 按系统与环境的关系分类 分为开放系统和封闭系统。开放系统是指可以与外界环境不断地进行能量、物质和信息交换的系统;封闭系统是指不与外界环境进行能量、物质和信息交换的系统。绝对的封闭系统是不存在的,而是相对的、暂时的。

4. 按系统运动的状态分类 分为动态系统和静态系统。动态系统的状态随着时间的变化而变化,如生态系统;静态系统的状态不随时间的变化而变化,如建筑群。绝对静止不变的系统是不存在的。

(三)系统的基本属性

1. 整体性 系统的整体功能大于系统各要素功能之和。整体性是一般系统论的核心。

2. 动态性 系统随环境与时间的变化而变化。动态性包含两层意思,一是系统内部的结构状况随时间变化而变化;二是系统必定要和外部环境存在能量、物质和信息的转换。

3. 目的性 任何系统的存在均有其特定的目的。系统结构是根据系统的目的和功能构建而成的整体性框架。如医疗系统的主要目的是救死扶伤。

4. 层次性 任何系统都有层次。低层次、简单的系统称为子系统;高层次、复杂的系统称为超系统。子系统从属于超系统,是系统的基础结构;超系统支配子系统,起主导作用。例如,消化系统是各消化器官的超系统,同时消化系统是人体系统的子系统。

5. 相关性 系统各要素之间相互联系、相互制约,任何要素的行为或性质发生变化时,都会影响其他要素,甚至引起整体功能的相应变化。

（四）一般系统论在护理中的应用

1. 用一般系统论的观点看待人

（1）人是一个自然、开放、动态的系统：首先人作为一个生命个体，具有自然属性；其次，人与人之间、人与外界环境之间，时刻都在进行着能量、物质和信息的转换与交换活动；再次，人体的内部结构、心理活动、健康状况等方面不是一成不变的，会随着时间发生动态的变化。

（2）人是具有主观能动性的系统：人对自身机体的功能状态具有一定的意识与监控能力，对自己的活动具有选择和调节能力。

2. 一般系统论构成了护理程序的理论框架 护理程序是临床护理中一种完整的工作方法，包括评估、诊断、计划、实施和评价五个步骤。它的发展基于许多理论基础，其中一个重要的理论是一般系统论（它是护理程序的基本理论框架）。

3. 一般系统论促进了整体护理理念的形成 护理的服务对象是人，而人是一个由生理、心理、社会、精神、文化等组成的统一体，是一个整体，也是一个系统。当人体发生疾病时，需要向患者提供生理、心理、社会等方面的全方位、连续性的护理。因此，一般系统论促进了整体护理理念的形成。

4. 一般系统论为护理管理者提供了理论支持 护理系统是国家医疗卫生系统的重要组成部分。护理系统包括护理教育、护理研究、护理管理、社区护理、临床护理等子系统。它们之间的功能互相影响，关系复杂。随着科技的发展、社会的进步，人们对护理的需求增加，同时对护理工作（如护理工作方法、思维方式等）有了更高的要求。护理管理者要充分发挥护理系统的最大效益，必须运用系统的方法，持续优化护理结构，调整各部分之间的关系，不断创新，使之稳定协调地发展。

二、需要层次理论

人作为生物体，在生存和发展过程中，必须满足一些基本的需要，如氧气、食物、睡眠、交往等。当这些需要得不到满足时，就会影响人的健康或疾病恢复。学习需要层次理论，旨在帮助护理对象满足其最基本的需要，促进和维护健康。

（一）需要的概念

需要又称需求，是人脑对生理和社会要求的客观反映。人的基本需要是指个体为了生存、成长、发展，在生理与精神上最基本的需求。

（二）马斯洛的需求层次论的内容

诸多学者从不同角度对人类基本需要进行了研究，其中以美国著名心理学家马斯洛所提出的需求层次论（图1-4-1）最为著名，并在许多领域得到广泛应用。

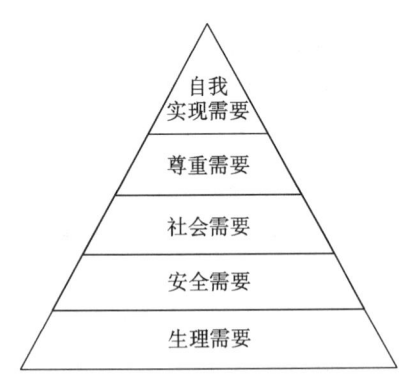

图1-4-1 马斯洛的需求层次论

1. 生理需要 维持人类生存的最基本需要，包括空气、水、食物、排泄、清洁、睡眠、活动、避免疼痛等。如果这些需要（除性以外）中的任何一项得不到满足，人类个人的生理功能就无法正常运转。换而言之，人类的生命就会因此受到威胁。从这个意义上说，生理需要是推动人们行动最首要的动力，是其他需要产生的基础。

2. 安全需要 安全感、生活稳定、避免危险、有保障等情感需要。如人身安全、财产安全、家庭安全、健康保障、道德保障、工作职位保障等。

3. 社会需要 个体对家庭、朋友、爱情的需要，希望被他人或群体接纳、爱护、关注和支持，包括得到和给予两方面。人人都希望得到关心和照顾，情感上的需要比生理上的需要更细致，它和一个人的生理特性、经历、教育、宗教信仰都有关系。若这一需要得不到满足，人便会产生孤独、空虚等不良感受。

4. 尊重需要 个体对自己的尊严和价值的追求。尊重包括自尊、他尊和尊他。尊重需要得到满足，人就会产生自信，感受到自身的价值，从而产生巨大的动力，追求更高层次的需要。反之，则会使人失去自信，怀疑自己的能力和价值,出现自卑、软弱、无能等感受。

5. 自我实现需要 个体的潜能得到充分的挖掘和发挥,从而实现自己的理想和抱负的需要。这是人类最高层次的需要。

(三)需要层次之间的关系

1. 需要的满足有层次性 低层次的需要应优先满足。一般情况下,在低层次需要被满足后才会出现更高一级的需要。因此,低层次需要的满足是高层次需要产生的基础。

2. 各层次需要相互依赖、彼此重叠 较高层次的需要并不是在较低层次的需要满足后才出现的,而是随着较低层次需要不断得到满足后逐渐出现,但低层次的需要并未消失,只是对个体的影响程度降低。

3. 越高层次的需要,满足的方式和差异性越大 人们对低层次如氧气、水、睡眠等生理需要的满足方式基本相同;但较高层次的需要因个体的性格、教育水平、风俗习惯、社会文化背景等不同而有很大差异。

4. 基本需要满足的程度与健康密切相关 低层次需要未得到满足,可直接导致疾病发生,甚至死亡。高层次需要虽然并非生存所必需,但能促进个体生理功能更旺盛、心理状态更稳定,使个体处于最佳的身心状态,有利于疾病的康复。

> **知识链接**
>
> **马斯洛简介**
>
> 亚伯拉罕·哈罗德·马斯洛是美国社会心理学家、比较心理学家,人本主义心理学创始人之一。1908 年他出生于纽约市布鲁克林区的一个犹太家庭,1926 年入康奈尔大学,3 年后转至威斯康星大学攻读心理学,1934 年获博士学位。他在发表的《人类动机理论》一文和《动机与人格》一书中提出人的需要有不同层次,论述了不同层次需要之间的关系,从而形成了马斯洛的需求层次论。

(四)需要层次理论在护理中的应用

需要层次理论对护理实践工作有着重要的指导意义。首先,它让护士了解满足个体基本需要的重要性和必要性,并能指导护士识别患者未得到满足的需要,找出护理问题,从而提供有效的护理措施;其次,护士按照需要层次排列护理问题,根据轻重缓急处理相关问题,能最大化地促进和维护患者的健康。

1. 指导护士系统地收集患者的资料 护士可以马斯洛的需求层次论为框架,系统地、有条理地收集和整理资料,避免资料的遗漏。

2. 帮助护士识别患者未满足的需要 人在患病时,因疾病导致许多需要不能得到满足。护士通过收集资料,识别患者未满足的需要,并了解其对患者造成的影响,以制订和实施相应的护理措施,帮助患者满足需要,以恢复机体的平衡和稳定。

(1)生理需要:疾病常常导致生理需要无法得以满足,如呼吸困难、睡眠紊乱、活动受限、疼痛、高热、大小便失禁等情况发生。护士应采取相应护理措施,满足患者的基本生理需要。

(2)安全需要:人患病时安全感会降低,主要是环境陌生、疾病诊断不明及疾病的治疗和转归、手术方式和风险等知识缺乏所致。护士应做好入院介绍和健康教育,努力提高护理质量,取得患者信任,满足患者的安全需要。

(3)社会需要:一般在患病期间,人的无助感增强,更希望得到亲人、朋友、医护人员的关心、理解和支持。护士应帮助患者建立良好的护患、医患及患患关系,鼓励亲友探视,使患者获得更多的社会性支持,满足其社会需要。

(4)尊重需要:患病后患者不得不离开原来的学习或工作岗位,脱离家庭环境,个人形象受损,甚至出现身体的残缺,致使自身价值感下降,缺乏自信。护士在工作中要礼貌称呼患者,保护患者隐私,尊重患者的个人习惯、价值观念及宗教信仰等,维护患者自尊,满足其尊重需要。

(5)自我实现需要:患病期间,个体在学业追求、工作晋升、家庭目标推进等方面出现停滞,常使患者陷入失落、沮丧、悲伤等消极情绪中。护士应鼓励患者表达自己的个性和追求,帮助其分析自身的能力和条件,为其介绍治疗效果及进展,使其树立战胜困难的信心,为实现自我而努力。

3. 帮助护士确定护理计划的优先顺序 按照需求的层次,护士可识别护理问题的轻重缓急,以制订正确、合理的护理计划。

三、应激与适应理论

(一)应激

1. 应激的概念 应激又称压力,是个体对作用于自身的内、外环境刺激做出认知评价后引起的一系列非特异性的生理及心理紧张性反应状态。

2. 应激源的概念 应激源又称压力源,指任何能使个体产生压力反应的内、外环境刺激。

3. 应激源的分类 按其性质可分为以下四类。

(1)躯体性应激源:对个体直接产生刺激作用的各种刺激物,包括生物因素、生理病理因素、理化因素。生物因素包括细菌、病毒、寄生虫等各种微生物感染;生理因素包括月经期、妊娠期、更年期等的改变;病理因素包括外伤、手术等;理化因素包括噪声、放射线的暴露、空气及水污染等。

(2)心理性应激源:主要来自大脑内部,能够触发紧张与焦虑等情绪波动的信息或情境。如竞赛、考试、面试等。

(3)社会性应激源:由各种社会现象及复杂的人际关系带来的刺激因素。如战争、地震、下岗、人际关系紧张等。

(4)文化性应激源:因为文化环境的改变而产生的刺激。其中,文化性迁移最常见,从熟悉的文化环境进入陌生的文化环境之后,因语言、信仰、风俗习惯、社会价值观等方面的改变而引起心理冲突。

4. 应激反应 个体在应激源的刺激下所产生的一系列身心反应。

(1)生理反应:在应激源的作用下,机体通过神经体液调节发生一系列的反应,如心率增快、血压升高、呼吸加快、瞳孔扩大、血糖升高、胃肠蠕动减慢、免疫力下降等生理变化。

(2)心理反应:在应激源的作用下,机体产生心理冲突和情绪反应。如焦虑、愤怒、恐惧、忧郁、依赖、敌意、自怜等心理变化。

(二)适应

1. 适应的概念 生物体以各种方式调节自己以适应环境的过程。适应是所有生物体的特征,是应对的最终目标。

2. 适应的层次 包括生理、心理、社会文化及技术四个层次。

(1)生理适应。

①代偿性适应:当外界对机体的需求增加或改变时,机体做出的代偿反应。如进行长跑锻炼,开始会感到心率加快、呼吸急促、肌肉酸痛,坚持一段时间后,以上感觉就会逐渐减轻或消失,机体不再感觉到应激的存在。

②感觉适应:机体在某种连续刺激下,出现敏感性降低、感觉阈值增高的现象。如"入芝兰之室,久而不闻其香""入鲍鱼之肆,久而不闻其臭"就是感觉适应的表现。

(2)心理适应:人体经受心理压力时,调整自己的态度去认识应激源,恢复心理平衡的过程。一般可运用心理防御机制或学习新的行为来适应。

(3)社会文化适应:调整个体行为,使之与社会规范、习惯、信仰及特殊文化环境相协调。"入乡随俗"就是一种社会文化适应。

(4)技术适应:人类在社会发展过程中,不断学习掌握新理论、新技术以适应新的应激源。如学习网络技术以适应新时代的发展需要。

(三)应激的防卫

面对应激源时,人们的本能反应是建立起防御机制,并采取一些应对技能,以保护自己免受伤害。

1. 第一线防卫——生理、心理防卫

(1)生理防卫:涵盖了免疫系统、遗传基础、身体健康状态以及营养状况等多个方面。如健全的免疫系统和完好的皮肤屏障可以抵抗细菌、病毒等应激源的侵袭。

（2）心理防卫：心理上对应激源做出适当反应的能力，与个体的性格特征、既往经验、受教育程度、智力水平等有关。运用得当，可以产生积极的防御体验；反之，将导致不良后果。

2．第二线防卫——自力救助

（1）正视问题：当应激源突破第一线防卫后，个体选择直面问题，不逃避不回避，综合分析后找出恰当方法解决问题。

（2）化解情绪：个体在应激源的刺激下，会出现焦虑、沮丧、伤心等情绪。自力救助的做法是接纳情绪并用合理的方式化解情绪，调整自身状态。

（3）寻求支持：个体通过了解和确认生活中的有效支持系统，如家人、亲友、同事、公益组织等，帮助自己度过困境。

（4）强体修心：提高保健意识，加强锻炼以强健体魄，同时调整饮食结构，并保证作息规律；此外，可发展有益于缓解心理压力的爱好，如阅读、书法、听音乐等，以提高身心应对应激源的能力。

3．第三线防卫——专业辅导　当强烈的应激源导致个体发生身心疾病时，就必须寻求专业人员的帮助。医护人员给予专业、系统的治疗，如药物治疗、物理治疗、手术治疗、康复锻炼及心理疏导等，帮助患者战胜疾病，促进身心康复。

（四）应激与适应理论在护理中的应用

1．常见的应激源

（1）环境陌生：患者对病区环境、主管医生及责任护士不了解，对医院的作息时间不适应，对医院的饮食不习惯等。

（2）疾病威胁：患者面对疾病导致躯体的不适，以及可能导致身体残缺等情况时，承受着巨大的精神压力。

（3）缺少信息：患者对疾病治疗方法、手术方式、护理措施、康复周期、预后转归不了解，或患者对所提出的问题得到的答复不满意。

（4）丧失自尊：患者因患病而失去自我照顾的能力（如由他人帮助进食、如厕、清洁、穿脱衣裤）或必须卧床休息，需要暴露自己的隐私，不能按照自己的意愿行事等。

（5）不被重视：医护人员没有及时满足患者的基本需要，忽视了与患者及其家属的沟通等。

2．协助适应的策略

（1）提供适宜的修养环境：护士应为患者创造一个安静、舒适、整洁、安全的住院环境，减少不良环境对患者造成的不利影响。

（2）及时提供疾病相关信息：护士应及时向患者提供疾病的诊断、治疗、护理、检验结果等相关信息，耐心地解答患者的各种疑问和疑惑，减少或消除患者不必要的焦虑和恐惧，增强患者的安全感。

（3）鼓励合理宣泄不良情绪：鼓励患者表达自己内心真实的想法和感受，允许并理解患者合理宣泄自己的情绪，适时指导患者运用放松技巧缓解心理压力。

（4）调动社会支持系统：引导家属亲友给予患者持续的支持和帮助，帮助患者建立良好的护患、医患及患患关系，增强社会支持系统的正向作用。

考点提示　马斯洛的需求层次论的主要内容。

➡ 直通护考

扫码在线答题

答案解析

（胡岚岚）

任务五 护理程序

学习目标

【知识目标】

1. 掌握护理程序、护理诊断的概念及护理程序的步骤。
2. 熟悉护理程序的意义。
3. 了解护理程序的发展背景。

【能力目标】

1. 学会正确书写护理诊断、制订护理计划。
2. 能运用护理程序为护理对象提供整体护理。

【思政目标】

具有"以人的健康为中心"的护理理念,尊重、关心护理对象。

思政课堂

通过分享全国抗击新型冠状病毒感染期间护理工作岗位上的"逆行者"的故事,培养学生的爱国主义精神、无私奉献的品格。

案例导学

李某,男,45岁,因转移性右下腹痛伴固定压痛点入院,诊断为急性化脓性阑尾炎,给予急症手术。术后第3天患者出现发热,最高达40 ℃,且刀口疼痛。

护理查体:T 39 ℃,P 80次/分,R 20次/分,BP 108/64 mmHg,神志清楚,面色潮红,口齿清楚,应答切题,查体合作,右下腹刀口处发红、肿胀、压痛无波动感,无腹膜刺激征。

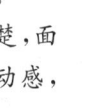

案例导学答案

辅助检查:WBC $12×10^9$/L,N 0.90,L 0.10。患者因对病情不了解,担心预后而心情烦躁、失眠,大小便均正常。

医疗诊断:阑尾炎术后伤口感染。

请问:

1. 列出患者的主要护理诊断及诊断依据。
2. 制订相应的预期目标。
3. 写出主要护理措施。

护理程序是一种科学、系统地认识问题、分析问题和解决问题的思维方式和工作方法。它从收集资料入手,评估护理对象的健康状况,提出护理诊断,制订护理计划,实施护理措施,评价护理效果,为护理对象提供全面的、适应个人需要的整体护理。护理程序提高了临床护理服务的质量,为护理学的科学发展奠定了基础,同时也促进了护理科研、护理教育的发展,体现了护理工作的科学性、专业性和独立性。在临床护理实践中,护士应熟练掌握并运用护理程序。

一、护理程序的概述

（一）护理程序的概念

护理程序是为给护理对象提供全面的、主动的整体护理，使其达到最佳健康状态，进行的一系列以促进和恢复患者健康为目标的有目的、有计划的护理活动，是一个综合的、动态的、具有决策和反馈功能的过程。

综合指在护理活动中需要运用多学科的知识处理护理对象的健康问题；动态指在护理活动中护理措施要随着护理对象病情的变化及时进行调整；决策指结合护理对象的健康需要决定采取有针对性的护理措施；反馈是指采取措施后的效果可反过来影响下一步的措施制订。

（二）护理程序的发展背景

1955年，美国护理学者莉迪亚·海尔首先提出护理程序一词。她认为护理是"按程序进行的工作"，强调以患者为中心实施护理。1961年，奥兰多撰写了《护士与患者的关系》一书，使用了"护理程序"一词。1967年，尤拉和沃斯完成了第一本权威性的教科书《护理程序》，书中将护理程序分为评估、计划、实施和评价四个步骤。1973年，美国护士协会将护理诊断列入护理程序，此后，护理程序发展成为目前的五个步骤，即评估、诊断、计划、实施、评价。

20世纪80年代初期，美籍华裔学者李式鸾博士来中国讲学，将美国的责任制护理制度引入我国，以护理程序为中心的责任制护理开始在中国实行。1994年，经美籍华人学者袁剑云博士介绍，以护理程序为核心设立的模拟病房，在全国部分医院开始试点。1996年，根据卫生部相关文件，正式组建全国整体护理协作网。1997年，卫生部下发《卫生部关于进一步加强护理管理工作的通知》，全国各医院根据要求，积极推行整体护理。2001年，袁剑云博士再次到中国介绍以护理程序为框架的临床路径，促进了护理程序在临床护理中的应用。目前，广大护士正在积极探索具有中国特色的符合中国国情的整体护理实践模式。

（三）护理程序的意义

护理程序是一种系统而科学地安排护理活动的工作方法，是为护理对象提供完整的、适应个体需要的护理的一种科学方法，具有重要的实际意义。

1. 对护理专业的影响

（1）护理程序体现了护理学的专业化，促进了护理学的专业化发展。

（2）护理程序推动了我国护理专业的国际化，促进了中国护理与国际护理的接轨。

（3）护理程序明确了护理专业的工作范畴和护士角色的特征，规范了护士角色的专业行为。

（4）护理程序对护理管理工作提出了更高的要求，使临床护理的质量评价有了新突破。

（5）护理程序促进了护理人才培养模式的转变，适应临床护理实践的需求是教育的目的。

（6）护理程序提升了护理科研的学术水平，研究的重点和方向是将护理对象作为一个整体。

2. 对护士的影响

（1）护理工作性质由被动变为主动：运用护理程序的工作方法不仅使护理工作由传统的被动执行医嘱模式转化为主动参与护理活动实施的模式，而且使护理工作不再从属于医疗工作，从而使护士与医生成为合作伙伴。

（2）明确了护理工作的职责范围：护士通过护理程序有目的、有计划地为护理对象制订满足护理对象自身健康需要的护理措施，并根据护理对象的病情变化及时调整护理措施，使护理对象得到有效的照顾，体现了以人的健康为中心的工作方式。

（3）提高了护士的综合能力：护士在促进或恢复患者健康的过程中运用护理程序的工作方法去发现问题、分析问题、解决问题，从而提高了护士的人际沟通能力、评判性思维能力和专业知识的临床应用能力等。

（4）增强了工作成就感：护理程序在护理实践中的运用，实现了护理过程中思考与行动的结合，体现了护士的角色与功能，使护士的自我价值感和社会价值感得到认同和提升。

3. 对护理对象的影响

（1）护理对象是护理程序的直接受益者：护理对象是护理程序的核心，一切护理活动都是以满足护理对象的需求、促进和恢复护理对象的健康为目标。

（2）护理对象获得个体化护理：通过护理程序系统地收集、整理、分析资料，确立护理对象的健康问题，依其具体问题制订护理计划，依据其行为目标制订护理目标，强调对护理对象实施个体化护理。

（3）护理对象接受持续性护理：护理对象从入院开始，护士为其建立入院病历，进行入院评估，住院期间进行满足个体需要的护理措施，出院时给予出院评估、健康教育，出院后进行随访工作等。

二、护理程序的步骤

护理程序由评估、诊断、计划、实施和评价五个步骤组成（图1-5-1）。五个步骤相互影响，环环相扣，周而复始，不可分割。

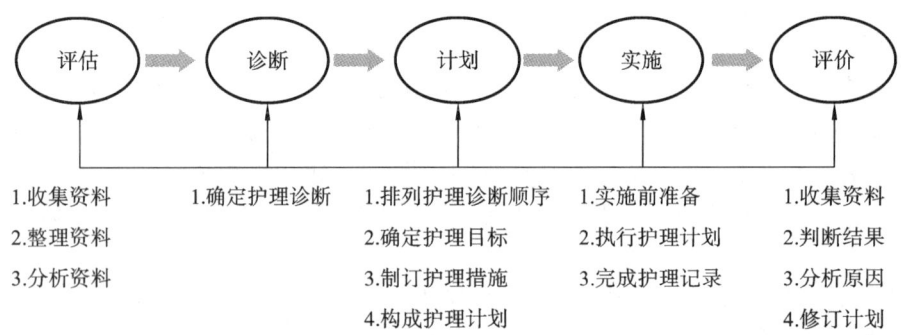

图 1-5-1 护理程序的基本步骤

（一）护理评估

护理评估是护理程序的第一步，是指有目的、有计划、系统地收集资料，并对资料进行核实、整理、分析、记录，为护理活动提供依据。护理评估是整个护理程序的基础，贯穿于护理活动的整个过程。

1. 收集资料

1）收集资料的目的

（1）明确护理对象的健康问题。

（2）为正确的护理诊断提供依据。

（3）为护理计划的正确制订提供依据。

（4）为护理效果的评价提供依据。

（5）为护理科研提供资料。

2）资料的内容

（1）一般资料：护理对象的姓名、性别、年龄、职业、民族、婚姻状况、文化程度、宗教信仰、家庭住址及联系方式。

（2）当前健康状况：本次发病情况、入院的主要原因、症状和护理需求等。

（3）既往健康状况：既往病史、婚育史、手术及住院史、用药及过敏史、输血史、传染病史、家族遗传病史等。

（4）护理查体结果：身高、体重、生命体征、意识、瞳孔、皮肤及口腔黏膜状况、身体各系统的阳性体征、伤口情况及营养情况等。

（5）生活状况及生活自理程度：睡眠与休息、清洁卫生情况、营养、排泄等。

（6）近期实验室及其他检查结果：血液检查、心电图检查、彩超报告等。

（7）心理、社会状况：精神及情绪状况、对疾病的认识或态度、对康复有无信心、家庭关系、经济状况、享受的医疗保险等。

（8）其他：对护理的要求、希望达到的健康状态等。

3）资料的来源

（1）直接来源：护理对象是资料的直接来源，也是资料的主要来源。

（2）间接来源：

①与护理对象有密切关系的人员：护理对象的主要照顾者和家属，如配偶、父母或监护人、兄弟姐妹、同

事、朋友等。

②健康记录或病历:与护理对象有关的健康体检记录、社区卫生记录、护理病历、住院病历、实验室检查报告单等。

③其他医疗卫生人员:与护理对象相关的医生、护理人员、营养师、康复师、心理咨询师等。

④医疗、护理相关文献资料:通过查阅与护理对象健康问题相关的医疗、护理文献也是获取资料的一种途径。

4)资料的分类

(1)主观资料:护理对象的主诉,即护理对象对自身健康状况的主观感觉,一般无法观察或测量。主观资料是通过与护理对象及有关人员交谈获得的资料,如"头晕""恶心""我感觉腰疼得像要断了一样"等。

(2)客观资料:护士运用自己的感官,通过视、触、叩、听、嗅等方法或借助医疗仪器和实验室检查所获得的有关护理对象健康状况的资料,如血压 170/100 mmHg、腹部肿块、呼出烂苹果气味等。

5)收集资料的方法

(1)交谈:通过与护理对象及其家属、其他医护人员交流获得有关护理对象健康状况的资料或信息的方法,是收集主观资料最主要的方法。另外,交谈还可帮助护理人员与护士之间建立良好的关系。

①交谈方式:分为正式交谈和非正式交谈。交谈时应注意以下内容。

a. 提前拟定好交谈大纲。

b. 选择安静、舒适、不受干扰的环境。

c. 说明交谈目的及需要的时间。

d. 引导护理对象抓住交谈的主题,防止偏题。

e. 尊重隐私,护理对象不愿说的内容不应套问或追问。

f. 交谈时不要使用护理对象难以理解的医学词汇。

g. 护理对象诉说时护士要认真倾听并给予适当回应,不随意打断护理对象的话。

②提问方式:分为开放式提问和封闭式提问。开放式提问能引导护理对象无约束、不受限制地说出自己的想法与感受,有助于获取护理对象病情和心理方面等资料,如"今天感觉怎么样?""昨晚睡得如何?"等。封闭式提问用于了解具体问题或澄清某些事实,如"你今天吃过降压药了吗?""用过青霉素吗?"等。提问方式简明扼要,资源获取率高,但不便于护理对象表达心理变化和情感信息。

(2)观察:护士运用感官有目的地收集护理对象资料的方法,通常与交谈或身体评估同时进行,也可单独进行。观察是一个连续的过程,通过观察对护理对象的健康情况做出正确的判断,可澄清或证实主观资料,或补充交谈所没有提供的信息。

(3)护理检查:获得护理对象客观资料的一种方法。护士通过视诊、触诊、叩诊、听诊、嗅诊等方法,对护理对象进行体格检查,从而收集护理对象相关资料,为制订护理诊断、确定护理目标做准备。

(4)查阅资料:查阅护理对象的病历、护理记录、各种实验室检查结果及相关文献、资料等。

2. 核实资料

1)核实主观资料　运用客观方法进一步验证主观资料。如产妇认为"我的乳汁分泌正常",护士通过观察发现婴儿经常因饥饿而哭闹,证明产妇乳汁不足。

2)澄清含糊资料　发现资料内容不够完整或不够确切时进一步进行取证和补充。如护理对象主诉"大便正常",这项资料不够明确,护士需要进一步询问大便的具体情况,包括次数、性状等。

3. 整理资料　将收集的资料进行归纳、分类,暴露护理对象的护理需求,确定护理问题。资料整理分类的方法常有以下几种。

1)按马斯洛的需求层次论进行整理分类

(1)生理需要:如饮食、休息、睡眠等。

(2)安全需要:如对陌生环境的紧张、对手术的担忧等。

(3)社会需要:如想念亲属,期盼亲友看望、安慰等。

(4)尊重需要:如因手术产生自卑,希望得到重视等。

(5)自我实现需要:如担心住院影响照顾孩子、疾病使梦想无法实现等。

2）按戈登十一项健康功能型态进行整理分类

（1）健康感知和健康管理型态：如健康知识或健康行为等。

（2）营养代谢型态：如营养情况、饮食等。

（3）排泄型态：皮肤的排汗、排尿、排便等。

（4）活动运动型态：日常生活的活动方式、活动量的多少等。

（5）睡眠休息型态：包括睡眠情况、每日休息状况。

（6）认知感知型态：如对疾病的认知能力、对疼痛的感知能力等。

（7）自我感受型态：包括对自我的认识、自己的情感反应。

（8）角色关系型态：如朋友关系、同学关系、家人关系等。

（9）应对-压力耐受型态：如重大事故导致的丧亲、残疾等的心理反应状态。

（10）性-生殖型态：如生育情况、月经情况等。

（11）价值-信念型态：如个人理想、信仰情况等。

3）按北美护理诊断协会（NANDA）的人类反应型态分类法Ⅱ进行整理分类　促进健康；营养；排泄；活动/休息；感知/认知；自我感知；角色关系；性/生殖；应对/应激耐受性；生活准则；安全/防御；舒适；成长/发展。

4. 分析资料

（1）检查资料是否完整：仔细检查资料有无遗漏，必要时补充新资料，以保证资料的完整性。

（2）核对资料是否正确：对有疑点的、含糊不清的资料需进一步调查、确认，以保证资料的准确性。

（3）合理评估危险因素：及时收集、评估在正常范围内但存在危险因素的资料，采取预防措施，防患于未然。

5. 记录资料　应做到全面、客观、准确、及时，符合医疗护理文书书写要求。

（1）记录资料时应做到及时、客观、真实、准确、完整，避免错别字，不可涂改。

（2）记录主观资料时尽量使用护理对象自己的语言，并加引号。如"我头疼得像裂开了一样"。

（3）记录客观资料时正确应用医学术语，描述要具体、确切，能正确反映护理对象的健康问题，避免护士的主观判断和结论。

（4）记录时不可使用含糊不清的词语，避免使用"好、坏、佳、尚可、正常、增加、严重"等无法衡量的词语。

（二）护理诊断

护理诊断是护理程序的第二步，护士运用评判性思维对收集到的资料进行分析，以判断护理对象的健康问题以及引起护理对象健康问题的原因。

1. 护理诊断的概念　1990 年北美护理诊断协会（NANDA）提出并通过护理诊断的定义：护理诊断是关于个人、家庭、社区对现存的或潜在的健康问题及生命过程中问题的反应的一种临床判断，是护士为达到预期结果选择护理措施的基础，这些预期结果应能通过护理职能达到。

 知识拓展

　　1973 年，美国全国护理诊断分类组在美国密苏里州圣路易斯市举行第一次全国护理诊断会议，正式将护理诊断纳入护理程序，确立了 34 项护理诊断。1982 年 4 月召开的第五次会议因有加拿大代表参加而改名为北美护理诊断协会（North American Nursing Diagnosis Association，NANDA）。NANDA 将护理诊断于 1988 年修订成 97 项，1994 年修订成 128 项，1998 年修订成 148 项。2000 年NANDA 审定通过了 155 项护理诊断，讨论通过了新的分类系统——分类法Ⅱ，是护理诊断发展史上的一个重要里程碑。

　　1995 年 9 月，由我国卫生部护理中心主办、在黄山召开的全国第一次护理诊断研讨会，建议在我国医院中使用被 NANDA 认可的护理诊断名称。

2. 护理诊断的类型

（1）现存的护理诊断：护理对象当前正存在的健康问题或反应的描述。如"疼痛""便秘""体液不足""皮肤完整性受损""体温过高"等。

（2）潜在的护理诊断：目前尚未发生但有危险因素的存在，若不采取护理措施进行预防，就可能发生的问题，又称"危险的护理诊断"，常用"有……的危险"进行描述。如瘫痪长期卧床的患者，存在"有皮肤完整性受损的危险"。

（3）健康的护理诊断：对个人、家庭、社区护理对象能达到的更高健康水平潜能的描述，如"母乳喂养有效""有增强精神健康的趋势""执行治疗方案有效"。

（4）综合的护理诊断：一组由某种特定的情境或事件所引起的现存或潜在的护理诊断，如"有创伤后综合征的危险"等。

3. 护理诊断的组成 护理诊断由名称、定义、诊断依据及相关因素四部分组成。

（1）名称：对护理对象健康问题的概括性描述。一般用受损、改变、障碍、减少、不足或无效等词语描述。如"气体交换受损"。

（2）定义：对护理诊断名称的一种清晰、准确的描述和解释，并以此与其他护理诊断相鉴别。如"体温过高"的定义为"个体体温高于正常范围的状态"。

（3）诊断依据：做出正确护理诊断的前提，是护理诊断的临床判断标准，可以是护理对象的一系列症状和体征，也可以是健康问题的相关危险因素和相关的病史。诊断依据可以分为必要依据、主要依据和次要依据。

①必要依据：做出某一护理诊断所必须具备的依据，是护理诊断成立的必要条件。

②主要依据：做出某一诊断通常具备的依据，即大多数护理对象在确定此诊断时应具备的一组症状和体征。

③次要依据：对形成某一护理诊断有支持作用，但不一定每次都必须存在的依据。例如"体温过高"，主要依据是体温 40 ℃，次要依据是呼吸加深加快、心跳加速、皮肤灼热、颜面潮红。

（4）相关因素：引发护理对象出现健康问题的原因或情境。常见的相关因素包括以下几个方面。

①病理生理因素：与病理生理改变有关的因素。如"体液过多：与肝功能减退、门静脉高压引起的水钠潴留有关"。

②心理因素：与心理状况有关的因素。如"无望感"可能由疾病后患者严重抑郁导致。

③治疗因素：与治疗措施有关的因素。如"有感染的危险"可能与手术过程中没有严格执行无菌操作有关。

④情境因素：环境、生活方式和习惯、应激刺激等方面的因素。如"焦虑"可能与住院后环境的改变、不习惯病房的作息时间有关。

⑤年龄方面：在生长发育或成熟过程中与年龄有关的因素。如"便秘"常见于老年人。

临床应用

护理诊断的组成举例

名称：便秘

定义：个体排便次数减少，排便形态改变，排出过干过硬的粪便，且排便困难。

诊断依据。

（1）主要依据：排便次数减少（＜3 次/周）；粟样、羊粪样便。

（2）次要依据：腹痛、腹胀、食欲不佳、消化不良。

相关因素。

（1）病理生理因素：器质性病变、神经系统功能障碍。

（2）治疗因素：直肠肛门手术、滥用药物或灌肠。

（3）情境因素：饮食结构不合理、排便时间或活动受限、情绪反应。

4. 护理诊断的陈述　包括三个要素:健康问题(problem,P)、相关因素(etiology,E)、症状和体征(signs and symptoms,S)。

(1)三部分陈述:多用于现存的护理诊断,即 PSE 方式。目前临床上常将 PSE 三部分简化为 PE 两部分陈述,将其中的 S 部分省略。

例如:<u>焦虑</u>:<u>焦躁不安、失眠</u>　<u>与身体健康受到威胁有关</u>
　　　　P　　　　　S　　　　　　　　E

(2)两部分陈述:多用于潜在的护理诊断,即 PE 方式。

例如:<u>有皮肤完整性受损的危险</u>:<u>与长期卧床有关</u>
　　　　　　　P　　　　　　　　　　E

(3)一部分陈述:多用于健康的护理诊断,也可用于综合的护理诊断,即 P 方式。

例如:<u>执行治疗方案有效</u>
　　　　　　P

<u>有废用综合征的危险</u>
　　　　P

5. 护理诊断与医护合作性问题的区别　在临床护理实践中,护士常会遇到一些健康问题,既不在 NANDA 制订的护理诊断中,又需要提供护理措施或与医务人员共同合作解决,此即为医护合作性问题。医护合作性问题的陈述方式是"潜在并发症(英文缩写为 PC):×××××",如"潜在并发症:失血性休克"可简写为"PC:失血性休克"。护理诊断与医护合作性问题的区别见表 1-5-1。

表 1-5-1　护理诊断与医护合作性问题的区别

区　别　点	护　理　诊　断	医护合作性问题
决策者	护士	医生、护士
护理重点	独立性护理	监测病情变化,预防并发症
陈述方式	PSE、PE 或 P 方式	PC:××××××
预期目标	需要确定预期目标	不强调确定预期目标
实施原则	减轻、消除、预防病情,促进健康	预防、监测并发症的发生和病情的变化,医护共同进行干预

6. 护理诊断与医疗诊断的区别　医疗诊断是对一种疾病、一组症状和体征的叙述,是用一个名词说明一个疾病或病理改变,以指导治疗措施。护理诊断是描述护理对象对现存或潜在的健康问题的反应,以制订合理的护理计划。两者的主要区别见表 1-5-2。

表 1-5-2　护理诊断与医疗诊断的区别

区　别　点	护　理　诊　断	医　疗　诊　断
临床研究对象	对个体、家庭及社区的健康问题或生命过程反应的临床判断	对个体病理生理变化的临床判断
描述内容	个体对健康问题的反应	一种疾病
问题状态	现存或潜在的	多是现存的
决策者	护士	医疗人员
职责范围	护理职责范围	医疗职责范围
适用范围	个体、家庭、社区的健康问题	个体疾病
数量	可同时有多个	通常只有一个
稳定性	随患者病情变化而变化	一旦确诊不会改变

7. 书写护理诊断的注意事项

(1) 应使用统一的护理诊断名称,所列名称应准确、规范。

(2) 一个护理诊断只能针对一个健康问题。

(3) 避免用症状或体征代替护理诊断。

(4) 应明确相关因素:同样的护理诊断可因不同的相关因素而制订不同的护理措施。

(5) 确定的问题必须是护士通过护理措施可以解决的。

(6) 避免使用有可能引起法律纠纷的语句。

(7) 护理诊断是对护理对象健康问题的描述,而不是反映护士遇到的困难。

(三) 护理计划

护理计划是护理程序的第三步,护士根据护理诊断制订具体护理措施和预期目标,是对护理对象实施护理措施的行动指南。

1. 排列优先顺序 护士可根据问题的轻、重、缓、急对护理诊断进行排序,将护理对象的问题依次分为首优问题、中优问题、次优问题,并采取相应的护理措施,使护理工作高效有序地进行。

(1) 排序分类。

①首优问题:对护理对象生命有威胁,需要立即解决的问题。如气体交换受损、组织灌注无效、自伤等。

②中优问题:虽然不会威胁护理对象生命,但会导致护理对象身体不健康或情绪变化的问题。如活动无耐力、排尿障碍等。

③次优问题:护理对象在应对发展和生活变化时出现的问题。这些问题并非不重要,而是在护理过程中可以放在后面解决。如知识缺乏、社交障碍等。

(2) 排序原则。

①优先解决威胁护理对象生命的问题。

②按照马斯洛的需求层次论排序,由低层次到高层次依次解决,必要时可根据情况适当调整。

③在无原则冲突的情况下,尊重护理对象的主观感受,按照护理对象的意愿优先解决护理对象最迫切需要解决的问题。

④所列的主次顺序并不是一成不变的,需要根据护理对象病情的变化及时调整。

⑤对于潜在性问题,根据性质决定其序列,如血液病患者化疗期间"有感染的危险",也会危及生命。

2. 确定预期目标 预期目标是护士给予护理对象护理措施后,期望护理对象达到的健康状态或行为、情感的变化,即最理想的护理效果。

(1) 目标的种类。

①短期目标:在较短时间内就能达到的目标,一般不超过 7 天,如用药 2 h 后体温降至正常水平。

②长期目标:需要较长时间才能达到的目标,一般需 1 周以上,甚至数月,如出院时患者学会皮下注射胰岛素。

(2) 目标的陈述方式:目标的陈述通常包括主语、谓语、行为标准、条件状语、时间状语等部分。目标的陈述方式通常为时间状语＋主语＋谓语＋行为标准＋条件状语。

①主语:护理对象或其机体、生理功能的一部分,有时可以省略,如患者的皮肤、体重、呼吸等。

②谓语:护理对象将要完成的行为。此行为必须是可观察、可测量的,不可使用含糊不清的谓语。

③行为标准:护理对象完成该行为所要达到的程度,包括时间、速度、距离、次数等,如每次能行走 10 min 。

④条件状语:护理对象完成行为必须具备的条件,如在护士的指导下或借助支撑物等,但在有些目标中可不出现。

⑤时间状语:护理对象完成该行为所需要的时间。

举例:
7 天后	患者	拄拐杖	行走	100 m
时间状语	主语	条件状语	谓语	行为标准

（3）注意事项。

①护理目标应以护理对象为中心,即主语是护理对象。目标是护理活动的结果,既不是护理活动本身也不是护理措施。如"1 周后教会患者自己测量体温"应该为"1 周后患者学会自己测量体温"。

②目标应有明确的针对性。一个护理目标只针对一个护理诊断,但一个护理诊断可有多个护理目标。

③一个目标中只能出现一个行为动词,否则难以评价。

④目标应具体、可观察、可测量、可评价,避免使用含糊、不明确的词句。

⑤目标应是护理范畴内的,是通过护理措施可以实现的。

⑥目标应切实可行,能够在护理对象的能力范围内实现,要考虑其身体状况、心理状态、经济状况等。

⑦制订目标时建议让护理对象参与,只有护理对象认可并接受,目标才能更好地实现。

⑧通过护理措施可预防潜在并发症,但若其已经发生,则无法阻止其发展,护士的主要任务是监测并发症的发生及发展。

3. 制订护理措施　护理措施是为了帮助护理对象达到预期目标而制订的具体方法和内容,是确立护理诊断与目标后的具体实施方案。

（1）护理措施的类型。

①依赖性护理措施:护士遵照医嘱采取的措施,如遵医嘱给药等。

②合作性护理措施:护士与其他医务人员合作完成的护理活动,如护士与康复师合作对护理对象进行的康复训练等。

③独立性护理措施:护士在职责范围内,根据收集到的资料独立决策并完成的护理活动,如晨晚间护理、住院期间的健康宣教等 。

（2）制订护理措施的要求。

①护理措施要有针对性:护理措施应针对预期目标。一个预期目标可通过多项护理措施(按主次、承启关系排列)来实现。

②护理措施必须切实可行:要考虑护理对象的具体情况、护士的构成情况、医院设施设备情况。

③护理措施应明确、具体、全面:采取的护理措施要有可操作性,便于护士或护理对象执行。

④护理措施要具有科学性:每项护理措施都要有科学理论依据,要遵循医学知识、行为科学知识、人文科学知识等的原理。

⑤鼓励护理对象及其家属参与护理措施的制订:护理对象及其家属积极参与护理措施的制订有助于他们理解护理措施的意义和功能,更好地接受、配合护理活动,从而确保护理工作的高效性。

4. 护理计划成文　将护理诊断、预期目标、护理措施等信息按一定格式书写成护理文书,即护理计划单(表 1-5-3)。

表 1-5-3　护理计划单

姓名:李某　　性别:　男　　年龄:　41　　科别:外科　　床号:　15　　住院号:23×××××

开始日期	护理诊断	预期目标	护理措施	签名	停止日期	效果评价	签名
2018-09-10	体液不足:与腹泻有关	24 h 内患者口服液体量不少于 1 500 mL	①给患者介绍口服补液的重要性②为患者准备合适的补液饮品	李梅	2018-09-11	目标实现	王某
		3 天后患者 24 h 尿量达 1 000 mL 以上	①建立静脉通路,补充液体,维持有效循环。②观察并记录24 h 尿量	李梅	2018-09-14	目标实现	王某

续表

开始日期	护理诊断	预期目标	护理措施	签名	停止日期	效果评价	签名
2018-09-10	焦虑	住院期间患者情绪稳定,焦虑或恐惧感减轻	针对患者的顾虑进行确认、解释或指导	李梅	2018-09-18	目标实现	王某

(四)护理实施

护理实施是护理程序的第四步,是执行护理计划,实现护理目标的过程。

1．实施方法

(1)直接为护理对象提供护理,如翻身、口腔护理等。

(2)护士与其他医务人员合作完成。

(3)指导护理对象及其家属共同参与实施。

2．实施的过程

(1)准备。

①进一步评估护理对象情况,再次审阅护理计划。

②将护理措施进行分类、分工,确保护理措施的顺利完成。

③分析实施所要用到的护理知识、护理技术。

④根据护理对象的具体情况与要求,合理安排实施的时间与地点。

⑤预测潜在并发症,提前做好并发症的预防工作。

(2)实施:解决护理问题是此阶段护理的重点。在执行过程中,护士要与其他医护人员相互配合、鼓励护理对象及其家属积极参与护理活动,同时密切观察执行计划的效果及护理对象的反应,评估护理对象的健康状况,及时收集相关资料和处理新的健康问题、病情变化。

(3)记录:实施各项护理措施后,护士应将护理活动中的各项护理措施及护理对象的反应等进行系统、完整的记录,即护理记录。

常见的记录格式为 PIO 格式:P(problem),健康问题;I(intervention),措施;O(outcome),结果。见表1-5-4。

表 1-5-4 护理记录单

姓名:陈某　　性别:女　　年龄:38　　科别:妇科　　床号:25　　住院号:23××××

日期	时间	护理记录	护士签名
2020-06-25	10:00	P:体温过高(39.1 ℃) 与肺部感染有关	刘某
		I:①乙醇擦浴一次 ②擦浴后 30 min 复测体温 ③密切监测降温情况	刘某
	12:00	O:体温降至 38 ℃	刘某

(五)护理评价

护理评价是护理程序的第五步,是将护理对象目前的健康状况与确定的预期目标进行有计划、系统的比较,做出判断的过程。护理评价虽然是护理程序的最后一步,但不意味着护理程序的结束。相反,通过评价可以发现新问题,重新修订护理计划,从而保证护理程序的连续进行。护理评价贯穿于护理活动的整个过程。

1．评价方式　护士进行自我评价;护士长、护理部主任、护理教师及专家检查评定;护理查房评价;医院质量监控中心检查。

2．评价内容

（1）护理过程评价：评价护士在护理活动中的行为是否符合护理程序的要求。如护理诊断是否规范、正确，设定的护理目标是否切实可行，护理措施的执行是否及时、合理等。

（2）护理效果评价：对护理措施执行完以后的结果进行评价，评价护理对象的健康状况是否被改善、是否达到预期目标，是评价中最重要的部分。根据情况可将护理目标的实现程度分为以下几类。

①目标完全实现：护理对象当前的健康状况基本达到预期目标。

②目标部分实现：执行护理措施后，护理对象的部分问题得到解决，护理对象的健康状况部分恢复。

③目标未实现：预期目标没有实现，护理对象的健康问题没有改善。

举例：预期目标为"1周后患者能独立行走 100 m"，1周后评价结果如下。

患者能独立行走 100 m——目标完全实现。

患者能独立行走 50 m——目标部分实现。

患者拒绝下床行走或无力行走——目标未实现。

3．评价步骤

（1）建立标准：将计划阶段确定的预期目标作为护理评价的标准。预期目标可指导护士确定评价阶段所需收集资料的类型，并提供判断护理对象健康与否的标准。

（2）收集资料：针对原有评估的异常资料重新进行收集，同时收集新出现的异常资料。

（3）判断效果：将护理对象的反应与预期目标比较，检测目标实现的情况。

（4）分析原因：分析目标未完全实现的原因，通常可从以下几个方面进行。

①所收集的资料是否真实、全面、准确？

②护理诊断是否正确？

③预期目标是否切实可行？

④护理措施是否有针对性且有效落实？

⑤护理对象及其家属是否积极配合？

⑥护理对象病情是否已改变或有新的问题发生？原定计划是否失去了有效性？

（5）重审计划。

①停止：预期目标已实现或问题已解决，停止原有的护理措施。

②继续：预期目标正确，健康问题得到部分改善，但未彻底解决，继续执行原计划。

③取消：原有的潜在性护理问题未发生，危险因素不存在，原计划可取消。

④增加：护理对象出现新的问题，需重新收集资料，制订新的护理诊断、预期目标及护理措施，开展新的护理活动，促进护理对象的健康。

⑤修订：目标未实现或部分实现，护理对象仍存在健康问题，对未解的护理问题，应重新收集资料，修正不正确的护理诊断、目标或护理措施。

> **考点提示**　护理评估的概念、资料的来源及类型；护理诊断的概念及陈述方式、诊断的依据、合作性问题；护理计划的排序原则和预期目标的制订；护理记录的PIO格式。

直通护考

扫码在线答题

答案解析

（禹正香）

医院环境与出入院的护理

扫码看课件

任务一 医 院 环 境

学习目标

【知识目标】

1. 掌握医院门诊、急诊的主要护理工作内容。

2. 掌握病区的设置、布置,环境管理要求,床单位的构成及要求。

3. 掌握各种铺床法的目的、方法及注意事项。

4. 熟悉医院的性质、任务。

5. 了解医院的种类。

【能力目标】

能熟练掌握铺备用床、暂空床和麻醉床的操作技能。

【思政目标】

具有严谨求实的工作态度,对患者关心体贴,确保其安全。

思政课堂

2020 年是特殊的一年,面对突如其来的新型冠状病毒感染,医务工作者义无反顾地冲锋在前,人民子弟兵闻令而动,积极支援各地。作为未来的医务工作者,我们应如何创造良好的住院环境,保护患者的安全?

 案例导学

李爷爷,70 岁,高血压病史 20 年,今晨起床感头痛加重,在儿子的陪同下到医院就诊。在候诊过程中,李爷爷因呼吸困难被转送急诊,经过吸氧疗法,李爷爷呼吸困难得到缓解,门诊护士测量血压为 175/110 mmHg,医生决定为李爷爷办理住院以进一步诊疗。请完成下面的任务。

1. 为患者提供舒适的环境。

2. 运用护理程序为患者办好住院手续。

医院是以防病治病、保障人民健康为主要目标的卫生事业机构。医院环境与就诊者的身心感受、治疗效果和疾病康复有着密切的关系。随着生活水平的提高,人们对医院和住院环境的要求也越来越高。因此,医务人员应具有高尚的医德医风,运用科学的医疗技术和现代的医疗设备,创造良好的医院环境,为就

诊者提供优质的医疗服务和完善的生活服务。

一、医院的性质、任务与种类

医院是人们就医的场所,具备一定数量的病床、必要的设备,以及具有救死扶伤精神、精湛的医学知识和技能的医务人员。医院通过运用医学科学理论和技术及医务人员的团结协作,对门诊、急诊和住院患者或特定人群进行科学正确的诊疗护理和保健服务。

(一)医院的性质

我国卫生部颁发的《全国医院工作条例》中指出医院的基本性质:医院是治病防病、保障人民健康的社会主义卫生事业单位,必须贯彻党和国家的卫生工作方针政策,遵守政府法令,为社会主义现代化建设服务。

(二)医院的任务

随着医学科学的发展、医学模式的转变以及人们对疾病与健康概念认识的深化,医院的任务已逐渐从单纯的诊疗、护理患者向疾病的预防和康复方面发展。卫生部颁布的《全国医院工作条例》指出:医院的任务是"以医疗工作为中心,在提高医疗质量的基础上,保证教学和科研任务的完成,并不断提高教学质量和科研水平,同时做好扩大预防,指导基层和计划生育的技术工作"。

(三)医院的种类

1. 医院的分类　根据不同的划分方法,可将医院划分为不同的类型,见表 2-1-1。

表 2-1-1　医院的种类

划 分 方 法	医 院 类 型
按收治范围划分	综合医院、康复医院、职业病医院、专科医院(传染病、结核病、精神病、肿瘤、口腔、妇儿、骨科医院等)
按特定任务划分	军队医院、企业医院、医学院校附属医院、科研医院
按地区划分	城市医院(市、区、街道医院)、农村医院(县、乡、镇医院)
按运营目标划分	营利性医院(私立医院、股份制医院、股份合作制医院、中外合资医院)、非营利性医院(政府医院、企业医院、社区医院及民办医院)
按所有制划分	全民所有制医院、集体所有制医院、个体所有制医院、中外合资医院
按管理制度划分	一级医院(含甲等、乙等、丙等)、二级医院(含甲等、乙等、丙等)、三级医院(含特等、甲等、乙等、丙等)

2. 医院的分级　我国从 1989 年开始实行医院分级管理制度。医院分级管理是按照医院的功能、规模、技术力量、服务地域、管理及服务质量等综合水平,将其划分为一定级别和等次的标准化管理。按照卫生部《综合医院分级管理标准》,医院分为三级(一级、二级、三级),每级分为甲、乙、丙三等,三级医院增设特等,共十等,见表 2-1-2。

表 2-1-2　我国医院的分级、功能

级别	医 院	功 能
一级	农村乡、镇卫生院,城市街道医院	直接面向一定人口(≤10 万人)的社区,为人民群众提供一级预防,和多发病、常见病的管理,对疑难重症做好及时正确转诊
二级	一般市、县医院,省会城市、直辖市的区级医院和相当规模的厂矿、企事业单位的职工医院	面向多个社区(人口在 10 万人以上),提供医疗护理、预防保健和康复服务,参与指导对高危人群的监测,接受一级医院转诊,指导一级医院的业务,进行一定程度的教学和科研工作
三级	全国、省、直辖市直属的省市级大医院及医学院的附属医院	面向多个地区,提供全面连续的医疗护理、预防保健、康复服务和高水平的专科医疗服务,解决危重疑难症,接受二级医院转诊,对下级医院进行指导和培训,并承担教学、科研任务

二、门诊部

门诊部是医院面向社会的窗口,是医院医疗工作的第一线,是直接对就诊者进行诊断、治疗、护理、保健的场所。门诊部包括两大部门,即门诊与急诊。

(一)门诊

门诊是医院直接为公众提供诊断、治疗和预防保健服务的场所,具有人员多、流动性大、病种复杂、季节性强、就诊时间短等特点。护士应提供优质的服务,使就诊者能得到及时的诊断、治疗和护理。

1. 门诊设置和布局 门诊的候诊、就诊环境应以方便患者为目的,做到安静、整洁、美化及绿化、布局合理,备有醒目的标志和指示路牌。可设立总服务台、导医处,配备多媒体查询触摸屏和电子显示屏,使各种医疗服务项目清晰、透明,使就诊程序简便、快捷,使患者感到亲切、自然,从而对医院产生信任感,主动配合医院工作。

门诊设有与医院各科室相对应的诊室,并设有预检分诊处、挂号室、收费室、化验室、药房、治疗室、候诊室、导诊台等。诊室内配备诊查床,床前设有遮隔设备,室内设有洗手池和诊断桌,诊断桌上放置各种检查用具、化验检查申请单、处方等。治疗室内备有抢救物品和设备,如氧疗设备、吸引装置、急救药品等。

2. 门诊护理工作

(1)预检分诊:医院门诊分科较细,患者难以准确选择科室就诊,因此需由临床经验丰富的护士承担预检分诊工作。护士应主动、热情地接待就诊患者,简明扼要询问病史、观察病情,做出初步判断,给予合理的分诊,并指导患者挂号。即先预检分诊,后挂号诊疗。

(2)安排候诊与就诊:患者挂号后,到相应科室候诊室等候就诊。为保证患者候诊、就诊的次序,护士应做好以下工作。

①准备好诊疗过程中的各种器械和用物,维持良好的诊疗和候诊环境。

②分理初诊和复诊病案,收集整理各种检查、化验报告等。

③根据患者病情测量生命体征等,并记录在门诊病历上。

④按挂号先后顺序引导就诊,必要时协助医生进行诊断和检查等工作。

⑤观察候诊患者病情变化,遇高热、剧痛、呼吸困难、出血、休克等患者,应立即安排提前就诊或送急诊处理。对病情较重或年老体弱患者,可适当调整就诊顺序,让其提前就诊。

(3)健康教育:利用候诊时间开展健康教育,可采用口头讲解、图片或黑板报展示、播放电视录像或赠送有关健康教育方面的宣传册等不同方式。对患者提出的问题应耐心、热情给予解答。

(4)治疗工作:根据医嘱执行治疗,如注射、换药、导尿、灌肠、穿刺等。护士必须严格执行操作规程,确保治疗安全、有效。

(5)健康体检与预防接种:经过培训的护士可直接参与各类保健门诊的咨询或诊疗工作,如健康体检、疾病普查、预防接种等,以满足人们日益增长的健康和卫生保健需求。

(6)消毒隔离:门诊人群流量大,患者集中,易发生交叉感染,要认真做好消毒隔离工作。门诊的地面、墙壁、扶手、桌椅、诊查床、平车、轮椅等,应定期进行清洁、消毒处理。遇传染病或疑似传染病患者,应分诊到隔离门诊就诊,并做好疫情报告。

(二)急诊

急诊是医院诊治急、危、重症患者的场所,是抢救患者生命的第一线。急诊工作是衡量医院技术水平、道德修养和管理水平的重要标尺,急诊科的管理工作应标准化、程序化、制度化。对危及生命的患者及意外灾害事件,急诊应能提供快速、高效的服务。急诊科护士应有良好的素质,具备一定的抢救知识和经验,技术熟练、动作敏捷。

1. 急诊的设置和布局 急诊要保证 24 h 应诊。环境以方便患者就诊为目的,以最大限度地缩短候诊时间、争取抢救时机、提高抢救效率为原则。环境要做到宽敞、光线明亮、空气流通、安静和整洁。急诊科应设有专用电话、急救车和平车、轮椅等运送、通信工具,设有专用路线和宽敞的通道通往医院各临床科室,且标志清晰,路标指向明确;夜间应有明显的灯光,以保证患者尽快得到救治。

急诊一般设有预检处、诊室、抢救室、治疗室、监护室、观察室、清创室、药房、化验室、X射线室、心电图室、挂号室及收费室等,形成一个相对独立的单元,以保证急救工作的顺利完成。

2. 急诊护理工作

1）预检分诊　预检护士负责接待来就诊的患者,通过简要评估确定患者就诊的科室,并护送患者到相应的诊室或抢救室。护士必须掌握急诊就诊的标准,做到一问、二看、三检查、四分诊。

遇有急、危、重症患者,立即通知值班医生及抢救室护士进行抢救;遇到意外灾害事件,立即通知相关部门并救治伤员;遇有法律纠纷、刑事伤害、交通事故等事件,尽快通知医院保卫部门或直接与公安部门取得联系,并请家属或陪送者留下。

2）抢救工作　包括抢救物品准备和配合抢救。

（1）抢救物品准备:一切抢救物品要求做到"五定",即定数量品种、定点安置、定人保管、定期消毒灭菌和定期检查维修。护士要准备好各种急救药品和抢救设备,如各种急救包和无菌物品、供氧装置、心电监护仪、呼吸机等;必须熟悉各种抢救物品的性能和使用方法,并能排除一般性故障,使所有抢救物品处于良好备用状态。抢救物品完好率要求达到100%。

①急救药品:主要有中枢神经兴奋剂、强心剂、利尿剂、镇痛镇静剂、抗心律失常药、血管扩张剂、拟肾上腺素药、抗胆碱药、止血药等。此外,还有急救用激素、平喘药、解毒药,以及纠正水、电解质紊乱及调节酸碱平衡类药等。

②抢救设备:主要有急救车、简易呼吸器、氧疗设备、吸引设备、多功能生命体征监测仪、电除颤器、心脏起搏器、呼吸机、超声波诊断仪、洗胃机、心电图机、血气分析仪、血液净化仪、体外起搏器、输液泵、注射泵、肠内营养输注泵及各种急救用具等。

③无菌物品:主要有各种穿刺包、急救包、各种无菌手术包、各种无菌敷料包、各种型号的无菌注射器、输液器、输血器、气管插管包、导尿包、无菌手套等。

④一般物品:主要有血压计、听诊器、开口器、压舌板、舌钳、手电筒、止血带、输液架、氧气管、吸痰管、胃管等。

⑤通信设备:主要有传呼系统、电话、对讲机等。

（2）配合抢救。

①严格按照抢救程序和操作规程实施抢救措施,做到争分夺秒。在医生到达之前,护士应根据患者病情做出初步判断,并实施紧急处理,如测量血压、给氧、吸痰、止血、配血、建立静脉通路,必要时进行人工呼吸、胸外心脏按压等。医生到达后,立即汇报处理情况和效果,并积极配合医生进行抢救,正确执行医嘱、密切观察病情变化并及时报告医生,为医疗诊断提供有关资料。

②做好抢救记录和查对工作:应及时、准确、清晰地做好抢救记录,详细记录与抢救有关的事件并注明时间,如患者和医生到达时间、各项抢救措施（如用药、吸氧、心肺复苏等）落实及停止时间,详细记录执行医嘱的内容及患者病情动态变化。在抢救过程中,凡口头医嘱必须向医生复诵一遍,双方确认无误后方可执行。抢救结束后,请医生及时补写医嘱和处方。各种急救药品的名称、剂量、用法等应认真查对,使用后的空安瓿、空瓶、输血空袋应集中放置,经两人核对后进行处理。

③病情观察:通常急诊观察室设有一定数量的床位,收治已明确诊断而只需短时观察即可返家的患者或暂时未确诊的患者,或已明确诊断但因各种原因暂时不能住院,需在门诊进行短时治疗的患者。观察时间一般为3~7天。急诊观察室护理工作如下。

a. 入室登记,建立病案,认真填写各项记录,书写观察室病情报告。

b. 主动巡视和观察患者,及时执行医嘱,做好各项基础护理工作,加强心理护理。

c. 做好出入室患者及其家属的管理工作,保持观察室良好的秩序和环境。

三、病区

病区是住院患者接受诊疗和护理的场所,也是医护人员开展医疗、护理、预防、教学、科研活动的重要基地。

（一）病区的设置和布局

病区一般设有普通病室、危重病室、抢救室、治疗室、护士办公室、医生办公室、配餐室、盥洗室、浴室、库房、洗涤间、厕所、医护值班室和示教室等。有条件的医院可设置学习室、娱乐室、会客室、健身室等。

病区的布局应科学合理，以方便诊疗和护理工作。如护士办公室（或护士站）应设在病区的中心位置，与抢救室、危重病室及治疗室邻近，以便观察病情、抢救患者和准备物品。每个病区最好设 30～40 张病床，每间病室设 2～4 张病床，并配置相应数量的床旁桌椅，床与床之间的距离不少于 1 米，并设置遮隔设备，以保护患者隐私。有条件的医院可设置中心供氧及中心吸引装置、呼叫系统、电视、电话、壁柜、卫生间等，或设立单人病室。病室布置温馨，充分体现医院人性化服务理念。

（二）病区环境的管理

病区环境包括物理环境和社会环境。医护人员应创造一个良好的住院环境，以满足患者生理、心理及治疗的需要。

1. 物理环境 病区的物理环境是影响患者身心舒适的重要因素。对病区物理环境进行适当调控，使其保持安静、整洁、舒适和安全，可以促进患者疾病的痊愈和健康的恢复。

1）安静 安静的病区环境可以使患者减轻焦虑，得到充分的休息和睡眠，促进其早日康复。根据 WHO 规定的噪声标准，白天病区的噪声强度应控制在 35～40 dB，若达到 50～60 dB，会对患者休息产生干扰。病区内为保持安静应采取的具体措施如下。

（1）病区的桌椅脚应钉上橡胶垫，推车的轮轴、门窗交合链应定期滴注润滑油。

（2）有线电话、手机、呼叫系统等有声响的设备应进行消音设置，或将音量调至最低。

（3）医护人员应做到"四轻"：走路轻、说话轻、操作轻、关门轻。

（4）加强对患者及其家属的宣传教育，以共同保持病室安静。

2）整洁 主要指病区的护理单元和医疗护理操作环境应整洁，要求达到避免污垢积存、防止细菌滋生的目的。保持病区环境整洁的措施如下。

（1）病区陈设齐全，规格统一，布局合理，摆放整齐，方便取用。做到物有定位，用后放回原位。

（2）及时清理环境，病区内墙、地面及所有物品采用湿式清扫法。

（3）治疗后的用物应立即撤去，排泄物、废弃物、污染物应及时清除。

（4）保持患者及其床单位清洁，床单、被套和衣裤及时更换。

（5）护士仪表端庄、服装整洁、大方得体。

3）舒适 主要是指病室的温湿度适宜、通风良好、光线柔和且充足、装饰专业而温馨。

（1）温度：适宜的温度可使患者感到舒适、安宁，能减少能量消耗，利于散热，并可降低肾脏的负担。室温过高会使神经系统受到抑制，干扰消化与呼吸功能，不利于机体散热，使患者感到烦躁；室温过低会使患者畏寒，易受凉，肌肉紧张。病室适宜的温度一般为 18～22 ℃，新生儿和老年人病室、产房、手术室等以 22～24 ℃为宜。病室应备有室温计，随时观察室温并给予调节。可根据季节采用不同的措施，如夏季天热时可用风扇使病室内空气流通并散热；冬季天冷时可使用取暖设备保持室温；也可使用空调来调节病室温度。此外，应根据气温变化适当增减患者的衣服和盖被，在执行治疗、护理操作时，应尽量避免暴露患者。

（2）湿度：湿度会影响皮肤蒸发散热的速度，从而影响患者的舒适感。湿度过高时，蒸发作用减慢，可抑制出汗，患者感到湿闷不适，尿量增加而加重肾脏负担；湿度过低时，空气干燥，人体蒸发大量水分，患者感到呼吸道黏膜干燥、口干、咽痛，对气管切开或呼吸道感染患者尤为不利。病室的相对湿度以 50%～60%为宜。病室应备有湿度计，以便对湿度进行观察和调节，可根据季节通过开窗通风、地面洒水、暖气上放置湿毛巾、使用加湿器，或利用空调设备等措施调节室内湿度。

（3）通风：通风换气可以调节室内温度和湿度，增加室内空气中的氧含量并降低二氧化碳浓度和微生物的密度，从而使患者感到舒适，同时可避免因空气不流通而引发的烦躁、倦怠、头晕、食欲缺乏等症状，有利于患者康复。通风效果随通风面积（门窗大小）、室内外温度差、通风时间及室外气流速度而异。一般每次通风时间为 30 min 左右，通风时应注意保暖，避免迎着对流风，防止受凉。病室为无烟区，应告知患者及其家属不得在病室内吸烟。

（4）光线：病室的光线来源为自然光源和人工光源。适量的日光照射，能使照射部位温度升高、血管扩张、血流增快，改善皮肤和组织的营养状况，使人食欲增加，舒适愉快。此外，阳光中的紫外线有杀菌作用，并可促进机体内部生成维生素D。因此，病室应经常开窗，让阳光射入，或协助患者到户外接受阳光，以辅助治疗，增进疗效。但应注意阳光不宜直射眼睛，午睡时应用窗帘遮挡阳光，以免引起患者不适；夜间睡眠时，应使用壁灯或地灯，以减少光线对患者睡眠的干扰；需要检查或进行操作时，应使用床头灯，减少对其他患者的干扰。病室还应备有立式鹅颈灯，便于特殊检查时使用。

（5）装饰：病室的装饰应以简洁美观、家庭化为主。颜色会影响人的情绪、行为和健康。以往病室及医务人员的工作服多采用白色，易使患者产生单调、恐惧感。现代医院多根据不同患者的需求而选择合适的色彩，如儿科护士服装采用粉红色，给人温馨亲切的感觉，减轻儿童的恐惧感；手术室服装选用绿色或蓝色，给人安静、舒适的感觉，增加患者的信任感。病室墙壁上方选涂白色，下方选涂浅绿色或浅蓝色，以避免白色反光，引起患者疲劳。病床、桌、椅、窗帘、被套、床单等也趋向家居化，以满足患者的需要。

绿色植物及鲜花可使人赏心悦目，并增添生机，给患者以美的享受，增强其战胜疾病的勇气和信心。可在病室内外及走廊上摆设鲜花和绿色盆景植物，在病室周围建设花坛、草坪，种植树木等，优化住院环境。

4）安全　即安定、无危险、无伤害。护士要及时评估影响个体及环境安全的因素，并积极采取措施进行防范。具体措施如下。

（1）避免医源性损伤：医源性损伤是指医务人员言语及行为上的过失给患者身心带来的不良影响。医务人员在进行治疗和护理操作时，应严格遵循操作规程和查对制度，防止差错事故发生；同时应秉持高度的责任心，确保自己的言语、行为符合职业规范，以免给患者带来生理和心理上的伤害。

（2）避免各种原因导致的意外损伤。

①机械性损伤：常见的有跌伤、撞伤、阻塞等损伤，对这些损伤要注意预防。对昏迷、神志不清、躁动不安的患者及婴幼儿可用床档保护，必要时可用约束带；对年老体弱、行动不便、服用镇静剂及长期卧床初次下床的患者应给予搀扶；病室地面应注意保持干燥、整洁，物品放置稳妥；患者常用物品应放在其容易拿取处；走廊、浴室、厕所应设置扶手，防止患者跌倒；浴室和厕所还应设置呼叫器，以便于出现危险时呼救；在精神科病房，应注意将刀片、剪刀等锐器收好，不让患者接触到。

②压力性损伤：常见于因骨突处长期受压及石膏或夹板固定过紧形成的局部压疮和因高压氧舱治疗不当所致的气压伤等，都为压力性损伤。因此，在工作中，须加强对危重患者或长期卧床患者的护理。

③医院内感染：病区应有严格的管理系统和措施，预防医院内感染。如操作中严格遵守无菌原则和消毒隔离制度，定期对病区及各种设备进行清洁、消毒、灭菌等。

2. 社会环境　病区是一个特殊的社会环境。医院的主要任务是对公众的健康问题或健康需要提供协助或服务，担负着预防、诊断及治疗疾病，促进康复，以及维护健康的任务。为了保证患者获得安全、舒适的治疗环境，得到适当的照顾，必须为患者创造和维持一个良好的社会环境。患者住进医院后，对接触的人、陈设、规则、气味、声音等都会感到陌生和不习惯，难免产生焦虑、失落、恐惧等不良心理反应，护士应为患者创造和维持一个良好的社会环境，消除不良的心理反应，帮助其尽快适应医院环境。

1）建立良好的医院规则　每个医院根据各自的具体情况制定医院规则，如入院须知、探视规则、陪护制度等。医院通过规则对患者进行正确的指导，保证诊疗护理工作的正常进行，使预防和控制医院内感染工作便于实施；同时，也保证了患者具有良好的休息环境，并使患者的住院生活丰富充实，以达到帮助患者尽快恢复健康的目的。

2）帮助患者遵守医院规则　医院规则既是对患者行为的指导，也是对患者的一种约束，会对患者产生一定的影响。因此，医院应制定合理的医院规则，并帮助患者适应。具体的措施如下。

（1）热情接待，耐心解释，取得患者的理解和配合。向患者及其家属解释各项医院规则的内容和执行医院规则的必要性，得到患者及其家属的理解，使其主动配合，自觉遵守各项规章制度。

（2）在维护医院规则的情况下，让患者有一定的自主权。由于患者入院后，凡事都要遵从医生、护士的安排和医院规则的约束,容易产生压抑感。因此,在维护医院规则的前提下,应尽可能让患者对个人环境拥有自主权,并对其居住空间表示尊重,如进门时先敲门;为患者服务前,先取得患者同意等。

(3)尊重探视人员,如探视时间和行为不恰当,劝阻和限制方法应适当。鼓励患者家属和亲友在适当时间来探视,以减轻患者的孤独感。如果探视者不受患者的欢迎,或探视时间不适当,影响医疗护理工作,则要适当地劝阻和限制,并给予解释,取得患者及探视者的理解。

(4)及时向患者提供与其检查、治疗、护理等相关的信息,并鼓励患者参与护理计划的制订。

(5)鼓励患者自我照顾。对于生活能力受限,需依赖他人照顾的患者,护士应主动巡视,表示关心,给予及时帮助,同时鼓励患者参与自我照顾,以帮助其恢复自信和自理能力。

3)建立良好的人际关系 影响住院患者身心康复的人际关系包括医患关系、护患关系和病友关系。帮助患者创建和维护良好人际关系的措施如下。

(1)建立良好的护患关系 护患关系是在护理工作中,护士与患者之间产生和发展的一种工作性、专业性和帮助性的人际关系。良好的护患关系有助于患者身心的康复。因此,护士在具体的医疗护理活动中,要做到不分民族、信仰、性别、年龄、职业等,均一视同仁;应一切从患者利益出发,满足患者的身心需求,尊重患者的权利与人格。患者则应该尊重护士的职业和劳动,在治疗护理中尽力与护士合作,使护患合作关系融洽,提高治疗效果,以利于早日康复。

(2)建立良好的病友关系 病室中的每个人都是社会环境中的一员,在共同的治疗和康复生活中相互影响。病友们在交谈中常提及一些疾病疗养常识、生活制度等,起到了义务宣传员的作用;病友间的相互帮助与照顾,有利于消除新入院患者的陌生感和不安情绪,增进病友间的友谊与团结。护士应协助病友间建立良好的情感交流,并善于觉察某些消极情绪的出现,耐心解释,正确引导。

(三)床单位

1. 床单位的构成 床单位是医疗机构提供给患者使用的家具和设备。它是患者住院期间用以休息、睡眠、饮食、排泄、活动和治疗的最基本的生活单位。每个床单位应配备固定的设备,包括床、床垫、床褥、棉胎或毛毯、枕芯、大单、被套、枕套、橡胶中单和中单(或一次性中单)、床旁桌、床旁椅、床上桌。床头墙壁上有照明灯、呼叫装置、供氧和负压吸引管道等设备(图 2-1-1)。

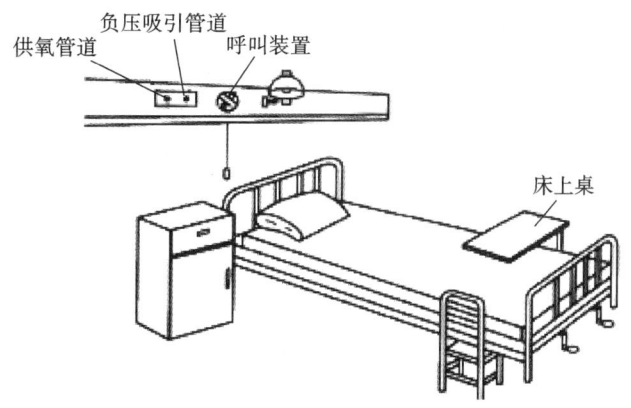

图 2-1-1 床单位的构成

2. 床单位的要求 应统一规格,制作符合要求(表 2-1-3)。

表 2-1-3 床单位各部位的规格与要求

物品名称	规格	要求
床	长 200 cm、宽 90 cm、高 60 cm	①钢丝床:床头、床尾可支起或摇起,以调节体位。床脚装有小轮,便于移动,可固定 ②木板床:骨科患者多用。有的则在钢丝床上放一块木板 ③电动控制多功能床:患者可通过按钮自行控制床的升降或改变体位

续表

物品名称	规 格	要 求
床垫	长宽与床规格相同,厚9～10 cm	用棕丝或海绵作垫芯,垫面选用牢固的布料制作
床褥	长宽与床规格相同	用棉花作褥芯,棉布作褥面
棉胎或毛毯	长 210 cm、宽 160 cm	多用棉花胎,也可用人造棉或羽绒被
枕芯	长 60 cm、宽 40 cm	内装荞麦皮、木棉羽绒或人造棉,以棉布作枕面
大单	长 250 cm、宽 180 cm	用棉布制作
被套	长 230 cm、宽 170 cm	用棉布制作,尾端开口处有系带
枕套	长 75 cm、宽 45 cm	用棉布制作
一次性中单	长 170 cm、宽 85 cm	上层无纺布,下层塑料薄膜
床旁桌	长 45 cm、宽 45 cm、高 85 cm	放于床头一侧,用于放置日常用品
床旁椅	—	宽大、有靠背,供患者或探视者使用
床上桌	长 80 cm、宽 45 cm	可移动,高度可调节,供患者在床上进食、写字、阅读等活动时使用

(四) 铺床法

病床是患者睡眠和休息的地方。由于疾病的限制和治疗的需要,患者许多活动只能在床上进行,所以病床一定要符合实用、耐用、舒适、安全的原则。临床常用的铺床法有备用床(图 2-1-2)法、铺暂空床(图 2-1-3)和铺麻醉床(图 2-1-4)法。

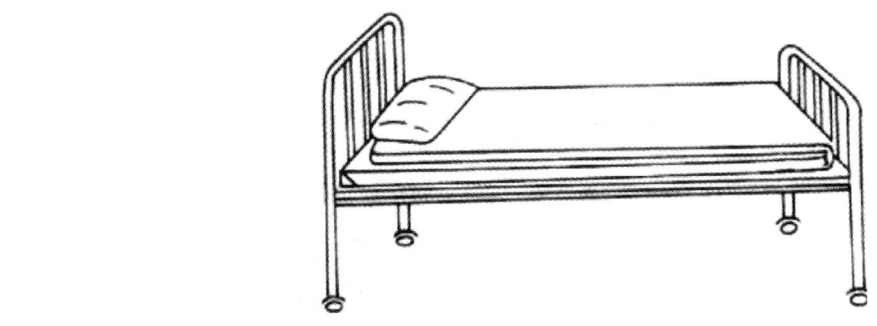

图 2-1-2　备用床

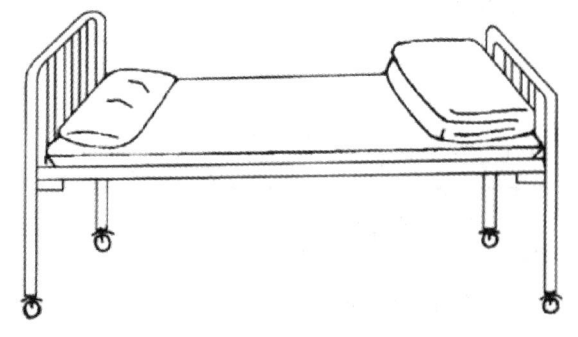

图 2-1-3　暂空床

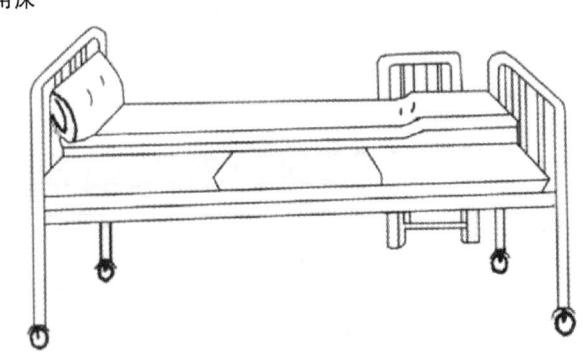

图 2-1-4　麻醉床

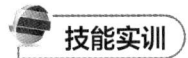技能实训

技能实训 2-1-1　铺备用床法

【目的】

(1) 保持病室整洁、舒适和美观。

(2) 准备迎接新患者。

【评估】

(1) 观察环境是否适宜进行操作,同病室其他患者是否正在接受治疗或进餐。

(2) 床单位构成是否齐全,有无损坏及不安全因素,床上用品是否符合规格要求、适应季节需要。

【计划】

1. 预期目标

(1) 床单位符合实用、耐用、舒适、安全的原则。

(2) 病室整洁、美观。

2. 操作者准备　衣帽整洁,洗手,戴口罩。

3. 用物准备　床垫、床褥、棉胎、枕芯、大单、被套、枕套、床旁桌、床旁椅、床刷及湿布套(不滴水为宜),必要时备手消毒液或消毒小毛巾。

4. 环境准备　病室清洁、通风,无患者正在接受治疗或进餐。

【实施】

1. 操作步骤　操作步骤及要点说明见表 2-1-4。

表 2-1-4　铺备用床法

操作步骤	要点说明
1. 准备　护士着装整齐,洗手,戴口罩,携用物至床旁	• 备齐用物,按取用顺序放于治疗车上(自下而上放置枕芯、枕套、棉胎或毛毯、被套、大单、床褥)
2. 检查　检查床、床垫的功能是否完好,有脚轮的床,应先固定,调整床至适合高度	
3. 移桌椅　移开床旁桌,距床约 20 cm,移床旁椅至床尾正中,距床约 15 cm	• 留有空间,便于操作
4. 翻扫床垫　用纵翻法或横翻法翻转床垫,用床刷从床头到床尾清扫床垫,铺床褥于床垫上	• 避免床垫局部长期受压而发生凹陷 • 湿式清扫,避免尘土飞扬
5. 铺单折角 (1)取已折叠好的大单放于床的正中处,使大单纵、横中线与床纵、横中线对齐,然后分别向床头、床尾、近侧、对侧展开 (2)先铺近侧床头,面向床角,双脚前后分开,成弓步,右手将床头床垫托起,左手伸过床头中线,将大单包塞于床垫下(图 2-1-5) (3)在距床头约 30 cm 处,向上提起大单边缘,使其同床边垂直,呈一等边三角形,以床沿为界,将三角形分为两半	• 护士身体靠近床边,双脚分开,保持上身直立、两膝稍弯曲,确保身体平稳;使用肘部力量,动作平稳有节律,连续进行
▲斜角法:将上半三角覆盖于床上,下半三角平整地塞于床垫下,再将上半三角翻下,然后塞于床垫下(图 2-1-6)	• 包折床角,使之平整、美观、不易松散 • 平紧的床单不易产生皱褶 • 将床单拉紧、铺平,中线与床中线对齐 • 减少来回走动,先铺近侧后铺对侧,先铺床头后铺床尾

续表

操 作 步 骤	要 点 说 明
6.套被套 ▲"S"式套被套法(图 2-1-7) (1)取已折叠好的被套,使被套头端齐床头放置,被套纵中线与床纵中线对齐,分别向床尾、近侧、对侧展开(被套正面向外,开口端朝床尾)	
(2)将被套开口端的上层约 1/3 部分打开	
(3)将折好的棉胎置于被套开口处,底边与被套开口边平齐,将棉胎上缘中部拉至被套封口处,使棉胎上端与被套封口紧贴,将竖折的棉胎向两边展开,与被套边平齐,对好两上角。使盖被的上缘平齐床头	·棉胎与被套平齐,防止头端空虚 ·棉胎与被套吻合、紧贴,防止两边空虚
(4)至床尾,逐层拉平盖被,系带	
7.折被筒 将盖被的两侧向内折并与床沿平齐,折成被筒,将盖被尾端向内折叠至齐床尾	·盖被平整、美观,中线对齐
8.套枕放平 于床尾处或护理车上套枕套,系带,整理枕头,平放于床头	·枕头平整、四角充实 ·枕套开口处背门
9.桌椅归位 移回床旁桌、椅	·保持床单位整洁美观
10.洗手或用消毒小毛巾擦拭双手	·酌情开窗通风

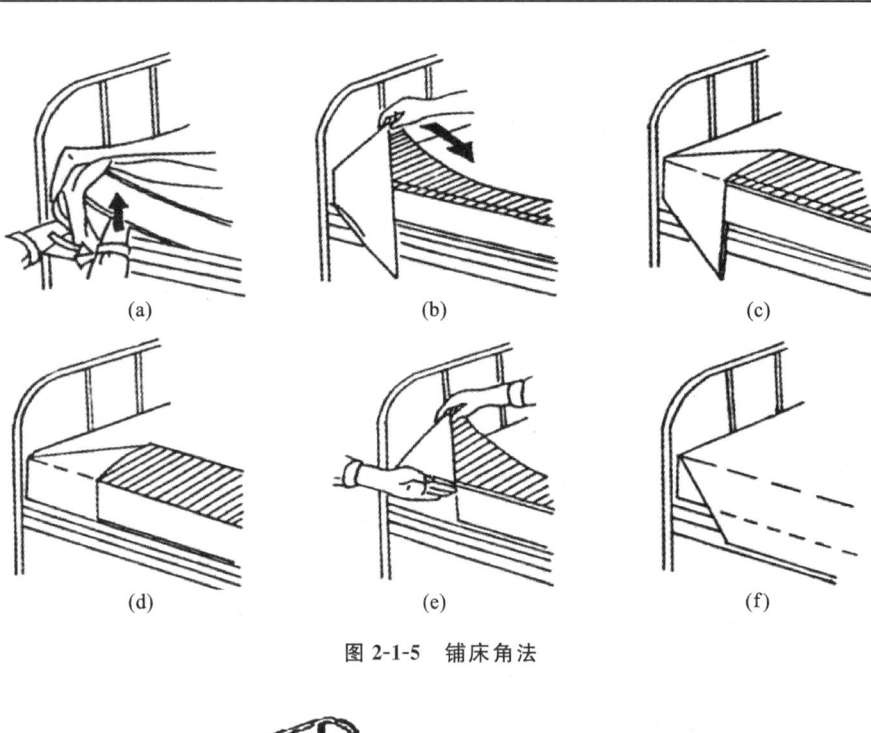

(a)　　　　(b)　　　　(c)

(d)　　　　(e)　　　　(f)

图 2-1-5　铺床角法

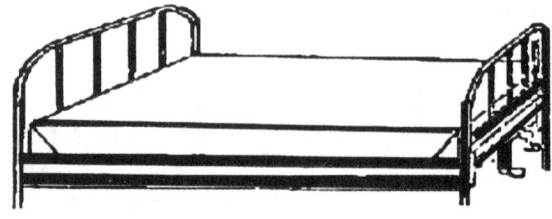

图 2-1-6　铺床单

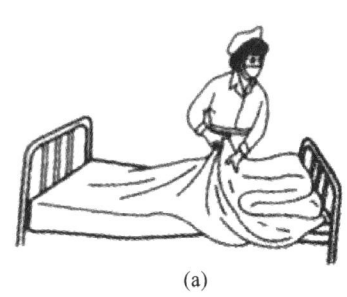 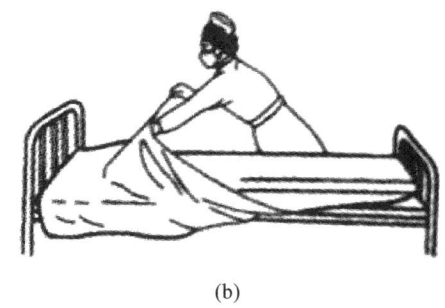

(a)　　　　　　　　　　　　　(b)

图 2-1-7 "S"式套被套法

2. 注意事项

（1）床铺应符合实用、耐用、舒适、安全、美观的原则。大单、被套、枕套均应做到平、整、紧、实、美。

（2）动作轻稳,避免抖动、拍打等动作,以免微生物传播。

（3）应用省时、节力原则。

①铺床时身体应靠近床,双脚前后或左右分开,以扩大支撑面,降低重心,从而增加身体的稳定性。

②应用臂部肌肉力量,手臂动作平稳协调,有节律地连续进行。

③翻转床垫时应借助自身的重量以节省体力,避免扭伤。

④先铺床头,后铺床尾,再铺中部,铺好近侧,再铺对侧,避免多余无效动作,减少走动次数。

【评价】

（1）床单位实用、耐用、舒适、安全。

（2）病室及床单位整洁、美观。

（3）操作省时节力,工作效率高。

技能实训 2-1-2　铺暂空床法

【目的】

（1）供新入院或暂离床活动的患者使用。

（2）保持病室的整洁、美观。

【评估】

（1）新入院患者的病情、诊断及自理程度。

（2）住院患者的病情是否允许其暂时离床活动。

（3）床上用物是否洁净、齐全。

【计划】

1. 预期目标

（1）床单位用物符合患者需要。

（2）病室整洁、美观。

2. 操作者准备　衣帽整洁,洗手,戴口罩。

3. 用物准备　同铺备用床法。必要时另备橡胶中单、中单。

4. 环境准备　病室清洁、通风,病室内无患者进餐或接受治疗。

【实施】

1. 操作步骤　操作步骤及要点说明见表 2-1-5。

表 2-1-5　铺暂空床法

操作步骤	要点说明
▲改备用床为暂空床	
1.备物放置　备齐用物,携至床旁	• 按序放置(自下而上放置中单、橡胶中单)
2.折叠盖被　移床旁椅至床尾正中,距床约15 cm,将枕头和用物置于椅面上。将备用床的盖被头端向内折1/4,再呈扇形三折于床尾	• 使各层平齐 • 便于患者使用
3.酌情铺单　取橡胶中单放于床上,使上缘距床头45~50 cm(约相当于肘至指端),中线与床中线对齐,展开;取中单以同法铺在橡胶中单上,将两单边缘下垂部分一起拉紧后平整地塞入床垫下;转至对侧,同法拉紧橡胶中单和中单,铺平	• 根据病情需要铺橡胶中单和中单,以保护床褥不受污染
4.整理归位　将枕头放回床头,移回床旁椅,洗手	• 保持床单位整洁美观
▲铺暂空床法	
1.准备　护士着装整齐,洗手,戴口罩,携用物至床旁	• 备齐用物,按取用顺序放置于治疗车上(自下而上放置枕芯、枕套、棉胎或毛毯、被套、中单、橡胶中单、大单、床褥)
2.检查	• 同铺备用床法
3.移桌椅	• 同铺备用床法
4.翻扫床垫	• 同铺备用床法
5.铺单折角　按铺备用床法展开大单,铺近侧大单(床头、床尾、中部),需要时按"改备用床为暂空床"法铺近侧橡胶中单及中单,转至对侧,拉紧橡胶中单和中单,铺平	• 根据病情需要铺橡胶中单和中单,以保护床褥不受污染 • 中线与床中线对齐
6.套被套	• 按铺备用床法套被套
7.折叠盖被　将盖被的两侧向内折并与床沿平齐,折成被筒,将盖被尾端向内折叠至齐床尾,将盖被头端向内折1/4,再呈扇形三折于床尾	• 防止头端空虚,并使各层平齐 • 便于患者使用
8.套枕放平	• 同铺备用床法
9.桌椅归位	• 同铺备用床法
10.洗手或用消毒小毛巾擦拭双手	• 酌情开窗通风

2. 注意事项

(1) 同铺备用床法各项注意事项。

(2) 橡胶中单及中单按患者需要放置于合适部位。

(3) 床单位应便于患者离床活动。

【评价】

(1) 床单位实用、耐用、舒适、安全,用物符合患者需要。

(2) 患者上、下床方便,病室及床单位整洁、美观。

(3) 操作省时节力,工作效率高。

技能实训 2-1-3　铺麻醉床法

【目的】

(1) 便于接收和护理麻醉手术后的患者。

(2) 使患者安全、舒适,预防并发症。

（3）保护被褥不被血液、呕吐物、排泄物等污染。

【评估】

（1）患者的诊断，手术名称、手术部位、麻醉方式，目前的病情及治疗情况，有无引流管及造瘘口等。

（2）患者术后护理所需的物品是否齐全、完好。

【计划】

1. 预期目标

（1）患者舒适、安全，无并发症发生。

（2）患者能得到及时的诊疗和护理。

2. 操作者准备　衣帽整洁，洗手，戴口罩。

3. 用物准备

（1）铺床用物：同铺备用床法，另备橡胶中单和中单各2条。

（2）麻醉护理盘：无菌巾内置开口器、压舌板、舌钳、通气导管、牙垫、治疗碗、镊子、吸氧导管、吸痰导管和纱布数块。无菌巾外放血压计、听诊器、护理记录单和笔、弯盘、棉签、胶布、手电筒等。

（3）其他用物：输液架，必要时备负压吸引器、氧疗设备、胃肠减压器，冬天按需备热水袋及布套、毛毯等。

4. 环境准备　病室清洁、通风，同病室无患者接受治疗或进餐。

【实施】

1. 操作步骤　操作步骤及要点说明见表2-1-6。

表 2-1-6　铺麻醉床法

操作步骤	要点说明
1. 撤除原物　同铺备用床法移开床旁桌、椅，拆除原有枕套、被套、大单等物，放于污物袋内	• 降低术后感染率
2. 洗手备物　洗手或用消毒液消毒双手；备齐用物，按取用顺序放于治疗车上，推车至床旁	• 防止交叉感染 • 自下而上放置枕芯、枕套、棉胎或毛毯、被套、中单、橡胶中单、中单、橡胶中单、大单、床褥
3. 铺单折角	• 同铺备用床法
4. 铺橡胶中单和中单　取橡胶中单放于床上，使上缘距床头45～50 cm，中线与床中线对齐，展开；取中单以同法铺在橡胶中单上，将两单边缘下垂部分一起拉紧后平整地塞入床垫下。根据病情和手术部位的需要，可将另一中单对好中线，铺在床头或床尾。铺在床头时，上端与床头平齐，下端压在中部的中单上，边缘塞于床垫下；铺在床尾时，下端齐床尾，边缘塞于床垫下。转至对侧，同法逐层铺好	• 根据病情、麻醉方式和手术部位铺橡胶中单和中单，以保护床褥免受排泄物、呕吐物、血液等污染 • 各单中线与床中线对齐
5. 套被套	• 同铺备用床法
6. 折被筒　按铺备用床法将盖被折成被筒，再将盖被纵向三折叠于一侧床边，开口处向门	• 便于将患者移至床上
7. 套枕立放　同铺备用床法套枕套，将枕横立于床头，开口背门	• 以防患者躁动，头部撞击床头而受伤
8. 移桌椅　移回床旁桌，将床旁椅置于盖被折叠侧	• 便于将患者移至床上
9. 置盘整理　将麻醉护理盘置于床旁桌上，其他用物按需妥善放置	• 以备需要时或抢救时及时取到用物 • 输液架置于床尾
10. 洗手或用消毒小毛巾擦拭双手	• 酌情开窗通风

2. 注意事项

（1）同铺备用床法各项注意事项。

（2）应换上清洁被套、大单、中单、枕套，保证术后患者舒适并预防感染。

（3）铺橡胶中单及中单时根据病情和手术部位的不同而铺在相应部位。颈、胸部手术或全身麻醉后铺于床头；下肢手术时铺于床尾；非全身麻醉手术者只铺手术部位即可。

（4）护理术后患者所需用物应齐全，以便于实施抢救和护理。

（5）昏迷患者或麻醉未清醒者，头偏向一侧。

【评价】

（1）床单位适合术后患者使用，患者感觉舒适、安全。

（2）术后护理用物准备齐全，符合术后患者需要，患者能得到及时抢救和护理。

（3）病室及床单位整洁、美观。

（4）操作省时节力，工作效率高。

→ 直通护考

扫码在线答题

（左　欢）

任务二　患者入院和出院的护理

学习目标

【知识目标】

1. 掌握入院和出院护理工作内容和分级护理，掌握住院病历和出入院病案的排列顺序。

2. 熟悉患者入院程序。

3. 了解运用担架运送患者的方法。

【技能目标】

1. 能熟练掌握运用轮椅、平车运送患者。

2. 能掌握并实施各种搬运患者的操作方法。

【思政目标】

具有严谨求实的工作态度，对患者关心体贴，确保安全。

 案例导学

　　患者，男，55岁，的士司机，上午12点驾车准备回家吃饭途中，发现前面1名刚放学的初中生骑自行车逆行过来，司机紧急调转方向盘，导致车头用力撞上路中间护栏。患者随后出现了头晕，胸部剧痛。急诊科医生初步给予吸氧、静脉输液等处理，并立即送往手术室。

案例导学答案

请问：

1.患者入院时，住院处的工作有哪些？

2.应怎样搬运患者？搬运时注意什么？

患者在门诊或急诊就诊，经医生检查、诊断，需要住院治疗时，护士应掌握患者入院、出院的护理工作，这对满足患者的身心需要，建立良好的护患关系，加速康复，不断提高患者的自我护理能力及生命质量，巩固出院疗效十分重要。

一、患者入院的护理

入院护理是指患者入院后，护士对患者进行的一系列护理工作。入院护理可使患者与家属感到受欢迎与被关心，促使患者适应医院的环境，同时，护士可观察与评估患者的情况，拟定护理计划，实施个体化、整体化的护理，维护患者的身心安全与舒适。

（一）入院程序

入院程序是指门诊或急诊患者根据医生签发的住院证，从办理入院手续至进入病区的全过程。

1. 办理入院手续 经初步诊断，确定需住院时由医生签发住院证。患者或家属持医生签发的住院证到住院处办理手续。住院处接受患者后，立即通知病区值班护士根据病情做好接收新患者的准备。对急、危、重症患者，可先抢救再补办入院手续。

2. 进行卫生处理 根据医院条件、患者的病情及身体状况，在卫生处置室对其进行卫生处理，如给患者理发、沐浴、更衣、修剪指甲等。对急、危、重症患者或即将分娩者可酌情免浴；对有虱虮者，应先行灭虱，再做以上卫生处理；对于传染病患者或疑似传染病患者，应送往隔离室处置。患者换下的衣服和不需用的物品可交给家属带回或按手续存放。

3. 护送患者入病区 住院处护士携病历护送患者入病区，根据患者病情选用步行、轮椅、平车或担架护送。步行的患者由家属陪伴或由护士护送至病区；不能步行者，根据病情用平车或轮椅护送入病区。护送时注意安全和保暖，不可停止必要治疗如输液、给氧等。护送入病区后住院处护士与值班护士认真交接病情，治疗、护理措施及物品等，并按要求记录。

（二）患者入病区后的护理

1. 一般患者的护理

（1）准备床单位用物：病区护士接到住院处通知后，根据病情需要安排床位。将备用床改为暂空床，备齐患者所需用物，如痰杯、热水瓶等。

（2）迎接新患者：迎接患者至指定床位，妥善安置。

（3）通知主管医生诊视患者，必要时协助检查、治疗或抢救。

（4）测量体温、脉搏、呼吸、血压，对能站立的患者测身高、体重并记录。

（5）准备膳食：通知营养室为患者准备膳食。

（6）填写住院病历和有关护理表格。

①排列住院病历，顺序为体温单、医嘱单、入院记录、病史及体格检查记录、病程记录（手术、分娩记录单等）、会诊记录、各种检验和检查报告单、护理病历、住院病历首页、住院证及门诊病历。

②用蓝黑钢笔逐项填写住院病历及各种表格眉栏项目。

③在体温单 40～42 ℃之间相应的时间栏内，用红钢笔竖写当日入院时间。

④记录首次体温、脉搏、呼吸、血压、身高及体重值。

⑤填写患者入院登记本、诊断卡（一览表卡）、床头（尾）卡。

（7）介绍与指导：为患者或家属介绍病区环境、有关规章制度、床单位及其设备的使用方法，指导常规标本（如粪便、尿液、痰液）的留取方法、时间及注意事项。

（8）执行入院医嘱及给予紧急护理措施。

（9）入院护理评估：按护理程序对患者健康状况进行评估，了解其基本情况和身心需要，拟定初步护理计划。

2. 急诊患者的护理 病区接收的急诊患者多从急诊室直接送入或由急诊室经手术室手术后转入，护士接到住院处通知后应立即做好以下工作。

（1）通知医生：接到住院处通知后，护士应立即通知有关医生做好抢救准备。

（2）准备床单位：对于危重患者，应置于危重病室或抢救室，并在床上加铺橡胶中单和中单；对于急诊手术患者，需铺好麻醉床。

（3）准备急救器材和药品：准备急救车、氧疗设备、吸引器、输液物品及各种无菌包等，做好抢救准备。

（4）配合抢救：密切观察病情变化，并积极配合医生进行抢救，做好护理记录。

（5）询问病史：对意识不清的患者或婴幼儿，需暂留陪护人员，以便询问患者病史。

（三）分级护理

分级护理指在患者住院期间，根据患者病情的轻、重、缓、急和自理程度的不同确定并实施不同级别的护理内容。临床上一般将护理级别分为四级，分别为特级护理、一级护理、二级护理和三级护理（表 2-2-1）。

表 2-2-1　分级护理

护理级别	适 用 对 象	护 理 要 点
特级护理	病情危重，随时可能发生病情变化而需要进行抢救的患者 重症监护患者 病情复杂或者大手术后的患者 严重创伤或大面积烧伤的患者 实施连续性肾脏替代治疗，并需要严密监护生命体征的患者 其他有生命危险，需要严密监护生命体征的患者（完全依赖的患者）	专人 24 h 护理，严密观察患者病情变化，监测生命体征，备好急救所需物品；根据医嘱，正确实施治疗、给药措施；准确测量出入量；根据患者病情，正确实施基础护理和专科护理，如口腔护理、压疮护理、气道护理及管路护理等，并实施安全措施；保持患者的舒适和功能体位；实施床旁交接班
一级护理	病情趋向稳定的重症患者 手术后或者治疗期间需要严格卧床的患者 生活完全不能自理且病情不稳定的患者 生活部分自理，病情随时可能发生变化的患者	每小时巡视患者 1 次，观察患者病情变化，测量生命体征；根据医嘱，正确实施治疗、给药措施；根据患者病情，正确实施基础护理和专科护理，如口腔护理、压疮护理、气道护理及管路护理等，并实施安全措施；提供护理相关的健康指导
二级护理	病情稳定，仍需卧床的患者 生活部分自理的患者	每 2 h 巡视患者 1 次，观察患者病情变化，测量生命体征；根据医嘱，正确实施治疗、给药措施；根据患者病情，正确实施护理措施；提供护理相关的健康指导
三级护理	生活完全自理且病情稳定的患者 生活完全自理且处于康复期的患者	每 3 h 巡视患者 1 次，观察患者病情变化，测量生命体征；根据医嘱，正确实施治疗、给药措施；提供护理相关的健康指导

二、患者出院的护理

出院护理是指患者住院经过治疗和护理，病情好转、稳定、康复而需出院或转院，或不愿意接受治疗而自动离院时，护士对患者进行的一系列的护理工作。

（一）出院前护理

患者经过治疗、护理，病情好转、稳定或痊愈，医生根据患者的康复情况决定出院时间，开具出院医嘱，护士应做好下列工作。

1. 通知患者及其家属 通知患者及其家属出院日期,使之做好出院准备,如备好交通工具等。

2. 进行出院指导 护士根据患者的健康情况,进行恰当的健康教育,指导患者出院后的一些注意事项如饮食调理、康复治疗、定期复查、卫生习惯等,必要时向患者或家属提供出院指导的有关资料,教会患者及其家属相关的护理知识和技能。

3. 做好心理护理 护士应注意观察患者的情绪变化并给予鼓励和安慰,以减轻患者因离开医院所产生的心理依赖、恐惧和焦虑,增强患者战胜疾病的信心。对自动出院的患者应在出院医嘱上注明"自动出院"并由患者家属签名认可。

4. 征求患者意见 征求患者及其家属对医院工作的意见,以便不断提高护理工作的质量。

(二) 出院时护理

护士在患者出院当日应完成的护理工作如下。

(1) 执行出院医嘱。

① 停止一切医嘱:用红笔在患者的各种卡片(如治疗卡、服药卡、护理卡等)和有关表格上填写"出院"字样,注明时间并签名。

② 注销卡片:注销该患者各种卡片,如诊断卡、床尾卡等。

③ 遵医嘱领取患者出院后需继续服用的药物,将药物交给患者或家属,同时给予用药知识指导。

④ 在入院登记本上填写出院日期。

⑤ 在体温单 40～42 ℃之间的相应出院日和时间栏内,用红钢笔竖写出院时间。

(2) 填写患者出院护理记录。

(3) 排列出院病案:顺序为住院病历首页、住院证、出院记录或死亡记录、入院记录、病史及体格检查记录、病程记录、会诊记录、各种检验及检查报告单、护理病历、医嘱单、体温单(患者办完出院手续后,病案交给病案室保存)。

(4) 协助患者及其家属清理用物:归还寄存的物品,收回患者住院期间所借物品并进行消毒处理。

(5) 协助患者及其家属办理出院手续:根据病情用轮椅、平车或步行送患者出医院。

(三) 出院后护理

出院患者的床单位必须进行消毒、清洁,以备新患者使用,防止交叉感染。

(1) 撤去病床上的污被服,放入污衣袋,送洗衣房处理。

(2) 床垫、床褥、枕芯、棉胎放在阳光下曝晒 6 h 或用紫外线照射消毒。

(3) 床及床旁桌椅用消毒液擦拭,非一次性脸盆、痰杯等必须消毒浸泡。

(4) 打开病室门窗通风,更新室内空气。

(5) 铺好备用床,准备迎接新患者。

(6) 传染病患者的床单位及病室均按传染病终末消毒法处理。

三、运送患者的护理技术

凡不能自行行走的患者在入院、接受检查或治疗和出院时,护士可酌情采用轮椅、平车或担架等工具运送患者。在运送过程中,护士应将人体力学原理正确运用于操作中,以减轻护患双方疲劳,使患者安全、舒适。

技能实训

技能实训 2-2-1 轮椅运送术

【目的】

(1) 护送不能行走但能坐起的患者入院、出院、检查、治疗或去室外活动。

（2）帮助患者进行适当的活动,促进血液循环和体力恢复。

【评估】

（1）患者的病情、意识状态、体重、肢体的活动能力、心理准备和合作程度。

（2）轮椅各部件的性能是否完好。

【计划】

1. 预期目标

（1）患者能明白使用轮椅的目的。

（2）患者坐于轮椅上舒适,无疲劳、不适,无病情变化。

（3）患者主动配合,运送安全顺利。

2. 操作者准备　戴口罩,着装整齐,熟悉轮椅的使用方法。

3. 用物准备　轮椅,根据季节备毛毯、别针,需要时备软枕。

4. 患者准备　了解轮椅运送的方法、目的、注意事项及能主动配合操作。

5. 环境准备　环境宽敞,地面整洁、平坦、干燥,便于轮椅通行。

【实施】

1. 操作步骤　操作步骤及要点说明见表2-2-2。

表2-2-2　轮椅运送术

操作步骤	要点说明
1.准备　护士着装整齐,洗手,携用物至床旁	·操作前检查轮椅性能,以保证患者安全
2.核对　核对患者床号、姓名并解释	·向患者及其家属说明操作目的和方法,以取得患者合作
3.轮椅放置 （1）将轮椅推至床边,使椅背与床尾平齐,面向床头 （2）固定双侧车闸,翻起脚踏板,便于患者入坐,无车闸时,护士应站在轮椅后面固定轮椅以防滑动	·节力、安全,脚踏板可支托患者脚部,以辅助患者采取正确、舒适的坐姿 ·寒冷季节注意保暖（天气寒冷时铺毛毯于轮椅上,毛毯高于患者颈部15 cm）
4.移动患者 （1）协助入座:协助患者坐于床沿,嘱咐其用手掌撑在床上以维持坐姿;协助患者穿衣、穿鞋袜 （2）让患者双手扶在护士肩上,护士双手环抱患者腰部,协助患者下床站立移向轮椅,让患者扶住轮椅把手,转身坐入轮椅（图2-2-1）,翻下脚踏板,协助患者将脚置于脚踏板上 （3）寒冷时将毛毯翻折围在颈部,用别针固定,同时用毛毯围裹双臂形成两个袖筒,分别用别针固定在腕部,再用毛毯将上身、腰部、双下肢（脱鞋）包裹好,双脚置于脚踏板上（图2-2-2） （4）整理床单位 （5）嘱患者手扶把手,尽量靠后坐,抬头,不能前倾、自行站起或下轮椅,系好安全带,松闸,推患者至目的地	·防止患者的膝盖不自主地弯曲而跌倒,并运用节力原则,以保持最好的重心位置 ·铺暂空床,保持病室整洁、美观 ·注意安全、保暖,保持重心稳定 ·上坡时,操作者注意双脚前后分开,下坡时,倒推并注意刹车减速,进出电梯时操作者在前,患者在后,防止被撞
5.协助回床 （1）将轮椅推至床尾,使椅背与床尾平齐,面向床头 （2）固定车闸,翻起脚踏板,解除患者身上固定的毛毯和别针 （3）让患者双手扶在护士肩上,护士双手环抱患者腰部,协助患者站立、从轮椅转至床边、坐于床沿,协助患者脱鞋和外衣,移患者至床上 （4）协助患者取舒适卧位,整理床单位,清理用物,做好记录	·询问患者有无不适

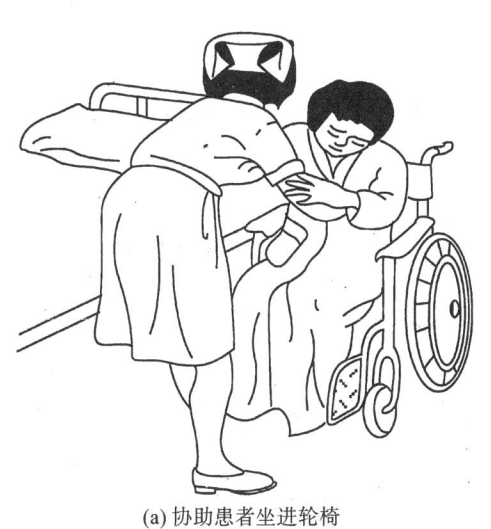
(a) 协助患者坐进轮椅

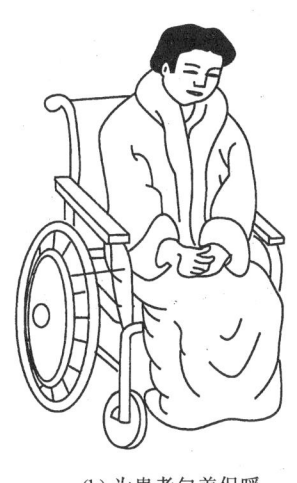
(b) 为患者包盖保暖

图 2-2-1 协助患者坐轮椅

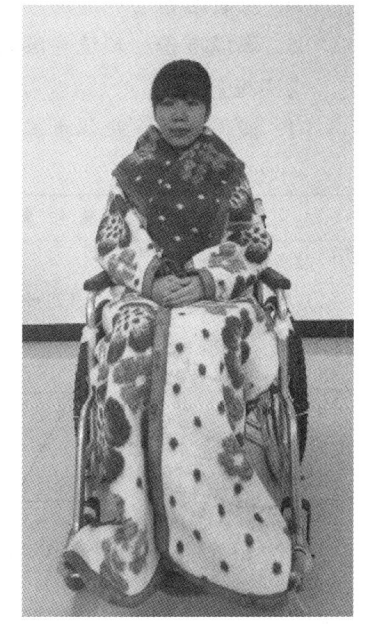
图 2-2-2 轮椅上包裹法

2. 注意事项

（1）使用轮椅前应检查性能是否完好，确保患者安全。

（2）推轮椅时，控制车速，保持平稳，使患者舒适。

（3）运送过程中注意观察患者病情变化、询问有无不适并及时处理。

（4）根据天气适当增加衣服，盖被，注意保暖，防止受凉。

3. 健康指导 指导患者轮椅的使用方法及注意事项，说明配合的方法及在运送过程中如感不适，应立即向护士反映，以便及时护理，防止意外发生。

【评价】

（1）患者坐轮椅时无不适，感觉舒适。

（2）患者能主动配合，运送患者安全、顺利。

（3）护患沟通有效，患者满意。

技能实训 2-2-2 平车运送术

【目的】

护送不能起床的患者入院、检查、治疗或手术。

【评估】

（1）患者的病情、损伤部位、体重、躯体活动能力、心理状态及合作程度。

（2）平车各部件的性能是否完好。

【计划】

1. 预期目标

（1）患者了解使用平车的目的。

（2）患者安全、舒适，病情无变化，无损伤等并发症。

（3）患者的持续性治疗不受影响。

2. 操作者准备 戴口罩，着装整齐，熟悉平车的使用方法。

3. 用物准备 平车（上置以橡胶单和大单包好的垫子和枕头），带套的毛毯或棉被，按需要备大、中单，如为骨折患者，应有木板垫于车上。

4.患者准备 神志清醒的患者应了解平车运送的目的、注意事项及配合方法。

5.环境准备 环境宽敞,地面整洁、平坦、干燥,便于平车通行。

【实施】

1.操作步骤 操作步骤及要点说明见表 2-2-3。

表 2-2-3 平车运送术

操作步骤	要点说明
1.准备	
(1)护士着装整齐,洗手,携用物至床旁	·检查平车的性能,将平车推至病床旁,取得合作
(2)核对患者床号、姓名并解释,向患者或家属说明操作目的、注意事项和配合方法	
(3)检查导管:将患者身上的导管安置妥当	·避免导管脱落、受压或液体逆流,以保持引流通畅
2.搬运患者上平车	
1)挪动平移法	·适用于病情许可,能在床上配合的患者(图 2-2-3)
(1)移开床旁桌、椅,松开盖被,嘱患者自行移至床边	·将平车贴近床边
(2)推平车至与病床纵向紧靠,大轮靠床头,固定车闸或抵住平车	·防止滑动,确保安全。患者头部应卧于大轮端,因小轮转弯灵活,推送时在前,大轮转动次数少,可减少震动以减轻患者在运送过程中的不适
(3)协助患者将其上身、臀部、下肢依次挪向平车	
(4)整理床单位	·铺暂空床,保持病室整洁、美观
(5)松闸,平稳地推患者到指定地点	
(6)协助患者回床:先移动下肢,再移动臀部,最后移动上肢,安置舒适卧位	·观察病情,车速适宜,确保安全
(7)整理床单位	
2)一人搬运法(图 2-2-4)	·适用于体重较轻,不能自行移动的患者
(1)将床旁桌、椅移至对侧床尾,松开盖被	
(2)推平车至床尾,使平车头端与床尾成钝角,固定车闸	·缩短搬运距离
(3)护士一臂自患者腋下伸至背部,另一臂伸入患者大腿下;患者双臂交叉,置于护士颈部;护士抱起患者,移步转向平车,先将患者臀部轻轻放于平车中央,再放脚及上身	·护士双脚一前一后,可扩大支撑面,降低重心以增加稳定度,从而便于转身
(4)协助患者躺好,用盖被包裹好患者	·方法同上
(5)整理床单位	·铺暂空床,保持病室整洁、美观
(6)松闸,平稳地推患者到指定地点	·观察病情,车速适宜,确保安全
(7)协助患者回床,安置舒适卧位	·回床搬运与离床搬运方法相同
3)二人搬运法(图 2-2-5)	·适用于不能活动、体重较重、病情较轻的患者
(1)移床旁桌、椅,松开盖被	
(2)推平车至床尾,使平车头端与床尾成钝角,固定车闸	·二人搬运时,护士从床头到床尾按身高排列,高者托住患者上半身,使患者头处于高位,以减轻不适
(3)护士二人站在床边,将患者的双手放于胸腹部,协助患者移至床边缘,护士甲一手托住患者颈肩部,另一手托住患者腰部,护士乙一手托住患者臀部,另一手托住患者腘窝,使患者身体稍向护士倾斜,由一人发出口令,两名护士同时合力抬起患者,移步转向平车,将患者轻放于平车上	·使患者尽量靠近搬运者,一方面可减少重力线的偏移程度,使重力线落在支撑面内,以保持平衡;另一方面,可缩短重力臂以达到省力的目的 ·按口令同时抬起,搬运时动作轻稳,协调一致,保证患者安全、舒适,减少意外损伤的发生
(4)协助患者躺好,用盖被包裹好患者	·整理床单位、观察病情的方法同上
(5)整理床单位	
(6)松闸,平稳地推患者到指定地点	
(7)协助患者回床	
4)三人搬运法(图 2-2-6)	·适用于不能活动、病情较重、体重超重的患者

续表

操 作 步 骤	要 点 说 明
(1) 移床旁桌、椅,松开盖被 (2) 推平车至床尾,使平车头端与床尾成钝角,固定车闸 (3) 协助患者穿衣,将盖被平铺于平车上;三人站立于床的同侧,将患者移至床边;护士甲托住患者头、颈、肩胛部和背部,护士乙托住患者腰部、臀部,护士丙托住患者腘窝、小腿部,由一人发出口令,三人同时抬起,使患者身体稍向护士倾斜,同时移步转向平车,将患者轻放于平车上 (4) 协助患者躺好,用盖被包裹好患者 (5) 整理床单位 (6) 松闸,平稳地推患者到指定地点 (7) 协助患者回床	• 患者身体中部最重,护士甲和护士丙手臂应靠近中部以减轻护士乙的负荷 • 三人搬运时,护士从床头到床尾按身高排列,高者托住患者头部以减轻不适 • 按口令同时抬起,搬运时动作轻稳、协调一致,保证患者安全、舒适,减少意外损伤的发生 • 整理床单位、观察病情的方法同上
5) 四人搬运法(图 2-2-7) (1) 移床旁桌、椅,松开盖被,在患者腰、臀下铺中单或帆布单 (2) 推平车至与床平行并紧靠床边,大轮放床头 (3) 护士甲站于床头,握住大单头端,或托住患者头、颈、肩部,护士乙站于床尾,握住大单尾端,或托住患者双腿,护士丙和护士丁分别站于床及平车两侧,紧握中单四角,由一人喊口令,四人合力同时抬起患者,将患者轻放于平车上 (4) 协助患者躺好,用盖被包裹好患者 (5) 整理床单位 (6) 松闸,平稳地推患者到指定地点 (7) 协助患者回床	• 适用于颈椎、腰椎骨折患者或病情危重的患者 • 颅脑损伤、颌面部外伤及昏迷的患者,应将头偏向一侧 • 整理床单位、观察病情的方法同上

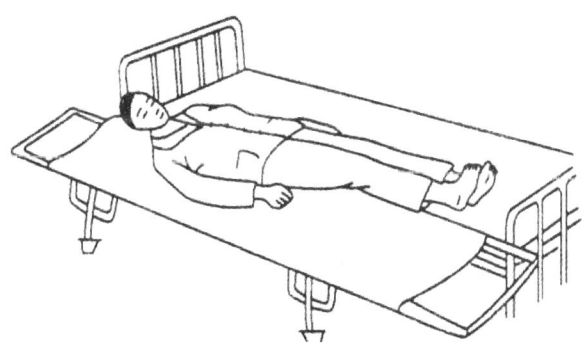

图 2-2-3 患者挪动于平车上

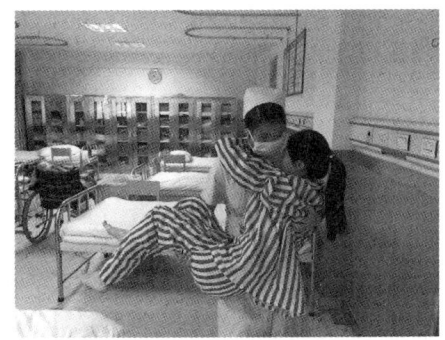

图 2-2-4 一人搬运法

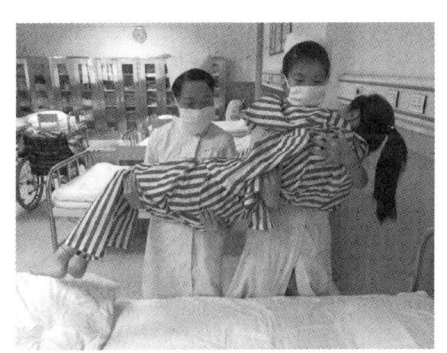

图 2-2-5 二人搬运法

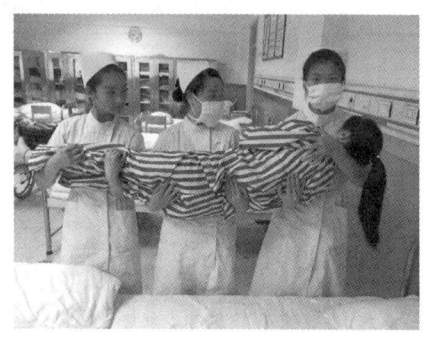

图 2-2-6　三人搬运法

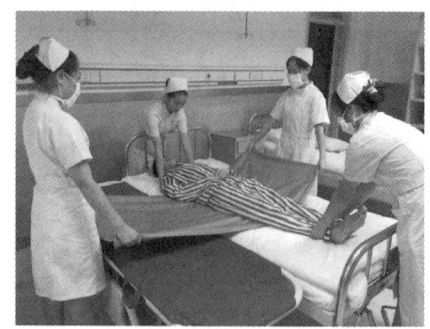

图 2-2-7　四人搬运法

2. 注意事项

（1）搬运患者时动作轻稳,协调一致,确保患者舒适、安全。尽量使患者靠近护士,注意节力原理的应用。

（2）推车时,护士应站于患者头端,车速适宜;上、下坡时将患者头部置于大轮端且处于高位,以减轻颠簸与不适。

（3）观察病情,妥善安置患者。

（4）搬运骨折患者时应在车上垫木板,并固定好骨折部位。

（5）颅脑损伤、颌面部外伤患者,头卧于健侧;昏迷的患者,头应偏向一侧。

（6）妥善安置患者身上的输液管及引流管,避免脱落、受压或液体逆流,应保持通畅。

（7）进、出门时应先将门打开,不可用车撞门,以免震动影响患者及损坏设施。

（8）注意保暖,避免患者受凉。

（9）保证患者的持续性治疗不受影响。

3. 健康指导　向患者及其家属说明搬运的方法及注意事项,指导搬运过程中配合的方法,强调在搬运过程中如感不适,应立即向护士反映,以便及时护理,防止意外发生。

【评价】

（1）搬运过程中患者感觉舒适、安全。

（2）患者的持续性治疗不受影响。

（3）车速适宜,无并发症发生。

（4）护患沟通有效,患者满意。

扩展:担架运送技术

担架用于运送不能起床的患者接受检查、治疗或转运患者等。特别是在急救的过程中,担架是运送患者最基本、最常用的工具。其特点是运送时患者舒适平稳,对体位影响较小,乘各种交通工具时上下方便,且不受地形、道路等条件限制。

担架运送的目的、操作同平车运送。由于担架位置较低,故应先由两人将担架抬起,使之和床沿平齐,便于搬动患者。搬运时尽量保持平稳,忌过分摆动。搬运担架时,动作要相对轻稳、协调一致,以确保患者安全、舒适。胸、腰椎损伤患者使用硬板担架,上、下楼时,患者的头部始终处于高位,运送时患者的头在后便于观察病情。担架运送时,身高较高的搬运者在患者头侧以减少患者不适。

 直通护考

扫码在线答题

（左　欢）

任务三　患者的卧位与安全护理

学习目标

【知识目标】

1. 掌握卧位的要求及适用范围,协助患者更换卧位的注意事项,掌握保护具适用范围和使用原则。

2. 熟悉卧位的概念、保护具的种类和应用的注意事项。

3. 了解卧位安置的原理。

【能力目标】

1. 能根据患者的病情选择合适的卧位。

2. 能使用协助患者翻身侧卧的技能帮助患者更换卧位。

3. 能运用保护具和辅助器为患者提供帮助。

【思政目标】

1. 培养良好的职业素质和行为习惯,以及团队协作精神。

2. 具有求实、严谨、创新的工作作风和科学的思维方式。

3. 具有理解患者病痛,主动关心、有效缓解患者不适的护理职业意识。

思政课堂

　　贯彻以人民为中心的发展思想,在幼有所育,学有所教,劳有所得,病有所医,老有所养,住有所居,弱有所扶上持续用力。

案例导学

　　患者,李某,男,43岁,因支气管哮喘急性发作急诊入院。患者目前呼吸极度困难,不能平卧,护士遵医嘱为其吸氧。

　　请问:

　　1. 护士应协助患者取何种卧位?

　　2. 采取此卧位的原因和方法是什么?

　　3. 该患者的卧位属于哪种类型?

案例导学答案

第一节　患者的卧位

　　卧位是指患者休息和适应医疗、护理需要所采取的卧床姿势。正确的卧位能促进患者舒适和安全,对治疗疾病、减轻症状、配合检查及预防并发症均有积极的作用。护士应熟悉各种卧位的要求及方法,在临床护理工作中应该根据患者的病情、治疗与护理的需要为之安置合适的卧位。

一、卧位的分类

卧位的分类见表 2-3-1。

表 2-3-1 卧位的分类

卧 位	特 点	举 例
主动卧位	患者根据自己的意愿和习惯随意采取的卧位,身体活动自如	轻症患者、术前及恢复期患者
被动卧位	患者自身没有变换卧位的能力,由他人安置的卧位	极度衰弱、昏迷、瘫痪等患者
被迫卧位	患者意识清晰,也有变换卧位的能力,但由于疾病或治疗的影响,被迫采取的卧位	支气管哮喘急性发作患者

考点提示 被动卧位与被迫卧位的主要区别在于患者是否有变换卧位的能力。被迫卧位可理解为"不得不"。

二、常用卧位

(一)仰卧位

1. 去枕仰卧位

(1)适用范围。

①昏迷或全身麻醉未清醒的患者,避免呕吐物误入气管而引起窒息或肺部感染。

②椎管内麻醉或脊髓腔穿刺后的患者,预防颅内压降低而引起的头痛。

 知识拓展

椎管内麻醉或脊髓腔穿刺后的患者取去枕仰卧位以防头痛

患者在脊髓腔穿刺或蛛网膜下腔麻醉后1～3天会出现头痛。由于蛛网膜和硬脊膜被穿刺,脑脊液从穿刺孔漏入硬脊膜外腔,受重力作用而出现外漏。脑脊液的漏失速度超过它的生成速度,导致脑脊液减少,颅内压下降,脑组织失去支撑而下沉,造成对脑膜、脑神经和血管的牵拉,从而产生头痛。

患者采取去枕仰卧位,可减少脑脊液的外渗而减轻术后头痛。一般蛛网膜下腔麻醉约12 h后,破损的蛛网膜会自行修复。患者可逐步抬高头部,但如果出现头痛则应继续去枕仰卧。硬膜外麻醉由于硬脊膜和蛛网膜未被刺破,不会发生脑脊液外漏,但有些患者也会发生头痛,与麻醉阻滞范围内血管扩张,患者直立时引起相对血容量减少及心脏每搏输出量减少,造成头部供血不足有关。去枕仰卧大约6 h可预防头痛的发生。

(2)安置方法:协助患者去枕仰卧,头偏向一侧,双臂自然放于身体两侧,双腿自然放平,将枕头横立于床头(图 2-3-1)。

2. 中凹卧位(休克卧位)

(1)适用范围:休克患者。

(2)安置方法:患者仰卧,抬高头胸部10°～20°可保持气道通畅,有利于通气,从而改善缺氧症状。抬高下肢20°～30°有利于静脉血液回流,增加心输出量而缓解休克症状(图 2-3-2)。

3. 屈膝仰卧位

(1)适用范围:胸腹部检查或行导尿术、会阴冲洗等,可使腹部肌肉放松,便于检查或者暴露操作部位。

(2)安置方法:患者仰卧,头下垫枕,双臂放于身体两侧,两膝屈曲,并稍向外分开(图 2-3-3)。检查或操作时注意保暖及保护患者隐私。

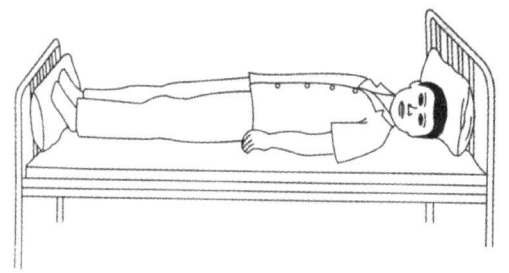

图 2-3-1 去枕仰卧位

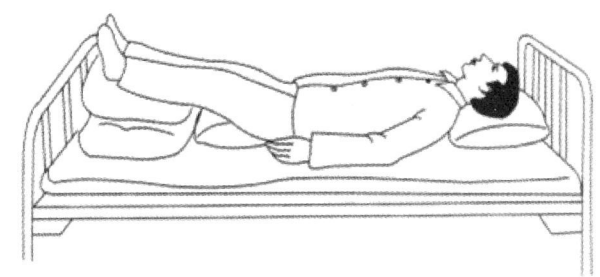

图 2-3-2 中凹卧位

（二）侧卧位

（1）适用范围。

①行肛门、胃镜、肠镜等检查及灌肠操作。可暴露视野，便于操作。

②预防压疮。与仰卧位交替，避免局部组织长期受压，预防压疮。

③臀部肌内注射时，上腿伸直、下腿弯曲，可放松臀部注射部位肌肉。

（2）安置方法：患者侧卧，臀部稍后移，双臂屈曲，一手放于胸前，另一手放于枕旁，上腿弯曲，下腿稍伸直。必要时在胸腹部、背部、两膝之间放置软枕以支撑患者，增加稳定性，促进患者舒适和安全（图 2-3-4）。

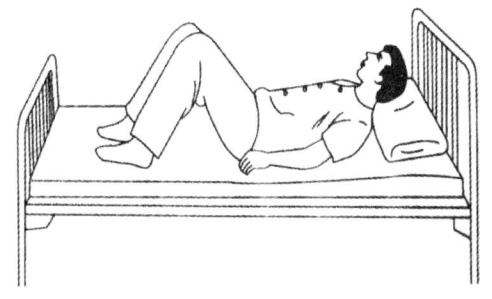

图 2-3-3 屈膝仰卧位

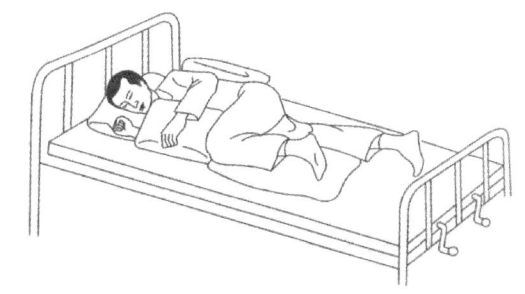

图 2-3-4 侧卧位

考点提示 侧卧位时下腿伸直，上腿弯曲，但肌内注射取侧卧位时下腿弯曲，上腿伸直。

（三）俯卧位

（1）适用范围。

①脊椎手术后或腰、背、臀部有伤口，不能平卧或侧卧的患者。

②腰背部检查或配合胰、胆管造影检查。

③缓解胃肠胀气所致腹痛。采取俯卧位时，腹腔容积增大，可缓解胃肠胀气所致的腹痛。

（2）安置方法：患者俯卧，头偏向一侧，双臂屈曲并放于头的两侧，双腿伸直，胸下、髋部及踝部各放一软枕以减轻受压，促进舒适（图 2-3-5）。

（四）半坐卧位

（1）适用范围。

①颜面部及颈部手术后的患者，可减少局部出血。

②心肺疾病或胸部创伤、胸腔疾病引起呼吸困难的患者。半坐卧位时由于重力作用，部分血液滞留于下肢和盆腔，回心血量减少，可减轻肺淤血和心脏负担；同时，膈肌位置下降，胸腔容积扩大，可减轻腹腔内脏对心脏的压迫，使肺活量增加，有利于气体交换，从而可缓解呼吸困难的症状。

③腹腔、盆腔手术后或有炎症的患者采取半坐卧位可使腹腔渗出液流入盆腔，便于引流。因为盆腔腹膜抗感染性较强而吸收性较弱，所以此卧位可以减少炎症扩散和毒素吸收，减轻中毒反应。同时，采取半坐卧位可防止感染向上蔓延而引起膈下脓肿。此外，腹部手术后患者采取半坐卧位可松弛腹肌，减轻伤口张力，缓解疼痛，增进舒适感，有利于伤口愈合。

④疾病恢复期体质虚弱的患者,采取半坐卧位有利于适应体位改变,向站立位过渡。

(2)安置方法。

①摇床法:患者仰卧,先摇起床头支架至与床成30°~50°角,再摇起膝下支架,以防患者下滑。必要时在患者足底垫一软枕,防止足底接触床尾栏杆,促进患者舒适。放平时,先摇平膝下支架,再摇平床头支架(图2-3-6)。

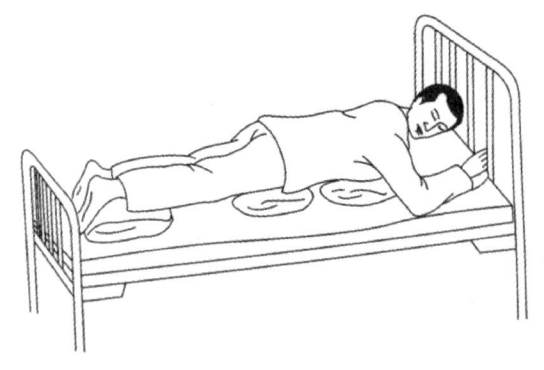

图 2-3-5 俯卧位

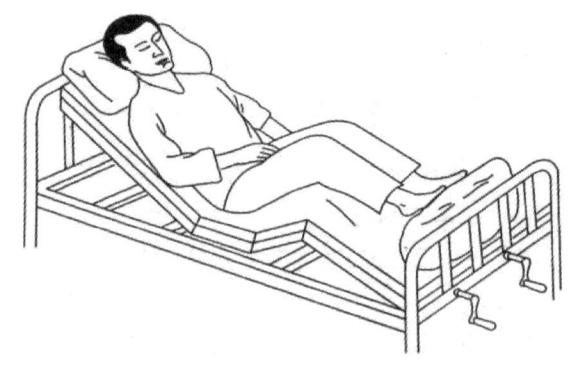

图 2-3-6 半坐卧位(摇床法)

②靠背架法:如无摇床,可将患者上半身抬高,在床头垫褥下放一靠背架,患者下肢屈膝,用大单包裹软枕,垫在膝下,将大单两端固定于床沿,以防患者下滑,床尾足底垫软枕。放平时,先放平下肢,再放平床头(图2-3-7)。

(五)端坐位

(1)适用范围:急性肺水肿、心包积液、心力衰竭、支气管哮喘发作时的患者等。由于呼吸极度困难,患者被迫端坐。

(2)安置方法:协助患者坐起,用床头支架或靠背架将床头抬高70°~80°,使患者身体稍向前倾。床上放一跨床桌,桌上放软枕,患者可扶桌休息,在患者背部放置一软枕。同时,将膝下支架抬高15°~20°以防身体下滑。必要时加床档以保证患者安全(图2-3-8)。

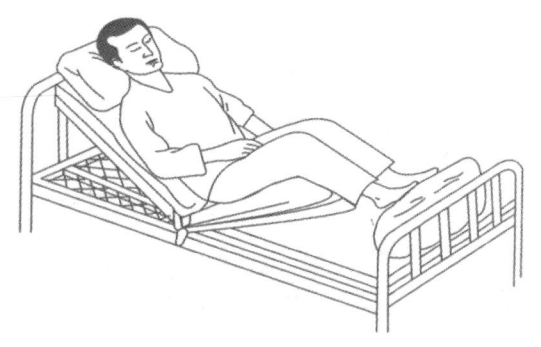

图 2-3-7 半坐卧位(靠背架法)

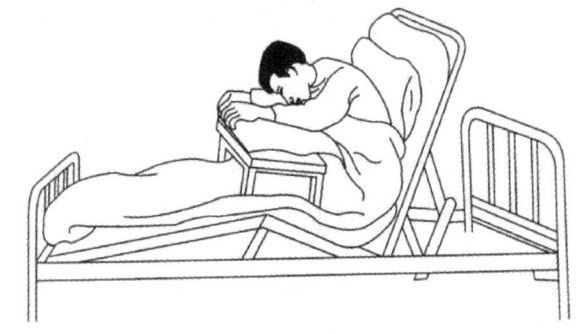

图 2-3-8 端坐位

(六)头高足低位

(1)适用范围。

①颅脑手术后、颅脑损伤的患者:降低颅内压,预防脑水肿。

②颈椎骨折的患者做颅骨牵引时:作为反牵引力。

(2)安置方法:患者仰卧,床头用支托物垫高15~30 cm或根据病情而定,床尾横立一软枕,防止足部触及床尾栏(图2-3-9)。

考点提示 对骨折患者该取头低位还是足低位?可简单理解为上半身骨折取头高足低位,下半身骨折取头低足高位。

（七）头低足高位

（1）适用范围。

①肺部分泌物引流：分泌物从细小支气管向主支气管汇集，易于痰液排出。

②十二指肠引流：患者同时采取右侧卧位，有利于胆汁引流排出。

③妊娠胎膜早破时，采用头低足高位，防止脐带脱垂。

④下肢骨折牵引时，可利用人体重力作为反牵引力。

（2）安置方法：患者仰卧，将枕头横立于床头，起头部缓冲作用。床尾用支托物垫高 15～30 cm。该体位易使患者感到不适，不宜长时间使用，颅内压增高患者禁用（图 2-3-10）。

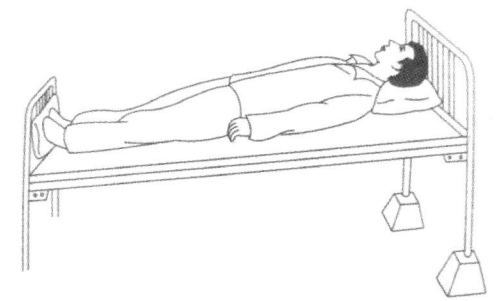

图 2-3-9　头高足低位

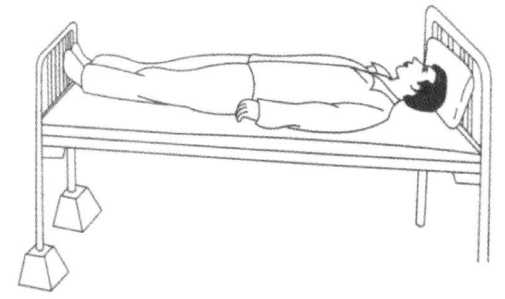

图 2-3-10　头低足高位

考点提示　胎膜早破产妇的卧位：《妇产科护理学》中通常描述为左侧卧位臀部抬高，因为产妇增大的子宫右旋而不能平卧。除此之外，还应知道空气栓塞的患者也应采取左侧卧位和头低足高位。

（八）膝胸卧位

（1）适用范围。

①相应的治疗与检查：如肛门、直肠、乙状结肠镜检查。

②矫正胎位不正或子宫后倾：如臀先露孕妇矫正胎位。

③促进产后子宫复原。

（2）安置方法：患者跪卧，两小腿平放于床上稍分开，大腿与床面垂直，胸尽量贴近床面，腹部悬空，臀部抬起，头偏向一侧，双臂屈肘，放于头的两侧（图 2-3-11）。

考点提示　法洛四联症缺氧发作时也应取膝胸卧位。

（九）截石位

（1）适用范围。

①产妇分娩。

②会阴、肛门部位的检查、治疗或手术：如膀胱镜检查、阴道灌洗、妇科检查等。

（2）安置方法：患者仰卧于检查台上，双腿分开，放于支腿架上（支腿架上放软垫），臀部齐台边，两手放在身体两侧或胸前（图 2-3-12）。安置这种卧位时应注意保护患者隐私并做好保暖。

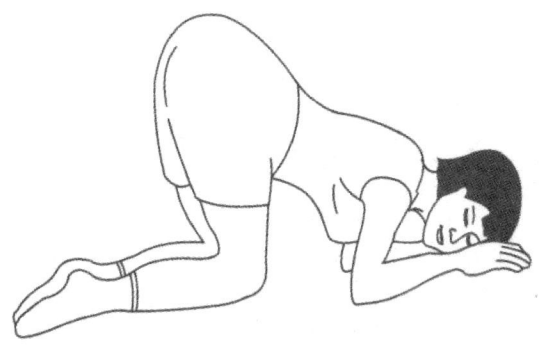

图 2-3-11　膝胸卧位

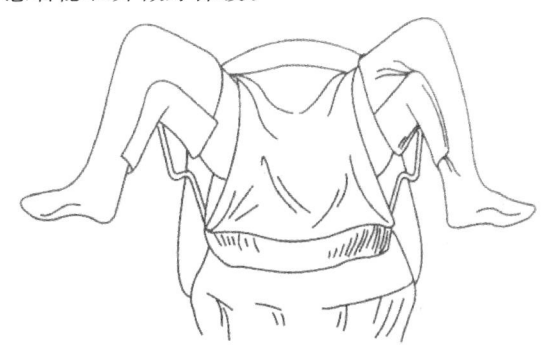

图 2-3-12　截石位

第二节　协助患者更换卧位法

　　长期卧床的患者,由于疾病或治疗的限制,无法自主翻身更换卧位,导致局部组织长期受压,血液循环障碍,易发生压疮;由于呼吸道分泌物不易咳出,易发生坠积性肺炎;同时因缺乏适当的运动还会出现精神萎靡、消化不良、便秘、肌肉萎缩等并发症。因此,护士应定时协助患者更换体位,以保持患者安全舒适和预防并发症的发生。

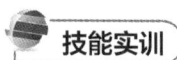 **技能实训**

技能实训 2-3-1　协助患者翻身侧卧法

【目的】

（1）协助不能自行翻身的患者变换姿势以增进舒适度。

（2）预防并发症,如压疮、坠积性肺炎等。

（3）满足检查、治疗和护理的需要,如背部皮肤护理、肌内注射、更换床单位等。

【评估】

（1）患者的意识状态、生命体征、肢体活动能力、局部皮肤受压情况。

（2）患者的伤口及引流情况,有无骨折牵引等。

（3）患者及其家属的心理状态和配合能力等。

【计划】

1. 护士准备　着装整洁,洗手,戴口罩。

2. 用物准备　根据病情备好枕头、床档等。

3. 患者准备　患者及其家属了解更换卧位的目的、方法和注意事项,了解操作配合要点。

4. 环境准备　环境整洁、安静、光线充足,温度适宜,必要时进行遮挡。

【实施】

操作步骤及要点说明见表 2-3-2。

表 2-3-2　协助患者翻身侧卧法操作流程

操 作 步 骤	要 点 说 明
1. 核对解释　核对床号、姓名,评估患者的病情、意识状态、心理状态及配合程度,解释操作的目的、过程及配合事项,说明操作要点	• 确认患者,评估患者,获得患者信任,取得合作
2. 准备用物　护士着装整齐,洗手,携用物至床旁	
3. 固定装置　固定床脚轮,将各种导管及输液装置安置妥当,必要时将盖被折叠至床尾或一侧,视患者病情放平床头支架或靠背架,枕头横立于床头	• 防止导管脱落或扭曲
4. 安置体位　协助患者屈膝仰卧,双手放于腹部	• 合适的卧位利于护士操作
5. 协助翻身　根据患者病情和体重决定翻身方法	
（1）一人协助患者翻身侧卧法（图 2-3-13）	• 适用于体重较轻的患者
①将患者肩部、臀部移向护士所在侧床沿,再将患者双下肢移向护士所在侧床沿,协助患者屈膝	• 使患者靠近护士,符合节力原则 • 不可拖拉拽,以免造成皮肤擦伤

续表

操作步骤	要点说明
②护士一手托肩,另一手扶膝,轻轻将患者转向对侧,使其背向护士	
(2)二人协助患者翻身侧卧法(图2-3-14) ①两名护士站在床的同一侧,一人托住患者颈、肩部和腰部,另一人托住臀部和腘窝,同时将患者稍抬起并移向近侧 ②两人分别托扶患者的肩、腰部和臀、膝部,轻轻将患者转向对侧	• 适用于体重较重或病情较重的患者 • 两人动作注意协调平稳 • 患者的头部应予以托持
(3)二人协助患者轴线翻身法 ①患者取仰卧位,护士将大单置于患者身下 ②移动患者:两名护士站在床的同一侧,分别抓紧靠近患者肩、腰背、髋部、大腿等处的大单,将患者拉至近侧并使用床档 ③安置体位:护士绕至对侧,将患者近侧手臂置在头侧、远侧手臂置于胸前,两膝间错位放一软枕 ④协助侧卧:护士双脚前后分开,两人双手分别抓紧患者肩、腰背、髋部、大腿等处的远侧大单,一名护士发口令,两人动作一致地将患者整个身体以圆滚轴式翻转至侧卧	• 翻身时勿让患者身体屈曲,以免脊柱损伤
(4)三人协助患者轴线翻身法 ①移动患者:由三名护士完成。一名护士固定患者头部,纵轴向上略加牵引,使头、颈部随躯干一起慢慢移动;第二名护士双手分别置于患者肩、背部;第三名护士双手分别置于患者腰部、臀部,使患者头、颈、腰、髋保持在同一水平线上,移至近侧 ②转向侧卧:翻转至侧卧位,翻转角度不超过60°	• 适用于颈椎损伤的患者 • 保持患者脊椎的生理弯曲
6. 放置软枕　使患者处于功能位,按照侧卧位要求在患者背部、胸前及两膝间放置软枕,使患者安全舒适;必要时使用床档	• 扩大支撑面,确保患者卧位稳定、安全 • 保持两膝处于功能位
7. 整理记录　观察背部皮肤并进行护理,洗手,记录	• 记录翻身时间及皮肤状况,做好交接班

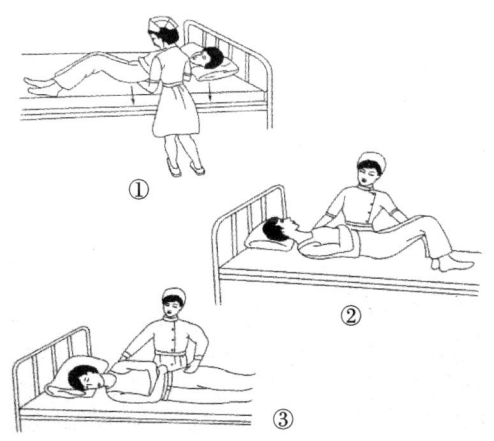

图 2-3-13　一人协助患者翻身侧卧

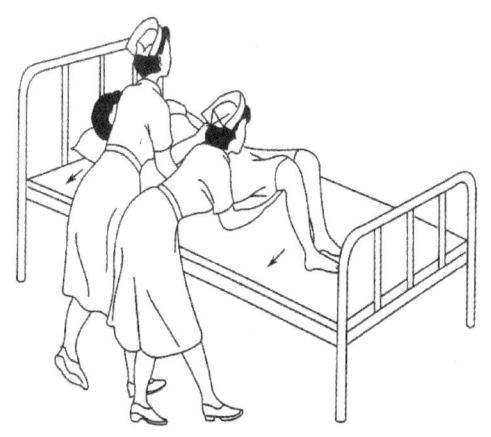

图 2-3-14　二人协助患者翻身侧卧

技能实训 2-3-2 协助患者移向床头法

【目的】
协助不能自行移动而滑向床尾的患者移向床头,恢复舒适而安全的卧位。

【评估】
(1)患者的意识状态、生命体征、肢体活动能力、局部皮肤受压情况。

(2)患者的伤口及引流情况,有无骨折牵引等。

(3)患者及其家属的心理状态和配合能力等。

【计划】
1. 护士准备　着装整洁,洗手,戴口罩。

2. 用物准备　根据病情备好枕头、床档等。

3. 患者准备　患者及其家属了解更换卧位的目的、方法和注意事项,了解操作配合要点。

4. 环境准备　环境整洁、安静、光线充足,温度适宜,必要时进行遮挡。

【实施】
操作步骤及要点说明见表 2-3-3。

表 2-3-3　协助患者移向床头法

操作步骤	要点说明
1.核对解释　核对床号、姓名,评估患者的病情、意识状态、心理状态及配合程度,解释操作的目的、过程及配合事项,说明操作要点	• 确认患者,评估患者,获得患者信任,取得合作
2. 准备用物　护士着装整齐,洗手,携用物至床旁	
3. 固定装置　固定床脚轮,将各种导管及输液装置安置妥当,必要时将盖被折叠至床尾或一侧,枕头横立于床头	• 防止导管脱落或扭曲 • 避免撞到头部
4. 移向床头　根据患者的病情和体重选择移动方法	
(1)一人协助患者移向床头(图 2-3-15)	• 适用于体重较轻,且生活能部分自理的患者
①患者屈膝仰卧,双手抓握床头栏杆,双脚放于床面	
②护士靠近床沿,双腿分开,一手托肩、背部,另一手托住腘窝	• 符合节力原则
③护士在抬起患者的同时,嘱患者脚蹬床面,同时上移	• 减少患者与床之间的摩擦,避免组织损伤
(2)二人协助患者移向床头	• 适用于重症或体重较重的患者
①患者屈膝仰卧	
②护士分别站在病床两侧,一人托住肩、颈部和腰部,另一人托住臀部和腘窝	
③两人同时抬起患者并移向床头	• 不可拖拉拽,以免造成皮肤擦伤
5. 整理卧位　整理床单位,放回枕头,协助患者取舒适卧位。	

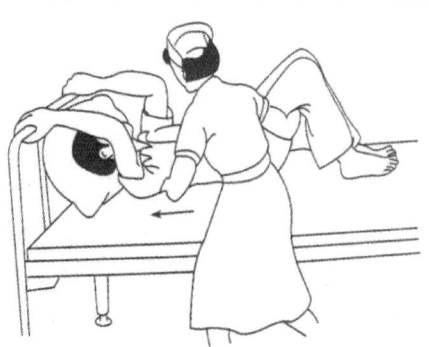

图 2-3-15　一人协助患者移向床头

【注意事项】

（1）护士翻身时应注意为患者保暖，防止坠床，并符合节力原则。

（2）移动患者时动作要轻稳、协调一致，不可拖拉拽，以免擦伤皮肤。翻身时应将患者先抬起再翻身。轴线翻身时，维持躯干的正常生理弯曲，以防加重脊柱骨折、脊髓损伤和关节脱位。翻身后，用软枕支撑，维持舒适和安全卧位。

（3）观察患者病情及皮肤受压部位情况，确定翻身间隔时间。如发现皮肤红肿或破溃，应及时处理，酌情增加翻身次数，同时记录于翻身卡上，并做好交接班。

（4）为各种特殊情况的患者翻身时应注意如下事项。

①患者身上有各种导管或输液装置时，应先将导管及输液装置安置妥当，再行翻身，保持管道通畅。

②为手术患者翻身前应先检查伤口敷料是否潮湿或脱落，必要时先更换敷料并妥善固定后再行翻身，翻身后注意伤口不可受压。

③颈椎损伤或颅骨牵引者，应采用轴线翻身法，翻身时不可放松牵引，并使头、颈、躯干保持在同一水平位翻动，翻身后注意牵引方向、位置以及牵引力是否正确。

④颅脑手术后的患者，一般只能采取健侧卧位或平卧位；翻身时动作不能过于剧烈，以免引起脑疝，压迫脑干，导致患者突然死亡。

⑤石膏固定者，应注意翻身后患处及肢体末端的血运情况，防止受压。

【评价】

（1）患者及其家属明确更换卧位的目的并能配合。

（2）实施方法正确、轻稳，符合节力原则。患者舒适、安全，未发生并发症。

（3）充分体现以人为本的服务理念，护患沟通有效，满足患者身心基本需要。

第三节　保护具和辅助器的应用

临床护理工作中，经常遇到意识模糊、躁动、行动不便等具有潜在安全隐患的患者。作为护士，应综合考虑患者及其家属的生理健康需求和心理、社会等多方面的需求，采取必要的安全措施，如使用保护具、辅助器等，为患者提供全面的健康维护，从而提高患者的生活质量。

（一）保护具的应用

保护具用来限制患者机体某部位的活动，以维护患者安全与治疗效果。

1. 适用范围

（1）儿科患者：认知及自我保护能力尚未发育完善，尤其是未满 6 岁的儿童，易发生坠床、撞伤、抓伤等意外或不配合治疗等行为。

（2）易发生坠床的患者：意识不清、麻醉后未清醒、躁动不安、失明、痉挛或年老体弱者等。

（3）实施某些特殊手术的患者：如白内障摘除术后患者。

（4）精神病患者：如躁狂症、自我伤害者。

（5）易发生压疮者：如长期卧床、极度消瘦、虚弱者。

（6）皮肤瘙痒者：包括全身或局部瘙痒难忍者。

2. 使用原则

（1）知情同意原则：使用前向患者及其家属解释使用保护具的原因、目的、种类及方法，取得患者和家属的同意与配合。如非必须使用，则尽可能不用。

（2）短期使用原则：严格掌握约束带使用的适应证和时间。

（3）随时评价原则：定时检查和松解约束带，每 2 h 松开一次约束带，每 15～30 min 检查和记录一次被约束部位的血液循环和皮肤状况。发现脉搏异常，肢端变冷、苍白、麻木或皮肤肿胀、破损时，立即松开并报告医生。

（4）正确使用原则：选择正确的固定部位和方法，约束带松紧适宜。

3. 常见保护具的使用方法

（1）床档：主要用于防止坠床。使用时，注意安装牢固。

①多功能床档：使用时插入两侧床沿，不用时插入床尾（图 2-3-16）。必要时可将床档垫于患者背部做胸外按压。

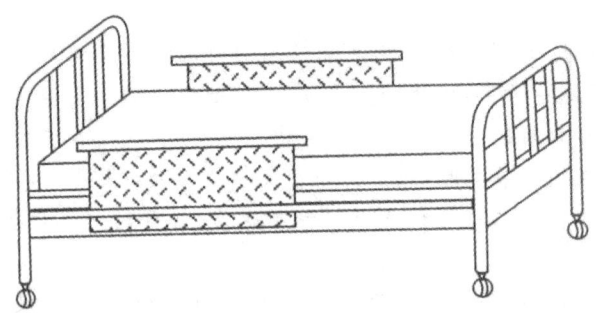

图 2-3-16　多功能床档

②半自动床档：可按需升降（图 2-3-17）。

③木杆床档：使用时将床档固定于床两侧。床档中间有活动门，进行护理操作时可以打开，平时关闭（图 2-3-18）。

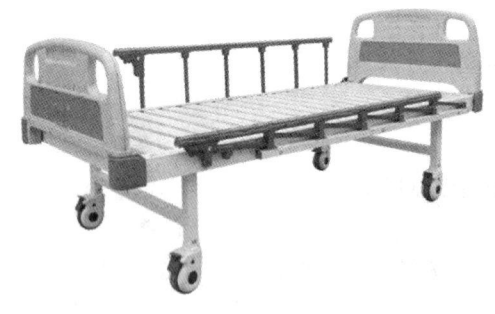

图 2-3-17　半自动床档

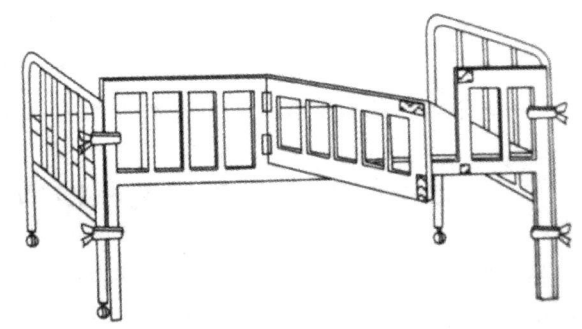

图 2-3-18　木杆床档

（2）约束带：用来限制身体或肢体活动，防止患者自伤或者伤害他人，常用于躁动患者（图 2-3-19）。

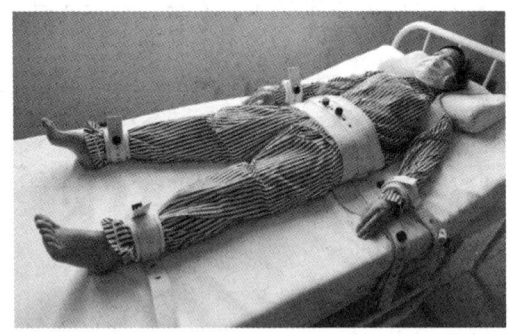

图 2-3-19　约束带

①宽绷带约束：常用于固定手腕和踝部，先用棉垫包住手腕或踝部，再将双套结（图 2-3-20）套在棉垫外，稍拉紧（图 2-3-21），确保肢体不脱出，以不影响血液循环为宜，然后将绷带两端系于床沿。

②肩部约束带：用于固定肩部，限制患者坐起。肩部约束带用宽布制成，长约 120 cm、宽约 80 cm（图 2-3-22）。使用时，将袖筒套于患者两侧肩部，腋窝垫棉垫。两袖筒上的细带在胸前打结固定，将两条较宽的长带系于床头（图 2-3-23）。如无特制肩部约束带，必要时可将枕横立于床头，将大单斜折成长条固定肩部。

③膝部约束带：用于固定膝部，限制患者下肢活动。膝部约束带用宽布制成，长约 250 cm、宽约 10 cm（图 2-3-24）。使用时，在患者两膝之间衬棉垫，将约束带横放于两膝上，宽带下的双头带各固定一侧膝关节，

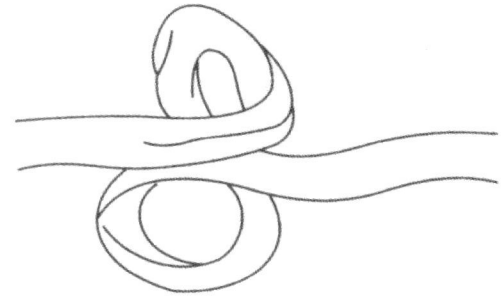

图 2-3-20　双套结

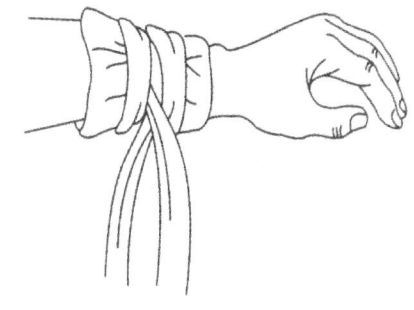

图 2-3-21　宽绷带约束

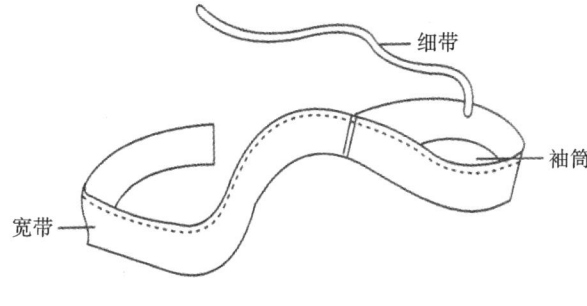

图 2-3-22　肩部约束带

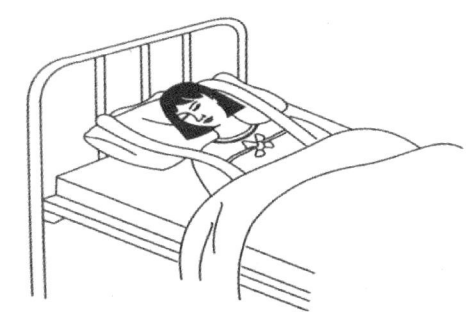

图 2-3-23　肩部约束

然后将宽带两端系于床沿(图 2-3-25)。若无膝部约束带,亦可用大单折成长条进行膝部固定。

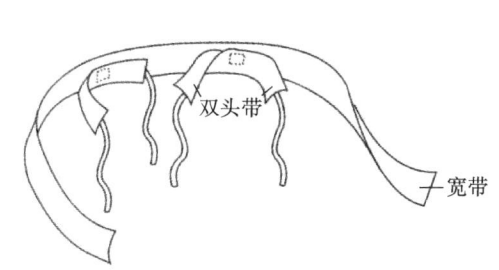

图 2-3-24　膝部约束带

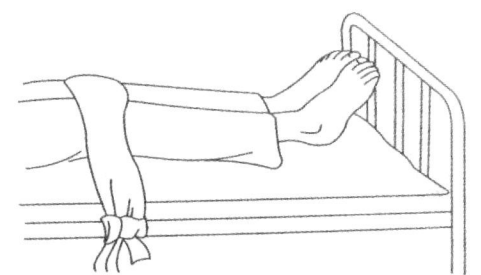

图 2-3-25　膝部约束

④尼龙搭扣约束带:用于固定手腕、上臂、踝部及膝部。约束带由宽布和尼龙搭扣制成(图 2-3-26)。使用时,在被约束部位垫棉垫,将约束带置于关节处,松紧适宜,对合约束带上的尼龙搭扣后将带子系于床沿。

(3)支被架:防止压迫肢体,影响肢体功能。常用于足下垂、烧伤患者的暴露疗法等(图 2-3-27)。

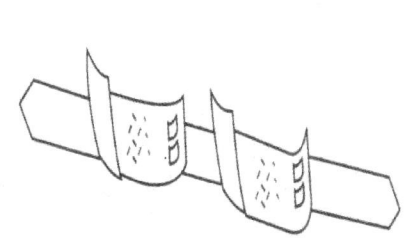

图 2-3-26　尼龙搭扣约束带

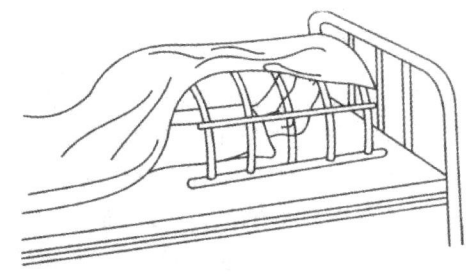

图 2-3-27　支被架

4. 注意事项

(1)严格掌握保护具应用的适应证,使用前向患者或家属做好解释工作。

(2)保护具只能短期使用,约束带要定时松解,促进患者安全、舒适。

(3)使用保护具时,应保持肢体及各关节处于功能位(能伸入 1～2 根手指为宜),并定时放松,按摩局部以促进血液循环。

(4) 注意观察:15～30 min 观察一次,受约束部肢体苍白、麻木、冰冷时,应立即放松约束带。

(5) 记录使用保护具的原因、时间、部位、每次观察结果、相应的护理措施及解除时间。

(二) 辅助器的应用

辅助器可为疾病或年龄原因引起行动不变的患者提供支持。使用辅助器是维护患者安全的护理措施之一。

1. 常用辅助器

(1) 拐杖:短期或长期残障者离床时使用的一种支持性辅助器(图 2-3-28)。

①要求:拐杖高度合适、安全稳妥。拐杖的高度包括腋垫和杖底橡胶底垫的厚度,合适的拐杖高度为使用者身高(cm)减去 40 cm。

②使用方法:使用者双肩放松,身体挺直站立,腋窝与拐杖顶垫间相距 2～3 cm。拐杖底端应侧离足跟 15～20 cm。握紧把手时,手肘应可以弯曲。拐杖底面应较宽并有较深的凹槽,且具有弹性。使用拐杖时的走路方法如下。

a.两点式:走路时同时出右拐和左脚,然后出左拐和右脚。

b.三点式:两拐和患肢同时伸出,再伸出健肢。

c.四点式:先出右拐,然后左脚跟上,接着出左拐,右脚跟上。这种方法是最安全的步法。

d.跳跃式:先将两拐向前,然后将身体跳跃至两拐的中间处。这种方法常由永久性残疾者使用。

使用不合适的拐杖可导致腋下受压而造成神经损伤、腋下和手掌挫伤、跌倒,不适合的拐杖与使用姿势还会引起背部肌肉劳损、酸痛。

(2) 手杖:一种手握式辅助器,常用于不能完全负重的残障者或老年人。手杖可为木制或金属制,底端可为单脚或四脚(图 2-3-29)。

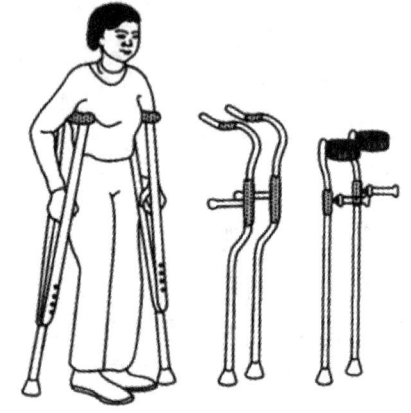

图 2-3-28　拐杖

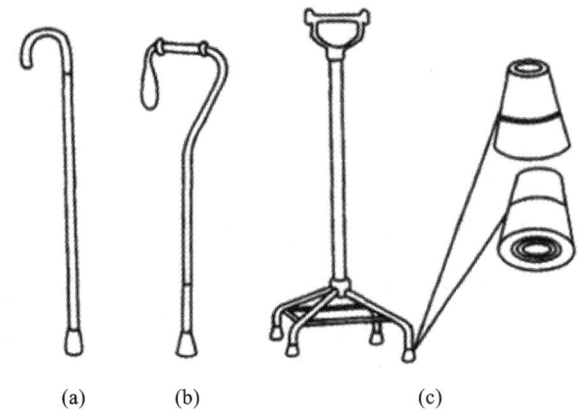

(a)　　　　(b)　　　　(c)

图 2-3-29　手杖

①要求:肘部在负重时能稍微弯曲;手柄适于抓握,弯曲部与髋部同高,手握手柄时感觉舒适。

②使用方法:由健侧手紧握手杖,并用力支撑行走。

(3) 助行器:一般用铝合金材料制成,是一种四边形的金属框架,自身轻,可将患者保护其中,可分为步行式助行器和轮式助行器。其支撑面积大、稳定性好,适用于上肢健康、下肢功能较差的患者。选择时应先对患者进行评估,以确定助行器的种类。

2. 注意事项

(1) 使用者意识清楚,身体状态良好、稳定。

(2) 使用者的手臂、肩部或背部无伤痛,活动不受限制,以免影响手臂的支撑力。

(3) 选择适合自身的辅助器。不合适的辅助器与错误的使用姿势可导致腋下受压造成神经损伤、腋下和手掌挫伤及跌倒,还会引起背部肌肉劳损和酸痛。

(4) 患者的鞋要合脚、防滑,衣服要宽松合身。

（5）调整拐杖和手杖后，将全部螺钉拧紧，橡胶底垫紧贴拐杖与手杖底端，并应经常检查以确定橡胶底垫的凹槽能否产生足够的吸摩擦力。

（6）选择较大的练习场地，避免拥挤和注意力分散。同时应保持地面干燥，无可移动的障碍物。必要时备一把椅子，供患者疲劳时休息。

直通护考

扫码在线答题

答案解析

（刘玺淼）

任务四　病案管理与护理文书

学习目标

【知识目标】

1. 掌握护理文书书写的基本要求，掌握体温单的绘制要求，掌握医嘱的分类和处理原则。

2. 熟悉病案管理书写和保管的要求。

3. 了解病案管理的作用及重要性。

【能力目标】

能正确填写体温单，能正确处理医嘱。

【思政目标】

具有严谨认真、实事求是、一丝不苟的工作态度。

项目导言

随着网络信息的发达，不少地区报告医疗纠纷案件数量的增加。这可能与医疗服务需求的增加、患者对医疗服务的期望提高、医疗服务质量的变化以及信息透明度的提高等因素有关。如何避免医疗纠纷的发生，是值得思考的问题。医护人员在日常的工作过程中不仅要遵守相应的规章制度，还要为患者提供满意的医疗护理服务。医疗文件书写作为医护人员日常工作中的一项重要内容，一定要规范书写相关文件，为保护患者与自身的合法权益提供依据。

思政课堂

"文章千古事，得失寸心知"，通过分析热点医疗事件，增强学生的行业自律意识和法律意识。能够深刻体会到医务工作严谨的重要性。

案例导学

案例导学答案

　　患者,女,24 岁,于 2 天前发热至 40 ℃,服用退热药后大量出汗,体温下降,不久后又开始发热,并有咳嗽,伴有少量白色黏液痰,胸痛,急诊收治入院。查体:体温 39.5 ℃,脉搏 96 次/分,呼吸 21 次/分,血压 120/80 mmHg,两肺底可闻及干湿啰音,心(一),腹(一)。医嘱:急查血常规,胸部 X 线摄片,青霉素皮试,青霉素 400 万单位静脉点滴、bid。

　　请问:

　　1. 上述医嘱各属于哪一类医嘱?

　　2. 各类医嘱有何特点?

　　3. 作为值班护士,你接到医嘱时应如何处理?

一、病案管理

　　病案是指医护人员对每一位患者在住院期间疾病的发生、诊断、治疗护理、发展及转归过程进行全面、准确、及时记录的文书。其内容包括各项医疗和护理措施的执行和落实情况、病区护理工作概况等。

(一)病案记录的意义

　　1. 患者信息的准确性和连续性　病案是患者病情资料的主要载体和医疗传递工具,记录了患者的基本信息、病史、诊断、治疗、护理及病情变化等信息,医护人员凭借病案可为患者提供连续性的医疗护理服务,保证了医疗护理过程的准确性和连续性。

　　2. 质量评估和安全监控　通过对病案的收集和归档,医疗机构可以对医疗护理服务质量进行评估和控制,了解医护人员在医疗护理活动中存在的问题和不足,制订改进措施,提高医疗护理服务的质量和安全性。

　　3. 医学教育和科研的基础资料　病案是医学教育和科研的重要基础资料,对于教学和研究人员来说,可以通过病案了解临床实践和医学知识的应用情况,为医学教育和科研提供真实可靠的数据和案例。

　　4. 提供法律依据　病案是医护人员与患者之间的法律合同,记录了医疗护理过程中的诊治措施和结果,对于医疗纠纷的解决和医疗责任的追究具有重要作用,保护了医护人员和患者的合法权益。

(二)病案记录的原则

　　以护理文书为例,病案记录应遵守下列原则。

　　1. 准确性　护理文书记录应准确、真实地反映患者的护理过程和护理结果,避免夸大或缩小病情和护理效果,确保记录的信息具有真实性和准确性。

　　2. 完整性　护理文书记录应包括患者的基本信息、主诉、病史、体格检查、护理诊断、护理计划、护理实施和护理效果等内容,记录应保持连续性,字、行之间不得留有空格;眉栏、页码各项记录必须逐项填写完整,避免遗漏;每项记录后必须有完整的日期和时间,并由记录者签全名。如患者出现病情恶化或拒绝接受治疗、护理,出现自杀倾向、意外、请假外出或并发症先兆等特殊情况应详细记录、及时汇报,严格交接班。对于特殊情况和重要事件要详细记录。

　　3. 及时性　护理文书记录应及时完成,记录护理过程的时间、地点和人员等必要信息,以保证信息的时间一致性和可追溯性。若因抢救危重患者未能及时记录,则在抢救结束后 6 h 内由当班护士据实补记,并注明抢救时间和补记时间。

　　4. 规范性　护理文书记录应按照规定的格式和要求进行,统一使用规范化的术语和表达方式,确保记录的准确性和可比性。使用正确、清晰的文字,符合语法、拼写和标点规范,避免歧义和误解。避免笼统、含糊不清或过多修辞,以方便医务人员快速获取所需信息,节约时间。

　　总之,护理文书记录是护理工作的重要组成部分,对患者的安全和护理质量有着重要的影响,护理人员应严格按照上述原则进行护理文书记录,保证记录的准确性、完整性和及时性。

(三) 病案管理的要求

病案管理是指医疗机构对患者的病案进行综合管理、整理、利用和保密的过程。以下是病案管理的一些要求。

1. 完整性　医疗机构应保证患者病案的完整性,包括患者基本信息、病史、诊断、治疗过程和结果等内容,确保病案记录的全面性和连续性。

2. 准确性　病案信息应准确地记录和填写,包括医生的诊断、护士的护理过程、药品用量和实验结果等,确保医疗信息的精确性和可靠性。

3. 时效性　医疗机构应及时完成和归档患者病案,确保病案记录的及时性,方便后续的医疗和病案管理工作。

4. 保密性　病案信息是患者的隐私,医疗机构应制订严格的保密措施,保护患者病案的机密性,只有授权人员才能查阅和使用病案信息。

5. 规范性　医疗机构应按照相关规定和标准对病案管理进行规范,包括病案编码、分类和归档等方面,确保病案管理工作的规范性和可比性。

6. 质量监控　医疗机构应建立病案质量监控体系,进行病案质量评估和医疗质量控制,及时发现和纠正病案管理工作中的问题和不足。

7. 教育培训　医疗机构应对病案管理人员进行培训和教育,提高其专业水平和病案管理能力,确保病案管理工作的有效性和高效性。

(四) 病案排列顺序

1. 住院期间患者病案排列顺序

(1) 体温单(按时间先后倒排)。

(2) 医嘱单(长期医嘱单在前,临时医嘱单在后,按时间先后倒排)。

(3) 入院病历及入院记录。

(4) 病史及体格检查记录。

(5) 病程记录(按日期顺序排列:包括首次病程记录、日常病程记录、上级医生及行政查房记录、转出入记录、阶段小结、交接班记录、抢救记录、特殊诊疗记录等)。

(6) 手术记录(按顺序排列:包括术前小结、手术同意书、术前讨论记录、麻醉记录、手术记录、输血记录、术后病程记录)。

(7) 各种检查和检验报告单(包括镜检或病理报告单、MRI 报告单、CT 报告单、X 线报告单、B 超报告单、心电图等,常规化验在前,特殊化验在后,按时间先后倒排)。

(8) 护理病历(患者入院护理评估表、患者住院护理评估单、护理计划单、护理记录单、出院患者护理评估单、健康教育计划、出院指导等)。

(9) 住院病历首页。

(10) 配血单。

(11) 住院证。

(12) 门诊或急诊病历。

2. 出院(专科、死亡)后患者病案排列顺序

(1) 住院病历首页。

(2) 住院证(死亡患者加死亡证明单)。

(3) 出院或死亡记录。

(4) 住院病历或入院记录。

(5) 病史及体格检查记录。

(6) 病程记录。

（7）手术记录。

（8）各种检查和检验报告单。

（9）护理记录单。

（10）护理病历（患者入院护理评估表、患者住院护理评估表、护理计划单、护理记录单、出院患者护理评估表、健康教育计划、出院指导等）。

（11）医嘱单（长期医嘱单和临时医嘱单均按时间先后顺排）。

（12）体温单（按时间先后顺排）。门诊病历交还患者或家属保存。

 **知识拓展**

电 子 病 历

电子病历系统支持电子病历信息的采集、存储、访问及在线帮助，可以创建住院病历各个组成部分，根据住院期间电子病历记录，主动生成病案首页中住院天数、确诊日期、出院诊断、手术及操作、费用信息、护理等信息。

医生可以在电子病历系统里开出各类医嘱、书写病程记录等，当医生下达、停止或取消医嘱时，系统可以通过屏幕提示或声音提醒护士进行相应处理。护士也可以在电子病历系统中记录患者的生命体征、手术护理记录、危重护理记录等。每位患者都具有其唯一的标识号码，患者的各种电子病历相关记录都能准确地与标识号码相对应，通过该标识号码可查阅患者的电子病历相关信息。实施电子病历，建立和完善以电子病历为核心的医院信息系统，可以提高工作效率，保障医疗质量安全，更是实现现代化医院管理目标的重要措施。

二、医疗与护理文书的书写

（一）体温单

体温单用于记录患者的生命体征、出入量、大小便、体重及其他情况，如入院、手术、分娩、转科、出院或死亡时间，有无药物过敏等情况，可以使医护人员了解患者的概况。住院期间体温单排列在病案首页，以便医护人员查阅。体温单示例如图2-4-1所示。

1. 眉栏

（1）用蓝笔填写患者的姓名、科别、病区、床号、住院号及入院日期、住院日数等信息。

（2）填写"日期"栏时，每周第一日应填写年、月、日，中间用短线隔开，其余6天只写日，如在6天中遇到新的年度或月份开始，则应填写年、月、日或月、日。

（3）"住院日数"从入院后第一日开始以阿拉伯数字"1、2、3……"依次填写，直至出院。

（4）用红笔填写"手术（分娩）后日数"，以手术（分娩）次日为第一日连续填写至术后14天止。若在14天内进行第二次手术，则停写第一次手术日数，第二次手术的次日为术后第一日，将第一次手术日数作为分母，第二次手术日数作为分子填写，连续填写至14天为止。

（5）用红笔在40～42 ℃横线间纵行填写入院或死亡时间及手术、分娩、转科、出院等时间。除手术不写具体时间外，其余均使用汉字按24 h制写出相应时间，如入院于十四点三十分。第一次手术填写"手术"，第二次手术填写"手术Ⅱ"，纵行填写；转入由转入科室填写。入院时间和手术时间相同时，在相应时间栏内填写入院时间，相邻时间栏内填写手术时间，填写格式与入院时间相同。

2. 体温曲线、脉搏曲线和呼吸曲线的绘制

（1）体温曲线的绘制。

①体温曲线用蓝笔绘制于体温单35～42 ℃横线间。体温符号：口温为蓝"●"，腋温为蓝"×"，肛温为蓝"○"，按实际测量度数，相邻的温度用蓝线相连，要求符号大小一致，连线平直。

体　温　单

姓名　高某　　　科别　外　　床号　26　　病区　六　　入院日期　2004-1-13　　　住院号　2×××2

日期	2004-1-13	14	15	16	17	18	19
住院日数	1	2	3	4	5	6	7
术后日数			1	2	11-0	1	2

| 时间 | 2 6 10 14 18 22 | 2 6 10 14 18 22 | 2 6 10 14 18 22 | 2 6 10 14 18 22 | 2 6 10 14 18 22 | 2 6 10 14 18 22 | 2 6 10 14 18 22 |

脉搏 呼吸 体温

180　42　　入院—八时十分　　手术—八时十分　　手术Ⅱ—九时十分　　死亡—六时五分

160　41

140　70　40

120　60　39

100　50　38

80　40　37

60　30　36

40　20　35

排出量	大便(次)	1	0	1	0	1/E	0	0
	小便(ml)	1500	1800	1200	1500	1500	1800/C	1500
	其他(ml)							胆汁100
入水量(ml)			2000			2000	2500	2200
血压(mmHg)		130/80	110/85			100/78	95/68	90/60
体重(Hg)		50						
药物过敏		青霉素（＋）						
其他								

图 2-4-1　体温单

②体温不升时,于35 ℃线处用蓝笔画一蓝"●",在蓝"●"处向下画箭头"↓"或于35 ℃横线下相应时间纵格内用红色笔写"不升"(视医院规定)。

③行降温措施半小时后测量的温度以红圈"○"表示,画在物理降温前温度的同一纵格内,并用红虚线与降温前温度相连,下次所测温度与降温前的体温用蓝实线相连。

④测体温时若患者暂时不在应补测,记录在相应时间栏内;擅自外出或拒绝测体温、脉搏、呼吸者,体温单上不绘制,相连两次体温和脉搏不连线。自外出之日起,每天在40～42 ℃横线间的"15:00"相对应的时间栏内用红钢笔填写"拒测"。

⑤体温若与上次体温差异较大或与病情不符时应重新测量,无误者在原体温符号上方用蓝笔写上小英文字母"v"(verified,核实)。

（2）脉搏曲线的绘制。

①脉搏符号:以红实点"●"表示,相邻脉搏以红线相连。从20次/分至180次/分,每一大格为20次/分,每一小格为4次/分,在80次/分处用红横线明显标识。绘制时要求符号大小一致,连线平直。

②脉搏短绌的绘制:心率用红"○"表示,相邻心率用红线相连,在脉搏与心率两曲线间用红笔画直线填满。

③体温与脉搏重叠:先用蓝笔绘制体温符号,再用红笔在体温符号外画"○"表示脉搏。

（3）呼吸曲线的绘制。

①呼吸符号:以蓝实点"●"表示,呼吸从10次/分至40次/分,每一大格为10次/分,每小格为2次/分,相邻的呼吸用蓝线相连或直接在体温单呼吸相应栏目内填写患者自主呼吸的次数,相邻两次上下错开。

②患者使用辅助呼吸时,在20次/分呼吸横线下方相应时间纵格内用"A"表示。

3. 底栏填写　用蓝笔填写底栏,包括体重、尿量、血压、大便次数、出入量、其他等。

（1）大便次数:每24 h记录一次,记前一日的大便次数,如未解大便记"0",大便失禁和假肛用"＊"表示,灌肠以"E"表示。如灌肠后大便1次用1/E表示,灌肠后无大便排出用0/E表示,1²/E表示自行排便1次,灌肠后又排便2次。

（2）尿量:单位是mL,记录前一日24 h的总尿量。导尿以"C"表示,如保留导尿,则尿量用分数表示,"C"做分母、尿量做分子,如24 h内保留尿量共1 500 mL,表示为1 500/C"。

（3）出入量:单位为mL,记录前一天24 h的出入总量。

（4）体重:新入院、手术前均需测量体重,记录于当天相应格内,单位为kg。住院患者应每周记录体重一次。入院时不能下地活动、危重患者或住院期间因病情不能测量体重时,分别用"平车""轮椅"或"卧床"表示。

（5）血压:单位为mmHg。新入院患者记录血压,住院期间按医嘱每周测量血压1～2次。一日内连续测量血压者,上午血压写在前半格内,下午血压写在后半格;术前血压写在前面,术后血压写在后面。7岁以下患儿可以不测血压。

（6）药物过敏:用红笔填写药物过敏皮试阳性或发生过敏反应的药物名称,在每次更换体温单时转录过来。

（7）页码:用蓝笔逐页以阿拉伯数字填写。

（8）其他:填写患者特殊情况,如腹围。

（二）医嘱单

医嘱是指医生根据患者的病情和健康状况,对患者提出的治疗、用药、饮食、生活方式等方面的建议和指导。医嘱的内容包括日期、时间、床号、姓名、护理常规、护理级别、饮食、体位、药物、各种检查及治疗、术前准备和医生、护士的签名。一般由医生开写医嘱,护士负责执行。

1. 与医嘱相关的表格

（1）医嘱记录单:医生开写医嘱所用,包括长期医嘱单(图2-4-2)和临时医嘱单(图2-4-3),存于病案中,是护士执行医嘱的依据。

（2）各种执行卡:包括服药单、注射单、输液单、饮食单等,护士将医嘱转抄于各种执行卡上,以便于治疗和护理的实施。

（3）长期医嘱执行单:是护士执行长期医嘱后的记录单。

2. 医嘱的种类

（1）长期医嘱:有效期在24 h以上,医生注明停止时间后医嘱失效。如一级护理、流质饮食、维生素C 0.2 g po tid。

（2）临时医嘱:有效期在24 h以内,应在短时间内执行,一般只执行一次。其包括限定执行时间的医嘱,如会诊、手术、X线摄片、实验室及特殊检查等,以及立即执行的"st"医嘱,如肾上腺素0.5 mg H st,需在

长期医嘱单（范例）

姓名		床号	科别		病房		住院号			

起始		长期医嘱	医生签字	护士签字	停止		医生签字	护士签字
日期	时间				日期	时间		

图 2-4-2　长期医嘱单

15 min 内执行。另外,转科、出院、死亡等也应列入临时医嘱。

临时医嘱单（范例）

床号		科别	病房		住院号		

起始		临时医嘱	医生签字	执行		护士签字
日期	时间			日期	时间	

图 2-4-3　临时医嘱单

（3）备用医嘱。

①长期备用医嘱(prn)：有效期在 24 h 以上,必要时使用,两次执行之间须有间隔,由医生注明停止时间后方为失效,如哌替啶 50 mg im q6h prn。

②临时备用医嘱(sos)：有效期 12 h,病情需要时才执行,只执行一次,过期自行失效,如地西泮 5 mg po sos。

考点提示　医嘱的区分关注有效期、停止是否需要单独签发停止时间。

3. 医嘱的处理

（1）医嘱的处理原则。

①先急后缓：需处理的医嘱较多时,应根据医嘱的轻重缓急,合理、及时地安排执行顺序。

②先临时,后长期：即刻执行的临时医嘱,应立即安排执行;随后再执行长期医嘱。

③严格查对：处理医嘱时,护士注意力应集中,做到认真、细致、及时、准确,转抄医嘱前后要认真核对,注意医嘱内容转抄是否准确无误。要求字迹整齐清楚,不得任意涂改。医嘱经转抄、整理后,须经另一人核对,签名后方可执行。

④签全名：医嘱执行者须在医嘱本、医嘱单上签全名。

（2）医嘱的处理方法。

①长期医嘱：由医生直接写在长期医嘱单上。护士应先将医嘱单的医嘱分别转抄至各种执行单上,如口服给药单、注射单、治疗单、饮食单等,并注明具体执行时间,核对后签全名。

②临时医嘱:由医生直接写在临时医嘱单上,注明日期、时间,签全名。护士转抄医嘱至各种临时治疗单或治疗卡上,核对后分别在护士签名栏内签全名。有多个临时医嘱的按医嘱内容合理安排执行的先后顺序。执行后写上执行时间,并在执行签名栏内签全名。尚未执行或须次日执行的临时医嘱,应在护理交班记录上注明。

③备用医嘱。

长期备用医嘱:由医生直接写在长期医嘱单上,须注明每次用药的间隔时间。每次执行后,执行者在长期医嘱单上记录执行时间并签全名。

临时备用医嘱:12 h 内有效,由医生直接写在临时医嘱单上。执行后写上执行时间,并在签名栏内签全名;过期未执行,则 12 h 后失效。失效注销时由护士用红笔在执行时间栏内写"未用",并签全名。

④停止医嘱:医生在长期医嘱单相应医嘱后写上停止日期、时间并签名后,护士在长期医嘱单"停止"栏上执行者栏内签全名。然后在相应的治疗单、大小药卡、注射单等的有关项目上用蓝笔注明停止日期、时间及签名。

⑤重整医嘱:长期医嘱单页数超过 3 页或长期医嘱调整项目较多时要重整医嘱。即在原医嘱下一行正中用红笔写上"重整医嘱",并在"重整医嘱"这一行上下用红笔各画一条横线(不占格),红线上下不能留有空行;将红线以上有效的长期医嘱按原日期、时间顺序排列,抄在红线下医嘱单上;重整后的医嘱需两人核对无误后,再由重整医嘱者在整理后的有效医嘱执行者一栏签全名。

⑥手术、分娩、转科医嘱:同重整医嘱一样,在原医嘱下一行正中用红笔写上"转科医嘱""手术后医嘱""分娩医嘱"字样,在此行上下各画一条红线(不占格),以上医嘱自行停止。由医生重新开具转科医嘱、手术后医嘱或分娩医嘱,护士按新开医嘱处理方法处理。

(3)注意事项。

①医嘱必须经医生签名后才有效。一般情况下不执行口头医嘱,在抢救或手术过程中医生提出口头医嘱时,护士应先复述一遍,双方确认无误后方可执行,并在 6 h 内补写医嘱。

②对有疑问的医嘱,必须核对清楚后方能执行。

③因故(如缺药、拒绝执行等)未执行的医嘱,应由医生在执行时间栏内用蓝笔写明"未用",并用蓝笔签全名。

④医嘱需班班小查对,每天总查对,查对后签全名。

⑤对已写在医嘱单上而又不需执行的医嘱,不得贴盖、涂改,应由医生在该项医嘱栏内用红笔写"取消",并在医嘱后用蓝笔签全名。

⑥凡需下一班执行的临时医嘱要交班,并在护士交班记录上注明。各种通知单应及时送有关科室。

⑦若有条件,尽量采用医嘱计算机化,计算机处理医嘱准确、安全,可避免因医嘱的转抄、字迹不清、查对不严密等造成的差错。

(三)特别护理记录单

凡危重、抢救、大手术后、特殊治疗或需严密观察病情者,须做好特别护理记录(图2-4-4),以便及时了解和全面掌握患者情况,观察治疗或抢救后的效果。

1. 记录内容　记录内容包括患者的姓名、科别、病室、床号、住院号、页码、记录日期和时间,患者生命体征、神志、瞳孔、出入量、病情动态变化、护理措施、用药情况、药物情况、治疗效果及反应等,并由护士签全名。

2. 记录方法和要求

(1)用(蓝)黑笔填写眉栏各项,包括患者姓名、科别、病室、床号、住院号、诊断、记录日期及时间、页码。

(2)日间(7:00—19:00)用蓝(黑)笔记录;夜间(19:00—7:00)用红笔记录。

(3)首次书写特别护理记录单,须有疾病诊断、目前病情,对于手术者应记录麻醉方式、手术名称、术中概况、术后病情、伤口情况及引流液等。书写应清晰完整,不宜用"患者病情同前"之类的词语。

(4)应及时准确地记录患者的体温、脉搏、呼吸、血压、出入量等。记录出入量时,除填写量外,还应将排出物的颜色、性状记录在病情栏内,由夜班护士于晨7:00总结24 h出入量,用红笔记录于护理记录单上,在末栏签全名。最后将24 h总量填写在体温单上。

特别护理记录单

姓名 __李某__ 性别 __女__ 科别 __内科__ 床号 __6__ 住院病历号 __37××××__

日期	时间	体温 (℃)	脉搏 次/分	呼吸 次/分	血压 mmHg	入量		出量		病情观察及护理	签名
						项目	mL	项目	mL		
8.9	15:00	36.5	116	24	75/50	右旋糖苷500 mL/iv gtt 输血400 mL/iv gtt	500 400	呕吐鲜血	800	今日午餐吃了一块炸鱼后,感上腹部不适,15:00突然呕吐鲜血约800 mL。急诊入院,拟诊:食管静脉曲张破裂出血,患者面色苍白,四肢渐冷。立即置三腔管胃囊充气180 mL,胃腔管内吸出鲜红色液体	李某
	16:00		116	24	80/50	10%葡萄糖500 mL 垂体后叶素50 U /iv gtt	500	引流	100		李某
	17:00		100	22	80/55			小便	150		李某
日班小结						入量(补液1000 mL,输血400 mL)	1400	出量	1050	经抗休克、止血治疗后,血压稍上升,患者紧张、恐惧,经心理护理后情绪安定。请密切观察生命体征	李某
	18:00	37	96	22	90/60	5%葡萄糖500 mL 10%氯化钾10 mL /iv gtt		小便		垂体后叶素静滴进行中	张某
	20:00		90	20	105/75				350	输血毕,无不良反应,继续输液	张某
	22:00		88	22	120/90						张某
	24:00		88	22	120/90			小便	300		张某
中班小结						入量(补液980 mL,输血300 mL)	1280	出量	650	患者生命体征稳定,手足温暖,未见出血症状。三腔管压迫止血,输液通畅,晚间护理已做,患者能安静入睡	张某

图 2-4-4 特别护理记录单

(5)病情观察及处理栏内要详细记录患者的病情变化、治疗、护理措施以及效果,每次记录后应签全名。

(6)每个护理班次至少应记录一次,记录应及时准确,时间应具体到分钟,以反映病情变化的具体时间。病情有特殊变化时应随时记录,抢救患者应及时记录抢救内容。

(7)停止特别记录应有病情说明;患者出院或死亡后,特别护理记录单应归入档案保存。

(四)病室交班报告

病室交班报告是值班护士书写的值班期间病区内各病室情况及对本病区患者的动态及需要交代事宜的交班记录。通过阅读病室交班报告,接班护士可全面了解病室工作状态、患者病情及身心状况,明确需要继续观察的问题、实施的护理措施及注意事项等(图2-4-5)。

1. 交班报告的内容

(1)出院、转出、死亡患者:出院和转出患者写明离开时间,转出患者还应写明转往何院、何科,死亡患者须简要交代病情变化、抢救过程及呼吸、心搏停止时间。

(2)入院、转入的患者:新入院患者应报告生命体征测量时间及结果、入院时间、主诉、发病经过、主要症状及处理;既往重要病史,如过敏史、精神病史等;可能发生的病情变化,目前病情,入院给予何种处理,即刻给予的治疗、护理措施及效果,下一班须继续观察的重点内容及注意事项。

(3)病危病情突然变化有特殊治疗的患者:应写明主诉、生命体征、神志、病情变化、特殊抢救及治疗护理措施,患者目前状况及下一班应重点观察和待完成的事项。

(4)手术患者:首先书写麻醉方式和手术名称,然后简要书写麻醉情况、术中经过、清醒后返回病室的时间,返回病室后的情况,如生命体征,各种引流管是否通畅,引流液的性质、颜色、量,伤口敷料有无渗血、渗液、脱落,能否自行排尿以及镇痛药物的应用等情况、效果及注意事项;腹部手术后是否排气、输液、输血是否顺利通畅。对于预备手术患者应写明术前准备情况,包括心理状态、手术皮肤准备、胃肠道准备、各种药物试验和术前用药。

(5)产妇:应报告胎次、产程、分娩时间、分娩方式、会阴切口和恶露等情况,何时自行排尿,新生儿性别及评分。

(6)死亡患者:报告病情变化及抢救经过,呼吸、心搏停止时间,须写明"心电图呈直线,抢救无效死亡"。

(7)对于老年人、小儿及生活不能自理的患者,应交代生活护理情况,如口腔护理、压疮护理、饮食护

病室交班报告

病区　内1　　　　2006 年　10 月　26 日

病情　床号 姓名 诊断	患者总报告	上午八时至下午五时　患者总数36人	下午五时至午夜十二时　患者总数36人	午夜十二时至上午八时　患者总数36人
		总数：36　入院：1　转出：1 出院：1　转入：0　死亡：0 手术：0　分娩：0　病危：1	总数：36　入院：0　转出：0 出院：0　转入：0　死亡：0 手术：0　分娩：0　病危：1	总数：36　入院：0　转出：0 出院：0　转入：0　死亡：0 手术：0　分娩：0　病危：1
2床 赵某 心肌炎		于10:00出院		
7床 吴某 风心病		于10:00转心外科		
20床 王某 病毒性心肌炎 "新"		患者男性，18岁"因心慌、胸闷1周，加重1天"9:00急诊入院，平车推入。T37.5℃　P98次/分BP120/80 mmHg，神志清楚，精神萎靡，心电图示频发室早，ST段压低，T波倒置。给予：1级护理，半流质饮食，吸氧，5%葡萄糖500 mL加丹参静滴，补液已结束，患者无不良反应。患者较紧张，已做心理护理，心慌、胸闷稍有好转。请加强病情观察，明晨空腹抽血	20:30 T37.2℃ P94次/分 R22次/分患者主诉心慌，对病室环境不习惯，入睡困难。告知患者明晨空腹抽血。22:00遵医嘱给予地西泮5 mg st，患者很快入睡，病情稳定	6:00 T37.0℃ P80次/分 R20次/分BP112/74 mmHg。患者主诉心慌缓解，睡眠好。已采集血标本
31床 孙某 急性前壁心肌梗死 "※"		16:00 T37℃ P86次/分 R20次/分BP120/80 mmHg。今日心梗发作后第三天，15:00诉胸闷及疼痛，遵医嘱含硝酸甘油一片后缓解。患者仍需卧床休息，现输液通畅，请加强病情观察	20:30 T37℃ P86次/分 R20次/分BP100/80 mmHg，患者病情平稳，无不适主诉。22:00遵医嘱给予地西泮5 mg st口服，效果好，现已安静入睡，请继续加强观察	6:00 T37.0℃ P86次/分 R20次/分BP110/80 mmHg。患者夜间睡眠好。病情稳定，无不适主诉

图 2-4-5　病室交班报告

理等。

2. 书写要求

（1）必须认真负责，深入病室，在全面了解患者身心情况、掌握重点病情动态和治疗效果的基础上，于交班前完成书写。

（2）书写内容应全面、真实、简明扼要、重点突出。

（3）字迹清楚、不随意涂改。白班用蓝钢笔、夜班用红钢笔书写。

（4）凡出院、转出、入院、转入、手术、分娩、危重及死亡者在诊断项下以红笔注明，每个患者的报告之间空一行。

（5）对新入院、转入、手术、分娩患者及危重患者，姓名下写诊断；在诊断的下方分别用红笔注明"新""转入""手术""分娩""※"。

（6）当班护士签全名。

3. 书写顺序

（1）用阿拉伯数字填写：病室、日期、患者总数及入院、转出、出院、转入、死亡、手术、分娩、病危患者数等。

（2）患者情况根据下列顺序按床号先后书写。

①离开病室的患者：指出院、转出、死亡的患者。

②进入病室的患者：指入院、转入的患者，注明入病室时间，转入的患者由何科、何院转入。

③当日重点患者：指手术、分娩、危重、病情突然发生变化、特殊治疗以及有精神异常或特殊心理问题的患者。

④次日工作重点：如预手术、预检查、特殊治疗、留取标本及其他需要完成的事项等。

（五）护理病历

1. 入院患者护理评估表　对新入院的患者进行首次护理评估，通过评估找出患者的健康问题。主要内容包括患者的一般资料、目前健康状况、既往健康状况、生活状况以及自理程度、体格检查情况、心理社会等方面。

2. 住院患者护理评估单　护士应对其分管的患者，根据病情，确定每班、每天或数天评估一次，从而掌握患者病情的动态变化。

(1) 护理诊断项目单:在进行患者评估后,将确定的护理诊断按主次顺序填写在项目单上,出现新问题及时记录。

(2) 护理记录单:护士应用护理程序解决患者健康问题的具体记录,主要包括护理诊断、护理措施、效果评价等。

3. 出院护理评估单

(1) 患者住院期间的小结:包括患者的健康问题是否解决、护理措施是否落实、预期目标是否达到、护理效果是否满意等。

(2) 出院健康教育:出院前针对患者的现状,对患者出院后在饮食、活动、服药、休息、功能锻炼等方面进行指导。

 直通护考

扫码在线答题

答案解析

(刘玺淼)

医院感染的预防与控制

扫码看课件

任务一 医院感染

任务目标

【知识目标】
1. 掌握医院感染的基本概念及分类。
2. 熟悉医院感染形成的原因。

【能力目标】
能采取适当的措施预防与控制医院感染。

【思政目标】
培养一丝不苟和严谨求实的学习态度,能意识到医院感染的严重性,能严格落实医院感染管理制度。

思政课堂

通过列举医院感染的具体事例进行思政教育,了解医院感染带来的危害,为学生敲响警钟,引导学生养成在工作中高度自律及慎独的职业精神。

案例导学

2005年12月11日,安徽省某医院眼科为10名患者做白内障超声乳化手术及人工晶体植入术。手术后,10名患者都觉得眼睛疼痛难忍,但这并没有引起几位眼科医生的重视。直到第二天,当护士拆开纱布时,他们才惊讶地发现,10名患者的眼睛都又红又肿——感染了!12月12日下午,经过一番周折,这10名患者被紧急送往复旦大学附属眼耳鼻喉科医院,经过检查后认定,由于感染严重,其中9名患者应施行眼球摘除手术,另一名患者施行玻璃体切割手术。

案例导学答案

请问:
1. 发生以上事件的原因可能有哪些?
2. 如何有效预防和控制这种情况?

一、医院感染的概念及分类

（一）医院感染的概念

医院感染又称医院获得性感染，是指住院患者、陪护者、探视者及医院职工在医院内获得的感染，包括在住院期间发生的感染和在医院内获得而出院后发生的感染，但不包括入院前已开始或入院时已处于潜伏期的感染。在医疗机构内短时间发生3例以上同源感染病例的现象称医院感染暴发。

（二）医院感染的类型

医院感染按其病原微生物的来源分为外源性感染和内源性感染。

1. 外源性感染　又称交叉感染，指感染源来自患者体外，通过直接或间接传播途径传播给患者而引起的感染。如医护人员与患者之间、患者与患者之间的直接感染，或以水、空气、医疗器械等物品为媒介的间接感染。

2. 内源性感染　又称自身感染，指由患者自身携带的病原微生物引起的感染。寄居在患者体内的正常菌群或条件致病菌在通常情况下是不致病的，但当人的健康状况不佳、免疫力低下、正常菌群发生移位以及不合理使用抗生素时，就会发生感染。

二、医院感染的形成及主要原因

（一）医院感染形成的条件

医院感染的形成必须具备感染源、传播途径和易感人群三个基本条件，当三者同时存在且相互联系时就构成感染链（图 3-1-1），感染即可发生。

1. 感染源　感染源是指病原微生物自然生存、繁殖及排出的场所或宿主（人或动物）。在医院感染中主要感染源有以下几类。

（1）已感染的患者：重要的感染源，一方面从已感染的患者体内排出的微生物较多；另一方面排出的微生物具有耐药性，且易在另一宿主体内生长和繁殖。

（2）病原携带者：没有任何症状但体内的病原微生物不断生长、繁殖并经常排出体外的人。

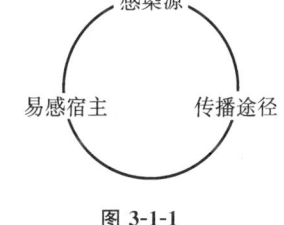

图 3-1-1

（3）患者自身：患者特定部位（如皮肤、消化道、呼吸道、泌尿道、生殖道等）的正常菌群在一定条件下可引起患者自身感染或向外界传播。

（4）动物感染源：如鼠、蚊、蝇、蟑螂、蝉等都可能感染或携带病原微生物而成为动物感染源，其中以鼠类意义最大。

（5）环境设备：医院的空气、水源、医疗器械、食物、垃圾等易受各种病原菌污染而成为感染源。

2. 传播途径　传播途径是指病原微生物从感染源传到易感宿主的途径或方式。主要传播途径如下。

（1）接触传播：医院感染的主要传播途径，有两种形式。①直接传播：指感染源（不须媒介）直接将病原微生物传给易感宿主。如母婴间传播疱疹病毒、肝炎病毒、沙眼衣原体、柯萨奇病毒等。②间接传播：指病原微生物通过中间媒介物传递给易感宿主。最常见的是医护人员的手，其次是医疗器械、水、食物及病室物品等。

（2）空气传播：指以空气为媒介，病原微生物经悬浮在空中的微粒随空气流动而引起的传播。

（3）饮食、饮水传播：指病原微生物污染了水和食物，这类传播常可导致医院感染暴发。

（4）注射、输血传播：指通过使用污染的注射器、输液或输血器、药物、血液制品进行传播。如输血导致的丙型肝炎。

（5）生物媒介传播：指携带病原微生物的动物作为人群间传播的中间宿主进行传播。如蚊子传播疟疾、乙型脑炎。

3. 易感人群　易感人群是指对感染性疾病缺乏免疫力而易感的人群。医院是易感人群相对集中的地方，易发生感染和感染流行。

（二）造成医院感染的主要因素

（1）医务人员对医院感染的严重性认识不足，不能严格遵守无菌原则和消毒隔离制度。

（2）医院感染管理制度不健全，缺乏对消毒灭菌效果的监测或监测不严格。

（3）抗生素的滥用使细菌产生耐药性，内源性感染增加。

（4）医院布局不合理，隔离措施和隔离设施不健全。

（5）介入性诊断治疗手段增加，造成皮肤、黏膜损伤，使感染的机会增多。

（6）易感者增多。随着社会经济和环境的变化，慢性疾病、恶性肿瘤、老年人所占比例增大，而这些人群的抵抗力较低，易发生感染。此外，随着医疗技术的进步，使用免疫抑制剂、放疗、化疗的患者增多，该类患者免疫力下降，也易成为易感者。

三、医院感染的预防及控制

控制医院感染的关键是切断感染链，如控制感染源、切断传播途径和保护易感人群。各级各类医院都必须将医院感染管理纳入医院的管理工作，有效预防和控制医院感染。

（一）建立三级监控体系

在医院感染管理委员会领导下，建立以专职医生、护士为主体的医院感染管理监控办公室和三级护理管理体系（一级管理——病区护士长和兼职监控护士；二级管理——科护士长；三级管理——护理部主任），这样就形成了从医院到科室及病区的医院感染管理网络体系，使医院感染管理工作有了组织保障。

（二）健全各项规章制度

1. 管理制度 包括清洁卫生制度、消毒灭菌制度、隔离制度、探视和陪伴制度、供应室物品消毒管理制度、感染管理报告制度等。

2. 监测制度 严格遵守《医院消毒供应中心第 3 部分：清洗、消毒及灭菌效果监测标准》（WS 301.3—2016）和《医疗机构消毒技术规范》（WS/T 367—2012）要求，包括对灭菌效果、消毒污染、一次性医疗器材及门、急诊常用器械的监测；对感染高发科室，如手术室、内镜室、重症监护室、血液透析室、产房、新生儿病房、口腔科、烧伤病房等消毒卫生标准的监测。

3. 消毒质量控制标准 各种消毒必须符合国家卫生行业标准，如医护人员手的消毒、空气消毒、物体表面消毒、各种管道装置消毒等均应符合相关标准。

（三）医院布局设施合理

医院的建筑布局应符合消毒隔离规范要求。如门诊部各功能科室的设置应符合患者就诊的流程，就诊患者单向流动，避免患者之间来回交叉接触；医院内设置足够的洗手设备，便于医务人员和患者随时洗手。

（四）加强人员监测

人员监测主要是控制感染源和易感人群（特别是易感患者），仔细检查和明确患者的潜在病灶和带菌状态，及时给予适当治疗；对感染危险指数高的患者采取保护性隔离和选择性去污措施，控制内源性感染的发生。医务人员也要定期进行健康检查。

（五）合理使用抗生素

严格掌握抗生素的使用指征，根据药敏试验结果选择抗生素，采用适当的剂量、给药途径和疗程，尽量避免使用广谱抗生素，不宜预防性使用抗生素。

（六）加强教育，强化责任

加强预防医院感染的宣传教育，提高医护人员的理论和技术水平，强化预防和控制医院感染的自觉性，在各个环节从严把关，并认真履行在医院感染管理中的职责。

知识链接

多重耐药菌

多重耐药菌主要是指对临床使用的三类或三类以上抗菌药物同时呈现耐药的细菌。常见的多重耐药菌包括耐甲氧西林金黄色葡萄球菌（MRSA）、耐万古霉素肠球菌（VRE）、超广谱 β-内酰胺酶(ESBL)细菌、耐碳青霉烯类抗菌药物肠杆菌科细菌(CRE)(如产Ⅰ型新德里金属β-内酰胺酶(NDM-1)或产碳青霉烯酶(KPC)的肠杆菌科细菌)、耐碳青霉烯类抗菌药物鲍曼不动杆菌(CR-AB)、多重耐药/泛耐药铜绿假单胞菌(MDR/PDR-PA)和多重耐药结核分枝杆菌等。

由多重耐药菌引起的感染呈现复杂性、难治性等特点,主要感染类型包括泌尿道感染、外科手术部位感染、医院获得性肺炎、导管相关血流感染等。近年来,多重耐药菌已经成为医院感染重要的病原菌。

考点提示 医院感染的定义、分类及感染链的组成。

 直通护考

扫码在线答题

答案解析

(郝　伶)

任务二　清洁、消毒、灭菌

任务目标

【知识目标】
1. 掌握清洁、消毒、灭菌等基本概念。
2. 熟悉常用消毒灭菌的方法。
【能力目标】
能正确使用常用的化学消毒剂。
【思政目标】
培养严谨求实的学习态度,养成良好的无菌观念。

思政课堂

1. 通过列举临床案例进行思政教育,培养学生慎独的职业精神,在工作中高度自律,恪尽职守,尽心尽责。

2. 讲解医院及家庭常用的清洁、消毒及灭菌的方法,引导学生学习医护人员一丝不苟的职业精神。

案例导学

护士小刘要为一位乙肝患者进行口腔护理。操作前,小刘在治疗室内用浸有含氯消毒剂的抹布擦拭了治疗盘、治疗车和操作台。洗手戴好口罩后,小刘开始准备口腔护理所需的用物,特别注意检查核对各类无菌物品的名称、有效期、包装是否完整等。

案例导学答案

请问:

1. 小刘在为患者进行口腔护理前为什么要按这样的流程准备用物?
2. 根据你对此过程的观察,请列举小刘的操作涉及的清洁、消毒、灭菌的方法。

一、清洁、消毒、灭菌的概念

1. 清洁　清洁是指去除物体表面有机物、无机物和可见污染物的过程。

2. 消毒　消毒是指用物理或化学方法清除或杀灭物体上除细菌芽孢外的所有病原微生物,使其达到无害化。

3. 灭菌　灭菌是指用物理或化学方法杀灭物体上所有微生物,包括致病和非致病的微生物以及细菌芽孢。

二、物理消毒灭菌法

(一)热力消毒灭菌法

热力消毒灭菌法主要是利用热力破坏微生物的蛋白质、核酸、细胞壁和细胞膜,从而导致其死亡,分为干热消毒灭菌法和湿热消毒灭菌法两类。

1. 干热消毒灭菌法　干热消毒灭菌法是指用相对湿度在20%以下的高热空气使菌体蛋白质凝固变性,由空气导热,传热较慢。常用方法有燃烧法和干烤法。

1)燃烧法　这是一种简单、迅速、彻底的灭菌方法。

(1)适用范围:常用于无保留价值的污染物品的灭菌,如病理标本、特殊感染的敷料(如气性坏疽、破伤风、铜绿假单胞菌感染的敷料)等;微生物实验室接种环的消毒灭菌及培养试管口和塞子的消毒;某些金属器械和搪瓷类物品在急用时。

(2)方法:①特殊感染的敷料等无保留价值的污染物品可直接投入焚烧炉内焚烧;②金属器械在火焰上烧灼20 s;③不锈钢和搪瓷类容器,倒少量95%乙醇,慢慢转动容器使之均匀,点火燃烧至熄灭,时间应超过3 min;④开启或关闭培养试管时,将培养试管口和塞子在火焰上来回旋转烧灼2～3次。

(3)注意事项:①远离易燃易爆物品,如氧气、乙醚、汽油等;②燃烧过程中禁止添加乙醇,以免引起火灾或烧伤;③贵重器械及锐利刀剪禁止燃烧,防止刀刃变钝或损坏器械。

2)干烤法　利用特制的干烤箱进行灭菌,其热力传播与穿透主要靠空气对流和介质传导,灭菌效果可靠。

(1)适用范围:适用于高温下不易损坏、变质和蒸发的物品的灭菌,如玻璃器皿、油脂、粉剂、金属制品,不适用于纤维织物、塑料制品等。

(2)方法:干烤灭菌所需的温度和时间应根据物品的种类和烤箱来确定。一般,烤箱温度160 ℃,2 h;温度170 ℃,1 h;温度180 ℃,0.5 h。

(3)注意事项:①物品灭菌前应洗净,玻璃器皿还应干燥,以免造成灭菌失败或污物炭化;②物品包装不宜过大,装箱不超过箱高的2/3,物品不能与烤箱四壁接触;③灭菌中途不宜打开烤箱或添放新的待灭菌物品,灭菌后要等温度降到40 ℃以下再开箱;④灭菌维持时间要从烤箱内温度达到要求时开始计算;⑤棉制品、合成纤维、塑料制品、橡胶制品、导热性差的物品以及其他在高温下容易损坏的物品,不可用干烤法灭菌。

2. 湿热消毒灭菌法 由空气和水蒸气导热,传热快,穿透力强,因此湿热法比干热法消毒灭菌效果好。常用方法有煮沸消毒灭菌法和高压蒸汽灭菌法。

1)煮沸消毒灭菌法 这是一种简单、经济、应用最早的方法,适用于金属、搪瓷、玻璃、橡胶类等耐湿、耐高温物品的消毒灭菌,但不能用于外科手术器械的灭菌。

(1) 方法:将物品刷洗干净,全部浸泡在水中,然后加热煮沸,水沸后开始计时,持续 5～10 min 可杀灭细菌繁殖体,达到消毒目的;煮沸 15 min 可杀灭多数细菌芽孢。将 1%～2% 的碳酸氢钠加入水中,可将水沸点提高到 105 ℃,除增强杀菌作用外,还有去污防锈的作用。

(2) 注意事项:①煮沸前将物品洗刷干净,全部浸泡于水中,水面至少高于物品 3 cm;②物品放置不宜过多,一般不超过容器容积的 3/4;③有轴节器械的轴节及带盖容器的盖都要打开,大小相同的物品不能重叠;④玻璃物品用纱布包好,应从冷水或温水中放入,橡胶类物品待水沸后放入,煮沸 3～5 min 取出,空腔导管在煮沸时应在腔内充满水;⑤锐器应用纱布包裹,以防变钝,较小较轻物品应用纱布包裹,使其沉入水中;⑥消毒时间从水沸开始计时,若中途加入物品,则应从第二次水沸后重新计时;⑦高原地区由于海拔高、气压低、水的沸点低,故海拔每增高 300 m 需延长消毒时间 2 min。

2)高压蒸汽灭菌法 这是物理消毒灭菌法中使用最广泛、效果最可靠的一种方法,主要利用高压及饱和蒸汽的高热所释放的潜热灭菌。

(1) 适用范围:用于耐高温、耐高压、耐潮湿物品的灭菌,如各类金属、玻璃、搪瓷、橡胶等。

(2) 常用类型:目前医院常用的类型有下排气压力蒸汽灭菌器(手提式、卧式)和预真空压力蒸汽灭菌器两大类。①手提式压力蒸汽灭菌器为一金属圆筒,分内外两层,盖上有安全阀、排气阀和压力表装置(图 3-2-1)。优点:便于携带,使用方法简易,适宜基层单位使用。②卧式压力蒸汽灭菌器下部有排气孔,灭菌时从灭菌器上部输入蒸汽,利用冷热空气比重差异,迫使容器内的冷空气自底部排气孔排出,容器内的压力和温度升高(图 3-2-2)。当压力达到 103～137 kPa 时,温度可达 121～126 ℃,经 15～30 min 即可达到灭菌效果。③预真空压力蒸汽灭菌器配有真空泵和空气过滤装置,在输入蒸汽前,先抽出灭菌器内的冷空气,使之形成负压,再输入蒸汽(图 3-2-3)。在负压作用下,蒸汽能迅速穿透物品,压力可达 205 kPa,温度高达 132 ℃,维持 4～5 min 即能达到灭菌效果。

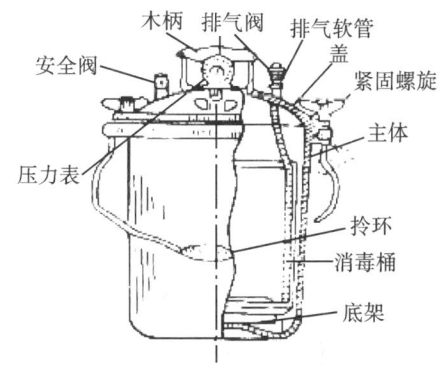

图 3-2-1 手提式压力蒸汽灭菌器

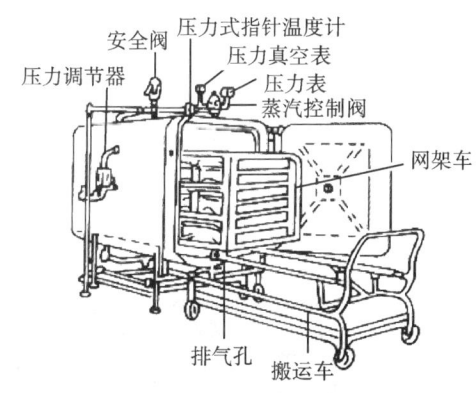

图 3-2-2 卧式压力蒸汽灭菌器

(3) 注意事项:①包装合适:下排气压力蒸汽灭菌器的物品包不宜过大,体积不超过 30 cm×30 cm×25 cm,预真空压力蒸汽灭菌器的物品包不超过 30 cm×30 cm×50 cm,以利于蒸汽穿透;盛装物品的容器应有孔,灭菌时将容器盖打开,利于蒸汽进入。②摆放合理:各包之间应留有空隙,包与包之间的距离不低于 2.5 cm,最上层灭菌包与灭菌器顶部需间隔 7.5 cm,便于蒸汽穿透到中央,排气时蒸汽能迅速逸出以保持物品干燥。③计时准确:随时观察压力和温度并准确计时,加热速度不宜过快,当柜室温度达到灭菌要求时开始计算灭菌时间。④布类物品放于金属、搪瓷物品之上,以免蒸汽遇冷凝成水珠使包布潮湿。⑤灭菌后卸装:灭菌后的物品待冷却后(冷却时间＞30 min)方可取出备用。⑥安全操作:操作人员必须经过专业培训、考试合格才能上岗。⑦定期监测灭菌效果。

（4）灭菌效果的监测。①生物监测法：最可靠的监测方法，利用对热耐受力较强的非致病性嗜热脂肪芽孢杆菌制成指示剂（菌纸片），用时将 10 片分别放于灭菌物品包中央及灭菌器四角，待灭菌结束后取出放于培养基内，在 56 ℃温箱中培养 2～7 天，若无细菌生长说明灭菌合格。②物理监测法：用 150 ℃或 200 ℃的留点温度计，使用前将留点温度计甩在 50 ℃以下放入灭菌物品包内一同灭菌，待灭菌后取出读数，所指数值表示灭菌过程中所达到的最高温度，但不能指示温度持续的时间，此法一般只能作为灭菌效果的参考。③化学监测法：有两种，一种是使用化学指示胶带，使用时将其粘贴在所有待灭菌物品包外，灭菌后观察其颜色变化来判断灭菌效果（图 3-2-4）；另一种是使用化学指示卡，将其放在待灭菌物品包中央，灭菌后取出，将指示卡的颜色及性状与标准合格色块比对以判断是否达到灭菌效果（图 3-2-5）。④B-D 试验：真空型灭菌器每日灭菌前需空锅做 B-D 试验，B-D 测试纸变色均匀合格后方可使用。B-D 测试纸是用热敏染料印制而成的，当空气排出时，温度达 132～134 ℃，持续 3～4 min，所印线条可由原来的米白色变为黑色（图 3-2-6）。

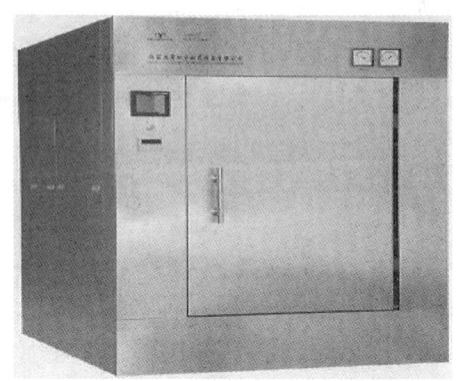

图 3-2-3　预真空压力蒸汽灭菌器

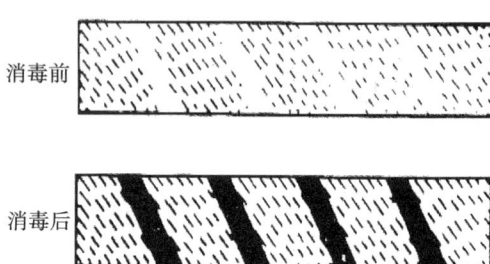

图 3-2-4　化学指示胶带

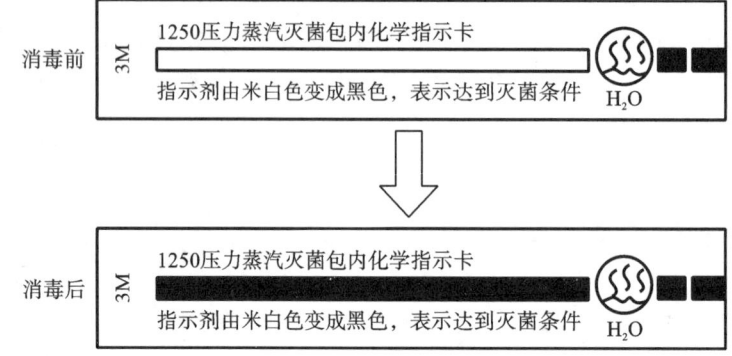

图 3-2-5　化学指示卡

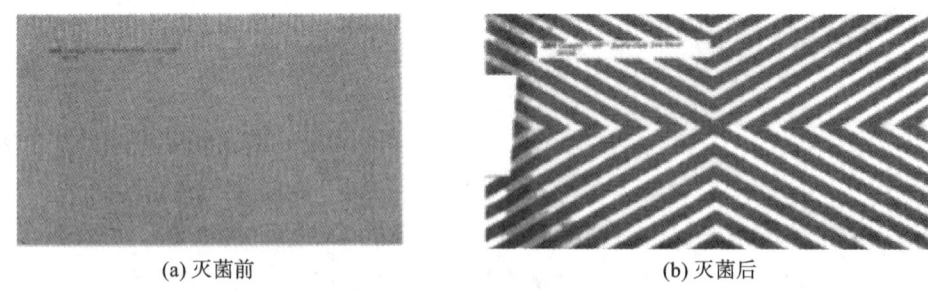

(a) 灭菌前　　　　　　　　　　(b) 灭菌后

图 3-2-6　B-D 测试纸

（二）光照消毒法

光照消毒法又称辐射消毒，其原理是利用紫外线的杀菌作用，使菌体蛋白质发生光解、变性而致细菌死亡，对杆菌杀菌力强，对生长期细菌敏感，对芽孢敏感性差。

1. 日光暴晒法 由于日光具有热、干燥和紫外线等杀菌作用,常用于床垫、被褥、毛毯、书籍等物品的消毒。方法是将物品放在阳光下暴晒 6 h,定时翻动,使物品各面均受到日光照射。

2. 紫外线灯管消毒法 紫外线灯管是人工制造的低压汞石英灯管,通电后汞气化放电产生紫外线,达到杀菌作用。紫外线杀菌作用最强的波段为 250～270 nm。常用于空气和物品表面的消毒。

(1)杀菌机制:①破坏菌体蛋白质中的氨基酸,使菌体蛋白质光解变性;②促使微生物的 DNA 失去转化能力;③降低菌体内氧化酶活性,使氧化能力丧失;④使空气中的氧电离产生具有极强杀菌作用的臭氧。

(2)方法:①空气消毒:首选紫外线空气消毒器,也可用室内悬吊式紫外线消毒灯照射,每 10 m² 面积安装 1 支 30 W 的紫外线灯,有效距离不超过 2 m,照射时间为 30～60 min。②物品表面消毒:最好使用便携式紫外线表面消毒器近距离移动照射,也可用室内悬吊式紫外线消毒灯照射,消毒时应将物品摊开或挂起以减少遮挡,有效距离为 25～60 cm,照射时间不少于 30 min。

(3)注意事项:①保持灯管清洁无尘,灯管表面每周用 95％乙醇棉球擦拭一次,紫外线易被尘粒吸收,当空气中尘粒含量达每立方厘米 800～900 个时杀菌效果降低 20％～30％,故应保持环境清洁,减少灰尘飞扬。②消毒物品要定时翻动,使物品表面受到直接照射(因紫外线穿透能力弱)。③紫外线对皮肤及眼睛有刺激作用,产生的臭氧对人体也不利,照射时人应离开房间或戴防护镜,穿防护衣,肢体用布遮盖。④紫外线消毒时适宜的温度为 20～40 ℃,相对湿度为 40％～60％,过高或过低均可影响消毒效果。⑤消毒时间应从灯亮 5～7 min 开始计时,关灯后如需再开启,应间隔 3～4 min。⑥定时检测灯管照射强度(每 3～6 个月一次),灯管照射强度低于 70 μW/cm² 时应更换,并建立使用登记本,凡灯管使用时间超过 1000 h,应更换灯管。⑦定期进行空气培养,监测灭菌效果。

3. 臭氧灭菌灯消毒法 臭氧灭菌灯内装有臭氧发生管,在电场作用下将空气中的氧转换成高纯度臭氧,靠臭氧的强大氧化作用杀菌,主要用于空气消毒、医院污水和诊疗用水的消毒及物品表面消毒。

(1)消毒方法:①空气消毒,采用 30 mg/m³ 浓度的臭氧,作用 15 min,对自然菌的杀灭率可达 90％以上;②物品表面消毒,一般需 30 mg/m³ 浓度,相对湿度≥70％,作用 60～120 min 才能达到消毒效果。

(2)注意事项:①臭氧对人有害,国家规定大气中允许的臭氧浓度为 0.2 mg/m³,因此空气消毒时应关闭门窗,人员离开现场,灭菌结束至少 30 min 后人员方能进入;②臭氧在常温下为强氧化剂,稳定性极差,易爆炸,同时高浓度会对物品造成损害;③温度、相对湿度、有机物、pH 等多种因素可影响臭氧的杀菌作用,使用时应加以控制。

(三)电离辐射灭菌法

利用放射 Co 发射的 γ 射线或电子加速器产生的高能电子束进行辐射灭菌,由于电离辐射是在常温下进行灭菌的,故又称"冷灭菌",主要用于不耐热的物品灭菌,如橡胶、塑料、高分子聚合物(如一次性注射器、输液及输血器等)、生物医学制品及精密医疗器械等。由于放射线对人体有害,应机械传送物品;由于氧对 γ 射线杀菌有促进作用,应在有氧环境中进行灭菌;湿度越高,杀菌效果越好。

(四)生物净化法

生物净化法是在送风口安装高效过滤器,除掉空气中 0.5～5 μm 直径大小的尘埃,选择合适的气流方式过滤空气,达到使空气洁净的目的,使空气中细菌数量≤10 cfu/cm³,空气洁净度达 99.98％,主要用于手术室、烧伤病房、ICU 室、器官移植室等。

三、化学消毒灭菌法

化学消毒灭菌法是利用化学药物抑制病原微生物生长或杀灭病原微生物的方法,凡不耐潮湿和不适宜热力消毒的物品均可选用化学消毒灭菌法。如患者的皮肤、黏膜、排泄物及周围环境,光学仪器、金属锐器及某些塑料制品的消毒。

(一)化学消毒灭菌的原理

化学消毒灭菌的原理是使菌体蛋白质凝固变性,酶蛋白失去活性,抑制细菌代谢和生长,或破坏细菌细胞膜的结构,改变其通透性,使细胞破裂、溶解从而起到消毒灭菌作用。

(二) 化学消毒剂的使用原则

（1）根据消毒物品的性能和各种病原微生物的特性，选择合适的消毒剂。

（2）严格掌握消毒剂的有效浓度、消毒时间、适宜的温湿度和酸碱度以及使用方法。

（3）消毒剂应定期更换，易挥发的药物要加盖，并定期检测相对密度，调整浓度。

（4）待消毒的物品必须洗净、擦干，浸没在消毒液内，注意打开物品的轴节或套盖，管腔内注满消毒液。

（5）消毒液中不能放置纱布、棉花等物品，这类物品能吸附消毒剂而降低消毒效力。

（6）经浸泡消毒后的物品，在使用前应用无菌生理盐水冲洗干净，经气体消毒剂消毒的物品应待气体散发后使用，以避免消毒剂刺激人体组织。

(三) 化学消毒剂的分类

化学消毒剂种类繁多，消毒效力不同，根据消毒效力强弱分为四类（表 3-2-1）。

表 3-2-1　化学消毒剂按效力分类

类　别	效　力　水　平	举　例
灭菌剂	能杀灭一切微生物（包括细菌芽孢），并达到灭菌要求的制剂	戊二醛、过氧乙酸、环氧乙烷、甲醛
高效	能杀灭一切细菌繁殖体（包括分枝杆菌、病毒、真菌及其孢子等），对细菌芽孢也有一定杀灭作用的消毒制剂	部分高浓度含氯消毒剂
中效	仅能杀灭分枝杆菌、真菌、病毒及细菌繁殖体等微生物的消毒制剂	醇类、碘类、部分含氯消毒剂等
低效	仅能杀灭细菌繁殖体和亲脂病毒的消毒制剂	酚类、胍类、季铵盐类等

(四) 化学消毒剂的使用方法

1. 浸泡法　浸泡法是指将被消毒的物品洗净，擦干后浸没在消毒液中，按标准的浓度与时间进行浸泡，起到消毒灭菌作用的方法。

2. 擦拭法　擦拭法是指选用易溶于水、穿透力强、无显著刺激、标准浓度的消毒剂擦拭物品表面或进行皮肤消毒的方法。

3. 喷雾法　喷雾法是指用喷雾器将化学消毒剂均匀地喷洒在空气中和物品表面、墙壁、地面等，按标准浓度起到消毒灭菌作用的方法。

4. 熏蒸法　熏蒸法是指利用消毒剂所产生的气体进行消毒灭菌的方法（表 3-2-2）。此法适用于室内空气、物品以及不耐湿、不耐高温的物品，如精密仪器、血压器、听诊器、传染病患者接触过的票证等的消毒。

表 3-2-2　熏蒸消毒法

消毒剂	用　量	方　法	时　间
纯乳酸	0.12 mL/m³	加等量水，加热熏蒸	密闭门窗 30～120 min
2%过氧乙酸	8 mL/m³	加热熏蒸	密闭门窗 30～120 min
食醋	5～10 mL/m³	加水 1～2 倍，加热熏蒸	密闭门窗 30～120 min

(五) 常用化学消毒剂

常用化学消毒剂见表 3-2-3。

表 3-2-3 常用化学消毒剂

名称	消毒效力	作用原理	使用范围	注意事项
戊二醛	灭菌	能与菌体蛋白质发生反应,使之灭活,能杀灭细菌芽孢、真菌和病毒	①2%的戊二醛溶液加入0.3%碳酸氢钠,成为2%碱性戊二醛,用于浸泡不耐高温的金属器械、医学仪器、内镜等 ②消毒可用浸泡法或擦拭法,一般细菌繁殖体消毒10 min,污染物品消毒30 min ③灭菌常用浸泡法,时间10 h	①加强日常监测,配制好的消毒液每周过滤1次,每2周应更换1次 ②浸泡金属物品时应加入0.5%的亚硝酸钠作防腐剂 ③医疗器械消毒或灭菌后以无菌方式取出,使用前用蒸馏水冲洗 ④对皮肤、黏膜、眼睛都有刺激性,应注意防护
过氧乙酸	灭菌	能产生新生态氧,将菌体蛋白质氧化使之死亡,能杀灭细菌芽孢、真菌和病毒	①0.2%溶液用于皮肤消毒,浸泡1~2 min ②0.02%溶液用于黏膜冲洗消毒 ③0.2%~1%溶液用于浸泡消毒,时间30~60 min ④0.2%~0.4%溶液用于环境喷洒消毒	①对金属有腐蚀性,对织物有漂白作用 ②易分解,稳定性差,需现配现用。配制时忌与碱或有机物相混合 ③溶液有刺激性和腐蚀性,配制时需戴口罩、橡胶手套,若溅入眼睛或直接接触身体应立即用清水冲洗 ④于阴凉避光处密闭存放,防高温爆炸
环氧乙烷	灭菌	低温时为液态,超过10.8 ℃时为气态,与菌体蛋白质结合,使酶代谢受阻而死亡,能杀灭细菌芽孢、真菌和病毒	①穿透力强,不损害消毒的物品,适用于精密仪器,各种医疗器械,书籍,皮毛,棉、化纤、搪瓷、金属、橡胶、塑料制品及一次性使用诊疗物品的消毒 ②少量物品放入丁基橡胶袋中消毒,大量物品放入环氧乙烷气体灭菌柜,它能自动调温至55~60 ℃,相对湿度至60%±10%,投药量800~1200 mg/m³,时间2.5~4 h	①此消毒剂沸点低,易燃易爆,具有一定毒性,操作时一定要遵守规程 ②存放于阴凉处,无火源、无静电,储存温度不能超过40 ℃,以防爆炸 ③灭菌后物品应清除其残留方可使用 ④不宜用于食品类和油脂类的灭菌
含氯消毒剂（漂白粉、漂粉精、次氯酸钠、二氯异氰尿酸钠等）	中、高效	在水溶液中,释放有效氯,破坏菌体内酶的活性而致其死亡,能杀灭各种细菌芽孢、病毒、真菌孢子等	①餐具、水、便器、疫源地环境消毒 ②被乙肝病毒、结核分枝杆菌、细菌芽孢污染的物品用含有效氯2000~5000 mg/L的消毒液浸泡或擦拭,时间30 min ③排泄物消毒:将干粉加入排泄物中,按有效氯10000 mg/L搅拌,放置2~6 h ④医院污水消毒:将干粉按有效氯50 mg/L加入污水中搅拌,2 h后排放	①消毒剂保存在密封容器内,置于阴凉、干燥、通风处,减少有效氯丧失 ②溶液性质不稳定,应现配现用,按测定的有效氯计算校正后取量 ③有腐蚀及漂白作用,不宜用于金属制品、有色衣物及油漆家具的消毒 ④消毒时如存在大量有机物,应延长消毒时间或提高消毒液的浓度 ⑤对皮肤、黏膜有刺激性,消毒后应立即用清水冲洗
碘酊	中效	碘可直接和菌体蛋白质结合使其变性	①2%的碘酊用于皮肤消毒,20 s后用75%乙醇脱碘,还可用于小件医疗器具的擦拭,浸泡时间2 min,随后泡于75%乙醇内脱碘 ②2.5%碘酊用于断脐,干后用75%乙醇脱碘	①对金属有腐蚀性,不可用于金属器械消毒 ②碘在室温下可挥发,必须密闭存放 ③对皮肤及黏膜有刺激性,用时注意浓度及创面情况 ④对碘过敏者禁用

名称	消毒效力	作用原理	使用范围	注意事项
碘伏	中效	破坏菌体胞膜的通透性,使菌体内蛋白质漏出或与酶产生碘化反应,使之失活,能杀灭细菌、病毒	①2%有效碘溶液用于手术及注射部位皮肤消毒,涂两次②0.05%~0.1%有效碘溶液用于创面、黏膜消毒,时间3~5 min③0.1%有效碘溶液用于体温表浸泡消毒,时间30 min	①碘伏稀释后稳定性差,宜现配现用②避光密闭保存,放阴凉、干燥、通风处③皮肤消毒后无需用乙醇脱碘④对二价金属有腐蚀作用,一般不用于相应金属制品的消毒⑤对碘过敏者慎用
乙醇	中效	使细菌的蛋白质凝固变性,但对乙肝病毒、芽孢无效	①75%乙醇用于皮肤消毒,也可用于物品表面擦拭及某些医疗器械的浸泡消毒②95%乙醇用于燃烧灭菌	①易挥发,需加盖保存并定期测相对密度,保持浓度②易燃,应避火放于阴凉处保存③有刺激性,不宜用于创面及黏膜的消毒④不同浓度的乙醇有不同的用途,消毒浓度不能超过80%和低于70%⑤对乙醇过敏者慎用
苯扎溴铵(新洁尔灭)	低效	阳离子表面活性剂,能吸附带阴离子的细菌,破坏细胞膜,导致菌体自溶死亡,又可使菌体蛋白质变性而沉淀。能杀灭细菌繁殖体	①0.05%的溶液用于黏膜消毒,时间3~5 min②0.05%~0.1%溶液用于皮肤消毒,时间3~5 min③0.1%~0.2%用于环境和物体表面消毒,时间30 min	①此消毒剂是阳离子表面活性剂,如与阴离子表面活性剂合用,两者有拮抗作用(如肥皂等)②对铝制品有破坏作用,不可用铝制品存放③不能用作灭菌器械保存液④应配现用,有吸附作用,会降低药效,所以溶液内不可投入纱布、棉花、毛巾等
氯己定(洗必泰)	低效	能破坏菌体细胞膜的酶活性,使细胞膜破裂,对细菌繁殖体有较强的杀灭作用,但不能杀灭芽孢、分枝杆菌和病毒	①0.02%溶液泡手,时间1~2 min,外科洗手需3 min,皮肤消毒擦2遍,时间2 min②0.05%溶液用于阴道、膀胱或伤口黏膜创面的冲洗消毒③0.1%溶液用于物体表面消毒	①密闭存放于避光、阴凉、干燥处②有机物能降低其杀菌效果,冲洗创面时若脓液过多应先除去脓液并延长冲洗时间③有吸附作用,会降低药效,所以溶液内不可投入纱布、棉花、毛巾等④不能与肥皂或其他阴离子表面活性剂合用

知识链接

医用物品对人体危险性的分类

　　1968年E.H.Spaulding根据医疗器械污染后使用所致感染的危险性大小及在患者使用之前的消毒或灭菌要求,将医疗器械分为三类。

　　1.高度危险性物品　穿过皮肤或黏膜而进入无菌组织或器官内部的器材和用品,与破损的组织、皮肤或黏膜密切接触的器材和用品,如手术器械、穿刺针、腹腔镜等。一般选用灭菌的方法来消毒灭菌。

2.中度危险性物品 仅和皮肤或黏膜相接触,而不进入无菌组织内的器材和物品,如胃肠道内镜、口表、肛表、压舌板等。一般选用中效或高效消毒法来消毒灭菌。

3.低度危险性物品 仅直接或间接地和健康无损皮肤、黏膜相接触的器材和物品,如听诊器、血压计、床褥、便器等。一般选用低效或清洁的方法来消毒灭菌。

考点提示 清洁、消毒、灭菌的概念,常用物理和化学消毒灭菌法。

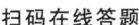直通护考

扫码在线答题

答案解析

（郝 伶）

任务三 无 菌 技 术

任务目标

【知识目标】
1. 掌握无菌技术、无菌物品、无菌区域的定义。
2. 掌握无菌技术操作法的操作要点。
3. 熟悉无菌技术的操作原则和注意事项。

【能力目标】
1. 能够辨别无菌区域与非无菌区域、无菌物品与非无菌物品。
2. 能够在临床工作中正确运用无菌技术操作。

【思政目标】
明确无菌技术操作在临床工作中的重要性,培养一丝不苟的学习态度、良好的无菌观念及慎独精神。

思政课堂

1. 通过临床案例使学生清晰地认识到临床护理工作的严谨性,在工作中养成严谨、慎独的职业素养。

2. 通过展示案例,引导学生学习医护人员临危不惧、不怕苦难的精神,增强学生对职业道德的感性认识,利于学生职业情感的培养和无私奉献精神的养成。

案例导学

刘某,女,28 岁。停经 39^{+2} 周,今晨腹部出现不规律疼痛,阴道有较多液体流出。门诊以胎膜早破收治入院,经阴道试产失败,拟行子宫下段剖宫产术。

请问:

1. 术前戴无菌手套时应该如何避免无菌手套发生污染?

2. 操作过程中,护士应该遵循哪些操作原则?

案例导学答案

无菌技术是预防医院感染的一项重要而基础的技术,医护人员必须正确熟练地掌握无菌技术操作,在操作中严守操作规程,确保患者安全,防止医源性感染的发生。

一、概念

1. 无菌技术 无菌技术是指在医疗、护理操作过程中,防止一切微生物侵入人体和防止无菌物品、无菌区域被污染的操作技术。

2. 无菌区域 无菌区域是指经过灭菌处理且未被污染的区域。

3. 无菌物品 无菌物品是指经过灭菌处理后保持无菌状态的物品。

4. 非无菌区域 非无菌区域是指未经灭菌处理,或虽经过灭菌处理但又被污染的区域。

5. 非无菌物品 非无菌物品是指未经灭菌处理,或虽经过灭菌处理但又被污染的物品。

二、无菌技术操作原则

1. 操作环境清洁宽敞 ①操作环境应清洁、宽敞、定期消毒,操作前 30 min 通风,停止清扫,减少人员走动,避免尘埃飞扬。②操作台应保持清洁、平坦、干燥,所有用物布局合理。

2. 操作者仪表符合要求 操作者着装整洁、修剪指甲、洗手、戴口罩,必要时穿无菌衣、戴无菌手套。

3. 无菌物品管理规范 ①无菌物品与非无菌物品要分开放置,且有明显的区分标志。②无菌物品应存放在无菌容器或无菌包内,无菌容器或无菌包外要注明物品名称、灭菌日期,并按失效期先后顺序摆放使用。③定期检查无菌物品的保存情况,如出现过期、潮湿、破损应重新灭菌。④无菌物品的有效期一般为 7 天;使用一次性医用皱纹纸、一次性纸塑袋、医用无纺布或硬质容器包装的无菌物品,有效期为 180 天;医疗器械生产厂家提供的一次性使用无菌物品须在包装上标识的有效期内使用。

4. 操作过程中保持无菌 ①操作时,操作者应面向无菌区域,身体与无菌区域应保持一定距离;手臂保持在腰部或治疗台面以上,不可跨越无菌区域;避免在无菌区域讲话、咳嗽、打喷嚏。②取用或传递无菌物品时须用无菌持物钳或无菌持物镊。③无菌物品一经取出,虽未使用也不能放回无菌容器或无菌包内。④无菌物品疑有污染或已被污染,均不可再用,应予更换并重新灭菌。⑤一套无菌物品仅供一位患者使用,以防交叉感染。

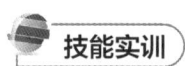

技能实训 3-3-1 无菌持物钳的使用

【目的】

用于夹取和传递无菌物品,保持无菌物品的无菌状态。

【评估】

操作环境是否整洁、宽敞;无菌物品放置是否合理;选取的无菌持物钳是否合适。

【计划】

1. 护士准备 着装整洁,修剪指甲,洗手,戴口罩。

2. 用物准备 无菌持物钳及盛放无菌持物钳的容器。

临床上常用的无菌持物钳有四种：卵圆钳、三叉钳和长、短镊子(图3-3-1)。三叉钳：用于夹取瓶、罐、盆、骨科器械等较大或较重的无菌物品。卵圆钳：分为直头和弯头，用于夹取剪、镊子、刀、治疗碗、弯盘等无菌物品。镊子：分为长镊子和短镊子，用于夹取缝针、棉球、纱布等无菌物品。

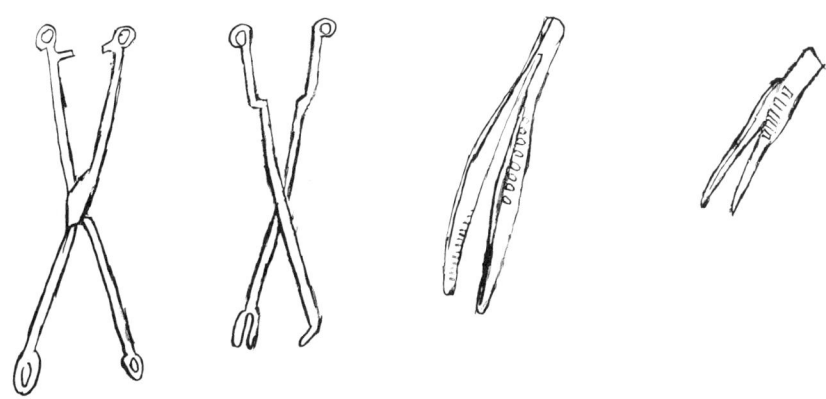

图 3-3-1　无菌持物钳的种类

无菌持物钳的存放：包括干燥保存法和湿式保存法两种。目前临床上使用的主要是干燥保存法，即将无菌持物钳灭菌后置于干燥的无菌容器中，放置在无菌包内，治疗前打开无菌包，有效期4 h。湿式保存法，即持物钳经灭菌后浸泡在盛有消毒液的无菌广口有盖容器内，消毒液应浸没持物钳轴节以上2～3 cm或镊子长度的1/2，每个容器只能放置一把无菌持物钳，以免相互碰撞。

3. 环境准备 环境安静、整洁、宽敞，光线适中，符合操作要求。

【实施】

无菌持物钳使用操作流程见表3-3-1。

表 3-3-1　无菌持物钳使用操作流程

操作程序	操作步骤	要点说明
1. 检查核对	检查并核对无菌持物钳的名称、灭菌日期、有效期及灭菌效果	• 确保在灭菌有效期内使用 • 首次使用时，须记录开包时间并签名，有效期4 h
2. 开盖取钳	打开盛放无菌持物钳的容器盖，手持无菌持物钳上1/3处，闭合钳端，将钳移到容器中央，垂直取出，关闭容器盖(图3-3-2)	• 容器盖闭合时，不可从盖孔中取放无菌持物钳 • 取放无菌持物钳时，不可触及容器口的边缘
3. 钳端向下	使用时保持钳端向下(图3-3-3)，在腰部以上视线范围内活动，不可倒转	• 保持无菌持物钳的无菌状态
4. 放回容器	使用后闭合钳端，打开容器盖，迅速垂直放回容器内，关闭容器盖	• 防止无菌持物钳在空气中暴露过久而污染

【注意事项】

(1) 无菌持物钳不可用于夹取油纱布、换药或消毒皮肤，只能用于夹取或传递无菌物品。

(2) 取放无菌持物钳时应先闭合钳端，保持钳端向下，不可倒转(图3-3-4)，也不可触及容器口的边缘；如需夹取较远处的无菌物品，应将无菌持物钳连同容器一起移到操作处，就地使用。

(3) 无菌持物钳疑有污染或已被污染时，应重新灭菌。

(4) 用干燥保存法保存时，应记录首次打开日期、时间并签名，4 h更换一次。湿式保存法保存的无菌持物钳及浸泡容器每周清洁、灭菌2次，同时更换消毒液；使用频率较高的部门(如门诊、换药室、注射室等)，则每日更换并灭菌；使用后的无菌持物钳须立即放回无菌容器内，同时将钳端打开，以便与消毒液充分接触。

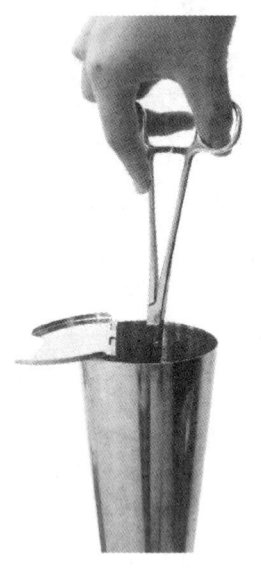
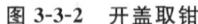

图 3-3-2　开盖取钳

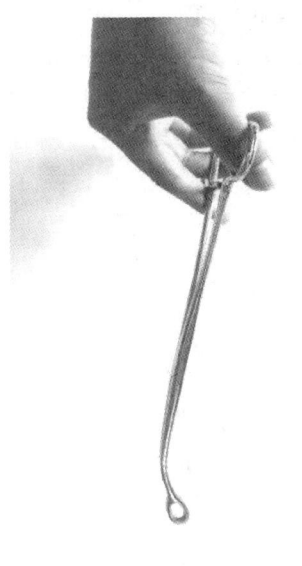

图 3-3-3　钳端向下

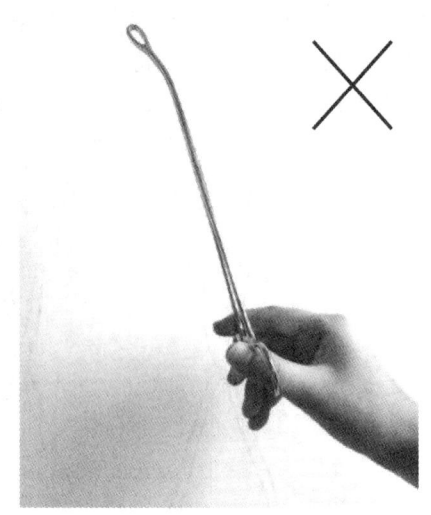

图 3-3-4　持物钳不可倒转

【评价】

(1) 严格遵守无菌原则。

(2) 取放无菌持物钳时,钳端闭合,未触及容器口边缘。

(3) 使用过程中钳端始终向下,未触及非无菌区。

技能实训 3-3-2　无菌容器的使用

【目的】

用于盛放无菌物品并保持无菌状态。

【评估】

操作环境、无菌容器的种类及有效期。

【计划】

1. 护士准备　着装整洁,修剪指甲,洗手,戴口罩。

2. 用物准备　无菌容器(无菌罐、盒、盘等)内盛灭菌器械、棉球、纱布等。

3. 环境准备　环境安静、整洁、宽敞,光线适中,符合操作要求。

【实施】

无菌容器使用操作流程见表 3-3-2。

表 3-3-2　无菌容器使用操作流程

操作程序	操作步骤	要点说明
1.检查核对	检查并核对无菌容器的名称、灭菌日期、失效期、灭菌标识	• 须同时查对无菌持物钳是否在有效期内
2.打开容器	夹取用物时,先打开容器盖,然后平移离开容器,内面向上翻转置于稳妥处或拿在手中(图 3-3-5)	• 容器盖不能在无菌容器上方翻转,防止灰尘落于容器内 • 持盖时,手勿触及容器盖的边缘及内面
3.夹取物品	用无菌持物钳从无菌容器内夹取无菌物品放于另一个无菌容器中或无菌区内	• 无菌持物钳及物品不可触及容器边缘
4.用毕盖严	取物后立即将容器盖内面向下翻转,再移至无菌容器口,由近侧向对侧盖严(图 3-3-6)	• 避免容器内无菌物品在空气中暴露过久

续表

操作程序	操作步骤	要 点 说 明
5.手持容器	手持无菌容器(无菌碗)时应托住容器底部 (图 3-3-7)	·首次使用时,应记录开启日期、时间并签名,24 h 内 有效

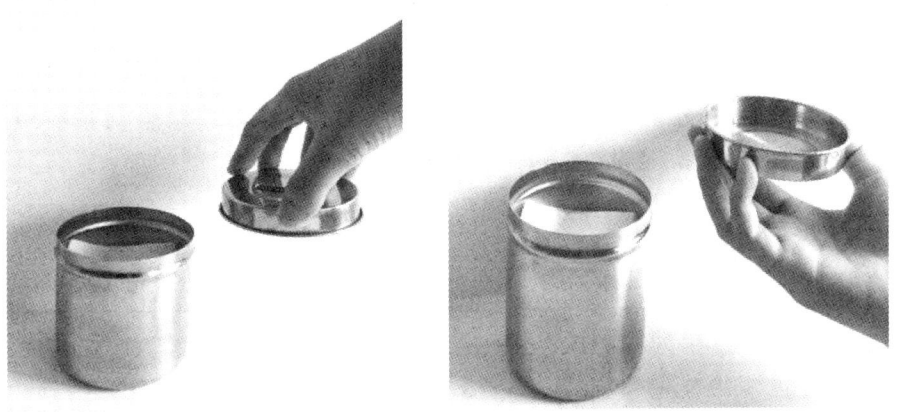

图 3-3-5　打开无菌容器盖

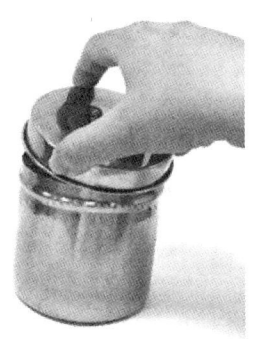
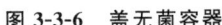

图 3-3-6　盖无菌容器

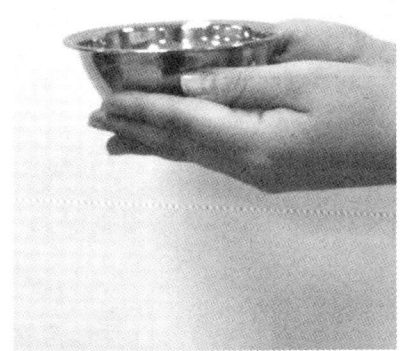
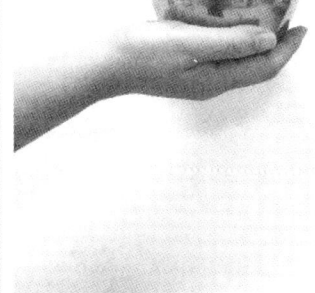

图 3-3-7　手持无菌容器

【注意事项】

(1) 使用无菌容器时,不可触及无菌容器口和盖的边缘及内面。

(2) 无菌容器盖不能在无菌容器上方翻转,防止灰尘落于容器内造成污染。

(3) 无菌容器内的无菌物品,一经取出,虽未使用,也不可再放回无菌容器中。

(4) 用毕盖严无菌容器盖,避免无菌物品在空气中暴露过久。

(5) 无菌容器须定期消毒灭菌,打开后使用时间不超过 24 h。

【评价】

(1) 严格遵守无菌原则。

(2) 无菌容器的边缘及内面无污染。

(3) 用无菌持物钳取物时,钳及物品未触及容器边缘。

(4) 无菌容器盖及时盖严。

技能实训 3-3-3　取用无菌溶液法

【目的】

保持无菌溶液的无菌状态,以供治疗或护理使用。

【评估】

操作环境,无菌溶液的名称、浓度、剂量、有效期。

【计划】

1. 护士准备　着装整洁,修剪指甲,洗手,戴口罩。

2. 用物准备　无菌溶液、无菌容器、无菌持物钳、消毒液、棉签、启瓶器、弯盘、记录纸、笔等。

3. 环境准备　环境安静、整洁、宽敞,光线适中,符合操作要求。

【实施】

取用无菌溶液操作流程见表 3-3-3。

表 3-3-3　取用无菌溶液操作流程

操作程序	操作步骤	要点说明
1. 检查核对	取无菌溶液瓶,核对溶液名称、浓度、剂量、有效期,检查瓶体有无裂缝、瓶盖有无松动,以及对光检查溶液有无浑浊、沉淀、絮状物(图 3-3-8)	• 确定溶液质量合格后方可使用
2. 消毒开盖	用启瓶器开启瓶子铝盖,消毒瓶塞,待干后盖上无菌纱布,打开瓶塞	• 手不可触及瓶口及瓶塞的内面 • 避免沾湿瓶签
3. 倒取溶液	手握溶液瓶的标签面,倒出少量溶液旋转式冲洗瓶口,再由原处倒出溶液至无菌容器中(图 3-3-9)	• 瓶口高度适中,不能接触容器,也不可使溶液外溅
4. 盖好瓶塞	倒取溶液后立即塞好瓶塞	• 已开启的无菌溶液有效期为 24 h
5. 记录签名	在瓶签上注明开瓶日期、时间,并签名,放回原处	• 余液只做清洁操作使用

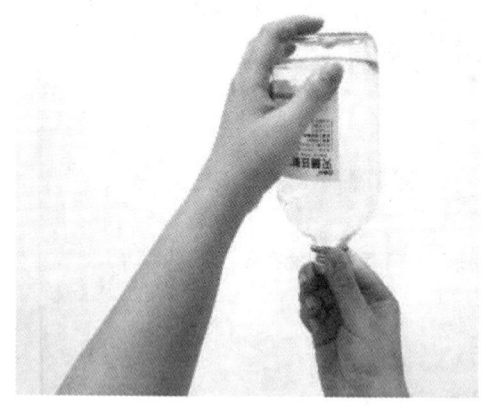

图 3-3-8　检查溶液

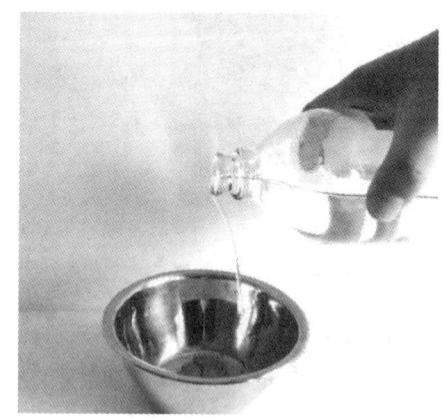

图 3-3-9　倒取溶液

【注意事项】

(1) 取液前,须核对瓶签上的名称、剂量、浓度和有效期,检查溶液质量,确定质量合格后方可使用。

(2) 倒取无菌溶液时,要手握标签,瓶口高度适中,不能接触容器,也不可使溶液外溅,同时保证手不触及瓶口及瓶塞的内面。

(3) 不可将物品直接伸入瓶内蘸取或直接接触瓶口倒取溶液。

(4) 倒出的无菌溶液即使未用,也不可再倒回瓶内。

(5) 已开启的无菌溶液有效期为 24 h,余液只做清洁操作使用。

【评价】

（1）严格遵守无菌原则。

（2）手未触及瓶口及瓶塞内面,未污染无菌溶液。

（3）倾倒溶液时,瓶签未被浸湿,液体未溅到台面。

技能实训 3-3-4 无菌包使用法

【目的】

用无菌包布包裹无菌物品,以供无菌操作使用。

【评估】

操作环境、操作台面、无菌包名称及有效期。

【计划】

1. 护士准备 着装整洁,修剪指甲,洗手,戴口罩。

2. 用物准备 无菌持物钳、无菌包、包布(质厚、致密、未脱脂的双层纯棉布制成)、治疗巾(折好包扎后灭菌备用)、盛放无菌物品的容器或区域(如治疗盘)、弯盘、化学指示卡、化学指示胶带、记录卡片、笔等。

治疗巾折叠法有两种,纵折法和横折法。纵折法:将治疗巾先纵折两次再横折两次,开口边向外(图 3-3-10)。横折法:将治疗巾先横折,再纵折,再重复上述步骤一次(图 3-3-11)。

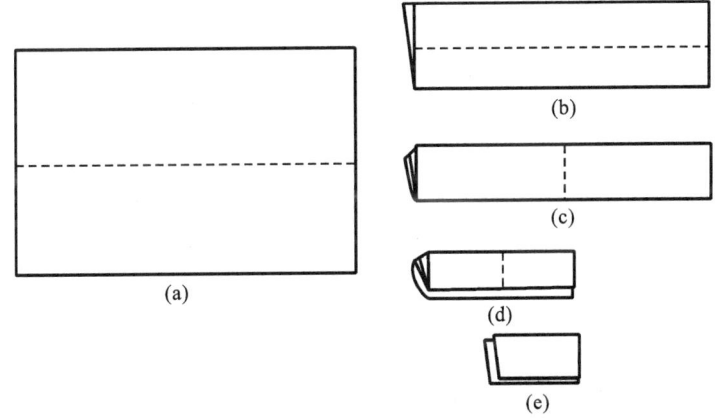

图 3-3-10 纵折法

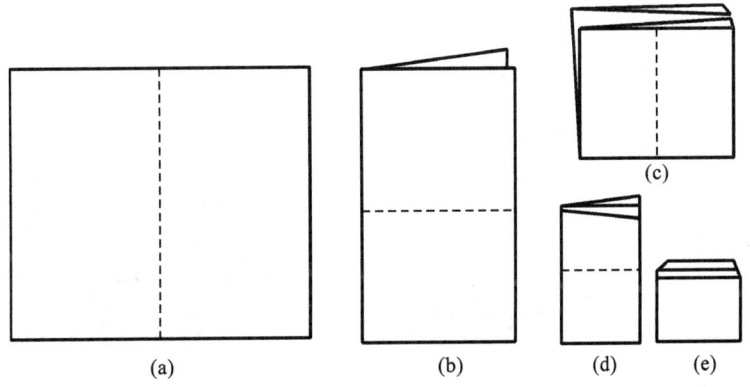

图 3-3-11 横折法

3. 环境准备 环境安静、整洁、宽敞,光线适中,符合操作要求。

【实施】

无菌包使用操作流程见表 3-3-4。

表 3-3-4　无菌包使用操作流程

操作程序	操作步骤	要点说明
1. 包扎法		
（1）放置物品	将需要灭菌的物品放于包布中央，并将化学指示卡放置其中	• 玻璃物品先用棉垫包裹再包扎，防止碰撞损坏
（2）包扎封包	先用包布近侧角盖住物品，然后折叠左右角并将角尖向外翻折，最后一角遮盖后，用化学指示胶带粘贴封包（图3-3-12）	• 避免开包时污染包布内面
（3）贴好标签	贴好标签，注明包内物品名称及灭菌日期，送灭菌处理	
2. 打开法		
（1）检查核对	检查并核对无菌包名称、灭菌日期、有效期、灭菌标识，包布有无潮湿或破损	• 同时须查对无菌持物钳的有效期
（2）打开包布	★桌上开包法 ①将无菌包平放在清洁、干燥、平坦的操作台上，撕开粘贴的化学指示胶带 ②用拇指和示指依次打开包布的外角、左右角和内角 ③再用无菌持物钳依次夹取化学指示卡和无菌物品，放在备好的无菌区内	• 如标记模糊或已过期，包布潮湿，则需重新灭菌
	★手上开包法 如将小包内物品全部取出使用，可将无菌包托在手上打开，另一手抓住包布四角，将包内物品稳妥地放入无菌区域内（图3-3-13）	• 手不可触及包布内面，操作时不可跨越无菌区 • 检查化学指示卡的颜色
	★一次性物品取用法 ①取用一次性无菌注射器或输液器：在封包上特制标记处用手撕开（或用剪刀剪开），暴露无菌物品后，可用手拿取 ②打开一次性无菌敷料或导管：用拇指和示指揭开双面粘合封包上下双层（或消毒封包边口后，再用无菌剪刀剪开），暴露物品后，用无菌持物钳夹取	• 手不可触及包布内面 • 先检查无菌物品的名称、灭菌有效期、封包有无破损
（3）整理记录	如包内物品未用完，按原折痕依次包好，注明开包时间并签名	• 已打开的无菌包内物品可在 24 h 内使用

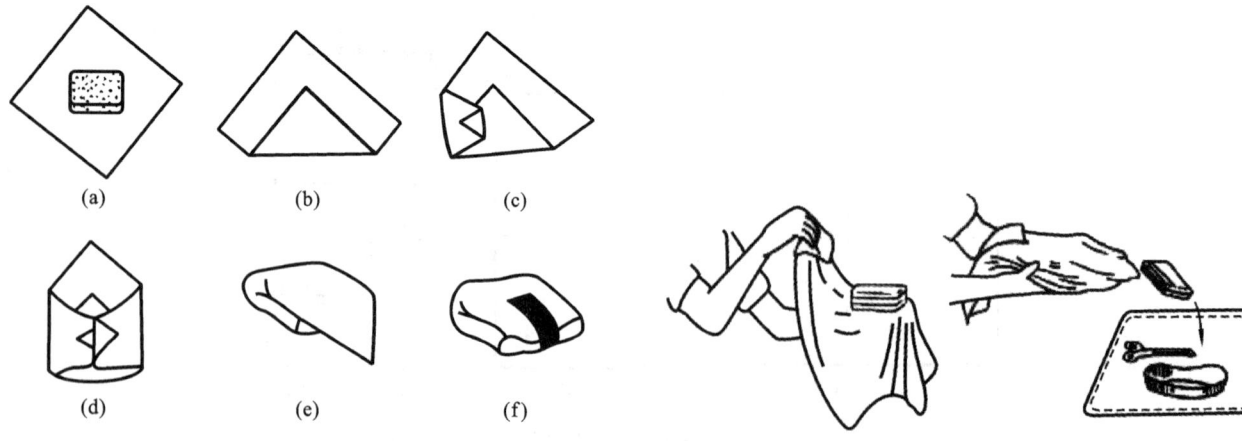

(a)　　　(b)　　　(c)

(d)　　　(e)　　　(f)

图 3-3-12　无菌包包扎封包　　　图 3-3-13　手上开包法

【注意事项】

（1）开包前须检查无菌包的有效期及质量，如包布出现潮湿、破损或污染，则不可使用。

（2）打开无菌包时，要避免系带污染无菌区，同时注意手不可触及包布内面、污染包内无菌物品，不可跨越无菌区。

（3）若包内物品未用完，须按原折痕依次折好，系带横向缠绕，注明开包时间，剩余物品可在 24 h 内使用。

【评价】

（1）严格遵守无菌操作原则。

（2）无菌包包扎方法正确，松紧度适宜。

（3）操作中无菌物品、无菌包未被污染，未跨越无菌区。

（4）准确记录开包时间。

技能实训 3-3-5　铺无菌盘法

【目的】

将无菌巾铺在清洁、干燥的治疗盘内，使其内面为无菌区，放置无菌物品，以供治疗和护理使用。

【评估】

操作环境，检查与治疗项目，无菌物品的有效期。

【计划】

1. 护士准备　衣着整洁，修剪指甲，洗手，戴口罩。

2. 用物准备　治疗盘、无菌持物钳、无菌巾包、无菌敷料罐（内装纱布）、弯盘、记录纸、笔、标签等。

3. 环境准备　环境安静、整洁、宽敞，光线适中，符合操作要求。

【实施】

铺无菌盘操作流程见表 3-3-5。

表 3-3-5　铺无菌盘操作流程

操作程序	操作步骤	要点说明
1. 检查核对	核对无菌巾包名称、灭菌日期、有效期，查看包布有无潮湿、破损	· 须同时查对无菌持物钳、无菌物品是否在有效期内
2. 开包取巾	打开无菌包，先用无菌持物钳取出一块无菌巾，放于清洁治疗盘内，然后将剩余无菌巾按原折痕折好，注明开包时间并签名	· 治疗盘应清洁、干燥
3. 取巾铺盘	★单层底铺盘法	· 包内未用完的治疗巾有效期为 24 h
	①双手捏住无菌巾一边外面两角，轻轻抖开，双折铺于治疗盘上，再将上层向远端呈扇形折叠，开口边向外暴露出无菌区	· 无菌巾的内面为无菌区，不可触及衣袖及其他有菌物品
	②放入无菌物品后，用双手拇指、示指捏住折叠处最上层无菌巾左右角外面，拉平扇形折叠层盖于物品上，上、下两层边缘对齐	· 上、下两层边缘对齐后翻折，以保持无菌
	③将开口处向上翻折两次，两侧边缘向下翻折一次，露出治疗盘边缘（图 3-3-14）	
	★双层底铺盘法	
	①双手捏住无菌巾一边外面两角，轻轻抖开，从远到近，三折成双层底，上层呈扇形折叠，开口向外	· 避免手臂跨越无菌区
	②放入无菌物品，拉平扇形折叠层，盖于物品上，边缘对齐	
	☆双巾铺盘法	
	①双手捏住无菌巾一边外面两角，轻轻抖开，从远侧向近侧平铺于治疗盘上	
	②放入无菌物品后，再取一块无菌巾，无菌面向下盖于物品上，上、下两层边缘对齐。四周超出治疗盘部分向上翻折一次（图 3-3-15）	· 铺好的无菌盘有效期为 4 h
4. 记录签名	＊记录铺盘日期、时间，并签名	

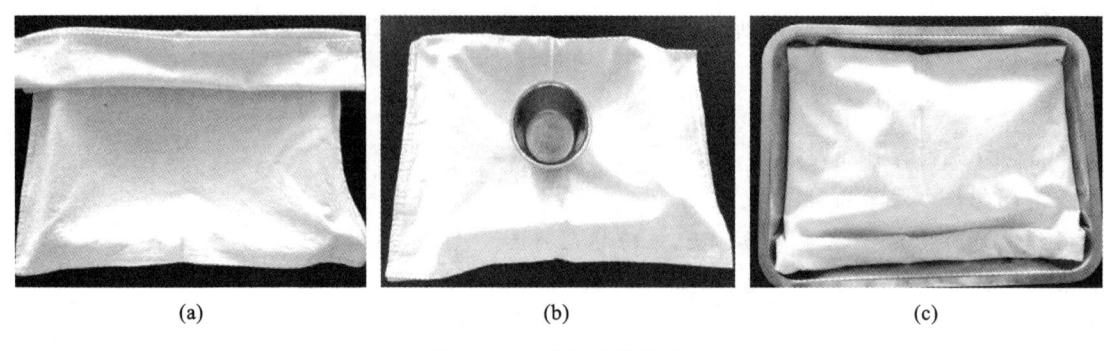

图 3-3-14　单层底铺盘法

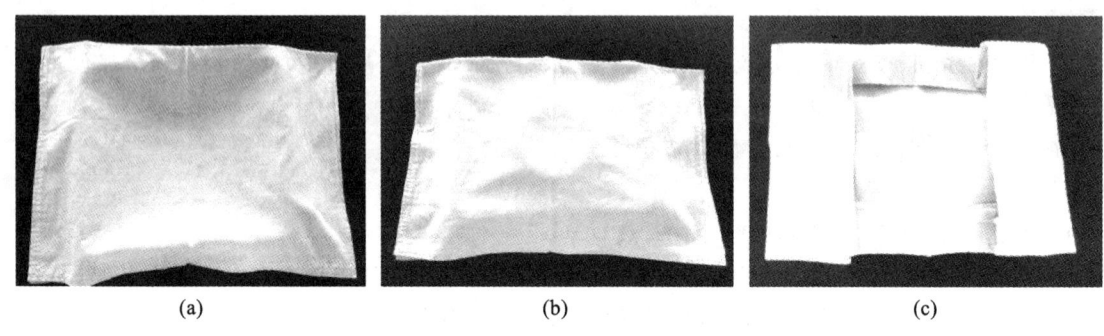

图 3-3-15　双巾铺盘法

【注意事项】

（1）治疗盘须保持清洁干燥，一旦无菌巾潮湿、被污染，则不可使用。

（2）操作中手臂不能跨越无菌区，不能触及无菌巾的内面。

（3）覆盖无菌巾时要对准边缘，一次性盖好，避免污染。

（4）铺好的无菌盘有效期不超过 4 h，须尽早使用。

【评价】

（1）严格遵守无菌操作原则。

（2）无菌巾放置位置合理，上下两层边缘能对齐。

（3）操作中手臂未跨越无菌区，无菌巾内面未被污染。

（4）无菌盘内无菌物品放置有序，便于取用。

技能实训 3-3-6　戴脱无菌手套法

【目的】

执行无菌操作或接触无菌物品时戴无菌手套，以防病原微生物通过医护人员的手造成感染。

【评估】

操作环境，无菌手套的型号、有效期、质量。

【计划】

1. 护士准备　着装整洁，修剪指甲，洗手，戴口罩。

2. 用物准备　无菌手套、弯盘。

3. 环境准备　环境安静、整洁、宽敞，光线适中，符合操作要求。

【实施】

戴脱无菌手套操作流程见表 3-3-6。

表 3-3-6 　戴脱无菌手套操作流程

操作程序	操 作 步 骤	要 点 说 明
1.检查核对	检查并核对无菌手套的型号、灭菌日期、有效期	·检查包装是否完整、干燥 ·选择尺码合适的无菌手套
2.打开手套袋	手套袋平放于清洁、干燥的操作台面上,打开手套袋	
3.取戴手套	★分次取戴 ①一手掀开手套袋开口处外层,另一手捏住一只手套的翻折面(手套内面)取出手套,对准五指戴上 ②用未戴手套的手掀开另一袋口,再用已戴好手套的手指插入另一手套的翻折面(手套外面)取出手套,同法戴好另一只手套(图 3-3-16) ③将手套的翻折边套在工作服衣袖外面 ★一次取戴 ①两手同时掀开手套袋开口处外层,分别捏住两只手套的翻折部分(手套内面),同时取出两只手套 ②将两只手套五指相对,一手捏住两只手套翻折部分,另一只手对准手套五指,先戴好一只手套,再用戴好手套的手指插入另一只手套的翻折面(手套外面),同法戴好另一只手套(图 3-3-17)	·未戴手套的手不可触及手套外面 ·已戴手套的手不可触及手套内面 ·戴好手套的手应保持在腰部以上视线范围内
4.调整手套	将手套的翻折边套在工作服衣袖的外面,双手对合交叉,调整手套位置,检查手套是否漏气	·不可强拉手套边缘和手指部分
5.脱下手套	戴手套的手捏住另一手套腕部外面翻转脱下,再将脱下手套的手插入另一手套内,捏住内面边缘将其翻转脱下	·脱手套时不能强行拉扯,须翻转脱下
6.整理用物	将手套弃于黄色垃圾袋内,按要求处理	·洗手,取下口罩

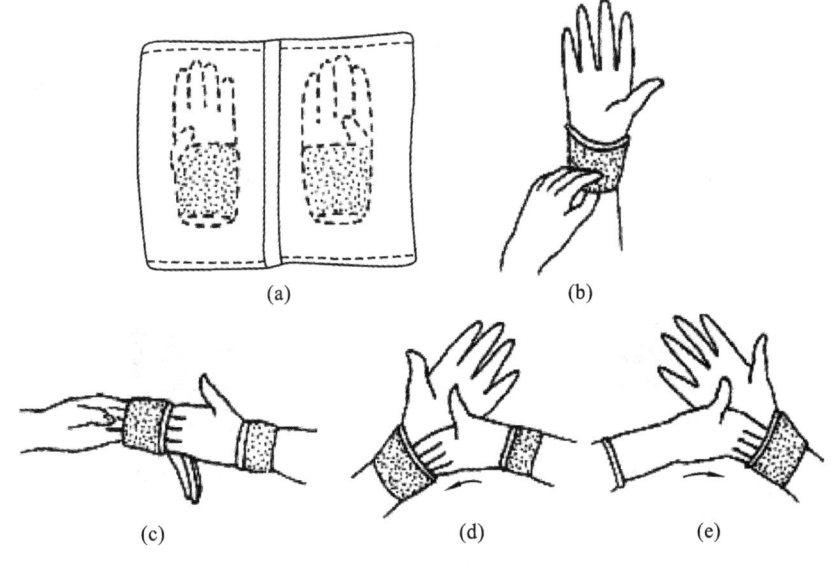

(a)　　　　　　　　　　　(b)

(c)　　　　　(d)　　　　　(e)

图 3-3-16 　分次取戴手套法

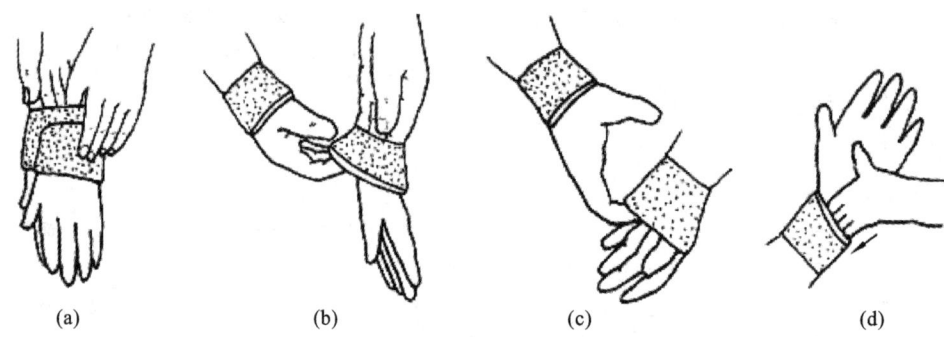

图 3-3-17　一次取戴手套法

【注意事项】

（1）戴手套前须修剪指甲，防止指甲过长刺破手套，发生感染。

（2）戴手套时，未戴手套的手不可触及手套外面，已戴手套的手不可触及未戴手套的手及另一手套的内面。戴好手套的手应保持在腰部以上视线范围内，同时要防止手套外面即无菌面触及任何非无菌物品。

（3）操作过程中发现手套破损或不慎污染或疑有污染时应立即更换。

（4）一次性手套应一次性使用，处理不同的患者应更换手套。

（5）戴手套不能替代洗手，脱去手套后应按规定程序洗手，必要时进行手消毒。

【评价】

（1）严格遵守无菌原则。

（2）戴、脱手套时没有造成手套污染，没有强行拉扯手套。

（3）戴好手套的手始终保持在腰部以上视线范围内。

知识链接

无菌技术的临床应用

　　在 1853—1856 年克里米亚战争中，前线伤病员的死亡率高达 42%。弗洛伦斯·南丁格尔带领 38 名护士，经过 6 个月努力，通过清洁环境卫生、改善生活环境，落实消毒隔离、增加伤病员营养、耐心细心照护等一系列措施，使前线伤病员的死亡率由 42% 降到 2.2%，创造了一个令人震撼的奇迹。用现代医学与护理观点分析可知，其中感染防控措施起到了决定性作用，这实际上就包含了无菌技术的临床应用。从此，护理工作受到了社会重视，南丁格尔也成为护理学创始人。

考点提示　无菌技术、无菌物品、无菌区域的定义，无菌原则，无菌技术操作要点及注意事项。

→ **直通护考**

扫码在线答题

答案解析

（王亚茹）

任务四 隔离技术

思政课堂

1. 通过临床案例的介绍,学生能清晰地认识到临床护理工作的严谨性,在工作中养成严谨、慎独的职业素养。

2. 通过展示一线常用的隔离技术操作和防护策略,引导学生学习医护人员临危不惧、敢于与疾病抗争的精神,增强学生对职业道德的感性认识,培养学生的职业情感和无私奉献精神。

 案例导学

护士小张今天值夜班,接收一位确诊为细菌性痢疾的患者。
请问:
1. 对于该患者,应采取何种隔离方式?
2. 护士小张应采取哪些护理措施?

案例导学答案

隔离是将传染源和高度易感人群安排在特定环境中的措施,对传染源进行隔离以防止病原体传播到外界,对高度易感人群进行保护性隔离以避免感染。隔离是预防医院感染的关键措施之一,医护人员应严格遵守隔离制度并熟练掌握相关技术;同时,通过教育让所有进入医院的人员理解隔离的重要性并主动配合隔离工作。

一、隔离基本知识

(一)隔离区域的设置

隔离病区应与普通病区分开,并远离食堂、水源和其他公共场所。相邻病区楼房之间应保持约 30 m 的距离,侧面防护距离为 10 m,以防止空气传播。病区应设有分别供工作人员和患者使用的通道,并设立清洁区、半污染区和污染区之间的缓冲区,配备必要的卫生、消毒和隔离设备。

(二) 隔离单位的划分

1. 以患者为隔离单位　每位患者都拥有独立的环境和用具,与其他患者进行隔离。

2. 以病种为隔离单位　同一病种的患者被安排在同一病室内,但如果病原体不同,应将患者分别收治在不同的病室。同病室患者的床单位之间应保持至少 1 m 的距离。

3. 其他　尚未确诊、发生混合感染或具有强烈传染性及病情危重的患者,应入住单独的病室。

(三) 隔离区域的划分及隔离要求

1. 清洁区　指没有被病原微生物污染的区域,如医护值班室、配餐室、更衣室、库房、食堂、药房和营养室。在清洁区,要求所有患者和患者接触过的物品都不能进入,工作人员在接触患者后必须消毒双手,脱去隔离衣和鞋子才能进入。

2. 半污染区　指可能被病原微生物污染的区域,如护士站、治疗室、医务人员办公室、走廊、检验室及医疗器械处置室等。在半污染区,要求患者或穿隔离衣的工作人员通过走廊时不能接触墙壁、家具等物体,各类检验标本要有固定的存放盘和架,检验完的标本及容器等应严格按要求分别处理。

3. 污染区　指被病原微生物污染的区域,如病室、患者洗手间、浴室、污物处理室等。污染区的所有物品在未经消毒处理的情况下不得带到其他区域,工作人员进入污染区时必须穿隔离衣,戴口罩、帽子,必要时换隔离鞋,离开前要脱隔离衣、隔离鞋并消毒双手。

二、隔离原则

(一) 一般消毒隔离原则

(1) 在病室门前和床尾设置隔离标志,门口放置用消毒液浸湿的脚垫,门外设挂衣架或柜子,并备有消毒手和洗手设备、毛巾和避污纸。

(2) 工作人员进入隔离室时必须佩戴口罩、帽子,穿隔离衣,并只能在规定范围内活动,严格遵守隔离规定。每次接触患者或污染物品后以及离开隔离室前必须消毒双手。

(3) 在穿隔离衣前,必须确保所有操作用物齐全。各项护理操作应计划性地集中进行,以减少穿脱隔离衣和消毒手的次数。

(4) 患者接触过的物品或落地的物品应视为污染物,消毒后方可给患者使用。

(5) 患者的排泄物、分泌物须在消毒处理后才能倒掉。需运出病室外的物品,应置于污物袋内并有明显标记。患者衣物、票证等须经消毒后才能带出。

(6) 病室每日使用紫外线灯或消毒液进行空气消毒,每日晨间护理后用消毒液擦拭床及床旁桌椅。患者接触过的医疗器械如血压计、体温计等,应按规定消毒。

(7) 严格执行陪护、探视制度,并做好卫生宣教。同时做好患者的心理护理,满足患者的心理需求。

(8) 传染性分泌物的连续三次培养结果均为阴性或患者已度过隔离期,经医生开具医嘱后方可解除隔离。

(二) 终末消毒处理

终末消毒处理是指对转科、出院或死亡患者及其所在病室、用物和医疗器械等进行的一系列消毒措施。

1. 患者的终末消毒处理

(1) 患者在出院或转科前,应洗澡并换上干净的衣服。患者的个人用物在经过消毒处理后才能带出。

(2) 死亡患者的尸体应使用消毒液进行处理,并用消毒棉球填塞口、鼻、耳、阴道、肛门等孔道。如有伤口,需要更换敷料。再用一次性尸单包裹尸体,注明"传染"标记,送往传染科太平间。

2. 病室终末消毒处理　关闭病室门窗,打开床旁桌,摊开棉被,竖起床垫,用紫外线灯照射或消毒液熏蒸,然后打开门窗通风换气,家具地面用消毒液擦拭,体温计用消毒液浸泡,血压计、听诊器采用熏蒸法消毒,被服类送消毒处消毒后再清洗。床垫、棉絮、枕芯可用日光暴晒或紫外线消毒(表 3-4-1)。

表 3-4-1　传染病患者污染物品消毒方法

类　别	物　品	消　毒　方　法
1.病室	房间	2%过氧乙酸溶液熏蒸或喷雾消毒,紫外线灯照射
2.医疗用品	病室墙壁、地面、家具	0.2%~0.5%过氧乙酸溶液或含氯消毒剂擦拭
	金属、橡胶、玻璃类医疗器械	煮沸或高压蒸汽灭菌,相应消毒剂浸泡
	血压计、听诊器、手电筒	环氧乙烷熏蒸,0.2%~0.5%过氧乙酸溶液擦拭 1%过氧乙酸溶液、
	体温计	75%乙醇、碘伏(含0.1%有效碘)溶液浸泡
3.日常用品	餐具、茶具、药杯	含氯消毒剂浸泡,煮沸,微波消毒,环氧乙烷气体灭菌
	信件、书报、票证	环氧乙烷气体灭菌
4.被服类	衣服布类	含氯消毒剂浸泡,煮沸,高压蒸汽灭菌,环氧乙烷气体灭菌,然后清洗
	枕芯、被絮、毛织品	紫外线灯照射60 min或日光暴晒6 h,环氧乙烷气体灭菌
5.其他	排泄物、呕吐物、分泌物	漂白粉消毒,痰盛在蜡纸盒内焚烧
	便器、痰杯	漂白粉消毒,0.5%过氧乙酸溶液浸泡
	剩余食物	煮沸消毒30 min后弃去
	纸屑等垃圾	装袋并标记后焚烧处理

三、隔离种类及措施

隔离种类根据传播途径的不同,可以分为以下七种。

(一)严密隔离

严密隔离适用于通过飞沫、分泌物、排泄物直接或间接传播的烈性传染病[如鼠疫、霍乱、严重急性呼吸综合征(SARS)、人感染高致病性禽流感等]患者。主要的隔离措施如下。

(1)患者应住在单独的病室,通向过道的门窗需关闭,病室外应挂有明显的标志。病室内用具应尽量简单且易于消毒。患者禁止离开病室,同时禁止陪护和探视。

(2)接触患者时,必须佩戴口罩、帽子,穿隔离衣、裤和鞋,必要时戴橡胶手套。消毒措施必须严格执行。

(3)患者的分泌物、呕吐物、排泄物应严格进行消毒处理。

(4)污染的敷料应装袋并标记后送焚烧处理。

(5)室内空气及地面应使用紫外线灯照射或用消毒液喷洒,每日1~2次。

(二)呼吸道隔离

呼吸道隔离适用于通过空气传播的感染性疾病(如肺结核、流脑、百日咳、流感等)患者。主要的隔离措施如下。

(1)同一病原体引起感染的患者可以住在同一病室,有条件的情况下,尽量使隔离病室远离其他病室,并在病室外挂有明显的标志。

(2)通向过道的门窗需关闭,患者离开病室时需佩戴口罩。

(3)工作人员进入病室需佩戴口罩并保持其干燥,必要时穿隔离衣。

(4)为患者准备专用的痰杯,口鼻分泌物需经消毒处理方可倒掉。

(5)室内空气及地面应使用紫外线灯照射或用消毒剂喷洒,每日1~2次。

(6)探视者进入隔离病室应经过同意,并采取相应的防护措施。

(三)肠道隔离

肠道隔离适用于通过消化道分泌物及粪便直接或间接污染了食物或水源而引起的传染病(如伤寒、细菌性痢疾、甲型肝炎等)患者。主要的隔离措施如下。

（1）同一病原体引起感染的患者可以住在同一病室，不同病种的患者最好能分病室居住。如需住同一病室，应做好床边隔离，每床之间加隔离标记，患者之间不能相互交换物品，以防交叉感染。

（2）接触不同病种的患者时需分穿隔离衣，接触污染物时需戴手套。

（3）病室应有防蝇设备，并确保无苍蝇、无老鼠。

（4）患者的食具、便器应专用，严格消毒。剩余的食物或排泄物均需消毒处理方可倒掉。

（5）探视者进入隔离室应经过同意，并采取相应的防护措施。

（四）接触隔离

接触隔离适用于通过体表或伤口直接或间接接触而引起感染的疾病（如破伤风、气性坏疽等）患者。主要的隔离措施如下。

（1）患者应住在单独的病室，病室外挂有明显的隔离标志。

（2）接触患者时必须戴口罩、帽子、手套，穿隔离衣。工作人员手或皮肤有破损时应避免接触患者，必要时戴橡胶手套。

（3）所有患者接触过的物品，如被单、衣物、换药器械等，均应先进行灭菌，然后清洁、消毒，再进行灭菌。

（4）被患者污染的敷料应一律装袋标记并送焚烧处理。

（5）原则上禁止探视，特殊情况下探视者进入时必须采取相应的防护措施。

（五）血液-体液隔离

血液-体液隔离主要用于预防通过直接或间接接触血液等体液传播的传染病，如乙型肝炎、梅毒、艾滋病等。主要的隔离措施如下。

（1）同种病原体感染的患者可以住在同一病室，必要时进行单人隔离。

（2）为防止血液等体液飞溅，应戴防渗透的口罩及护目镜，接触血液等体液时应戴手套。

（3）如果血液等体液可能污染工作服，需穿隔离衣。

（4）操作完毕后，脱去手套应立即洗手。若手被血液等体液污染或可能污染时，应立即用含氯消毒液洗手，护理下一个患者前也应洗手。

（5）防止被注射器针头等利器刺伤。患者用过的针头应放入防水、防刺破且有标记的容器内直接送焚烧处理。一旦被刺伤，应立即用清水或肥皂水清洗，尽量挤出多的血液，再用75%乙醇或0.5%碘伏浸泡涂抹，然后包扎，迅速进行危险性评估，决定是否用药，上报医院内感染管理办公室，定期追踪观察。

（6）被血液等体液污染的室内物品表面立即用含氯消毒剂擦拭或喷洒消毒。

（7）被血液等体液污染的物品应装袋标记后送消毒或焚烧处理。

（8）艾滋病患者或HIV感染者不能与其他患者共用中心吸氧、吸引系统。

（六）昆虫隔离

昆虫隔离适用于以昆虫为媒介而传播的疾病（如乙型脑炎、流行性出血热、疟疾、斑疹伤寒等）患者。主要的隔离措施如下。

（1）乙型脑炎和疟疾由蚊子传播，病室应有蚊帐及其他防蚊设施。

（2）斑疹伤寒由虱子传播，患者入院时须经灭虱处理，才能入住同种病室。

（3）流行性出血热由野鼠和螨虫传播，需要向野外作业人员做好宣传工作，强调做好防护措施，并做好灭鼠灭螨工作。

（七）保护性隔离

保护性隔离适用于抵抗力低或极易感染的患者，如严重烧伤、白血病、器官移植及免疫缺陷患者。主要的隔离措施如下。

（1）设立专用隔离室，患者住在单间病室进行隔离。

（2）进入病室时，应穿戴灭菌后的隔离衣、口罩、帽子、手套及拖鞋。

（3）接触患者前后及护理下一位患者前，应洗手。

（4）凡患呼吸道疾病者或咽部带菌者，包括工作人员，均应避免接触患者。

（5）禁止入室探视。特殊情况必须探视时，应采取相应的隔离措施。

（6）未经消毒处理的物品不可带入隔离区。病室内空气、地面、家具均应严格消毒，并通风换气。

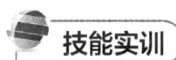

艾滋病隔离及职业防护要求

艾滋病，又称获得性免疫缺陷综合征，是一种由人类免疫缺陷病毒引发的传染病，可通过性接触、输注血液及其制品、器官移植、污染的注射器、母婴垂直传播等途径传播。其隔离要求如下。

（1）采取保护性隔离措施和血液-体液隔离措施。

（2）如果皮肤接触到血液等体液，应立即用肥皂水和清水进行冲洗。若患者的血液等体液意外进入眼睛或口腔，应迅速用大量清水或生理盐水进行冲洗。

（3）如果医护人员不慎被污染的针头刺伤，应立即采取紧急措施：①如有伤口，立即在伤口近心端轻轻挤压，尽可能挤出受伤局部的血液；②用肥皂水和流水冲洗；③消毒液消毒后包扎伤口，暴露的黏膜要反复用生理盐水冲洗；④受伤后尽早进行预防性用药，最好在 4 h 内实施，最迟不得超过 24 h；在受伤后第 4 周、8 周、12 周、24 周时分别进行有关的血液检查。

四、隔离技术

为保护患者和工作人员，避免感染，应加强手的清洁与消毒，根据情况使用各种防护物品，包括帽子、口罩、手套、鞋套、护目镜、隔离衣、防护服等。

技能实训

技能实训 3-4-1　口罩、帽子的使用

【目的】

口罩可保护患者和工作人员，避免互相传染，并防止飞沫污染无菌物品或清洁物品；帽子可防止工作人员的头发、头屑散落或头发被污染。

【评估】

操作环境是否整洁、宽敞；口罩种类、帽子大小是否合适，是否在有效期内；患者病情、目前采取的隔离种类。

【计划】

1. 护士准备　着装整洁、头发盘起、洗净双手。

2. 用物准备　合适的口罩、帽子，污物袋。

3. 环境准备　环境安静、整洁、宽敞、安全，光线适中，符合操作要求。

【实施】

口罩、帽子使用操作流程见表 3-4-2。

表 3-4-2　口罩、帽子使用操作流程

操作程序	操作步骤	要点说明
1. 戴帽子	取清洁的帽子戴上	• 帽子大小合适，能遮住全部头发
2. 戴口罩	取清洁口罩戴好，下半部应能遮住下颌（图 3-4-1）	• 口罩应罩住口、鼻

续表

操作程序	操作步骤	要点说明
3.取口罩	口罩用后,洗手,取下口罩,将污染面向内折叠,装入小塑料袋内或放入胸前清洁的小口袋内	·口罩用后,立即取下,不可挂在胸前,取下时不可接触污染面 ·一次性口罩取下后放入污物袋,如是纱布口罩,则每日更换,清洗消毒

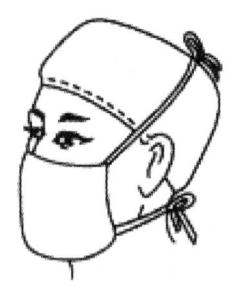

图3-4-1 戴口罩、帽子

【注意事项】

(1) 戴上口罩后不可用污染的手触摸口罩,口罩用后立即取下,口罩不能挂在胸前,手不可接触口罩的污染面。

(2) 口罩、帽子应勤换洗,保持清洁,纱布口罩应每日更换,一次性口罩使用时间不超过4 h,若口罩潮湿、污染应立即更换,每次接触严密隔离患者后立即更换。离开污染区前将口罩、帽子放入特定污物袋内,以便集中消毒处理。

【评价】

(1) 帽子、口罩戴法正确。

(2) 取下的口罩放置妥当。

技能实训3-4-2 手的清洁与消毒

【目的】

清除手上的污垢和致病微生物,避免污染无菌物品和清洁物品,防止感染的发生。

【评估】

手污染的程度,患者病情,目前采取的隔离种类。

【计划】

1. 护士准备 着装整洁,修剪指甲,洗手,取下手表。

2. 用物准备

(1) 流水洗手池设备(采用感应式、脚踏式或肘式开关)。

(2) 无洗手池设备(消毒液和清水各一盆)。

(3) 肥皂水或洗手液,手刷,消毒小毛巾或纸巾,红外线干手机,污物桶。

3. 环境准备 环境整洁、宽敞、干燥、安全,物品放置合理。

【实施】

手的清洁、消毒操作流程见表3-4-3、表3-4-4。

表3-4-3 手的清洁操作流程

操作程序	操作步骤	要点说明
1.润手取液	打开水龙头,调节合适水流和水温,湿润双手,并取洗手液(或肥皂水)于掌心	·水龙头最好是感应式或用肘、脚控制的开关
2.揉搓双手	揉搓步骤(图3-4-2): ①掌心相对,手指并拢,相互搓擦 ②掌心对手背沿指缝相互搓擦,交换进行 ③掌心相对,双手交叉沿指缝相互搓擦 ④弯曲手指,使关节在另一手掌心旋转揉搓,交换进行 ⑤一手握另一手大拇指旋转搓擦,交换进行 ⑥将五个手指尖并拢放在另一手掌心旋转搓擦,交换进行 ⑦螺旋式擦洗手腕,交换进行	·认真揉搓时间至少15 s ·保证消毒液完全覆盖手部皮肤
3.冲净擦干	打开水龙头,由腕向指尖将污水冲净	

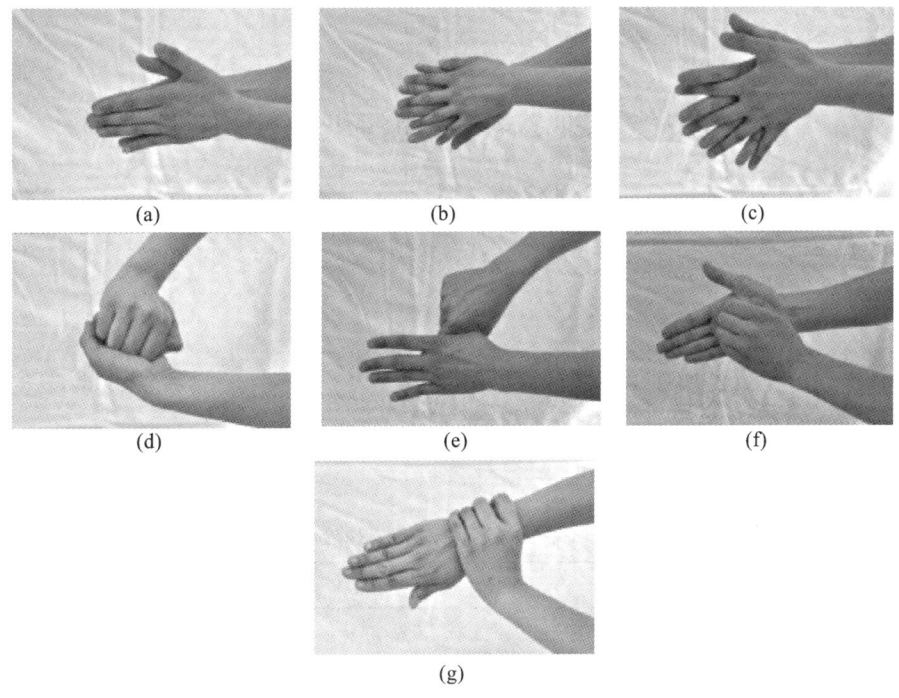

图 3-4-2 七步洗手法

表 3-4-4 手的消毒操作流程

操作程序	操作步骤	要点说明
1.浸泡法		
(1)浸泡双手	将双手浸泡在盛有消毒液的盆中	·消毒液要浸泡至肘部以下
(2)擦洗双手	用手刷或小毛巾按前臂、腕部、手背、手掌、手指、指缝、指甲的顺序反复擦洗	·根据消毒液的性质,浸泡消毒 2～5 min
(3)洗净擦干	清水洗净双手,用小毛巾擦干或吹干	
2.擦拭法	①取快速手消毒剂于掌心,均匀涂抹至整个手掌、手背、手指、指缝,必要时增加手腕及手腕上 10 cm ②按照揉搓洗手的步骤揉搓双手,直至手部干燥	保证快速手消毒剂完全覆盖手部皮肤,揉搓时间至少 15 s
3.刷手法		
(1)湿润双手	打开水龙头,调节合适水流和水温,湿润双手	
(2)刷手洗净	用手刷蘸肥皂水或洗手液,按前臂、腕部、手背、手掌、手指、指缝、指甲的顺序彻底刷洗,用流水冲净,使污水从前臂流向指尖,重复一次(共 2 min)	·刷洗范围应超过被污染的范围并顺皮肤纹路刷洗 ·每只手刷 30 s ·冲洗时手指向下 ·避免溅湿工作服
(3)擦干双手	用消毒小毛巾或纸巾自上而下擦干双手或用红外线干手机吹干	

【注意事项】

(1) 肥皂水应每日更换一次,手刷应每日消毒。

(2) 刷手时身体勿靠近水池,以避免隔离衣污染水池或水溅到身上。

(3) 流水洗手时腕部要低于肘部,使污水从前臂流向指尖,勿使水倒流入衣袖内。

(4) 刷洗时间一定要足够,双手刷洗时间达 2 min。

【评价】

手的清洗和消毒方法正确,冲洗彻底,工作服未被溅湿。

技能实训 3-4-3　避污纸的使用

【目的】

使用避污纸保持双手或物品不被污染,以省略消毒手的程序。

【计划】

1. 护士准备　着装整洁,修剪指甲。

2. 用物准备　避污纸(清洁纸片)、污物桶。

3. 环境准备　环境整洁、宽敞、干燥、安全,物品放置合理。

【实施】

避污纸使用操作流程见表 3-4-5。

表 3-4-5　避污纸使用操作流程

操作程序	操作步骤	要点说明
1. 使用时	取避污纸时应从页面抓取,不可掀页撕取(图 3-4-3)	• 使用前应保持避污纸清洁
2. 使用后	避污纸用后丢入污物桶,定时焚烧	• 避污纸放入污物桶或污染袋内,不可随意丢弃

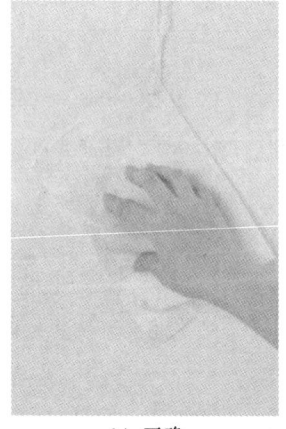 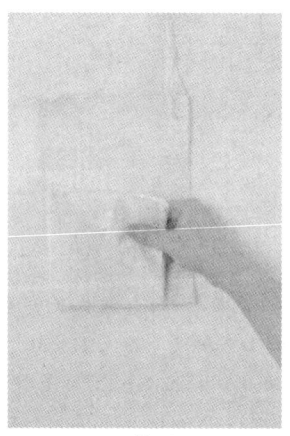

(a) 正确　　　　　　(b) 错误

图 3-4-3　取避污纸

【注意事项】

取避污纸时不可掀页撕取,必须保持一面为清洁面,以防交叉感染。

【评价】

避污纸使用前未被污染,取避污纸的方法正确。

技能实训 3-4-4　穿脱隔离衣

【目的】

保护工作人员和患者,防止病原微生物播散,避免交叉感染。

【评估】

患者病情,隔离种类及措施。

【计划】

1. 护士准备 着装整洁,取下手表,卷袖过肘(冬季卷袖过前臂中部),洗手、戴口罩。

2. 用物准备 隔离衣、挂衣架、消毒手设备、污衣袋。

3. 环境准备 环境整洁、宽敞、干燥、安全,物品放置合理。

【实施】

穿脱隔离衣操作流程见表3-4-6。

表3-4-6 穿脱隔离衣操作流程

操 作 程 序	操 作 步 骤	要 点 说 明
1.穿隔离衣(图3-4-4)		
(1)检查取衣	①检查隔离衣的完整性和清洁情况,核对长短是否合适 ②手持衣领从挂衣架上取下隔离衣,将隔离衣污染面向外,两手将衣领两端向外折,露出衣袖内口,使清洁面朝向自己	• 隔离衣的长度需全部遮盖工作服,有破损时则不可用 • 衣领和隔离衣内面为清洁面
(2)穿上衣袖	一手持衣领,另一手伸入袖内,举起手臂将衣袖向上抖(先穿左手),换手持衣领,按上法穿好右手	• 衣袖勿触及面部、衣领
(3)扣领、扣袖	两手持衣领,由衣领中央向两边理顺衣领,同时扣上领扣,接着扣好袖扣或系上袖带(此时手已污染)	• 污染的袖口不可触及衣领、颈部、面部和帽子
(4)折襟系腰	解开腰带活结,将隔离衣一边(腰下约5 cm处)向前拉,见到边缘时捏住其外面,同法捏住另一侧。双手在背后将隔离衣边缘对齐,向一侧折叠并以一手按住,另一手将同侧腰带拉至背后压住折叠处,换手拉另一侧腰带,双手在背后将腰带交叉再回到前面打一活结	• 手不可触及隔离衣内面 • 隔离衣应能遮盖背面的工作服,勿使折叠处松散 • 穿好隔离衣后不得再进入清洁区
2.脱隔离衣(图3-4-5)		
(1)松带解袖	松开腰带,在前面打一活结,然后解开袖口,在肘部将部分衣袖内部塞入工作服衣袖下,露出双手	• 勿使衣袖外面塞入袖口
(2)消毒双手	采用浸泡法或刷手法消毒双手并擦干	• 每只手刷洗30 s,各两遍,共2 min • 刷手顺序为前臂、腕部、手背、手掌、手指、指缝、指甲,彻底刷洗
(3)解领脱袖	解开衣领,一手伸入另一侧衣袖口内,拉下衣袖过手,再用衣袖遮盖着的手在外面拉下另一衣袖,两手在衣袖内轮换从袖管中退至衣肩处,双手握住衣领,将隔离衣两边对齐,挂在衣钩上。需更换的隔离衣,脱下后清洁面向外卷好投入污物袋中	• 污染的袖口不可触及衣领、面部和帽子,保持衣领清洁 • 若隔离衣挂在半污染区,则清洁面向外;若隔离衣挂在污染区,则污染面向外

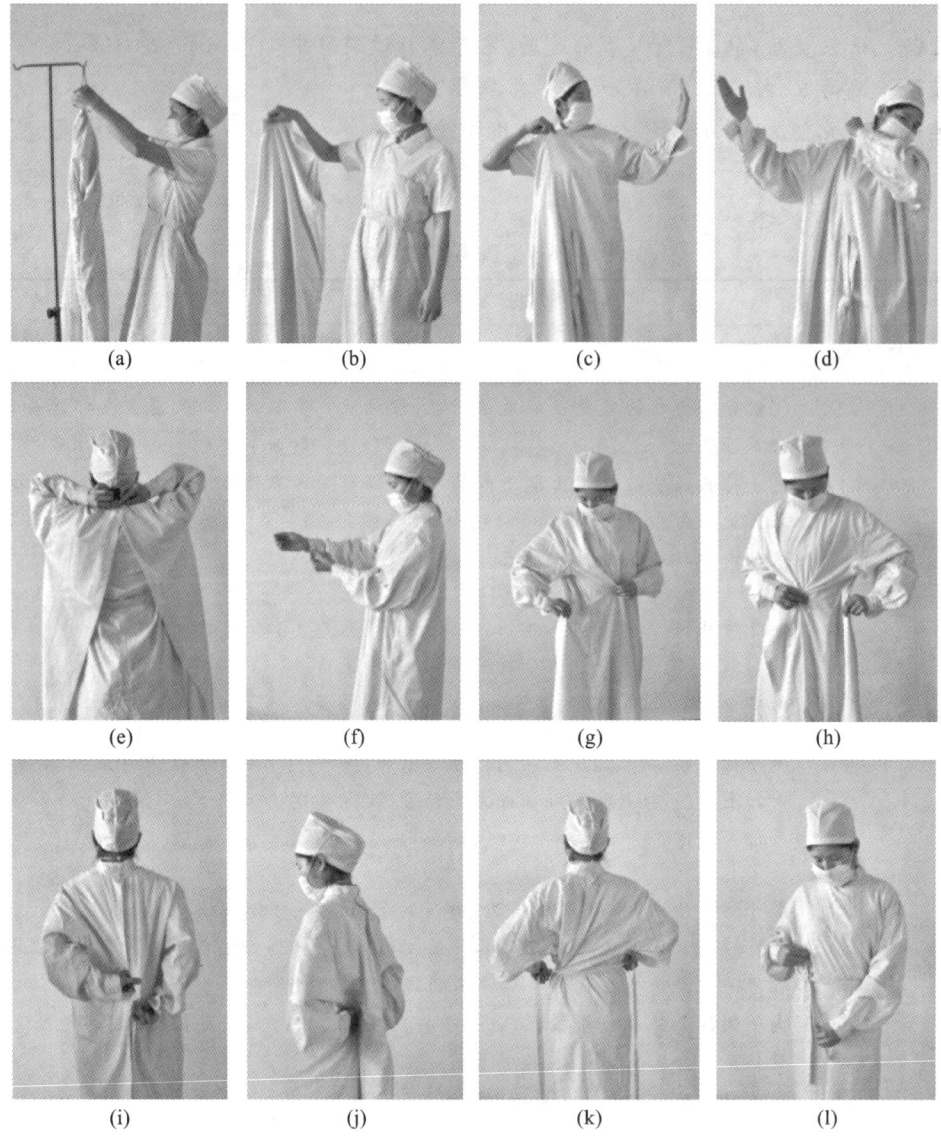

(a)　(b)　(c)　(d)

(e)　(f)　(g)　(h)

(i)　(j)　(k)　(l)

图 3-4-4　穿隔离衣

【注意事项】

（1）隔离衣长短要合适，要全部遮盖工作服，有破洞者不可使用。

（2）穿脱隔离衣时清洁的手不能触及隔离衣的外面，污染的手不能触及衣领和隔离衣的内面。

（3）穿隔离衣前必须将操作用物备齐，穿隔离衣后不得进入清洁区。

（4）隔离衣每天更换一次，有潮湿或污染应立即更换，每次接触严密隔离患者后应立即更换。

（5）保护性隔离患者时应穿无菌隔离衣，其外面为清洁面。

【评价】

隔离观念强，操作者、环境、物品无污染；手的消毒方法正确，冲洗彻底，隔离衣未被溅湿。

知识链接

穿脱防护用品流程

工作人员进入发热门（急）诊、隔离留观室、隔离病区时，应严格区分清洁区、半污染区和污染区，按照正确的程序穿脱防护用品，以保护自身和患者，避免感染。

1. 穿防护用品流程

（1）从清洁区进入半污染区前：洗手→戴工作帽→戴防护口罩→穿防护服→换工作鞋、袜。

（2）从半污染区进入污染区前：洗手→戴一次性工作帽→戴一次性外科口罩→戴防护眼镜→穿隔离衣→戴手套→穿一次性鞋套。

2. 脱防护用品流程

（1）从污染区进入半污染区前：清洁消毒双手→取下防护眼镜→取下一次性外科口罩→取下一次性工作帽→脱隔离衣→脱一次性鞋套→脱手套。

（2）从半污染区进入清洁区前：清洁消毒双手→脱防护服→取下防护口罩→取下工作帽→消毒双手。

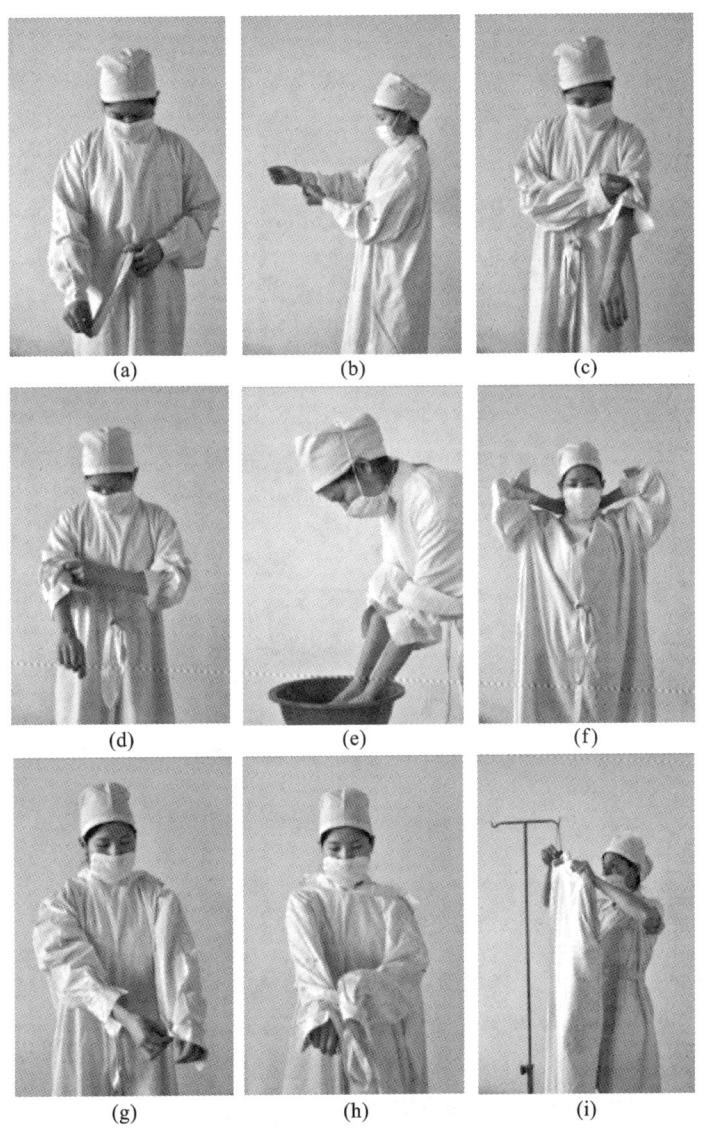

(a)　　　　　　　(b)　　　　　　　(c)

(d)　　　　　　　(e)　　　　　　　(f)

(g)　　　　　　　(h)　　　　　　　(i)

图 3-4-5　脱隔离衣

考点提示　隔离区域的划分，隔离的种类，隔离的原则。

➡ 直通护考

扫码在线答题

答案解析

（陈丽娟）

任务五　护理安全与防护

 任务目标

【知识目标】

1. 掌握护理安全、护理差错、护理事故、职业暴露、护理职业风险及护理职业防护的概念。
2. 掌握护理安全防范的原则。
3. 了解安全防范和职业防护的意义。

【能力目标】

1. 能识别模拟临床工作中的各种职业性危险因素。
2. 有防范和处理职业损伤的能力。

【思政目标】

明确护理安全与防护在临床护理工作中的重要性，树立护理安全和职业防护意识。

思政课堂

1. 通过临床案例的介绍，学生能清晰地认识到护理安全的重要性，在工作中养成较强的护理安全和职业防护意识。

2. 树立"安全第一"的观念，引导学生通过学习不断丰富自身的专业知识和提高技能操作的规范性，防患于未然。

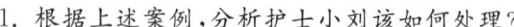

案例导学

小刘，普外科护士，有5年工作经历，在病区为患者采血时，不慎被穿刺针刺破手指，稍有出血，查阅病历，发现此患者是乙型肝炎患者。

请问：

1. 根据上述案例，分析护士小刘该如何处理？

2. 结合该案例，阐述护士在护理工作中如何避免锐器伤的发生。

案例导学答案

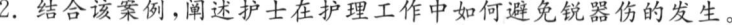

安全属于人类的基本需要，也是护理工作的基本需要。护理工作具有特殊性，会接触到患者的血液、排泄物等，容易导致感染的发生。因此，提高护理行为的安全性，加强护理安全管理，对预防和减少护理工作

中职业损伤的发生,保护患者安全和护理人员的身心健康有重要意义。

一、护理安全控制

(一) 护理安全的重要性

1. 护理安全的概念

(1) 护理安全:护理人员在实施护理服务的全过程中,严格按照各项护理操作规程,确保患者不发生法律法规允许范围以外的心理、人体结构或功能上的损害、障碍、缺陷或死亡。

(2) 护理差错:护理人员在工作中,由于缺乏责任心、粗心大意、不严格遵守规章制度或违反技术操作规程等,给患者造成精神及肉体上的痛苦或影响医疗护理工作的正常进行,但没有造成严重后果或构成事故。

(3) 护理事故:在护理工作中,由于护理人员的过失,直接造成患者死亡、残疾、组织器官损伤,导致功能障碍或造成患者明显人身损害的其他后果。

(4) 护理风险:在护理工作中可能发生的意外和风险,是一种职业风险。构成护理风险的因素主要有护理人员自身因素、患者因素、医源性因素、药源性因素、医疗设备因素等。

2. 重要性

(1) 有利于提高护理质量:在日常临床护理工作中的不安全因素,直接或间接影响护理工作质量,不仅会使患者的病情加重,延误患者的治疗和康复,还有可能造成患者器官功能障碍甚至导致患者残疾或死亡。因此,护理安全与护理质量直接相关,护理质量能体现出护理安全的水平,护理安全措施的实施可提高护理质量。

(2) 创造和谐的医疗环境:护理安全措施是否有效,可直接反映出医院护理管理水平,影响医院的社会信誉和医护人员的形象。护理不安全因素引发的差错或事故常常会造成医疗护理纠纷,引发护患之间的矛盾和冲突。因此,监督护理安全措施的落实,预防、控制护理差错或事故的发生,保障护理安全制度的实施,不仅可以有效减少护理差错、事故的发生率,为患者提供安全可靠的护理服务,还可得到患者及其家属的认同和信任,建立良好的护患关系。

(3) 保护护理人员的安全:护理安全措施的有效实施,不仅能保护患者的合法权益不受侵害,也能保护护理人员的安全。护理人员具备安全意识,能够对工作环境中的危险因素进行有效防护,可减少职业暴露机会,避免发生职业损害,保护自身安全。

(二) 护理安全相关因素

1. 人员因素 目前主要是护理人员数量和素质方面的问题。护理人力资源的配置不能满足社会的需求,会造成护理人员超负荷劳动,进而影响护理人员的工作效率和工作质量,不但不能满足患者的基本需求,还容易出现差错与事故。此外,当护理人员素质达不到护理职业要求时,也会给患者带来安全隐患,如护理人员安全意识淡薄、工作消极怠慢、缺乏责任心,不按时巡视病房,不能及时发现患者病情变化而失去最佳抢救时机,静脉输液时不严格执行查对制度,违反护理技术操作常规等。护理人员是护理措施的直接实施者,护理人力资源的配备情况和护理人员素质水平的高低都会影响护理安全。

2. 技术因素 主要包括新技术、新设备器械等的大量引进,使操作复杂程度提高,也包括护理人员专业技术水平低或不熟练、违反操作常规,以及业务知识欠缺、临床经验不足、缺乏应急事件处理经验等。这些因素严重威胁患者的安全,影响护理安全。

3. 管理因素 护理管理制度、业务培训考核、管理监督、人力资源配备等问题均能造成管理失职,影响护理安全。例如,不重视护理业务技术培训,造成护理人员业务技术水平不能适应临床的发展;忽视相关法律知识的学习、法律意识淡薄,不能够依法执护;对工作中存在的不安全因素缺乏预见性,不能及时采取防护措施;护理人员交接班制度不合理,造成护理人员超负荷工作,加大护理人员工作压力;护理工作责任界定不明确等,这些因素都会在一定程度上影响护理安全。

4. 环境因素

(1) 医院的基础设施、病区的物品配置存在不安全因素:物品数量不充足,质量存在问题,出现变质、失效;医疗设备性能不完善,不能达到规范标准。另外,地面过湿可能会导致患者跌倒、摔伤、骨折;不及时使用床档、约束带等保护具有可能造成患者坠床或抓伤;热水袋、烤灯使用不当可能造成患者烫伤。

（2）环境污染所致的隐性不安全因素:消毒、灭菌不到位,隔离不严密造成环境污染,进而引起医院感染。昆虫叮咬造成过敏性伤害,引起传染病。

（3）医用危险品使用不当:如氧气、乙醇、乙醚、环氧乙烷等易燃易爆物品应单独存放,密闭置于阴凉处,远离明火,防止发生烧伤。高压氧舱治疗不当可导致气压伤,放疗操作不当可引起皮炎、皮肤溃疡坏死等。

（4）病区治安管理不严:如偷盗失窃案件等犯罪活动的发生,会给患者及其家属造成经济上的损失和心理上的不安全感。医院应该根据实际情况酌情加强安保措施。

5. 患者因素　护理是一项护患双方共同参与的活动,护理活动的正确实施有赖于患者的密切配合及支持。患者的感知觉及意识障碍、心理素质、情绪的稳定性、心理压力过大等都会影响到患者的遵医行为。患者出现不遵医嘱行为,如擅自改变静脉输液速度、不按医嘱要求用药、不按医嘱进食、不能定期复查或在住院期间私自外出等,会给患者的安全带来潜在的威胁,造成护理安全隐患。

（三）护理安全的控制

1. 加强护理职业安全的教育　重视护理人员职业安全教育和规范化培训,通过常规的安全教育,制定考核制度,提高护理人员的安全意识,增强其在护理安全工作中的自觉性,使其从思想上和行动上重视职业防护,自觉遵守各项规章制度、严格执行护理操作规程。

（1）加强职业安全知识的培训与考核:卫生部门和护理院校要意识到护理职业暴露的危害性和护理职业防护的重要性,积极提供人力、物力、技术等方面的支持,对护理人员定期、系统地进行安全培训,认真做好岗前培训和在岗人员培训与考核,可将护理安全教育作为在校考核和毕业考核的内容。如开展传染病疫情防护、自然灾害和意外事故等方面的培训与考核。

（2）增强护理人员护理安全意识:护理人员在工作中不仅要为患者提供安全的护理,还要在工作中保障自身的安全。护理人员应通过学习和实践充分认识到护理安全的重要性,树立"安全第一"的观念,丰富自身的专业知识,提高技能操作的规范性,防患于未然。

2. 强化法治观念、增强法律意识　护理人员在对患者实施护理服务过程中,无时无刻不在与患者打交道,护理行为时刻都受到法律的约束,因此护理工作会涉及许多法律问题。护理人员不仅要具备专业知识和技能,同时要学习法律相关知识,加强医疗、护理法规知识的学习,增强法律意识,不断强化法治观念,自觉遵纪守法,依法执护,明确工作中的法律责任,保证自己的护理行为符合法律规范的要求。防范由于法治观念淡薄所造成的护理差错与事故,避免医疗纠纷的发生,并且学会运用法律保护护患双方的合法权益。

3. 加强专业理论和技术培训　临床上发生技术性护理事故大多是由护理人员工作不认真,专业理论知识不扎实、不全面,临床工作经验不足,技术操作有误而引起的。因此,护理人员要具备扎实的专业理论知识,规范的实践操作技能,积极参加专业培训,不断学习新知识、新技能,不断提高自己的专业技术水平,才能适应临床护理发展的需要,从根本上杜绝技术性护理事故的发生,保证患者安全,促进护理安全各项工作的落实。

4. 建立健全规章制度、提高系统安全性和有效性

（1）制定、完善相关规章制度并认真执行是保障护理安全的基本措施。建立健全护理安全的管理制度、护理风险评估标准、职业暴露处理程序和报告制度、医疗废弃物处理制度等。护理人员要严格遵守规章制度,管理者应严格监督检查。

（2）落实护理安全管理和防范措施,预防护理差错与事故的发生,要从提高整个系统运行的安全性和应对的有效性入手,实行科学、严谨的护理管理。最大限度地减少因护理人力资源短缺、安全管理滞后、运行机制过于陈旧而造成的安全隐患。

5. 建立连续监测的安全网络　职业安全管理分为三级管理,分别为医院职业安全管理委员会、职业安全管理办公室、科室职业安全管理小组。医院要实行"护理部—科护士长—病区护士长"三级护理管理体系,护理部设立安全领导小组,科室成立安全监控小组,分别承担相应的管理工作。包括检查护理物品有效期、质量、性能是否达标,是否会对工作人员、患者及其家属、社会造成潜在的威胁,检查使用物品的商标、生产合格证书、厂家厂址等,坚决杜绝不达标物品、假冒伪劣物品。对有可能影响全局或最容易出现问题的环节要重点监控。如手术室、急诊科、重症监护室、供应室等风险大、涉及面广、影响大的工作区域,应该给予高度重视并加强监督管理。

二、护理职业防护

(一)护理职业防护及其相关概念

1. 护理职业暴露 指护理人员在为患者提供护理服务过程中,经常暴露于感染患者的血液、被排泄物污染的环境中,有感染某种疾病的危险。

2. 护理职业风险 指护理人员在护理服务过程中可能发生的一切不安全事件。

3. 护理职业防护 指在护理工作中采取多种有效措施,保护护理人员免受职业损伤因素的影响,或将其所受伤害程度降到最低。

(二)护理职业防护的意义

1. 提高护理人员的职业生命质量 护理职业防护的有效实施,不仅可以避免职业性有害因素对护理人员造成损伤,还可以控制环境中的有害因素和由行为引发的不安全因素,保障护理人员的身体健康,缓解工作中的压力,增强工作适应能力,提高护理人员的职业生命质量。

2. 科学规避护理职业风险 护理人员通过对职业防护相关知识的学习和技能的强化,可以增强其职业防护的安全意识,提高对职业损伤的防范意识,有效控制职业危险因素,科学有效地规避护理职业风险,减少护理差错、护理事故的发生。

3. 营造轻松和谐的工作氛围 增强护理职业防护,不仅可使护理人员内心愉悦,还可以增加护理人员执业的满意度和价值感,缓解工作压力,激发工作热情,体验到护理工作的安全感和成就感,获得职业认同。

(三)职业损伤危险因素

1. 生物性因素 生物性因素是指医务人员在从事规范的诊断、治疗、护理及检验等工作过程中,意外沾染、吸入或食入的病原微生物或含有病原微生物的污染物。生物性因素是护理人员工作中最常见的职业损伤危险因素,主要包括细菌和病毒。

(1)细菌:护理工作中常见的致病菌有葡萄球菌、链球菌、肺炎球菌及大肠杆菌等,这些细菌广泛存在于患者的各种分泌物、排泄物、衣服和用具中,它们通过呼吸道、消化道、血液、皮肤等途径感染护理人员,导致某些疾病的发生。

(2)病毒:护理工作中常见的病毒有肝炎病毒、人类免疫缺陷病毒、冠状病毒等,传播途径以呼吸道和血液传播较为常见。最危险、最常见的是人类免疫缺陷病毒、乙型肝炎病毒、丙型肝炎病毒。

2. 物理性因素

(1)锐器伤:锐器伤是常见的职业损伤因素之一,而针刺伤是造成医护人员发生血源性传播疾病的最主要因素。其中最常见、危害性最大的是乙型肝炎病毒、丙型肝炎病毒和人类免疫缺陷病毒感染。同时锐器伤对受伤护理人员还会造成较大的心理影响,使其产生焦虑和恐惧、悲观情绪,甚至导致放弃护理职业,终止护理职业生涯。

(2)机械性损伤:由于护理工作的性质,护理人员的体力劳动较多,强度较大,常搬运患者或较重的物品,有时可能用力不当或姿势不正确,引起不同程度的身体损伤。较为常见的机械性损伤是腰椎间盘突出症。此外,长时间的站立、走动、弯腰还可以引起下肢静脉曲张、腰肌劳损。

(3)放射性损伤:护理人员在为患者进行放射性诊断和治疗过程中,经常会接触到紫外线、激光等放射性物质。如果护理人员防护不当,长时间接触会造成机体免疫功能障碍,可导致不同程度的放射性皮炎、皮肤溃疡坏死,甚至会引发皮肤癌。

(4)温度性损伤:常见的温度性损伤有热水袋使用不当所致的烫伤,易燃易爆的物品(如氧气、乙醇)使用不当所致的烧伤,使用红外线烤灯、频谱仪、高频电刀所致的灼伤等。

(5)噪声损伤:医院的噪声损伤主要来源于监护仪、呼吸机的机械声、报警声、电话铃音、床头呼叫器、患者的呻吟声、物品及器械移动的声音等。护理人员在工作环境中,长时间接触强度大的噪声刺激,会出现头晕、头痛,引发多器官功能改变,严重者可能发生听力和神经系统的损害。

3. 化学性因素

（1）化学消毒剂：在临床护理工作中，护士会通过各种途径接触到多种化学消毒剂，如甲醛、过氧乙酸、含氯消毒剂、环氧乙烷及戊二醛等。接触这些化学消毒剂可刺激机体的皮肤、眼、呼吸道，引起不同程度的皮肤过敏、流泪、恶心、呕吐及气喘等症状。经常接触这类化学消毒剂还会引起结膜灼伤、上呼吸道炎症、喉头水肿和痉挛、化学性气管炎或肺炎等。长期接触不仅可造成肝损害、肺纤维化，还会损害中枢神经系统，表现为头痛、记忆力衰退，重者可导致中毒或癌变。

（2）化疗药物：现阶段临床所应用的化疗药物大多数属于细胞毒性药物。临床护士可能会接触到化疗药物，如环磷酰胺、氟尿嘧啶、阿霉素、丝裂霉素等。若防护不当，护士在配药或注射等过程中可经皮肤直接接触或食入、吸入这些化疗药物而带来危害。长期接触可致畸、致癌，导致器官损伤等。同时，化疗药物还会对骨髓产生抑制作用，影响生殖系统的功能。因此，长期接触化疗药物，有可能会使护士身体遭受不同程度的伤害。

（3）麻醉废气：吸入性麻醉药可污染手术室空气。如果手术室内排污设备不完善，短时少量吸入麻醉废气，可引起头痛、注意力不集中、烦躁、应变能力差等症状。若长时间接触，麻醉废气在体内蓄积，可引起氟化物中毒，对生殖系统的功能造成影响。

（4）其他：如体温计、水温计、血压计等破损造成的汞外漏，护士处理不当会造成神经毒性和肾毒性反应。

4. 心理-社会因素　目前，我国各级医院中护理人力资源不足，护士处于高强度、超负荷的工作状态。同时，由于患者和家属观念上的差异，对护士存在偏见，护士得不到尊重，造成护患关系紧张。护士经常要面对意外伤害、死亡，会产生忧伤等消极情绪。长时间的超负荷工作和紧张的工作气氛，会引起护士身心疲惫，引发一系列心理健康问题。

（四）护理职业防护的措施

1. 锐器伤的防护

（1）锐器伤的概念：锐器伤是一种由医疗锐器（如注射器针头、缝针、各种穿刺针、手术刀、剪刀、碎玻璃、安瓿等）造成的意外伤害，可导致受伤者皮肤深部出血。

（2）锐器伤的原因。

①自我防护意识淡薄：对锐器伤的危害性认识不到位，缺少锐器伤防护知识的安全教育，是发生锐器伤的重要原因之一。例如，在操作中接触患者的血液，没有及时采取防护措施；临床工作中锐器伤报告制度的执行力度不够等。

②技术不娴熟和操作不规范：使用锐器时粗心大意、技术不娴熟及操作不规范极易造成锐器伤。如直接用手接触锐器，掰安瓿时被玻璃碎屑划伤，双手回套针帽时被刺伤，随便丢弃一次性注射器针头、留置针针芯等，都可能造成锐器伤。

③意外损伤：手术工作中器械护士使用的锐器较多，如锐利的刀、剪、针、钩，传递频繁及传递不规范容易造成自伤或伤及他人；整理操作台、治疗盘时被裸露的针头扎伤或被碎玻璃划伤；注射器、输液器毁形过程中发生刺伤；处理医疗污物时，不慎导致误伤。

④患者因素：在护理工作中遇到一些极度不配合的患者（如酗酒、躁动、精神异常等患者）时，在操作过程中容易产生紧张情绪，导致操作失误而发生锐器伤。在注射、拔针、备皮时，患者不配合，导致锐器伤。

⑤身心疲惫：人员数量不足、工作量及压力过大，易致护士身心疲乏，在护理操作时注意力不集中而导致锐器伤。

（3）锐器伤的防护措施。

①增强自我防护意识：医院要强化与完善护理职业防护制度，执行普及性防护措施，规范护士的操作，培养护士良好的职业素质，具备自我防护意识。护士进行有可能接触患者血液等体液的治疗和护理操作时，必须戴手套防护，操作完毕，脱去手套后要立即洗手，必要时进行手消毒。如果手部皮肤发生破损，在进行接触患者血液等体液的操作时必须戴双层手套。在进行侵袭性诊疗或护理操作过程时，要保证光线充足，传递器械时要娴熟规范，可以使用小托盘传递锐器，并注意防止被针头、缝合针、刀片等锐器扎伤或划伤。

②锐器使用中的防护:抽吸药液时严格遵循无菌原则,严格使用无菌针头,抽吸后要立即单手操作套上针帽。静脉用药时最好去除针头,用三通给予药物;打开安瓿时,先用砂轮划痕,再用无菌纱布或棉球包垫掰开以防损伤皮肤。完善手术器械摆放和传递的规定,规范器械护士的操作。在为躁动患者进行护理操作时,请求他人协助配合,避免锐器误伤自己或他人。

③纠正易引起锐器伤的危险行为:禁止直接用双手分离污染的针头和注射器;禁止用手直接接触污染后的针头、刀片等锐器;禁止用手折弯或弄直针头;禁止用双手回套针帽;禁止直接传递锐器;禁止徒手携带裸露针头;禁止消毒浸泡针头;禁止用手直接接触医疗垃圾。

④严格管理医疗废物:医院要对使用后的一次性医疗用品采取毁形处理,使用后的锐器应当直接放入防刺、防渗漏的利器盒内,以防发生刺伤。医院应使用符合国际标准的锐器回收器,并且病区内配备足够数量的锐器回收器。严格执行医疗垃圾分类标准,锐器不能与其他医疗垃圾混放,应按规定放置在特定的场所。封好的锐器回收器在搬离病区前应有清晰明确的标志,便于监督执行。运输医疗废弃物的人员必须戴厚质乳胶手套,处理废弃物时必须戴防护眼镜。

⑤加强护士健康管理:医院为护士建立健康档案,要定期为护士进行体检,并接种相应的疫苗。建立和完善损伤后登记上报主管部门的制度,建立医疗锐器伤紧急处理流程,建立受伤护士监控体系,并给予及时的治疗,追踪伤者健康状况。积极关注受伤护士的心理变化,请专业人员做好心理疏导,及时有效地采取预防补救措施。

(4)锐器伤的紧急处理流程:临床工作中一旦发生锐器伤,应立即采取下列紧急处理措施。

①立即用健侧手从伤口的近心端向远心端挤压,挤出伤口部位的血液,但禁止在伤口局部来回挤压,避免产生虹吸现象而将污染血液吸回血管,增加感染机会。

②用肥皂水彻底清洗伤口,并用流动水反复冲洗伤口。

③用 0.5% 碘伏或 2% 碘酊、75% 乙醇消毒伤口并包扎,预防经血液传播的疾病。

④及时填写锐器伤登记表,并尽早报告主管部门。

⑤请有关专家评估锐器伤,根据患者血液中含病原微生物的多少和伤口的深度、暴露时间、范围进行评估,做好相应的处理。

2. 化疗药物损伤的防护

(1)化疗药物损伤的原因。

①化疗药物准备和使用过程中可能发生的药物接触:如稀释药物后从药瓶中拔出针头时,瓶内压力过大可导致药物喷洒;掰开安瓿时,药物粉末、药液向外飞溅,安瓿使用过程中破裂药物溢出。

②注射操作过程中可能发生的药物接触:如静脉注射药物前排气或注射时针头连接不紧密,导致针头脱落、药液溢出;输液器、输液袋、输液瓶、药瓶、连接管破裂导致药物外漏;拔针时部分药物喷出等。

③废弃物丢弃过程中可能发生的药物接触:用过的化疗药物空瓶或剩余药物处理不当,可能使工作环境或医疗设备遭受污染。

④直接接触化疗药物:接触患者的体液、排泄物、分泌物或其他污染物,如患者的粪便、尿液、呕吐物中都含有低浓度的化疗药物。处置被接受化疗的患者污染的被服时,如果处理不当,也会接触化疗药物。

(2)化疗药物损伤的预防措施:化疗药物的防护主要是减少与化疗药物的接触,减少化疗药物对环境的污染。

①配制化疗药物的环境要求:条件允许时应设专门的化疗药物配药间,配有空气净化装置,有条件的医院应该设有化疗药物配制中心。在专用垂直层流生物安全柜内配药,可以防止含有药物微粒的气溶胶或气雾对护士造成伤害。操作台面应覆以一次性防渗透的防护垫或吸水纸,以吸附溅出的药液,减少药液对台面的污染。

②配备专业人员:执行化疗操作的护士应加强药物防护知识学习,经过药物学基础、化疗药物操作规程、废弃物处理等知识的培训,并且要通过专业理论和技术操作考核。执行化疗操作的护士应注意锻炼身体,定期体检,检查肝肾功能、血常规及免疫功能,妊娠及哺乳期护士应避免接触化疗药物,以免出现流产、胎儿畸形或对哺乳婴儿造成不良影响。

③配制化疗药物的准备要求:配制前要用流动水洗手,穿戴一次性防护口罩、帽子、护目镜、手套、工作服外套、一次性长袖防渗透隔离衣。打开安瓿前应轻弹安瓿颈部,使附着的药粉降落至瓶底。应垫纱布或棉球掰开安瓿,防止药粉、药液外溢,或玻璃碎片四处飞溅,并防止划破手套。溶解药物时,将溶媒沿瓶壁缓慢注入瓶底,待药粉充分浸透后再摇动,防止药粉喷出。抽取药液时,应在药瓶内进行排气和排液后再拔针,不能将药物排于空气中。抽取药液时使用一次性注射器和针腔较大的针头,所抽药液以不超过注射器容量的3/4为宜,以防注射器内压力过大,针栓从针筒中意外滑脱,使药液外溢。药物抽出后,放入垫有聚乙烯薄膜的无菌盘内。操作完毕,用水冲洗和擦洗操作台,脱去手套后用流动水和洗手液彻底洗手并沐浴,以减轻药物毒副作用。

④配制化疗药物的操作要求:静脉给药时护士应该戴手套;保证注射器和输液器接头处连接紧密,以防药液外渗;向茂菲滴管内加入药物时,先用无菌棉球围在滴管开口处再加药,加药速度不能过快,防止药物从管口溢出。

⑤化疗药物污染的处理:若化疗药物外溅,立即标明污染范围,避免其他人员接触;如果化疗药物溅到桌面或地上,应立即用吸水毛巾或纱布吸附清除;如果是粉剂,用湿纱布轻轻擦抹,以防药物粉尘飞扬,再用肥皂水擦洗污染表面,最后用75%乙醇擦拭。

⑥妥善处理化疗废弃物和污染物:凡与化疗药物接触过的针头、注射器、输液器、空安瓿、空药瓶、棉球、棉签等,必须收集在专用的防刺破、无渗透的密闭垃圾桶内,外侧标有明显的警示标志。所有的污物必须焚烧处理。非一次性物品与其他物品分开放置。处理污染物时,护士要戴帽子、口罩及手套,处理完毕后应彻底洗手。接受化疗的患者48 h内其血液、分泌物、呕吐物及排泄物含一定浓度的化疗药物,容易造成二次污染,护士必须戴手套、穿隔离衣处理。处理患者排便后的水池、马桶等用清洁剂和热水反复冲洗,化疗患者污染的被服要单独洗涤。

(3)化疗药物暴露后的处理流程:执行化疗操作的护士在配制、使用化疗药物和处理污染物的过程中,若皮肤不慎接触到化疗药物或污染物,应立即用肥皂水和清水彻底冲洗接触部位的皮肤。如果化疗药物溅到眼睛里,立即用清水或等渗洁眼液彻底冲洗眼睛。要记录接触情况,必要时就医治疗。

3. 负重伤的防护　负重伤是指护士在工作中常常需要搬动患者或较重物品,由于身体负重过度或不合理的用力所导致的肌肉、骨骼、关节的损伤。其中较为常见的是腰椎间盘突出症。

(1)负重伤的原因。

①较大的工作强度:临床护士工作强度较大,尤其是手术室、监护室的护士,要经常搬运患者、为患者翻身。另外,由于护理工作节奏快,护士精神常常处于高度紧张状态,随时准备处理突发事件。因此,长期处于此环境的护士,身体承受能力下降,若用力不当,腰部很容易受损,导致腰椎间盘突出症。护士长时间站立工作,走动,导致下肢静脉血液回流受阻,静脉持久扩张,发生下肢静脉曲张。

②长期的损伤积累:护士发生腰椎间盘突出症的常见原因。临床护士在进行护理操作时,弯腰、扭动次数多,对腰部损伤较大。长期的损伤积累可导致腰部负荷进一步加重。

(2)负重伤的防护措施。

①加强锻炼、提高身体素质:加强锻炼是预防负重伤的重要措施。锻炼可提高机体抵抗力、增加身体的柔韧性、增加骨关节活动度、降低骨关节损伤概率。如跳健美操、慢跑、打太极拳、游泳、做瑜伽等。

②保持正确的劳动姿势:在日常的工作、生活中,护士应注意保持正确的劳动姿势,注意节力原则,良好的劳动姿势不仅可以预防腰肌劳损的发生,还可延缓腰椎间盘突出症的发生。护士在站立或坐位时,腰部保持伸直,避免过度弯曲而引起腰部韧带劳损。弯腰时,两足分开,使重力落在髋关节和两足处,降低腰部负荷。

③科学使用劳动保护用具:在工作中,护士可佩戴腰围等劳动保护用具以加强腰部的稳定性,保护腰肌、椎间盘不受损伤。在腰椎间盘突出症急性期疼痛加重时,坚持佩戴腰围,于卧床休息时解下。腰围只有在活动、工作时使用,以防止长时间佩戴腰围导致腰肌萎缩。

④促进下肢血液循环:为了预防下肢静脉曲张的发生,护士在站立过程中,可以双下肢轮流支撑身体重量,并可适当做踮脚动作,促进小腿肌肉收缩,减少静脉血液淤积。工作间歇期可以抬高下肢或做下肢运动

操,以促进下肢静脉血液回流。必要时穿弹力袜,促进下肢血液回流,减轻肢体沉重感。

⑤避免长时间维持一种体位:护士工作中应注意定期变换体位、姿势,缓解肌肉、关节、骨骼疲劳,减轻脊柱负荷。同时要防止剧烈活动,以免拉伤腰部肌肉和损伤椎间盘。

⑥养成良好的生活习惯:提倡护士卧硬板床休息,并注意床垫的厚度适宜。从事家务劳动时,也应注意避免长时间弯腰活动,尽量减少弯腰的次数。尽量减少持重物的时间及重量,减轻腰部负荷,预防负重伤的发生。

⑦科学合理饮食:护士每天承担着繁重的护理工作,应注意增加营养的摄入量,平衡膳食,合理用餐。应多食蛋白质含量丰富的食物,如食用肉、鱼、蛋及豆制品。多食富含钙、铁、锌、B 族维生素、维生素 E 的食物。

4. 职业倦怠的防护 高强度的工作会使护士产生疲惫感,产生严重紧张反应所致的一组症候群。主要表现为缺乏工作热情、对事物多持否定态度、出现身心不适,如头痛、疲乏、焦虑、神经衰弱等。

(1)职业的原因:护士配置不足,工作时间长、工作负荷重;所处工作环境存在高危因素,心理压力大;人际关系复杂,不能进行有效的沟通,引起人际关系冲突;社会支持力弱,对职业认同不够,缺乏工作热情和积极性;长期倒班,扰乱了正常的作息规律,造成睡眠紊乱;接受继续教育、进修的机会少,职称晋升困难。

(2)职业倦怠的防护措施。

①加强护士的教育与培训,提高待遇:鼓励护士积极参加继续教育和学术会议及其他形式的学习,不断学习新技术、新业务,拓宽专业领域,提高自身综合素质,增强职业竞争力。医院也要提高护士待遇,为护士创造晋升和深造的机会。

②提高护理工作价值感,获得社会支持:随着时代的发展、医疗模式的转变,护理专业的不断发展,赋予了护士多元化的角色。可以通过多种形式宣传护理工作的重要性,进行正面的宣传,使社会对护士有一个客观公正的认识,从而了解、关心、尊重护士。取得社会认同感也有助于护士获得家庭支持,护理管理者应该制定家庭支持政策,当护士因为家庭原因需要请假时应该表示理解和关心。

③合理安排时间,减轻工作压力:护理管理者应该科学优化人员组合,合理调配人员,营造和谐健康的工作环境,改善超负荷的工作状态。合理安排劳动时间和值班,避免连续上夜班,保证护士有充足的休息时间,降低夜班劳动带来的负效应。

④提高护士心理素质,合理疏导压力:加强对护士心理素质的培养,组织团队拓展训练、接受社会心理干预技能培训,提高应对压力的能力。定期对护士进行人际关系、时间管理等方面的培训。培养护士积极乐观的精神,以开朗豁达的态度面对困难和挫折。指导护士养成锻炼身体的习惯、培养轻松的业余爱好,合理宣泄消极情绪,摆脱焦虑、烦恼,保持积极、稳定、良好的情绪。

知识链接

艾滋病职业暴露分级

根据暴露源性质和暴露类型的不同,艾滋病职业暴露分为以下三级。

1. 一级暴露 暴露源为体液或者含有体液的医疗器械、物品;暴露类型为暴露源沾染了有损伤的皮肤或者黏膜,暴露量小且暴露时间短。

2. 二级暴露 暴露源为体液或者含有体液的医疗器械、物品;暴露类型为暴露源沾染了有损伤的皮肤或者黏膜,暴露量大且暴露时间较长,或者暴露源刺伤或者割伤皮肤,但损伤程度较轻,为表皮擦伤或者针刺伤。

3. 三级暴露 暴露源为体液或者含有体液的医疗器械、物品;暴露类型为暴露源刺伤或割伤皮肤,且损伤程度较重,伤口较深或者割伤处有明显可见的血液。

考点提示 护理安全的防范、锐器伤的职业防护、化疗药物的职业防护。

扫码在线答题

答案解析

（陈丽娟）

患者的生活护理

扫码看课件

任务一　患者的清洁护理

任务目标

【知识目标】

1. 掌握口腔护理,头发清洁护理,灭头虱、头虮法,皮肤清洁护理,压疮的预防及护理,晨晚间护理。

2. 熟悉皮肤护理的评估,晨晚间护理。

3. 了解口腔护理、头发护理的评估。

【能力目标】

能正确实施特殊口腔护理、皮肤护理技术。

【思政目标】

通过学习与实践,培养学生严谨求实的工作态度,具备爱伤观念,确保患者安全。

思政课堂

1. 通过分享临床案例进行思政教育,培养学生爱伤、护伤观念和敬业奉献的精神。

2. 分享护理小发明和临床改良器具案例,培养学生的创新意识,为改善患者治疗环境和促进患者康复不断创新工具、提升职业能力。

3. 通过情景案例角色扮演,学生能深入体会患者的真切需求,设身处地为患者着想,关爱、保护患者隐私,尊重患者健康权。

案例导学

患者,男性,56 岁,退休教师,患大叶性肺炎入院,高热昏迷 7 天,经抗生素治疗后,体温下降,病情好转。今日在进食时感觉口腔疼痛,发现舌尖及上唇内侧黏膜破溃,有白色膜状物附着。

请问:

1. 护士应如何为此患者进行口腔护理?

2. 护士做口腔护理时应准备哪些用物?

3. 护士该怎样对该患者及其家属进行口腔卫生指导?

案例导学答案

清洁是每个人的基本生理需要之一,是满足身心舒适与健康的方法。通过清洁可以除去污垢,防止微生物繁殖,促进血液循环,有效预防感染和并发症。同时,清洁还可以促进患者舒适,维持患者的良好形象,增强其自信心。当人患病时,对清洁的需要会更强烈。由于疾病的原因,患者自我照顾能力下降,不能满足自身对清洁的需要。因此,护士要及时评估患者的健康及清洁状况,做好清洁护理。对患者的清洁护理包括口腔护理、头发清洁护理、皮肤清洁护理以及晨晚间护理等。

一、口腔护理

许多病原微生物是通过口腔侵入人体的,口腔内的温度、湿度和食物残渣很适合微生物生长繁殖。口腔中有大量正常的和致病的菌群,正常人由于身体抵抗力强,每天可以通过饮水、进食、刷牙、漱口等活动减少和清除致病菌,因此一般不出现口腔健康问题。当人处于疾病状态时,身体抵抗力下降,口腔内致病菌大量繁殖,出现各种口腔问题,如口腔炎症、口腔溃疡、龋齿、口臭,甚至发生中耳炎、腮腺炎等并发症,有的患者还会出现饮水以及进食障碍。这些口腔问题不仅会导致局部疼痛,还十分影响患者的自我形象,因此做好口腔护理非常重要。

(一)口腔健康状况评估

1. 自理能力的评估 患者有无自主活动的能力以及口腔清洁的能力,能否配合口腔护理。

2. 口腔卫生习惯及保健知识的评估 患者每日口腔清洁的情况,如刷牙次数与方法、牙具的选择等,义齿的清洁保养情况;对于口腔卫生重要性的认识以及预防口腔疾病知识的掌握程度。

3. 口腔卫生状况评估 口唇是否红润,有无干裂;口腔黏膜是否完整,有无破损、溃疡以及出血;牙齿是否整齐,有无龋齿、义齿和牙垢;牙龈是否肿胀,有无出血和萎缩;舌的颜色,湿润度,舌苔的颜色和薄厚;腭部、扁桃体的颜色,有无红肿;口腔有无气味等。

(二)口腔健康维护

1. 口腔卫生指导 健康的口腔应具备以下要素:没有任何疼痛和不适,具有良好的功能——咀嚼、吞咽和语言功能。世界卫生组织关于口腔健康的标准是"牙齿清洁,无龋齿,无痛感,牙龈颜色正常,无出血"。护士应向患者宣传口腔卫生的重要性,介绍口腔健康维护的相关知识,指导患者及其家属正确地维护口腔健康,预防口腔并发症的发生。

(1)良好的口腔卫生习惯:保持口腔清洁,每天早晚刷牙,餐后漱口,减少龋齿的发生,保持正确而均衡的饮食习惯,不要养成只用一侧咀嚼的习惯,定期到医院检查,预防口腔疾病的发生。

(2)口腔清洁用具的选择:口腔清洁用具包括牙刷、牙膏和牙线等。选择牙刷时应选用小头、圆头的软毛牙刷。牙刷每个季度至少更换一次,刷毛变硬或有磨损时要及时更换。牙膏应没有腐蚀性,以防损伤牙齿。可以根据自己的需要经常轮换使用不同种类的牙膏,不必固定使用同一种。

(3)正确的刷牙方法:刷牙一般在早晨起床之后和临睡前,刷牙的重点部位是牙齿的邻面、磨牙的咬合面、牙龈沟。多数人习惯使用的拉锯式横刷法容易损伤牙体和牙周组织,而且刷毛不易深入牙间隙,因此效果不佳。刷牙的正确方法是将牙刷毛面轻放在牙齿及牙龈沟上,与牙齿成 45°角,快速环形震颤,每次刷 2~3 颗牙,每刷完一个部位再刷相邻的部位。门齿的内侧面可用牙刷的毛面顶端旋转刷洗;牙齿咬合面应用牙刷毛面平行反复来回刷洗;牙齿刷完再刷舌头,由里向外刷洗。每次刷牙时间以不少于 3 min 为宜。还有一种方法为上下竖刷法,沿牙齿的纵向刷洗,牙齿的内、外以及咬合面都刷洗干净。

(4)正确使用牙线剔牙:牙线有助于对牙刷不能刷到的牙间隙或牙龈乳头处的清洁,对清除牙间隙内的食物残渣或牙齿邻面的牙菌斑有较好的效果。我们提倡用牙线剔牙,不建议选用牙签剔牙,以免损伤牙龈。取 18 cm 左右长的牙线,将牙线两端较长部分绕在两手中指上,中间预留 1~2 cm 用来剔牙。不要强行用力将牙线压入牙间隙,有紧而不过的感觉时,可在牙齿接触面拉锯式地前后移动,轻柔地让牙线滑入牙间隙。牙线可移到牙龈沟底以清洁龈沟区,但不能进入牙龈组织,以免损伤柔软的牙龈组织。用两手指将牙线在每侧牙面上刮 4~6 次,直到牙面发出"吱吱"声牙面清洁为止。不要使用同一段牙线清洁不同的牙齿,当牙线磨损或污染时,可转动中指放出另一段完好的牙线来继续使用。取出牙线的方法与剔牙的方法类似,将牙线轻轻来回拉动,慢慢从牙间隙中取出(图 4-1-1)。

2. 义齿的清洁护理 有义齿者白天应佩戴,以增进咀嚼功能、保持良好的口形。晚上可将义齿摘下,使

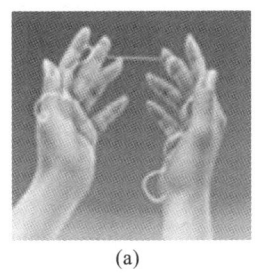 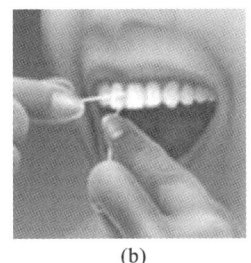 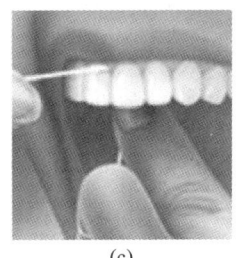

(a)   (b)   (c)

图 4-1-1　牙线的使用

牙床得到保养。义齿取下后应清洗干净,洗刷义齿时不能用坚硬毛刷,避免损伤表面结构。亦不可用力太猛以免折断义齿、使义齿变形。义齿刷洗干净后放入有标记的冷水杯中,禁止放入乙醇或热水中浸泡,以免变形、变色和老化。

(三) 特殊口腔护理

特殊口腔护理是指对禁食、高热、昏迷、鼻饲、术后,患有口腔疾病、血液病以及生活不能自理的患者所进行的口腔护理。

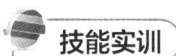
技能实训

技能实训 4-1-1　特殊口腔护理

【目的】

(1) 保持口腔清洁湿润,促进患者舒适,预防口腔感染等并发症的发生。

(2) 去除口臭、牙垢,增进患者食欲,维持口腔正常功能。

(3) 观察口腔内的情况,如口腔黏膜、舌苔及气味是否正常,提供病情变化的信息,协助进行疾病诊断。

【评估】

(1) 患者的病情,意识状态,自理能力,以及对口腔卫生知识的了解和合作程度。

(2) 患者口腔的卫生状况。

【计划】

1. 护士准备　洗手,戴口罩,向患者解释特殊口腔护理的目的和注意事项。

2. 用物准备

(1) 治疗盘内备:治疗碗(内含被漱口溶液浸湿的棉球不少于 16 个,弯血管钳、镊子)、压舌板、漱口杯、吸水管、棉签、纱布、治疗巾、弯盘,必要时备开口器。

(2) 漱口溶液:口腔护理常用的漱口溶液见表 4-1-1。

(3) 外用药:常用的有冰硼散、西瓜霜、口腔溃疡贴、液体石蜡、维生素 B_2 粉末、锡类散、制霉菌素甘油等。

表 4-1-1　口腔护理常用的漱口溶液

名　　称	作　　用	适用的口腔 pH
0.9%氯化钠溶液	清洁口腔,预防感染	中性
朵贝尔溶液(复方硼砂溶液)	轻度抑菌,除臭	中性
1%～3%过氧化氢溶液	防腐、防臭,适用于口腔有溃烂、坏死组织者	偏酸性
0.02%呋喃西林溶液	清洁口腔,广谱抗菌	中性

名　称	作　用	适用的口腔 pH
1%～4%碳酸氢钠溶液	适用于真菌感染,碱性溶液	偏酸性
2%～3%硼酸溶液	抑制细菌,酸性防腐溶液	偏碱性
0.1%乙酸溶液	适用于铜绿假单胞菌感染	偏碱性
洗必泰(0.01%氯己定溶液)	清洁口腔,广谱抗菌	中性
0.08%甲硝唑溶液	适用于厌氧菌感染	中性

3. 患者准备　患者了解特殊口腔护理的目的、方法和配合要点。

4. 环境准备　病室环境安静整洁,光线适宜。

【实施】

特殊口腔护理操作流程见表 4-1-2。

表 4-1-2　特殊口腔护理操作流程

操作程序	操作步骤	要点说明
1. 核对解释	将备齐的用物携至患者床旁,核对床号、姓名并向患者及其家属解释操作的目的和配合方法	·尊重患者,取得患者合作
2. 安置体位	协助患者侧卧或仰卧,头偏向护士,颌下及胸前铺治疗巾	·保护床单位及患者衣服不被浸湿
3. 观察口腔	①用棉球湿润口唇,协助患者漱口 ②嘱患者张口,护士一手拿手电筒,另一手拿压舌板撑开颊部,检查口腔	·避免口唇干裂而张口时破裂出血 ·昏迷患者不可漱口 ·观察口腔具体情况(见口腔健康状况评估)
4. 擦洗口腔	①昏迷及无法自行张口、牙关紧闭者,可用开口器协助张口,有义齿者取下 ②清点棉球数目,嘱患者张口,用弯血管钳夹取漱口溶液浸湿的棉球擦洗 ③嘱患者咬合上下齿,用压舌板撑开患者左侧颊部,擦洗牙齿左外侧面。同法擦洗牙齿右外侧面 ④嘱患者张口,擦洗牙齿的左上内侧面、左上咬合面、左下内侧面、左下咬合面,呈"Z"字形擦洗左侧颊部;同法擦洗右侧 ⑤由内向外擦洗硬腭、舌面、舌下	·开口器从磨牙处放入,牙关紧闭者不可暴力使其张口 ·防止棉球遗留在口腔 ·夹紧棉球,每次一个,以不滴水为宜
5. 漱口涂药	协助患者漱口,用纱布擦去嘴角水渍,再次清点棉球数目。如口腔有溃疡、感染等情况,酌情涂药	·保持口腔清爽,必要时协助患者清洁义齿并佩戴
6. 整理记录	协助患者取舒适体位,整理床单位与用物。洗手,记录	

【注意事项】

(1) 含漱口溶液的棉球以拧到不滴水为宜,以防患者将漱口溶液吸入呼吸道。

(2) 在操作前后清点棉球数目。

(3) 义齿应刷洗干净,放在冷水中备用,每日更换清水。

(4) 长期应用抗生素的患者,要注意观察口腔内有无真菌感染。

【评价】

(1) 患者口腔清洁湿润,无异味,感到清洁舒适。

（2）未损伤口腔黏膜和牙龈，操作过程中未感到恶心。

（3）棉球湿度适宜，未引起呛咳。棉球数目前后一致。

二、头发清洁护理

患者，女性，50岁。因多发性肋骨骨折生活不能自理，已经4天未洗头了。你是该患者的责任护士，请完成下面的任务：

（1）请帮助患者进行床上梳发，每天2～3次。

（2）为患者进行床上洗头，每周1～2次。

头发的清洁护理是患者清洁护理的一项重要内容。经常梳理和清洗头发，可以及时除去头皮屑和灰尘，保持头发清洁、易于梳理，还可以促进头皮血液循环，促进头发生长，预防感染发生。良好的头发外观有利于维持个人良好的形象，增强自信。对于病情较重、生活不能自理的患者，护士应协助其做好头发的清洁护理。

（一）头发健康状况评估

1. 头发情况评估 评估头发的分布、浓密、长度、清洁状况，头发有无光泽、有无头皮屑，发质是否粗糙、干燥，发梢有无分叉，头皮有无瘙痒、破损或皮疹。

2. 自理能力评估 评估患者是否卧床，有无肢体活动受限，有无自行梳发和洗发的能力，梳发和洗发时需要完全协助还是部分协助。

3. 头发护理知识的评估 评估患者和家属对有关头发清洁护理知识的了解程度，如梳发、洗发用品的选择，清洁护理的方法是否正确等。

（二）头发卫生保健

1. 头发卫生习惯 定期洗发可以清除头发上的污垢及头皮屑，保持头发清洁，促进头皮血液循环，使头发获得充足的营养。洗发次数应根据个人发质和季节灵活掌握，一般每周洗发1～2次。

2. 正确的梳发 梳发应选择木质梳或牛角梳，梳齿以圆钝为佳，不应太锋利，以免损伤头皮。梳发时动作要轻柔，每日梳发2～3次。

3. 正确的洗发、护发 洗发的水温适宜，洗发时用指腹轻轻揉搓，禁忌用指甲抓洗。建议使用无硅油洗发水，最好使用护发素。洗完后用毛巾或干发毛巾擦干，或自然晾干。如用吹风机吹发，则温度不宜太高，且不宜离头皮太近。束发不要过紧，少烫发或染发。夏季应做好头发防晒，冬季应保暖。建议经常按摩头皮。

4. 全身养护 健康的身体、合理的营养、良好的心情以及充足的睡眠是美发的基础。膳食多样，营养均衡，多吃黑芝麻、黑豆、核桃等具有美发功能的食物；保持充足的睡眠，劳逸结合，适量运动，生活有规律，保持心情舒畅，能为头发提供丰富的营养。

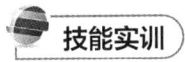

技能实训 4-1-2　床上梳发

【目的】

（1）除去头发上的污垢和头皮屑，预防感染。

（2）按摩头皮，促进头皮血液循环。

（3）协助不能自理的患者保持头发的清洁、美观，促进患者舒适，增强自信。

【评估】

患者的年龄、病情、意识、自理能力及配合度；头发及头皮状态；日常梳洗习惯。

【计划】

1. 护士准备 衣帽整洁，洗手、戴口罩。

2. 用物准备 治疗盘内备梳子、治疗巾、纸袋，必要时备30%乙醇、发夹、橡皮圈。

3. 患者准备 了解梳发的目的及配合方法，根据病情采取平卧位、坐位或半坐卧位。

4. 环境准备 宽敞、明亮，整洁。

【实施】

床上梳发操作流程见表 4-1-3。

表 4-1-3　床上梳发操作流程

操作程序	操作步骤	要点说明
1. 核对、解释	备齐用物携至患者床旁,核对床号、姓名并向患者及其家属解释操作的目的和配合方法	· 尊重患者,取得患者合作
2. 安置体位	①协助患者坐起或半坐,肩上铺治疗巾 ②如患者不能坐起,可平卧、头偏向一侧,铺治疗巾于枕头上	· 避免头皮屑和脱落的头发掉落在枕头上
3. 梳理头发	将头发由中间梳向两边,一手持梳子,另一手握住一股头发,从发根至发梢,从上至下轻柔地梳理。若是长发或头发打结不易梳理,可将头发绕在示指上慢慢梳理,或用 30% 乙醇湿润头发,再慢慢梳理开	· 尽量使用圆钝齿的梳子,防止损伤头皮,如是卷发也可选用齿间较宽的梳子
4. 编辫,束发	长发可编成辫子或扎成束	· 头发不可扎得太紧,防止疼痛
5. 处理脱发	将脱落的头发放于纸袋中	
6. 整理记录	协助患者取舒适体位,整理床单位与用物。洗手记录	

【注意事项】

(1) 尊重患者习惯,尽量满足患者的要求。

(2) 梳发时避免强行牵拉而使患者感觉疼痛。

【评价】

(1) 操作中动作轻柔,患者感觉舒适。

(2) 患者外观整洁,身心愉悦。

技能实训 4-1-3　床上洗头

【目的】

(1) 去除头皮屑和污垢,保持头发清洁,减少感染机会。

(2) 按摩头皮,促进血液循环,有利于头发的生长和代谢。

(3) 促进患者舒适和美观,有利于患者维护良好的自我形象,增强自信心。

【评估】

评估内容同"头发健康状况评估"。

【计划】

1. 护士准备　衣帽整洁,洗手、戴口罩。

2. 用物准备

(1) 扣杯洗头法:①脸盆、搪瓷杯、橡胶管 1 根。②治疗盘内备大、小橡胶单各 1 块,毛巾 2~3 块,大毛巾或浴巾 1 块,眼罩或纱布、棉球至少 2 个(不吸水棉球最佳),别针 1 个,木质梳子 1 把,镜子 1 个,洗发水 1 瓶,必要时备护发素和电吹风。③水壶(洗头水温以略高于体温、不超过 45 ℃为宜。也可按患者习惯调制水温)、量杯、污水桶。

(2) 马蹄形垫洗头法:治疗车上备橡胶马蹄形垫或自制马蹄形垫,其余同扣杯洗头法。

(3) 洗头车洗头法:洗头车,其余同扣杯洗头法。

3. 患者准备　了解洗发的目的及配合方法,协助患者排便。

4. 环境准备　宽敞、明亮,整洁。关闭门窗,调节室温至 22~26 ℃。

【实施】

床上洗头操作流程见表 4-1-4。

表 4-1-4　床上洗头操作流程

操作程序	操作步骤	要点说明
1. 核对、解释	备齐用物携至患者床旁,核对床号、姓名并向患者及其家属解释操作的目的和配合方法	• 尊重患者,取得患者合作
2. 安置体位	将小橡胶单和浴巾垫于枕头上,将患者衣领松开并向内反折,毛巾围在患者颈部,用别针固定	• 保护大单、枕头、患者衣服不被浸湿
3. 放置用具	根据现有条件选择洗头方法	
	①扣杯洗头法:将大橡胶单和治疗巾(大毛巾)铺于患者头部大单(大毛巾)上,放脸盆1个,盆底铺毛巾,毛巾上倒扣搪瓷杯,杯上放用防水膜包裹的毛巾(也可以不包,此处的目的是增加患者的舒适度)。协助患者将头枕于毛巾上。脸盆内置橡胶管一端,橡胶管下端接污水桶(图 4-1-2)	• 操作中利用力学原理,身体靠近床边,避免疲劳
	②马蹄形垫洗头法:协助患者取仰卧位,斜躺在床边,移枕于肩下,患者头放在橡胶马蹄形垫上,或自制马蹄形垫上。马蹄形垫的下方开口处接污水桶(图 4-1-3)	• 利用虹吸原理,将污水引入污水桶
	③洗头车洗头法:协助患者取仰卧位,斜躺在床边,移枕于肩下,患者头放在洗头车的头托上(图 4-1-4)	
4. 塞耳、遮眼	用棉球塞住双耳,用眼罩或纱布遮盖双眼	
5. 洗发	将头发梳顺,用水温合适的温水冲洗、湿润头发,均匀涂抹洗发水,揉搓头发,同时用指腹从前额至头顶按摩头皮。将脱落的头发置于纸袋内,用温水反复冲洗,直至洗净为止。根据患者习惯选择是否使用护发素	• 防止洗头过程中水流入耳朵或眼内 • 操作过程中注意观察患者的一般情况,如有面色苍白、出冷汗等情况应立即停止洗头
6. 擦干、梳发	解下颈部毛巾,擦去头发上的水,包住头发。取下棉球、眼罩或纱布,用毛巾擦干脸上的水	
7. 撤下用物,吹干头发	撤去洗头用具,将枕头从患者肩下移至头部,解下包头的毛巾或干发毛巾,擦干,梳顺,再用大毛巾擦干或用电吹风吹干,梳理整齐	
8. 整理、记录	协助患者取舒适体位,整理床单位与用物。洗手,记录	

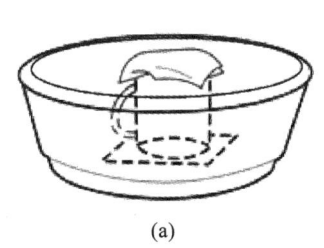
(a)

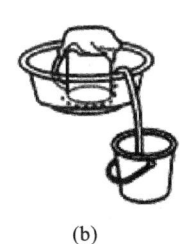
(b)

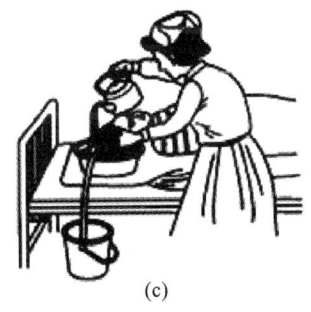
(c)

图 4-1-2　扣杯洗头法

【注意事项】

(1) 注意调节好室温和水温,及时擦干或吹干头发,防止患者烫伤或受凉。

(2) 洗发过程中动作轻柔,防止水或洗发水进入患者眼睛或耳朵内,避免浸湿患者衣服或枕头、大单。

(3) 随时观察患者病情变化,如有面色、呼吸、脉搏等异常,应立即停止洗头。

(4) 洗发时间不宜过长,以免引起患者头部充血、疲劳而导致患者身体不适。

(5) 洗发过程中注意与患者沟通,及时了解患者的感受,有异常及时处理。

【评价】

(1) 洗头过程中动作轻柔,正确使用节力原则。

(2) 患者安全,无不适和病情变化。

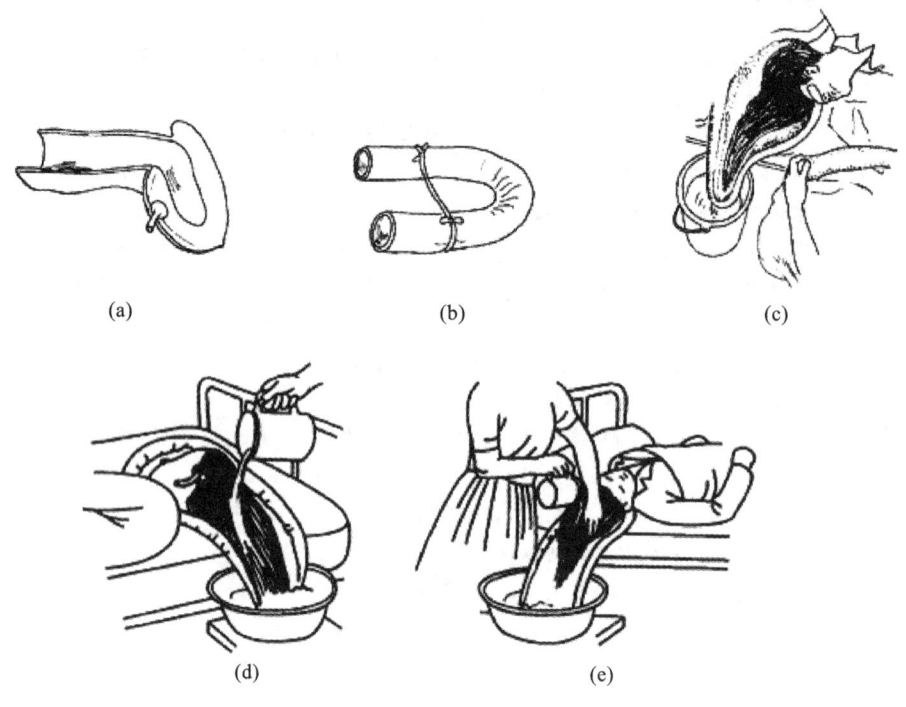

(a)   (b)   (c)

(d)   (e)

图 4-1-3　马蹄形垫洗头法

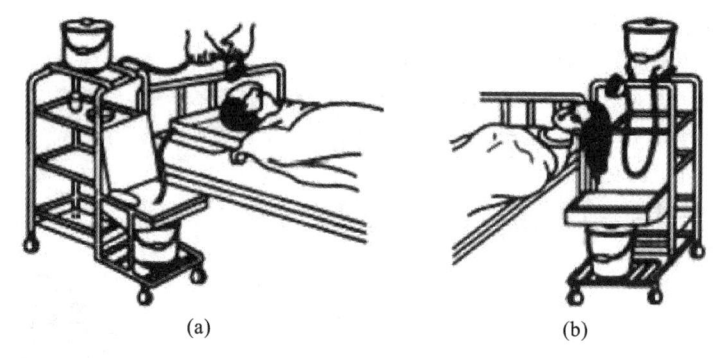

(a)   (b)

图 4-1-4　洗头车洗头法

（3）患者感觉清洁舒适。

三、灭头虱、头虮法

头虱和头虮的产生与卫生条件差、环境拥挤或与有头虱的人接触有关。头虱和头虮不仅会传播疾病，被头虱叮咬后的头皮还会出现红斑、丘疹、发痒。头皮被抓破，容易感染化脓，严重的还会有浆液渗出，使头发粘连成团，散发臭味，甚至会引起流行病的传播，如流行性斑疹伤寒、回归热等。为患者进行头发护理时，如发现患者有头虱、头虮，应立即采取灭头虱、头虮的措施。

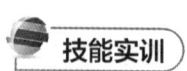 技能实训

技能实训 4-1-4　灭头虱、头虮法

【目的】

消灭头虱和头虮，预防头皮感染和疾病传播。

【评估】

（1）患者的病情和合作程度。

（2）患者头虱、头虮的分布情况。

（3）患者对头发清洁卫生知识的了解程度。

【计划】

1. 护士准备 衣帽整洁,洗手,戴口罩、手套,穿好隔离衣。

2. 用物准备

（1）常用的药液:①30%含酸百部酊:百部30 g,加入50%乙醇100 mL,纯乙酸1 mL盖严,48 h后即可使用。②30%百部含酸煎剂:百部30 g,加水500 mL煎煮30 min,用双层纱布过滤,将药液挤出,将药渣再加入500 mL水,煎煮30 min,再次过滤,挤出药液。两次药液合并再煎至100 mL,冷却后加入纯乙酸即可。

（2）洗发用物:治疗巾2块,治疗碗内装配制好的药液、别针、篦子（齿内嵌少许的棉花）、纱布、塑料帽子、布口袋、纸、清洁病号服和被服。

3. 患者准备 必要时动员患者剪短头发。

4. 环境准备 宽敞、明亮,整洁,关闭门窗,调节室温为22～26 ℃。

【实施】

灭头虱、头虮操作流程见表4-1-5。

表 4-1-5 灭头虱、头虮操作流程

操作程序	操作步骤	要点说明
1. 核对、解释	①备齐用物携至患者床旁,核对床号、姓名并向患者及其家属解释灭头虱、头虮的目的和配合方法	• 防止被头虱、头虮感染
	②男性患者或儿童,建议其剃光头发;女性患者剪短发,剪下的头发用纸包裹焚烧	• 尊重患者,取得患者合作
2. 涂擦药液	按照洗头法做好准备,将患者头发分成若干小股,用纱布蘸配制好的药液,按顺序擦遍头发,同时用手揉搓至少10 min,使药液浸湿全部头发。用塑料帽子包住全部头发	
3. 除虱、灭虮	①24 h后取下帽子,用篦子篦去死虱和死虮,清洗头发	• 彻底灭虱,预防传染
	②灭虱完毕,为患者更换衣裤被服,并将污衣服全部放入布袋内	• 如发现仍有活虱,用药液反复杀灭
4. 更换、消毒	整理床单位,清理用物。取下篦子上的棉花,用火焚烧,梳子和篦子消毒后刷净	• 凡是灭虱之前的患者衣被和与患者接触的隔离衣全部装入布袋并扎好袋口,送高压消毒
5. 整理、记录	晾干。洗手,记录	

【注意事项】

（1）在操作过程中注意保护患者的自尊。

（2）护士在为患者进行灭头虱、灭头虮操作时应做好防护,避免头虱、头虮传播。

（3）操作时注意不要将药液沾污患者面部和眼部,用药后注意观察患者局部和全身反应情况。

（4）严格执行消毒隔离制度,防止感染的发生。

【评价】

（1）彻底灭头虱、头虮,无头虱、头虮传播。

（2）患者头部及全身无不适。

四、皮肤清洁护理

患者,男性,80岁,因脑出血偏瘫住院治疗,生活不能自理,已经6天没有洗澡了,由于天气炎热,出汗较多。你是该患者的责任护士,请完成下面的任务。

（1）请帮助患者进行床上擦浴。

（2）为预防压疮的发生，应采取哪些措施？

皮肤是人体的天然屏障，具有保护机体，调节体温，吸收、分泌及排泄功能。皮肤的新陈代谢速度很快，其排泄的废物如皮脂、汗液及表皮碎屑等可与外界的微生物和灰尘结合，黏附在皮肤表面，如未及时清除，则会形成污垢，不仅刺激皮肤，还会使皮肤抵抗力下降，导致细菌繁殖，从而引起各种感染和并发症的发生。做好皮肤的清洁护理，不仅能促进患者舒适，预防感染和压疮的发生，还可以维护患者良好的自我形象，促进康复。

（一）皮肤健康状况评估

1. 皮肤的温度和颜色评估　皮肤的温度（皮温）可反映皮肤的血液循环情况，皮肤温度可用于判断有无循环异常或炎症。如休克时末梢循环较差，皮温会降低；局部有炎症或全身发热时，血液循环量增多，局部皮温会增高。另外，皮肤还会受室温的影响，出现颜色的变化。如环境温度过低，皮肤呈发绀表现；环境闷热，可出现皮肤潮红。

2. 皮肤的感觉与弹性的评估　检查皮肤对冷、热、触、痛的感觉是否正常，皮肤弹性是否良好。皮肤发痒多为皮肤干燥或过敏导致，老年人或脱水患者一般皮肤弹性差。

3. 皮肤完整性与清洁度的评估　检查皮肤有无破损、斑点、水疱和硬结，皮肤病灶的部位以及范围；检查皮肤是否清洁，根据皮肤的湿润度、污垢和油脂情况以及身体散发的气味评估皮肤的清洁度。

（二）皮肤卫生保健

1. 皮肤的清洁　油脂积聚在皮肤表面会形成污垢，阻塞毛孔。沐浴是最好的清除污垢的方法。特别容易出汗的人应经常沐浴，保持皮肤清洁；皮肤干燥的人应酌情减少沐浴的次数。

2. 皮肤的保护　防止皮肤损伤，皮肤有破损时应及时清洁、消毒、涂药。瘙痒性皮肤应避免搔抓，尽量选用对皮肤无损伤的方法或药物来止痒。根据自己的皮肤状况选择合适的清洁与保护皮肤的用品。

（三）皮肤护理技术

对于病情较轻、生活可以自理、可以自行完成沐浴的患者，可采用淋浴或盆浴的方法；妊娠7个月及以上的孕妇禁用盆浴。对于病情较重、身体虚弱无法下床、活动受限（如使用石膏或牵引等）无法自行沐浴的患者，采取床上擦浴。

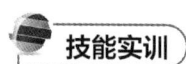 技能实训

技能实训 4-1-5　淋浴和盆浴

【目的】

（1）去除污垢，清洁皮肤，促进患者舒适。

（2）促进皮肤血液循环，增强皮肤的抵抗力，防止皮肤感染、压疮等并发症的发生。

（3）促进肌肉放松，增加患者活动的机会，防止肌肉萎缩和关节僵硬等并发症的发生。

（4）观察和了解患者皮肤的情况，满足患者的身心需求。

【评估】

评估内容同"皮肤健康状况评估"。

【计划】

1. 护士准备　衣帽整洁，洗手、戴口罩。

2. 用物准备　毛巾2条，浴巾1条，浴液或香皂，用于更换的清洁衣裤，防滑拖鞋。

3. 患者准备　了解淋浴和盆浴的目的、方法以及注意事项。

4. 环境准备　调节室温为22～26 ℃，水温在40～45 ℃最佳，浴室内有扶手、信号铃，地面有防滑垫，必要时备椅子1把。

【实施】

淋雨和盆浴操作流程见表4-1-6。

表 4-1-6　淋雨和盆浴操作流程

操作程序	操作步骤	要点说明
1. 核对、解释	核对患者床号、姓名,向患者解释注意事项,如信号铃的使用方法、贵重物品妥善存放等	
2. 送入浴室	携带用物送患者进入浴室,安置好患者,对于需要帮助的患者,协助其调好水温,脱衣	·保证患者沐浴时的安全 ·叮嘱患者注意防滑,不要闩门
3. 协助沐浴	如为盆浴,浴盆的水位应低于心脏水平,以免引起胸闷。进出浴盆时注意防滑。沐浴的时间不可太长,一般不超过 20 min	·沐浴的时间不可太长,防止发生意外
4. 整理、记录	患者洗浴完毕,打扫浴室,整理用物,观察患者沐浴后的情况,需要时做好记录	

【注意事项】

(1) 沐浴时间安排在进餐 1 h 之后,防止影响消化系统。

(2) 妊娠 7 个月以上的孕妇禁止盆浴;身体虚弱、创伤和心脏病患者不宜淋浴或盆浴。

(3) 沐浴中防止受凉、烫伤、滑倒或晕厥等意外情况的发生。

(4) 传染病患者根据病种和病情,按照消毒隔离原则进行沐浴。

【评价】

(1) 患者沐浴中安全,没有意外发生。

(2) 患者沐浴后感到清洁舒适,精神放松、愉快。

技能实训 4-1-6　床上擦浴

【目的】

(1) 去除污垢,清洁皮肤,促进患者舒适。

(2) 促进皮肤血液循环,增强皮肤的抵抗力,防止皮肤感染、压疮等并发症的发生。

(3) 使肌肉放松,增加患者活动的机会,防止肌肉萎缩和关节僵硬等并发症的发生。

(4) 观察和了解患者皮肤的情况,满足患者的身心需求。

【评估】

评估内容同"皮肤健康状况评估"。

【计划】

1. 护士准备　衣帽整洁,洗手、戴口罩。

2. 用物准备　脸盆和脚盆各 1 个,水桶 2 只(一只内装 50～52 ℃的热水,另一只桶接污水用),毛巾 2 条,浴巾 1 条,小橡胶单,浴液或香皂,梳子,50%乙醇,清洁衣裤和被服,根据情况准备润肤剂。

3. 患者准备　了解床上擦浴的目的、配合方法以及注意事项。

4. 环境准备　调节室温为 22～26 ℃,必要时用屏风或窗帘遮挡。

【实施】

床上擦浴操作流程见表 4-1-7。

表 4-1-7　床上擦浴操作流程

操作程序	操作步骤	要点说明
1. 核对、解释	核对患者床号、姓名,向患者解释床上擦浴的目的及配合方法	·保证患者沐浴时的安全事项
2. 调节温度	①关闭门窗,用屏风遮挡或拉好窗帘,调节室温在 22～26 ℃,根据病情放平床头和床尾,移去床档,松开床尾盖被 ②将脸盆放在床旁椅上,倒入温水	·防止患者受凉

续表

操作程序	操作步骤	要点说明
3. 擦洗面部	将毛巾放入脸盆浸湿,拧去多余的水,包在右手上成手套状(图4-1-5)。擦洗眼部(由内眦向外眦),揉洗毛巾,同法擦洗额部、面颊部、鼻翼、耳后、下颌、颈部	• 注意擦洗耳廓及颈部皮肤皱褶的部位
4. 擦洗上肢和胸腹部	为患者脱去上衣。第一遍用湿毛巾擦洗,第二遍用涂有浴液的毛巾擦洗,第三遍用湿毛巾擦净浴液,第四遍用浴巾擦干。按顺序擦洗双侧上肢和胸腹部	• 脱上衣时先脱近侧再脱对侧。如果肢体有外伤,先脱健侧再脱患侧 • 每擦洗一个部位时,应在下面垫浴巾,避免弄湿床铺 • 注意擦洗腋窝等皮肤皱褶的部位
5. 擦洗背部	①协助患者翻身侧卧,背向护士,依次擦洗后颈部、背部、臀部 ②协助患者穿好清洁上衣	• 擦洗完毕后注意观察皮肤有无异常情况,可用50%乙醇按摩骨隆突等易受压部位 • 穿上衣时,先穿对侧再穿近侧,肢体有外伤时,先穿患侧再穿健侧
6. 擦洗下肢	协助患者平卧,脱裤。按照顺序擦洗髋部、大腿、小腿	• 先擦近侧再擦对侧,注意保暖
7. 泡洗双脚	协助患者屈膝,将小橡胶单和浴巾置于患者脚下,双脚放于脚盆内,浸泡、洗净、擦干	• 保护床铺不被弄湿
8. 擦洗会阴	将浴巾铺于患者臀下,更换盆、水、毛巾,协助或者指导患者擦洗会阴部位。为患者换清洁裤子	• 对于女性患者,应指导其从前向后擦,即从耻骨联合向肛门方向擦拭
9. 整理、记录	①为患者梳头,必要时剪指甲,更换床单。协助患者取舒适体位,整理床单位 ②清理用物,洗手,记录	• 根据情况选用润肤剂

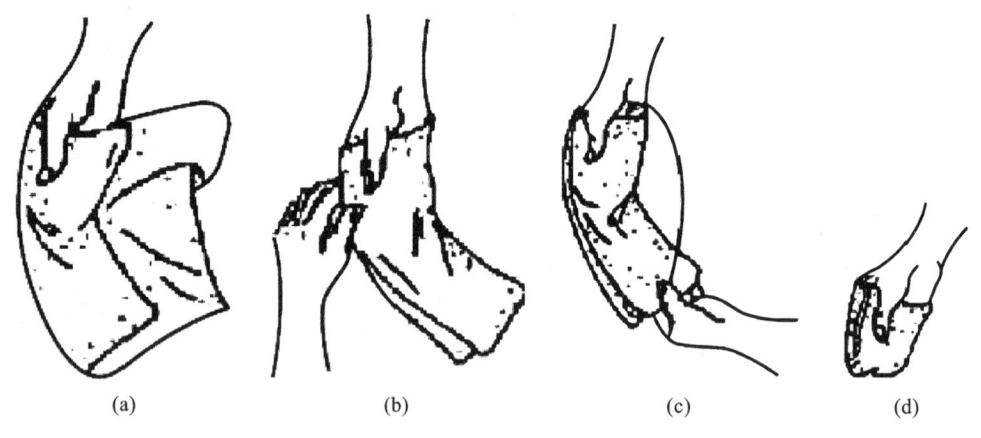

(a)   (b)   (c)   (d)

图4-1-5 包毛巾法

【注意事项】

(1)擦浴中注意节力原则,操作过程中应使患者尽量靠近护士。站立时双脚稍分开,重心在身体中央或稍低处。

(2)关心体贴患者,动作轻柔,减少翻动次数;注意保护患者隐私,减少暴露。

(3)每个部位的擦洗顺序按照"一湿二皂三净四干"的顺序,脸盆和脚盆不可混用。

(4)注意皮肤皱褶部位的清洁,如脐部、腋窝、腹股沟等处。

(5)擦洗过程中注意观察患者情况,如有寒战、面色苍白等异常情况,应立即停止擦浴,并给予适当处理。发现患者皮肤有异常情况时也应及时记录处理。

【评价】

（1）患者擦浴过程安全，没有发生着凉或皮肤损伤等情况。

（2）患者感到清洁、舒适，身心愉快。

（3）患者和家属学习到床上擦浴的知识和技能，护患关系良好。

五、压疮的预防和护理

患者，男性，75岁。因脑出血导致身体右侧偏瘫，长期卧床，入院时骶尾部皮肤呈紫红色，有硬结。你是该患者的责任护士，请问：

（1）该患者出现的是什么并发症？

（2）如何对该患者进行护理？

压疮是临床上卧床患者最常见、最严重的并发症，是评价护理工作质量的重要指标。压疮又称压力性溃疡，是由于局部组织长期受压，发生持续缺血、缺氧、营养不良而致组织溃烂坏死的现象。压疮本身不是原发病，大多是其他原发病未能得到及时良好的护理而引起的并发症。压疮一旦发生，不仅会增加患者痛苦，加重病情，延长康复时间，严重时还会继发感染、引起败血症，甚至危及生命。因此压疮的预防和护理是护理工作的重中之重，护士必须做好卧床患者的护理，减少压疮的发生。

（一）压疮发生的原因

1. 压力因素

（1）垂直压力：引起压疮最主要的原因是垂直压力。患者局部组织遭受持续性垂直压力易发生压疮，特别是身体骨隆突处最容易发生压疮。如果患者长期卧床或坐轮椅，骨折患者夹板内衬垫放置不当，石膏内不平整或有渣屑，身体局部长时间承受超过正常毛细血管所能承受的压力，均会造成压疮（皮肤层下的血管一般可承受的压力为32 mmHg左右，如果承受超过32 mmHg以上的压力，血管便可能发生扭曲、变形从而影响血液的流通，导致组织缺血）。

（2）摩擦力：摩擦力作用于皮肤，容易损害皮肤的角质层。当卧床患者在床上活动或坐轮椅时，皮肤可能受到床单表面或轮椅垫表面的摩擦，皮肤被擦伤后又受到汗液、尿液、粪便等的浸渍，易发生压疮。在床铺皱褶不平，有渣屑，皮肤潮湿或搬动时拖、拉、拽等均会产生较大的摩擦力。

（3）剪切力：由摩擦力与垂直压力相加而成，当一个作用力施于物体上后，可产生一平行反方向的平面滑动（图4-1-6）。剪切力与体位关系密切，如平卧抬高床头时身体下滑，皮肤与床铺出现的摩擦力，加上身体垂直方向的重力，从而导致剪切力的产生，引起局部皮肤血液循环障碍而发生压疮。剪切力比垂直压力更具危害性，因此在为患者抬高床头时，角度不可太大，不要超过30°。

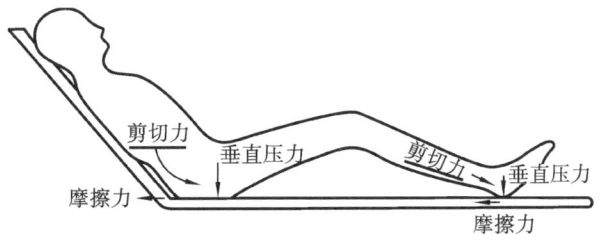

图4-1-6 剪切力的形成

2. 营养状况 全身营养不良的患者，出现蛋白质合成减少、负氮平衡、皮下脂肪减少、肌肉萎缩，一旦受到压力，受压处由于缺乏肌肉和脂肪组织的保护，出现血液循环障碍，导致压疮，如长期发热及恶病质患者。

3. 皮肤抵抗力降低 皮肤经常受潮湿、摩擦等物理性刺激（如石膏绷带和夹板使用不当、大小便失禁、床单皱褶不平、床上有碎屑等），使皮肤抵抗力降低，受力后容易破损从而发生压疮。

（二）压疮的好发部位

压疮好发于受压部位和缺乏脂肪组织保护，无肌肉包裹或肌层较薄的骨隆突处。患者的体位不同，受压部位也不同。具体见表4-1-8。

表 4-1-8　不同体位压疮的好发部位

体　位	好　发　部　位
仰卧位	枕骨粗隆、肩胛部、肘部、脊椎体隆突处、骶尾部、足跟
侧卧位	耳部、肩峰、肘部、肋部、髋部、膝关节的内外侧及内外踝
俯卧位	耳廓、面颊、肩峰、女性乳房、男性生殖器、髂嵴、膝部、足趾
坐位	坐骨结节

(三) 压疮的预防

绝大多数的压疮是能够预防的,精心科学的护理可以将压疮的发生率降到最低。预防压疮的关键是去除病因,因此护士在工作中要做到"七勤一好",即勤观察、勤翻身、勤按摩、勤擦洗、勤整理、勤更换、勤交班、营养好。对危重患者和长期卧床的患者,应经常观察其皮肤受压情况,严格细致地交接班,通过有效的护理措施预防压疮的发生。

1. 避免局部组织长期受压

(1) 协助卧床患者经常更换体位:勤于变换姿势,解除压迫是预防压疮的主要原则。护士应协助和鼓励卧床患者经常更换体位,解除局部组织长期受压。一般每 2 h 协助患者翻身一次,翻身的间隔时间视患者病情和皮肤情况而定,必要时可缩短时间间隔,建立床头翻身记录卡(表 4-1-9)。

表 4-1-9　翻身记录卡

床号:　　　　　　　　　　　　　　　姓名:

日期/时间	体　位	皮肤情况及备注	执　行　者

(2) 保护压疮好发部位:安置好患者体位后,应在身体空隙处垫软枕或海绵垫等来保护骨隆突处。必要时可选择气垫褥、水褥、海绵褥等,增大受力面积,降低骨隆突处的皮肤所承受的压力(图 4-1-7)。

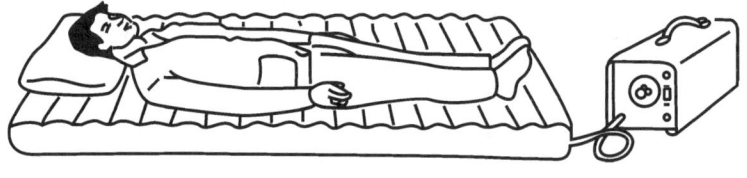

图 4-1-7　保护压疮好发部位

(3) 正确使用石膏、绷带以及夹板:骨折或牵引的患者在使用石膏、绷带或夹板固定时,衬垫应平整,松紧度适宜。使用期间严密观察患者局部皮肤与指(趾)端皮肤的颜色、温度、运动状况及感觉,及时询问患者的感觉,如有异常,立即报告医生,及时处理。

2. 避免摩擦力和剪切力　患者床单应平整、无皱褶、无碎屑,避免皮肤与碎屑及床单皱褶产生摩擦;患者采取卧位或半坐卧位,抬高床头时,为防止身体下滑,抬高的角度不可太大,一般不超过 30°;为患者翻身、更换体位或更换床单位时,避免拖、拉、拽、推等动作;使用便盆时,检查便盆边缘,确保无破损,协助患者抬高臀部,避免硬塞、硬拉等动作,必要时垫布垫或软纸,防止擦伤皮肤。

3. 避免局部潮湿等不良刺激,保护局部皮肤清洁干燥　大小便失禁、出汗多及分泌物多的患者,要及时擦洗干净,保持干燥。避免患者直接躺卧于橡胶单或塑料布上。

4. 按摩局部皮肤和背部,促进血液循环　对长期卧床患者,每日进行全范围皮肤检查,按摩受压部位,定期为患者温水擦浴、全身按摩,促进肢体血液循环,减少压疮的发生。

（1）全背按摩：协助患者取侧卧位或俯卧位，露出背部，用纱布蘸适量50％乙醇涂于按摩处，用手掌从患者臀部上方开始，沿脊柱两侧向上按摩至肩部，随后以环状方式向下按摩至腰部，反复数次按摩（图4-1-8），再用拇指指腹由骶尾部开始沿脊柱按摩至第七颈椎处。

（2）局部按摩：蘸少量50％乙醇涂于按摩处，以手掌大、小鱼际部分紧贴皮肤，用力均匀的按摩，由轻到重、由重到轻，每处3～5 min。

（3）电动按摩器按摩：电动按摩器是利用电磁作用，使按摩头振动代替各种手法按摩。操作者持电动按摩器，根据患者的不同部位选择合适的按摩头，贴紧皮肤进行按摩。

5. 改善全身营养状况，保证充足的营养 长期卧床或病重的患者，应注意全身营养，在病情允许情况下，给予高蛋白、富含维生素及锌的食物，增强机体抵抗力及组织修复能力。必要时给予血浆、全血、复合氨基酸、维生素C、锌剂，以促进蛋白质和胶原的合成。不能进食者可考虑胃肠外营养。

6. 健康教育 向患者及其家属介绍压疮发生、发展及预防、治疗、护理的一般知识，使其能够自行检查好发部位的皮肤状况。

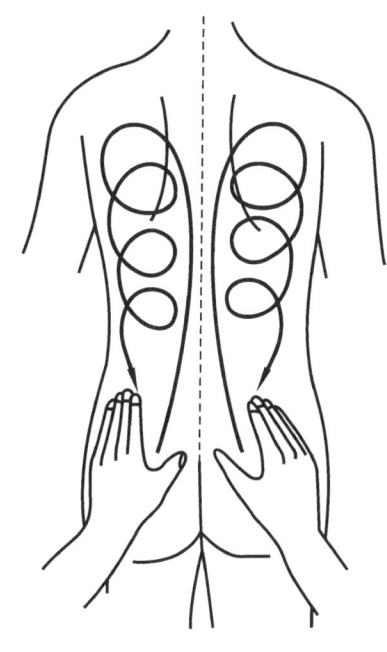

图4-1-8 全背按摩

（四）压疮的分期与临床表现

根据压疮的发展程度和侵害程度，压疮可分为四期。

1. 第一期 淤血红润期：此期为压疮初期。身体局部受压组织出现红、肿、热、麻木、触痛等症状，解除压力30 min后，皮肤能恢复正常颜色。此期皮肤完整性并未被破坏，为可逆性改变。如果能采取积极措施，及时解除原因，可阻止压疮进一步发展。

2. 第二期 炎性浸润期：如果红肿部位持续受压，血液循环得不到改善，则受压表面皮肤颜色转为紫红，皮下产生硬结，皮肤因水肿变薄而出现水疱，此时皮肤极易破溃，患者有疼痛感。也可表现为部分表皮破损伴真皮层暴露，表现为浅表开放性溃疡，创面呈粉红色、无腐肉。

3. 第三期 浅度溃疡期：全层皮肤破坏，表皮水疱逐渐扩大、破溃，创面有黄色渗出液，感染后脓液流出，致使浅层组织坏死，形成溃疡，患者的疼痛剧烈。

4. 第四期 坏死溃疡期：坏死组织进一步侵入真皮下层和肌肉层，感染扩展到周围与深部组织，甚至深达骨面，脓液增多，坏死组织发黑，有臭味，严重者引起败血症，危及患者生命。

知识拓展

根据美国国家压疮咨询委员会（National Pressure Injury Advisory Panel，NPIAP）/欧洲压疮咨询委员会（European Pressure Ulcer Advisory Panel，EPUAP）压疮分类系统，压疮可分为1～4期、深部组织损伤和不可分期。

1期：指压不变白的红斑，皮肤完整 局部皮肤完好，出现压之不褪色的局限性红斑，通常位于骨隆突处。与周围组织相比，该区域可有疼痛、坚硬或松软，皮温升高或降低。肤色较深者因不易观察到明显红斑而难以识别，可根据其颜色与周围皮肤不同来判断。

2期：部分皮层缺损 部分表皮缺损伴真皮层暴露，表现为浅表开放性溃疡，创面呈粉红色、无腐肉；也可表现为完整或破损的浆液性水疱。

3期：全层皮肤缺损 全层皮肤缺损，可见皮下脂肪，但无筋膜、肌腱/肌肉、韧带、软骨/骨骼暴露。可见腐肉和（或）焦痂，但未掩盖组织缺失的深度。可有潜行或窦道。此期压疮的深度依解剖学位置不同而表现各异,鼻、耳、枕骨和踝部因皮下组织缺乏可表现为表浅溃疡;臀部等脂肪丰富部位可发展成深部伤口。

4 期:全层皮肤和组织缺损 全层皮肤或组织缺损,伴骨骼、肌腱或肌肉外露。创面基底部可有腐肉和焦痂覆盖,常伴有潜行或窦道。与 3 期类似,此期压疮的深度取决于解剖位置,可扩展至肌肉和(或)筋膜、肌腱或关节囊,严重时可导致骨髓炎。

深部组织损伤 皮肤完整或破损,局部出现持续的指压不变白,皮肤呈深红色、粟色或紫色,或表皮分离后出现暗红色伤口或充血性水疱。可伴疼痛、坚硬、糜烂、松软、潮湿、皮温升高或降低。肤色较深者难以识别深层组织损伤。

不可分期 全层皮肤和组织缺损,因创面基底部被腐肉和(或)焦痂掩盖而无法确认组织缺失程度。需去除腐肉和(或)焦痂后方可判断损伤程度。

(五)压疮的治疗与护理

1. 第一期 淤血红润期:此期护理的重点在于解除危险因素,避免压疮进一步发展。因为此期可逆,应及时采取积极措施,保持皮肤清洁干燥,防止局部继续受压,应避免摩擦、潮湿等刺激,保持局部干燥,增加翻身次数。

2. 第二期 炎性浸润期:此期治疗、护理的重点在于保护皮肤创面,预防感染。除继续加强上述护理措施外,对于未破的小水疱(直径小于 5 mm),应减少摩擦,防止破裂感染,让其自行吸收;对于大水疱(直径大于 5 mm),在无菌操作下,用无菌注射器抽出水疱内液体(不剪开表面),表面涂以消毒液或用红外线照射,每次 15 min,保持创面干燥,可起到消炎、促进血液循环的作用。

3. 第三期和第四期 浅度溃疡期和坏死溃疡期:此两期的治疗护理关键为解除压迫,控制感染,清除坏死组织和促进创面愈合。主要措施为局部伤口的护理与支持措施。

(1)清洁伤口:可用无菌生理盐水或 3% 过氧化氢溶液清洗伤口,清除坏死组织,抑制细菌生长。

(2)换药和包扎:临床上常用一些特制的薄膜、塑料来覆盖创面,为控制感染和增加局部营养供给,可在创面上覆盖浸有抗生素溶液或人血白蛋白溶液的纱布,再用无菌敷料包扎。中草药治疗、高压氧疗、高频电疗等有促进局部创面血液循环,促进组织生长的作用,也能用于压疮的治疗。大面积压疮或久治不愈者可考虑手术清除坏死组织,行皮瓣移植,以促使伤口愈合。

六、晨晚间护理

患者,女性,45 岁。因急性脑出血入院治疗,绝对卧床休息,生活不能自理。你是该患者的责任护士,请完成下面的任务:

请帮助患者进行晨晚间护理。

晨晚间护理主要适用于长期卧床、生活不能自理的患者,如危重、昏迷、瘫痪、高热、大手术后以及年老体弱的患者。护士为其进行晨晚间护理,可以促进患者保持清洁,身心舒适,还可以及时观察和了解病情变化,为诊断、治疗和护理提供依据。对于可以离床活动或病情较轻的患者,护士协助或指导其正确地进行晨晚间护理。

(一)晨间护理

晨间护理是一天护理工作的开始。患者经过一夜的睡眠,往往需要做一些必要的清洁护理,以维护身心舒适,开始一天愉快的生活。晨间护理可以培养护士观察病情的习惯及能力,增进护患感情,得到患者及其家属的配合,提高患者的满意度,减少纠纷。晨间护理一般在清晨诊疗工作前完成。

1. 晨间护理的主要目的

(1)促进身体受压部位的血液循环,预防压疮、肺炎等并发症。

(2)促进患者清洁、舒适。

(3)观察和了解患者病情,为诊断、治疗和护理提供依据。

(4)及时发现患者存在的健康问题,做好心理护理和卫生指导。

（5）保持病床和病室整洁、美观。

2. 晨间护理的主要内容

（1）问候患者,观察病情,了解其睡眠情况。

（2）协助患者排便、留取标本,更换引流管。

（3）协助进行清洁护理,如刷牙或口腔护理、洗脸、洗手,梳头,协助翻身,检查身体受压情况,使用50%乙醇按摩受压部位。

（4）整理床铺,需要时更换床单位。

（5）进行心理护理和卫生宣教,酌情开窗通风。

（二）晚间护理

晚间护理不仅能使病室内保持安静、整洁,患者舒适入睡,还能帮助护士了解患者的病情变化及心理反应,增强其战胜疾病的信心。晚间护理一般在患者入睡前进行。

1. 晚间护理的主要目的

（1）使病室内保持安静、整洁。

（2）使患者清洁、舒适,易于入睡。

（3）观察患者病情,满足患者身心需要。

2. 晚间护理的主要内容

（1）协助排便、口腔护理、洗脸、洗手,帮助患者梳头,热水泡脚,为女性患者清洁会阴。

（2）帮助患者变换体位,协助翻身,检查身体受压情况,使用50%乙醇按摩受压部位。

（3）整理床铺,必要时增加毛毯或盖被。

（4）创造良好的睡眠环境,调节光亮及室温,酌情开关门窗。

（5）经常巡视病房,了解患者睡眠情况,观察病情,并酌情处理。

> **考点提示** 口腔护理对象,沐浴、床上擦浴的水温,口腔护理及床上擦浴的注意事项;常用漱口溶液的选择,灭头虱、头虮的方法;压疮的定义、好发部位、分期及临床表现。

直通护考

扫码在线答题

答案解析

（叶衬霞）

任务二　患者的饮食护理

任务目标

【知识目标】

掌握医院饮食的种类、适用范围以及插鼻胃管的方法和注意事项,熟悉医院的基本饮食、治疗饮食和试验饮食,了解患者的一般饮食护理。

【能力目标】

能运用护理程序实施鼻饲技术。

【思政目标】

具有护理人文关怀精神,掌握良好的护患沟通技巧。

项目导言

　　饮食对维持机体正常生理功能、新陈代谢和生长发育等生命活动具有重要意义。食物中能够满足机体最低需求,可被人体消化、吸收和利用的成分称为营养素(nutrient)。人体需要的营养素包括蛋白质、脂类、碳水化合物、无机盐、维生素、水和膳食纤维。这七大营养素在胃肠道经消化吸收后进入人体,供给热量、构成和修补组织、维持体温、满足生理活动的需要、增强机体的免疫力。因此,护士应当具备较全面的饮食与营养方面的知识,通过合理的饮食调配和恰当的供给途径满足患者对热量和各种营养的需求,达到治疗和辅助治疗的目的。

案例导学

　　吴先生,45 岁,吴先生是货车司机,经常长途运输货物。间断性上腹部疼痛 3 年,近半个月来疼痛加剧,遂来院就诊。诊断为胃溃疡。医嘱做大便隐血试验。

　　请问:

　　1. 大便隐血试验的准备有哪些?

　　2. 针对患者的情况,如何进行日常饮食指导?

案例导学答案

一、医院饮食

医院饮食包括基本饮食、治疗饮食和试验饮食。

(一) 基本饮食

基本饮食符合大多数患者的需要,包括普通饮食、软质饮食、半流质饮食、流质饮食四种(表 4-2-1)。

表 4-2-1　基本饮食

饮食种类	适用范围	饮食原则	饮食方法
普通饮食	消化功能正常,无发热,病情较轻或疾病恢复期以及无须饮食限制的患者	营养平衡、易消化、无刺激性的一般食物	每日 3 餐,总热能为9.5～11.0 MJ/d,蛋白质 70～90 g/d
软质饮食	老幼、低热、咀嚼不便、术后、肠道疾病的恢复期以及消化不良患者	以软烂、无刺激性易消化食物为主,如面条、软饭等;菜和肉应切碎后煮烂	每日 3～4 餐,总热能为 8.5～9.5 MJ/d,蛋白质 60～80 g/d
半流质饮食	中热、消化道疾病、吞咽、咀嚼困难及术后患者	少食多餐,食物应无刺激性、易于咀嚼和吞咽,食物呈半流质状,如粥、蒸鸡蛋、豆腐、馄饨、面条等	每日 5～6 餐,总热能为 6.5～8.5 MJ/d,蛋白质 50～70 g/d

续表

饮食种类	适用范围	饮食原则	饮食方法
流质饮食	高热、口腔疾病、各种大手术后、急性消化道疾病、危重或全身衰竭及各种大手术后的患者	食物呈液体状,如奶类、豆浆、稀藕粉、肉汁、米汤、菜汁等。其所含热量及营养素不足,只能短期使用	每日 6～7 餐,总热能为 3.5～5.0 MJ/d,蛋白质 40～50 g/d

(二)治疗饮食

治疗饮食(therapeutical diet)是在基本饮食的基础上,根据患者病情的需要,适当调整总热能和营养素的摄入量,以达到辅助治疗和治疗目的(表 4-2-2)。

表 4-2-2 治疗饮食

饮食种类	适用范围	饮食原则及方法
高热量饮食	产妇及热量消耗较高的患者,如甲状腺功能亢进症、结核病、高热、肝炎、大面积烧伤、胆道疾病等患者	在基本饮食的基础上加 2 餐高热量食品,如牛奶、豆浆、鸡蛋、藕粉、蛋糕、巧克力等
高蛋白饮食	长期消耗性疾病、大面积烧伤、严重贫血、低蛋白血症、肾病综合征、大手术后及癌症晚期的患者	在基本饮食的基础上增加蛋白质的摄入量,如肉类、鱼类、蛋类、乳类、豆类等。成人所需蛋白质总量为 90～120 g/d
低蛋白饮食	急性肾炎、尿毒症、肝性脑病等限制蛋白质摄入的患者	成人蛋白质总摄入量在 40 g/d 以下。肾功能不全患者应摄入动物蛋白,忌用豆制品;肝性脑病患者应以植物蛋白为主
低胆固醇饮食	高胆固醇血症、高脂血症、动脉硬化、冠心病、高血压、胆石症等患者	成人每天胆固醇摄入量低于 300 mg,禁用或少用含胆固醇高的食物,如动物内脏和脑、鱼子、蛋黄、肥肉和动物油等
低脂肪饮食	肝胆胰疾病、冠心病、动脉硬化、高脂血症、肥胖症及腹泻等患者	饮食应清淡少油,禁食肥肉、蛋黄、动物脑。高脂血症及动脉硬化患者不必限制植物油(椰子油除外)的摄入。脂肪摄入量低于 50 g/d,肝胆胰疾病患者的脂肪摄入量低于 40 g/d
低盐饮食	肾炎、心脏病、肝硬化伴腹水、重度高血压但水肿较轻的患者	成人进食盐量不超过 2 g/d(含钠 0.8 g),但不包括食物内自然存在的氯化钠。禁食腌制食物,如咸菜、皮蛋、火腿、香肠、咸肉等
无盐低钠饮食	心、肾、肝脏疾病伴水肿较重者	无盐饮食。每日钠的摄入量低于 0.5 g,除无盐外,还要控制含钠食物和药物,如含碱食品(油条、挂面)、汽水和碳酸氢钠药物等的摄入
高膳食纤维饮食	便秘、肥胖、高脂血症、糖尿病等患者	选择含膳食纤维多的食物,如韭菜、芹菜、豆类等
少渣饮食	伤寒、痢疾、肠炎、腹泻、食管静脉曲张、咽喉部手术、胃肠道术后及盲肠肛门手术后等患者	少食膳食纤维多的食物,如韭菜、芹菜等,不用刺激性调味品及坚硬、带碎骨的食物

(三)试验饮食

试验饮食是在特定的时间内,通过对食物内容的调整,达到协助诊断疾病和保证检查结果正确性的一类饮食。

1. 隐血试验饮食(潜血试验饮食) 为大便隐血试验准备,协助诊断消化道有无出血。

试验时间为 3 天,期间禁食肉类、肝脏、血类等含铁丰富的食物,禁食绿色蔬菜,停止服用含铁药物,以免大便隐血试验出现假阳性。可进食豆制品、花菜(西蓝花除外)、土豆、白菜、牛奶、冬瓜、粉丝、白米饭、馒头、白萝卜、山药等,第 4 天开始留取粪便标本进行隐血试验。

2. 胆囊造影饮食 协助进行造影检查,诊断有无胆囊、胆管、肝管疾病。

检查前一天午餐进高脂肪饮食,以刺激胆囊收缩和排空,有助于造影剂进入胆囊;晚餐进无脂肪、低蛋白、高碳水化合物的清淡饮食,以减少胆汁分泌;晚餐结束口服造影剂后便开始禁烟、食、水至次日上午。检查当日早晨禁食,第一次摄 X 线片,如胆囊显影良好,可进食脂肪餐(如油煎荷包蛋 2 个,脂肪量 25~50 g),30 min 后再次摄片观察。

3. 吸碘试验饮食 协助进行甲状腺吸碘-131 功能试验。

试验时间为 2 周,期间禁用含碘食物,如海带、海蜇、紫菜、海参、虾、鱼等海产品及加碘食盐。禁用碘消毒剂做局部消毒;2 周后进行甲状腺吸碘-131 功能试验。

4. 尿浓缩功能试验饮食(干饮食) 用于检查肾小管的浓缩功能。

试验时间为 1 天,期间控制所有饮食中的水分,总量在 500~600 mL,可进食含水量少的食物如米饭、面包、馒头、炒鸡蛋、土豆等,烹调时尽量不加水或少加水;避免食用过咸、过甜或含水量高的食物;蛋白质摄入量为 1 g/(kg·d)。

5. 肌酐试验饮食 用于协助检查、测定肾小球的滤过功能。

试验时间为 3 天,期间禁食肉、禽、鱼类,忌饮茶和咖啡,全日主食少于 300 g,限制蛋白质的摄入(蛋白质供给量<40 g/d),以排除外源性肌酐的影响;蔬菜、水果、植物油不限,热量不足可辅以藕粉或含糖的点心等。第 3 天留取尿液测尿肌酐清除率及血肌酐含量。

二、一般饮食的护理

合理的饮食护理是满足患者基本生理需要和促进患者康复的重要护理措施。护士应掌握营养学知识、各种饮食治疗原则、试验饮食的意义及饮食护理的理论与技术,对患者进行正确的营养评估,并采取适宜的饮食护理,满足其对营养的需要。

(一)影响饮食与营养的因素

影响饮食与营养的因素有生理、病理、心理因素及社会文化因素等。

1. 生理因素

(1)年龄:年龄不同,对食物的选择、每日所需的食物量和特殊营养素也有所差异。例如婴幼儿及青少年由于生长发育速度快,所需热量及营养素较多,老年人新陈代谢速度逐渐减慢,则所需热量及营养素逐渐减少,但对钙的需求量增加。与此同时,年龄也可影响人对食物的选择。例如婴幼儿的咀嚼及消化功能尚未发育完善,老年人的咀嚼及消化功能减退,因此应提供柔软、易于消化的食物。

(2)特殊生理状况:妊娠和哺乳期的妇女对营养素的需求量明显增加,并可能伴有饮食习惯的改变。妊娠期女性摄入营养素的比例应均衡,同时需要增加蛋白质、钙、铁、碘、叶酸等营养物质的摄入量,尤其在妊娠的后 3 个月应增加钙的摄入量;哺乳期妇女在每日饮食的基础上适当增加热能(500 kcal 左右)摄入,蛋白质摄入量为 65 g/d。妊娠和哺乳期的妇女应注意维生素 C 和 B 族维生素的摄入。

(3)活动量:各种活动是能量代谢的主要因素。由于职业及个人爱好不同,活动量也不同。活动量大的人每日所需热量及营养素高于活动量小的人。

2. 病理因素

(1)疾病:疾病本身所带来的不良情绪及疼痛等因素会影响患者的食欲、消化和吸收以及排泄能力。某些高代谢性疾病,如发热、甲状腺功能亢进症、烧伤,以及慢性消耗性疾病(如结核病等),由于代谢增加,机体所需营养增加;有些疾病可引起机体营养素流失,如肾炎患者,通过尿液流失大量蛋白质,则机体所需营养素也增加。

(2)药物:一些药物的使用亦可促进或抑制食欲,如抗组胺药盐酸赛庚啶、糖皮质激素、胰岛素等能增进食欲;非肠溶性红霉素、氯贝丁酯等可降低食欲;有的药物则可影响营养素的吸收,如苯妥英钠可干扰维生素 D 和叶酸的吸收和代谢。

(3)食物:某些患者对某种特定的食物会发生过敏反应或不耐受,如对虾、蟹等海产品过敏,可引起腹泻、哮喘、荨麻疹等。由于人体内特定酶的遗传缺陷而导致人对食物色素、添加剂或食物中天然含有物质的不耐受,如乳糖酶缺乏引起机体对乳制品的不耐受,一旦食用可导致酸性便和腹泻等。

3. 心理、社会文化因素

(1)心理因素:一般情况下,不良情绪如焦虑、恐惧、忧郁、痛苦与悲哀等可引起交感神经兴奋,从而抑制胃肠蠕动和消化液的分泌,使患者食欲减退,进食量减少甚至厌食;愉快、轻松的心理状态则会促进食欲。此外,进食环境的干净整洁、食物良好的感官性状(色、香、味等)也可促进食欲。

(2)社会文化因素:人的饮食习惯受到经济状况、不同的文化背景、宗教信仰、地理位置、长期生活方式等的影响,从而影响饮食的摄入和营养素的吸收。如东北地区居民喜腌制的酸菜,其中含有较多的亚硝酸铵类物质,易导致消化系统肿瘤的发生。护士应帮助患者培养良好的饮食习惯,促进患者健康。

（二）患者的饮食护理

患者入院后,由医生根据患者的病情开出饮食医嘱,确定患者的饮食种类。护士根据医嘱填写入院饮食通知单,送交营养室,同时将饮食种类填写在患者床头卡上并告知患者及其家属,便于饮食的分发及取得患者及其家属的配合。当患者因病情需要更改饮食时,应当由医生开出饮食医嘱,护士根据医嘱填写饮食更改通知单或饮食停止通知单后,及时通知营养室进行变更。

1. 进食前的护理

(1)护士准备、评估:护士着装整洁,洗手,必要时戴口罩。医生开具饮食医嘱,确定患者的饮食种类后,对患者的一般情况进行评估。

①评估患者的病情、意识、自理能力以及配合程度。

②评估患者的咀嚼和吞咽功能、口腔情况。

③了解患者有无进食前、进食中用药及是否进行特殊的治疗或检查。

(2)环境准备:为患者提供一个干净、整洁、安静、空气清新的环境,以促进其食欲。

①进食前应暂停非紧急的治疗、检查和护理等操作。

②保持床单位干净整洁,饭前半小时移去便器,开窗通风。

③同病房中有重危患者应以屏风遮挡。

④有条件可安排在餐厅进餐,集体进餐可促进食欲。

(3)患者准备:进食前护士应协助患者做相应的准备工作。

①减少或去除各种引起不舒适的因素:疼痛者给予适当的镇痛,以减轻痛苦;高热者给予降温;情绪异常者给予心理疏导;因特定体位引起疲劳时,应协助患者更换体位或给予相应部位的按摩。

②督促或协助患者洗手及漱口,病情严重者给予口腔护理。

③安置体位:病情允许时,可协助患者下床进食;不便下床者,可协助其取坐位或半坐卧位,放置床上桌及餐具;卧床患者协助取侧卧位或仰卧位(头偏向一侧)并予适当支撑。

2. 进食时的护理

(1)分发食物:核对信息,协助配餐员将热饭菜准确、及时分送给每一个患者。

(2)解释、观察:对特殊饮食患者,如限量或禁食者,应解释原因,以取得配合。巡视、观察患者进食情况。检查治疗饮食、试验饮食的实施和落实情况,并适时地给予督促。对访客带来的食物,需经护士检查,符合患者饮食及护理原则方可食用。

(3)协助进食:对不能自行进食的患者,应给予喂食。喂食时应根据患者的进食习惯耐心喂食。每次喂食量、速度适中,温度适宜,饭和菜、固体和液体食物应轮流喂食。进流质饮食的患者,可用吸管吸吮。对双目失明或眼睛被遮盖的患者,除遵守上述喂食要求外,还应告知食物内容以增加其进食兴趣,促进消化液的分泌。若患者要求自行进食,可按时钟平面图放置食物,并告知食物方向、食物名称,便于患者按顺序自行摄取。如12点和3点处放菜,6点处放饭,9点处放汤等(图4-2-1)。

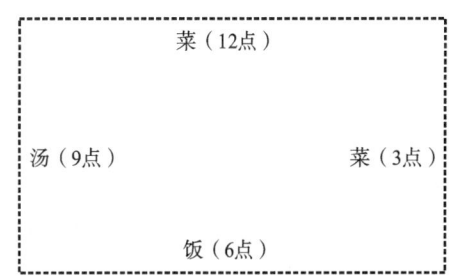

图4-2-1 时钟平面图取食法

（4）特殊问题处理：及时处理患者进食过程中的特殊问题。如果患者出现恶心，应指导其做深呼吸，并暂停进食。如果发生呕吐，将患者头偏向一侧，防止呕吐物进入气管并尽快清除呕吐物，及时更换被污染的被服等；帮助患者漱口，开窗通风；同时注意观察呕吐物的性状、量和气味等并做好记录。

3．进食后的护理

（1）撤物洗漱：及时撤去餐具，清理食物残渣，督促或协助患者饭后洗手、漱口或为患者做口腔护理，整理床单位。

（2）评估记录：餐后根据需要做好护理记录，如进食的种类、量，患者进食时和进食后的反应等，以评价患者的进食是否达到营养需求。

（3）做好交接班：对暂禁食或延迟进食的患者做好交接班。

4．健康教育　护士在协助患者进餐的过程中，应结合患者病情特点，选择合适的时机，向患者或家属进行饮食护理的相关健康教育。

（1）解释、指导和说明进食此类饮食的意义，以取得患者的主动配合，与患者共同制订饮食计划。

（2）根据具体情况指导和帮助患者合理饮食，尽量用一些患者容易接受的食物代替限制食物，使用替代的调味品或佐料，帮助患者适应饮食习惯的改变，从而保证饮食计划的顺利实施，促进患者早日康复。

知识链接

　　1．身高和体重　反映个体生长发育及营养状况的重要指标。按公式计算出患者的标准体重并计算实测体重占标准体重的百分比，若得出结果在 $-10\%\sim +10\%$ 为正常体重。若结果增加 $10\%\sim20\%$ 为超重，超过 20% 为肥胖，减少 $10\%\sim20\%$ 为消瘦，低于 20% 为明显消瘦。标准体重的计算公式：

$$男性：标准体重(kg)=身高(cm)-105$$
$$女性：标准体重(kg)=身高(cm)-105-2.5$$

　　实测体重占标准体重的百分比计算公式：

$$\frac{实测体重-标准体重}{标准体重}\times100\%$$

　　2．皮褶厚度　即皮肤及皮下脂肪的厚度。它反映人体皮下脂肪含量，对判断肥胖和营养不良有重要参考价值。测量皮褶厚度最常用的部位为上臂肱三头肌（左上臂前侧中点上 2 cm 处）。皮褶厚度的标准值：男性为 12.5 mm，女性为 16.5 mm。

三、鼻饲法

鼻饲法是将胃管经一侧鼻腔插入胃内，从管内灌注流质饮食、药物及水的方法。

鼻饲法适用于病情危重、存在消化功能障碍、不能或不愿经口进食的患者，如昏迷、患口腔疾病、口腔手术后、牙关紧闭（破伤风等所致）、行冬眠治疗、食管狭窄、高位食管气管瘘等患者。

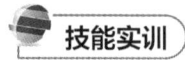 **技能实训**

技能实训 4-2-1　鼻饲法

【目的】
满足病情危重、存在消化功能障碍、不能或不愿经口进食的患者的营养摄取及治疗需要。

【评估】
（1）患者的病情、意识状态及营养状况。
（2）患者的心理状态及合作程度。

（3）患者的鼻腔情况：鼻腔是否通畅，鼻黏膜有无肿胀、损伤，有无鼻中隔偏曲、鼻息肉等。

【计划】

1. 护士准备 着装整洁，洗手、戴口罩。

2. 用物准备

（1）插管时用的无菌治疗盘：鼻饲包（无菌巾、治疗碗、压舌板、镊子、纱布、液体石蜡、棉球或纱布）、胃管、50 mL 注射器、棉签、胶布、安全别针、听诊器、调节夹或橡皮圈、水温计、适量温开水、手电筒、漱口杯、弯盘、鼻饲液（38～40 ℃）、医用灭菌手套、手消毒液等。

（2）拔管时用的治疗盘：弯盘、纱布、棉签、治疗巾、漱口杯（内盛温开水）、手套、手消毒液。

3. 环境准备 病室光线充足、干净整洁、无异味。必要时以屏风遮挡患者。

【实施】

鼻饲法操作流程见表 4-2-3。

表 4-2-3 鼻饲法操作流程

操作程序	操作步骤	要点说明
1. 插管法		
（1）核对、解释	核对患者信息是否与医嘱一致：床号、姓名、性别、年龄、住院号、操作项目、操作时间。向患者或患者家属解释鼻饲法的目的、方法和注意事项	• 严格执行查对制度；取得患者及其家属的理解和配合
（2）体位安置	协助患者取坐位、半坐卧位或右侧卧位（无法坐起者），昏迷患者取去枕仰卧位，头向后仰，取下义齿，颌下铺治疗巾	• 防止患者出现误吸；减轻胃管在通过鼻、咽部时引起的呕吐反射等不适感；避免胃管误入气管
（3）清洁鼻腔	患者颌下铺治疗巾，将弯盘置于患者口角旁，备好胶布，选择一侧通畅的鼻孔，用湿棉签清洁鼻孔	• 再次确认患者鼻腔情况；防止鼻腔分泌物堵塞胃管
（4）查管标记	将鼻饲包打开后，取出胃管，注入少量空气以检查胃管是否通畅。测量胃管置入深度并做好标记：患者前额发际线至剑突的长度或患者鼻尖至耳垂再至剑突的长度（图 4-2-2），成人一般为 45～55 cm	• 遵循无菌原则；确定胃管的通畅性并关闭胃管末端；小儿插管长度测量方法为眉间至剑突与脐中点的距离
（5）润滑插管	用液体石蜡棉球或纱布润滑胃管前端 10～20 cm 后，一手持镊子夹住胃管前端，另一手持纱布托住胃管，沿通畅一侧鼻腔轻轻插入。插入 10～15 cm（患者咽喉部）时，嘱患者做吞咽动作，同时迅速将胃管插入所需长度；昏迷患者应取去枕仰卧位，以提高插管的成功率，将患者头稍向后仰，当胃管置入 15 cm（会厌部）时，轻轻托起患者头部，使其下颌贴近胸骨柄，再徐徐插入胃管至所需长度	• 润滑可减少插管时的摩擦力；插管过程中患者出现呛咳、发绀等，提示误入气管，应立即拔出，待患者稍作休息后再重新置入胃管；为提高昏迷患者插管成功率，可将其头部托起以增大咽喉部的弧度
（6）验证固定	胃管置入所需长度后，先确定胃管是否在患者胃内（3 种方法）：①用 50 mL 注射器接胃管开口端，回抽有胃液；②将胃管开口端放入漱口杯的水中，应无气泡逸出，若有大量气泡逸出，说明胃管误入气管；③将听诊器放在患者胃部，用注射器快速注入 10 mL 空气，可闻及气过水声。确定胃管在胃内后，将胃管用胶布固定在患者鼻翼及颊部	• 插管后必须验证胃管在胃内；无气泡逸出；可闻及气过水声

续表

操作程序	操作步骤	要点说明
(7)注入食物或药液	将胃管末端连接注射器,注入 10~20 mL 温开水后,缓慢均匀注入流质饮食或药液,注入过程中应注意观察患者情况,防止发生误吸;食物或药液注入完毕应再次注入 10~20 mL 温开水冲管	• 先用温开水润滑管腔,可防止鼻饲液黏附于管壁
(8)处理胃管末端	将闭合的胃管开口端用纱布包好并反折胃管末端,固定于患者的枕旁或衣领处	• 妥善固定胃管
(9)整理、记录	协助患者清洁口鼻并取舒适体位,整理床单位并交代注意事项;按医院感染管理要求分类处理用物;洗手,取下口罩,做记录(患者的置管时间、置管后的反应、鼻饲液的种类及量)	• 对于长期鼻饲者,应为其做口腔护理,每日 2 次;定期消毒更换鼻饲用物;做好记录
2.拔管法		
(1)核对、解释	携带用物至患者床旁,核对患者信息是否与医嘱一致,向患者解释拔管的目的及配合的方法	• 严格执行查对制度
(2)拔胃管	将弯盘置于患者颌下,夹紧胃管末端并置于弯盘内,轻轻揭去胶布;用纱布包裹近鼻孔处的胃管,嘱患者深呼吸后在患者缓慢呼气时拔管,胃管到达患者咽喉处时应快速拔出,以防液体进入气管	• 使患者放松;胃管至咽喉部时应迅速拔出,以防液体被误吸入气管
(3)整理、记录	清洁患者口鼻、面部,拭去胶布痕迹,协助患者漱口及采取舒适体位,整理床单位;按医院感染管理要求分类处理用物;洗手,记录拔管时间及患者反应	• 保持床单位整洁

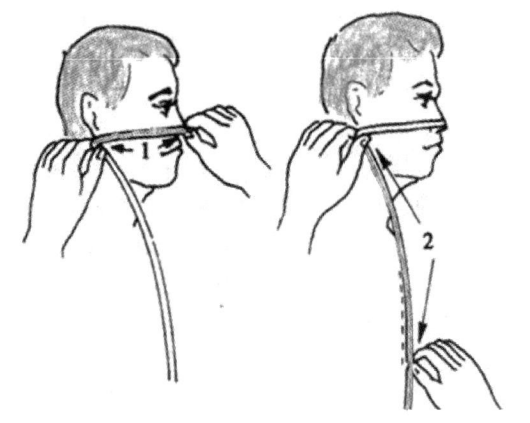

图 4-2-2 测量胃管长度

【注意事项】

(1)鼻饲前应进行有效沟通。向患者或患者家属解释鼻饲法的目的、配合方法,以消除其疑虑和不安。

(2)置管动作应轻柔,特别注意当胃管经过三个狭窄(环状软骨水平处、平气管分叉处、食管通过膈肌处)时,应防止损伤食管黏膜。

(3)每次鼻饲前应确定胃管在胃内,检查胃管是否通畅,抽吸并估算胃内残留量,如有异常应立即报告医生。

(4)每次鼻饲量不超过 200 mL,间隔时间不少于 2 h。

(5)药片鼻饲给药时应将其研碎并充分溶解后再注入胃管,果汁和牛奶应分开注入以免产生凝块堵塞胃管;喂食过程中应避免注入空气,防止患者发生腹胀。

(6)营养液应现配现用,粉剂搅拌均匀使其充分溶解。配制完成的营养液置于 4 ℃以下冷藏,有效期为 24 h。

(7)注意长期鼻饲者鼻腔黏膜的护理,每日用凡士林等油膏涂拭鼻腔黏膜并轻轻转动胃管。遵医嘱每日为患者进行 2 次口腔护理,普通胃管每周更换,硅胶胃管每月更换;一般晚上末次喂食后拔出胃管,次日上午再从另一侧鼻腔插入。

(8)上消化道出血、食管静脉曲张、食管梗阻及鼻腔、食管手术后的患者禁用鼻饲法。

【评价】

（1）操作方法正确,动作轻柔,患者无黏膜损伤及其他并发症。

（2）清醒患者理解插管的意义并主动配合。

（3）患者的基本营养需要得到满足。

四、出入量记录法

正常机体每日液体的摄入量与排出量保持动态平衡。休克、大手术后、大面积烧伤或心脏病、肾脏疾病、肝硬化腹水患者的体液通常无法保持动态平衡,因此常需护士准确地记录 24 h 出入量,以了解病情变化,为制订治疗和护理计划提供依据。

（一）记录内容与要求

1. 每日的摄入量 包括食物中的含水量(表 4-2-4)、每日的饮水量、输液量和输血量等。患者进食或饮水时应选用固定的、已经测定容量的容器以便准确记录。固体食物如水果应记录其固体单位量及含水量,如 1 个(50 g)馒头,含水量约为 25 mL 等。

表 4-2-4　常用食物、水果的含水量

食　物	原料质量/g	含水量/mL	食　物	原料质量/g	含水量/mL
米饭	100	240	羊肉	100	59
大米粥	50	400	青菜	100	92
面条	100	250	大白菜	100	96
花卷	50	25	冬瓜	100	97
豆沙包	50	34	番茄	100	90
馒头	50	25	豆腐	100	50
水饺	10	20	菠萝	100	86
馄饨	100	350	橘子	100	54
煮鸡蛋	60	45	桃子	100	82
蛋糕	50	25	葡萄	100	65
油条	50	12	梨	100	71
藕粉	50	210	苹果	100	68
豆浆	250	230	樱桃	100	67
蒸鸡蛋	60	260	李子	100	68
牛肉	100	69	黄瓜	100	83
猪肉	100	29	西瓜	100	79

2. 每日的排出量 包括尿量、粪便量以及其他排出液,如呕吐液、痰液、胃肠减压吸出液、胸腹腔吸出液、伤口渗出液、胆汁引流液等。对尿失禁的患者可采取接尿或留置导尿管,以准确记录患者尿量,排便则记录次数,其他液体均以"mL"为单位进行记录。

（二）记录方法

（1）用黑色墨水笔或蓝色墨水笔填写出入量记录单的眉栏项目,如患者床号、姓名、住院号及日期等。

（2）出入量记录,晨 7 时至晚 7 时用蓝色墨水笔记录,晚 7 时至次晨 7 时用红色墨水笔记录。

（3）每晚 7 时做 12 h 小结,次晨 7 时做 24h 总结,并用黑色墨水笔或蓝色墨水笔记录于体温单相应栏目内。

（4）记录应及时、准确、完整、字迹清晰。

考点提示 医院饮食的种类、适用范围以及插鼻胃管的方法和注意事项。

→ 直通护考

扫码在线答题　　　　　　　　　　答案解析

（庄凤珊）

任务三　患者的排泄护理

任务目标

【知识目标】

1. 掌握排尿活动的评估、排便活动的评估、排尿异常患者的护理、排便异常患者的护理。

2. 熟悉膀胱冲洗术的技术要点。

3. 了解与排尿和排便有关的解剖结构与生理功能。

【能力目标】

1. 正确实施导尿术、留置导尿术。

2. 正确实施各种灌肠术。

【思政目标】

树立"以患者为中心"的人文关怀意识,养成慎独、严谨的工作作风。

思政课堂

通过导入视频,阐述排尿异常对患者生活质量的影响。引导学生认识规律排尿、排便对健康的影响,学会根据病情分析排尿、排便异常的原因,并寻求最佳解决方案。

案例导学

患者,女,28岁,自然分娩后数小时无法自行排尿,精神紧张,烦躁不安,自诉下腹胀痛。查体:耻骨联合上方膨隆,扪及一囊性包块,叩诊实音。体温 37.1 ℃,脉搏 96 次/分,呼吸 22 次/分,血压 120/76 mmHg。给予诱导排尿措施无效。医嘱:行导尿术。

请问:

1. 实施导尿术的目的有哪些?

2. 在操作过程中需注意哪些方面?

案例导学答案

一、排尿护理

人需要不断地将体内的代谢产物排出体外,以维持人体内环境的稳定。泌尿系统负责调节体内水分和电解质平衡,正常的泌尿系统对维持人体健康尤为重要。当排尿功能受损时,个体的身心健康会受到不同程度的影响,因此,护士在护理工作中要了解患者的身心需要,为其提供适宜的护理措施,解决患者排尿的问题,促进其身体健康。

(一)泌尿系统的解剖结构与生理功能

泌尿系统由肾脏、输尿管、膀胱及尿道组成。

1. 肾脏　肾脏是成对的实质性器官,呈蚕豆状,位于脊柱两侧,第12胸椎和第3腰椎之间,紧贴于腹后壁,右肾略低于左肾。肾脏的实质由170万～240万个肾单位组成,每个肾单位包括肾小球和肾小管两部分。血液通过肾小球的滤过作用生成原尿,再通过肾小管和集合管的重吸收和分泌作用产生终尿,经肾盂排向输尿管。肾脏的主要生理功能是产生尿液、排泄人体新陈代谢的终末产物(如尿素、肌酐、尿酸等含氮物质)、过剩盐类、有毒物质和药物,同时调节水、电解质及酸碱平衡,从而维持人体内环境的相对稳定。此外,肾脏还是一个内分泌器官,能够分泌促红细胞生成素、前列腺素、激肽类物质等。

2. 输尿管　输尿管是连接肾脏和膀胱的细长肌性管道,左右各一,成人输尿管全长25～30 cm,有三个狭窄,分别在起始部、跨骨盆入口处和穿膀胱壁处。输尿管结石常嵌顿在这些狭窄处。输尿管的生理功能是通过输尿管平滑肌的蠕动刺激和尿液重力作用,将尿液由肾脏输送到膀胱,此时尿液是无菌的。

3. 膀胱　膀胱是储存尿液的有伸展性的囊状肌性器官,位于小盆骨内、耻骨联合的后方。膀胱的形状、大小和位置均随尿液充盈的程度而变化。当膀胱空虚时,其顶部不超过耻骨联合上缘;当膀胱充盈时,膀胱体与膀胱顶部上升,腹膜随之上移,膀胱前壁与腹前壁相贴,因而可在耻骨上方做膀胱的腹膜外手术或行耻骨上膀胱穿刺术。膀胱的肌层由三层纵横交错的平滑肌组成,称膀胱逼尿肌,排尿时需要靠此肌肉收缩来协助完成。一般膀胱内储存的尿量为300～500 mL时,才会产生尿意。膀胱的主要生理功能是储存和排泄尿液。

4. 尿道　尿道是尿液排出体外的通道,起自膀胱处称尿道内口,末端直接开口于体表处称尿道外口。尿道口周围有平滑肌环绕,形成膀胱括约肌(内括约肌);尿道穿过尿生殖膈处有横纹肌环绕,形成尿道括约肌(外括约肌),可随意志控制尿道的开闭。临床上将尿道穿过尿生殖膈的部分称为前尿道,未穿过尿生殖膈的部分称为后尿道。男、女性尿道有很大不同,男性尿道长18～20 cm,有三个狭窄,即尿道内口、膜部和尿道外口;两个弯曲,即耻骨下弯和耻骨前弯。耻骨下弯固定无变化,而耻骨前弯则随着阴茎位置不同而变化,如将阴茎向上提起,耻骨前弯即可消失。女性尿道长4～5 cm,较男性尿道短、直、粗,富于扩张性,尿道外口位于阴蒂下方,与阴道口、肛门相邻,比男性更容易发生泌尿系统感染。尿道的主要功能是将尿液从膀胱排出体外。

5. 排尿的过程　肾脏生成尿液是一个连续不断的过程,而膀胱的排尿则是间歇进行的,排尿活动是受大脑皮层控制的反射活动。当膀胱内尿量充盈(成人达400～500 mL,儿童达50～200 mL)时,膀胱内压力增加,膀胱壁的牵张感受器受压力的刺激而兴奋,冲动沿盆神经传入脊髓的排尿反射中枢,同时冲动也到达脑干和大脑皮层的排尿反射高级中枢,产生尿意。如果条件允许,冲动沿盆神经传出,引起膀胱逼尿肌收缩,膀胱内括约肌松弛,尿液进入后尿道,使膀胱外括约肌松弛,于是尿液被膀胱内压驱出;如果环境不合适,排尿反射将受到抑制。

(二)排尿活动的评估

1. 影响排尿因素的评估

(1)心理因素及文化因素:心理因素对机体排尿影响较大,压力会影响会阴部肌肉和膀胱括约肌的收缩或松弛,如当个体处于过度焦虑和紧张的情况下,可出现尿频、尿急或因抑制排尿而出现尿潴留。排尿还受各种暗示的影响,听觉、视觉和其他身体感觉的刺激都可诱发排尿,如听流水声等可诱发排尿。另外,在隐蔽场所排尿是通过文化教育形成的一种社会规范,当个体排尿缺乏隐蔽的环境时,会产生压力,从而影响正常排尿。

（2）个人习惯：大多数人会形成自己的排尿习惯，如早晨起床后先进行排尿，晚上睡前要排尿。儿童时期的排尿方式会影响成年后的排尿习惯，如儿童期排尿方式不当，会造成成年后因心理问题发生夜尿的现象。排尿的姿势、时间是否充裕和环境是否合适也会影响排尿。

（3）液体和食物的摄入：如果其他影响体液的因素不变，液体的摄入量与排尿次数和排尿量成正比，液体摄入量多，排尿量和排尿次数均增加。摄入液体的种类也会影响排尿，如咖啡、茶、酒类等有利尿作用。有些食物的摄入也会影响排尿，如含水量多的蔬菜、水果可使尿量增多；摄入含盐量较多的饮料或食物则会使尿量减少。

（4）气候变化：夏季炎热，身体出汗使体液减少，造成血浆晶体渗透压升高，引起机体抗利尿激素分泌增多，促进肾脏重吸收，使尿液浓缩和尿量减少；冬季寒冷，身体外周血管收缩，循环血量增加，体内水分相对增多，反射性地抑制抗利尿激素的分泌，使尿量增加。

（5）治疗及检查：药物的使用会影响排尿。如利尿剂可使尿量增加；而镇痛、镇静药及手术中的麻醉剂可抑制排尿，导致尿潴留；外伤及外科手术引起体液减少、泌尿系统损伤等可导致尿潴留或尿失禁；某些诊断性检查要求禁饮、禁食，使体液减少而影响尿量。

（6）疾病：神经系统的病变和损伤可使排尿反射的意识控制和神经传导发生障碍，出现尿失禁；肾脏的病变可导致尿液生成障碍，出现多尿、少尿、无尿；泌尿系统的狭窄、结石或肿瘤可导致排尿障碍，出现尿潴留。

（7）其他因素：女性妊娠早期和分娩前因子宫压迫膀胱使排尿次数增加；女性行经前因受激素水平影响，发生体液潴留，出现尿量减少；老年人的膀胱肌肉张力减弱，可出现尿频或尿失禁；婴儿大脑发育不完善，排尿时不受意识控制，2～3 岁后才能自我控制。

2. 正常尿液及排尿　正常情况下，排尿受意识控制，无痛苦，无障碍，可以自主随意进行。

（1）尿量及次数：尿量是反映肾脏功能的重要指标之一。正常成人一般白天排尿 3～5 次，夜间 0～1 次，每次尿量为 200～400 mL，24 h 尿量为 1000～2000 mL，平均为 1500 mL 左右。当膀胱内尿液达到 400 mL 左右时，机体便会产生尿意。

（2）颜色：正常的新鲜尿液呈淡黄色或深黄色，因为尿液中含有尿胆素原和尿色素。当尿液浓缩时，或人体进食某些食物或药物(如进食大量胡萝卜或维生素 B_2)时，尿液呈深黄色。

（3）气味：正常的新鲜尿液没有明显的氨臭味，气味来自其中的挥发性酸。当尿液久置后，因尿素分解产生氨，故出现氨臭味。

（4）透明度：正常的新鲜尿液清澈透明，放置后可因温度及 pH 变化出现核蛋白、黏蛋白、上皮细胞及盐类凝结而产生微量絮状沉淀物。

（5）酸碱度(pH)：正常尿液呈弱酸性，pH 为 4.5～7.5，平均为 6.0。饮食的种类可影响尿液的酸碱性，如进食大量蔬菜时，尿液可呈碱性；而进食大量肉类时，尿液可呈酸性。

（6）比重：尿比重的高低主要取决于肾脏的浓缩功能。成人在正常情况下，尿比重波动于 1.015～1.025 之间，一般尿比重和尿量成反比。

3. 异常尿液及排尿

1)尿量及次数异常

（1）多尿：指 24 h 尿量超过 2500 mL 的现象。正常情况下，饮用大量液体、使用利尿剂及妊娠时可出现尿量增多的现象。病理情况下，由机体内分泌代谢障碍或肾小管浓缩功能不全而引起尿量增多，常见于糖尿病、尿崩症、急性肾功能不全(多尿期)等患者。

（2）少尿：指 24 h 尿量少于 400 mL 或每小时尿量少于 17 mL 的现象。常见于发热、摄入液体过少、休克等循环血量不足的患者，以及心、肝、肾功能衰竭的患者。

（3）无尿：又称尿闭，是指 24 h 尿量少于 100 mL 或 12 h 内没有尿液排出的现象。常见于急性肾衰竭、严重休克、药物中毒等患者。其发生是因循环血量严重不足、肾小球滤过率明显降低而引起的。

2)颜色异常

（1）血尿：指尿液中含有超过正常量红细胞的现象。红细胞含量的多少影响尿液颜色的深浅，当每升尿液中含血量超过 1 mL 时,肉眼可见尿液呈淡红色,称肉眼血尿;当红细胞含量较多时,尿液呈洗肉水色。常见于急性肾小球肾炎、输尿管结石、泌尿系统肿瘤、结核病等患者。

(2)血红蛋白尿:指由于各种原因导致大量红细胞在血管内被破坏,使血红蛋白经肾脏排出而形成含有血红蛋白的尿液。血红蛋白尿呈浓茶色或酱油样色,常见于溶血性贫血、恶性疟和阵发性睡眠性血红蛋白尿患者。

(3)胆红素尿:指尿液中含有胆红素。尿液呈深黄色或黄褐色,振荡尿液后其泡沫也呈黄色。常见于肝细胞性黄疸和阻塞性黄疸患者。

(4)乳糜尿:指尿液中含有淋巴液的病理现象,排出的尿液呈乳白色。常见于丝虫病或由其他原因引起的肾周围淋巴管阻塞患者。

3)气味异常　新鲜尿液有氨臭味说明存在泌尿系统感染;糖尿病酮症酸中毒者,尿液中含有丙酮,故有烂苹果气味;有机磷农药中毒者,尿液有蒜臭味。

4)透明度　患者有泌尿系统感染时,因尿液中含有大量脓细胞、红细胞、上皮细胞、黏液、细菌或炎性渗出物等,可使新鲜尿液浑浊且出现白色絮状物,此种尿液在加热、加酸或加碱后,其浑浊度不变。

5)酸碱度异常　酸中毒患者的尿液可呈强酸性,严重呕吐患者的尿液可呈强碱性。

6)比重异常　若尿比重经常固定于 1.010 左右水平,则提示肾功能存在严重障碍。

7)膀胱刺激征　表现为尿频、尿急、尿痛。尿频是指单位时间内排尿次数增多,由膀胱炎症或机械性刺激引起;尿急是指突然有强烈尿意,不能控制需立即排尿,这是由膀胱三角或后尿道的刺激造成排尿反射活动特别强烈而引起的;尿痛是指排尿时,膀胱区及尿道有疼痛感,由病损处受到刺激而引起。患有膀胱刺激征时,常伴有血尿。膀胱刺激征主要由膀胱及尿道感染和机械性刺激所致。

8)尿潴留　尿潴留是指尿液大量存留于膀胱内而不能自主排出。当尿潴留时,膀胱容积可增至 3000～4000 mL,膀胱高度膨胀可至脐部。患者主诉下腹胀痛,排尿困难。体检可见耻骨上方膨隆,扪及囊样包块,叩诊呈实音,有压痛。产生尿潴留的常见原因有以下几种。

(1)机械性梗阻:膀胱颈部或尿道有梗阻性病变,常见于前列腺肥大或肿瘤、膀胱或尿道结石、尿道狭窄等患者。

(2)动力性梗阻:由排尿功能障碍所致,膀胱及尿道并无器质性梗阻病变。常见于外伤、疾病或使用麻醉剂所致脊髓初级排尿中枢活动障碍,不能形成排尿反射的患者。

(3)其他原因:不能用力排尿或不习惯卧床排尿,包括某些心理因素(如焦虑、紧张等情绪)使排尿不能及时进行。由于尿液存留过多,膀胱过度充盈,导致膀胱肌肉收缩无力,造成尿潴留。

9)尿失禁　尿失禁是指排尿失去意识控制或不受意识控制,尿液不自主地流出的现象。尿失禁可分为以下几种。

(1)真性尿失禁(完全性尿失禁):指膀胱不能储存尿液,稍有一些尿液便会不自主地流出,膀胱处于空虚状态。患者表现为持续滴尿。产生真性尿失禁的原因:脊髓初级排尿中枢与大脑皮层之间联系受损,排尿时失去大脑皮层的控制。常见于昏迷、截瘫患者,外伤、手术或先天原因引起膀胱或支配膀胱的神经受损者,病变所致膀胱括约肌功能不良者,膀胱和阴道之间有瘘道者等。

(2)假性尿失禁(充溢性尿失禁):指膀胱内的尿液充盈且达到一定的压力时,出现少量尿液不自主溢出的现象。当膀胱内压力降低时,排尿立即停止,但膀胱仍处于胀满状态而不能排空。产生假性尿失禁的原因:脊髓初级排尿中枢活动受到抑制,当膀胱内充满尿液,膀胱内压力增高时,迫使少量尿液流出;由于下尿路有机械性梗阻(如前列腺增生)或功能性梗阻,当膀胱内压力上升超过尿道阻力时,少量尿液自尿道中溢出。

(3)压力性尿失禁(不完全性尿失禁):指当腹压增大(如咳嗽、打喷嚏、运动等)时,尿液不自主流出的现象。产生压力性尿失禁的原因:膀胱括约肌张力降低,骨盆底部肌肉及韧带松弛。常见于中老年女性、多产及产伤者。

（三）排尿异常的护理

1. 尿失禁患者的护理

1）皮肤护理　保持患者皮肤及床单位的清洁干燥。床上铺橡胶单和中单,给患者使用尿垫及一次性纸尿裤,用温水擦洗患者的会阴部皮肤,勤换床单、衣裤、尿垫等。根据患者的皮肤情况,定时翻身、按摩受压部位,预防压疮发生。

2）外部引流　女性患者用女式尿壶紧贴外阴接取尿液;男性患者可用尿壶接取尿液,也可用阴茎套连接集尿袋接尿。使用尿壶时,注意保护尿壶与患者的接触部位,防止摩擦或损伤局部。阴茎套只宜短期使用,每天需定时取下,同时要清洗会阴部及阴茎。

3）重建正常的排尿功能

（1）持续的膀胱训练:观察患者排尿反应,定时使用便器,养成规律的排尿习惯。开始时白天间隔1～2 h使用便盆1次,以后间隔时间逐渐延长,以促进排尿功能的恢复。使用便盆时,可用手按压膀胱,协助排尿,但需注意用力适度。向患者解释膀胱训练的原理及治疗目的,指导其配合方法,取得理解与合作。

（2）摄入适当的液体:如病情允许,指导患者白天摄入2000～3000 mL液体,告知患者多饮水可促进排尿反射,并可增加尿量冲洗尿道,以预防泌尿系统感染。但入睡前应限制患者饮水,以减少夜尿次数,以免影响患者休息。

（3）肌肉力量的锻炼:指导患者取立位、坐位或卧位,试做排尿动作,先慢慢收紧肛门、阴道（此项专指女性患者）及尿道,同时放松大腿和腹部肌肉,每次收紧时间尽量不短于3 s,然后缓慢放松,每次10 s左右,连续10次,每日进行数次,以不感觉疲劳为宜。同时,训练患者间断排尿,即在每次排尿时停顿或减缓尿流,从而达到抑制不稳定的膀胱收缩、减轻排尿紧迫感和降低排尿频率的目的。如病情允许,应鼓励患者做抬腿运动或下床走动,增强腹部肌肉力量。

（4）导尿术:对于长期尿失禁的患者给予导尿术持续导尿或定期放尿,避免尿液浸湿床褥,刺激皮肤产生压疮。

（5）心理护理:无论什么原因引起的尿失禁,都会给患者造成很大的心理压力,患者表现为精神苦闷、抑郁、自卑,渴望得到他人的理解和帮助。医护人员应主动关心、理解和尊重患者,给予安慰和鼓励,消除患者的不良情绪,并提供必要的帮助,使其树立战胜疾病的信心,积极配合治疗及护理。

2. 尿潴留患者的护理

1）心理护理　安慰患者,消除其焦虑和紧张情绪。

2）提供隐蔽的环境　为患者提供一个隐蔽的排尿环境,关闭门窗,用屏风遮挡,请无关人员回避;合理安排治疗及护理时间,使患者不受影响,身心放松,安心排尿。

3）调整姿势　协助患者取适当体位,如支起床头支架,辅助卧床患者坐起,尽可能地使患者以习惯的姿势排尿。对需绝对卧床休息或某些手术后的患者,应有计划地训练其床上排尿,以免因不适应排尿姿势的改变而导致尿潴留的发生。

4）诱导排尿　利用条件反射如让患者听流水声或用温水冲洗会阴部诱导排尿;也可针刺曲骨、中极、三阴交或艾灸关元、中极等,以刺激排尿。

5）热敷、按摩或叩击耻骨上区　具体按摩方法:①嘱患者平卧,双下肢屈曲外展,尿道口前放一便器。②护士站立在患者的右侧,双手平放于膀胱底部和体部,轻揉膀胱两侧5～10 s,随即用双手五指按摩膀胱底部和体部。按摩时用力不可过猛,操作应轻柔。对孕妇、骨盆损伤及肿物压迫尿道引起的尿潴留者禁用按摩法。

6）药物治疗　必要时,遵医嘱使用卡巴胆碱等药物,以松弛尿道括约肌,促进排尿。

7）导尿术　经上述处理仍不能解除尿潴留时,可采用导尿术。

（四）与排尿有关的护理技术

1. 导尿术　导尿术是指在严格无菌条件下,将导尿管经患者的尿道插入膀胱引流出尿液的方法。导尿术是解除患者排尿困难的重要措施,也是协助临床诊断和治疗的必要手段。但导尿术容易引起医源性感染,因为在导尿的过程中因操作不当很容易造成膀胱、尿道黏膜的损伤及细菌侵入,若细菌侵入,将很快扩散至整个泌尿系统,导致泌尿系统感染。因此,只有在必要的情况下,才执行导尿术。

2. 留置导尿术 留置导尿术是指在导尿后,将导尿管保留在膀胱内引流出尿液的方法。

3. 膀胱冲洗 膀胱冲洗指使用三腔导尿管,将无菌溶液或药物注入膀胱内进行冲洗或治疗,再利用虹吸原理将注入的溶液或药物引流出来的方法。

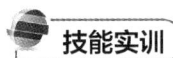

技能实训 4-3-1　导尿术

【目的】

(1)解除痛苦:为尿潴留患者引流出尿液,解除患者痛苦。

(2)治疗疾病:为膀胱肿瘤患者进行膀胱内化疗,起到治疗疾病的作用。

(3)协助诊断:留取尿标本做细菌培养,测量膀胱容积、压力及检查残余尿液,进行膀胱或尿道造影等。

(4)术前准备:进行盆腔器官手术前排空膀胱,以免手术中误伤。

【评估】

(1)患者的一般情况,如年龄、病情、临床诊断、治疗情况、意识状态、生命体征、自理能力、合作程度、心理状况及对疾病的认知情况等。

(2)患者的膀胱充盈度、会阴部皮肤黏膜的完整性及清洁度。

【计划】

1. 护士准备　着装整洁,修剪指甲,洗手,戴口罩。

2. 患者准备

(1)患者及其家属了解行导尿术的目的、意义、过程、注意事项及配合要点,愿意合作。

(2)根据患者的自理能力协助其清洁会阴,做好导尿准备。

3. 用物准备

(1)治疗车上层:无菌导尿包(治疗碗或弯盘2个,一次性单腔导尿管10号、12号各1根,弯血管钳2把,小药杯1个(内盛棉球至少4个),棉签,无菌标本瓶1个,洞巾1块,治疗巾1块,纱布2块,包布1块)。如果使用一次性导尿包,则里面应为生产厂商直接准备好的已消毒灭菌的用物,包括初步消毒、再次消毒和导尿用物。外阴初步消毒用物(治疗碗包1个(内盛消毒棉球10余个,纱布1块,血管钳或镊子1把),弯盘1个,一次性手套1只或指套2只),无菌持物钳和容器1套,消毒液,手消毒液,无菌手套1副,小橡胶单和治疗巾1套,浴巾1条等。

(2)治疗车下层:便盆及便盆巾、生活垃圾桶、医疗垃圾桶。

(3)其他:根据环境准备屏风。

4. 环境准备　清洁、宽敞、明亮,温度适宜,关闭门窗,用屏风或围帘遮挡患者。

知识链接

导尿管的种类

　　导尿管一般分为单腔导尿管(用于一次性导尿)、双腔导尿管(用于留置导尿)、三腔导尿管(用于膀胱冲洗或向膀胱内滴药)三种。其中双腔导尿管和三腔导尿管均有1个气囊,以达到将导尿管头端固定在膀胱内防止脱落的目的。根据患者情况选择合适大小的导尿管。

【实施】

导尿术操作流程见表4-3-1。

表 4-3-1　导尿术操作流程

操作程序	操作步骤	要点说明
1.核对、解释	①携用物至患者床旁,核对患者床号、姓名 ②向患者及其家属解释行导尿术的目的、操作程序及配合方法	· 确认患者 · 解除患者紧张情绪,取得合作
2.女性患者导尿术		
(1)患者准备	①将床旁椅移至床尾同侧,放便盆于椅上,打开便盆巾 ②松开床尾盖被,帮助患者脱去对侧裤腿,盖于近侧腿上,并盖上浴巾,将对侧腿用盖被遮盖 ③协助患者取屈膝仰卧位,双腿略外展,暴露会阴,臀下垫小橡胶单和治疗巾	· 方便操作 · 防止患者受凉 · 尽量减少暴露,保护患者自尊,减轻其窘迫感 · 保护床单不被污染
(2)初步消毒	①将弯盘置于靠近会阴处,用手消毒液洗手,打开治疗碗包布,将治疗碗内纱布取出,倒消毒液于治疗碗内,浸湿棉球 ②左手戴手套或指套,右手持血管钳或镊子夹取消毒棉球,依次消毒阴阜、对侧大阴唇、近侧大阴唇、对侧小阴唇、近侧小阴唇、尿道口,经阴道口至肛门 ③将污棉球置于弯盘内,消毒完毕,脱下手套或指套置于弯盘中,将治疗碗和弯盘移至治疗车下层,用手消毒液洗手	· 保证操作的无菌性,预防感染的发生 · 血管钳要夹在棉球中间,避免损伤消毒部位 · 消毒顺序自上而下、由外向内 · 每个棉球限用 1 次 · 消毒尿道口时稍作停顿,充分发挥消毒效果
(3)开包倒液	①检查无菌导尿包的灭菌日期及质量,按照无菌操作原则逐层打开导尿包,并放于患者双腿之间 ②用无菌持物钳将小药杯移至无菌区边缘,倒消毒液浸湿棉球	· 嘱患者肢体勿动,保持安置体位,避免污染无菌区 · 减少跨越无菌区 · 消毒液勿溅湿无菌区
(4)铺巾润管	①戴无菌手套,铺洞巾,按操作顺序合理排列用物 ②润滑导尿管前端	· 洞巾与包布内层形成连续完整的无菌区,铺好的洞巾不能暴露患者的肛门 · 成人用 10～12 号导尿管,婴幼儿用 8～10 号导尿管
(5)再次消毒	①将一弯盘置于会阴处,小药杯置于弯盘后 ②左手分开并固定小阴唇,右手持血管钳夹取消毒棉球,依次消毒尿道口、对侧小阴唇、近侧小阴唇、尿道口 ③将污棉球、小药杯、血管钳置于弯盘内,将弯盘妥善置于无菌区远端	· 消毒顺序自上而下、由内向外再向内 · 每个棉球限用 1 次 · 消毒尿道口时稍作停顿,充分发挥消毒效果 · 左手继续固定小阴唇
(6)插管导尿	①将另一无菌弯盘移至会阴处,右手持血管钳夹取导尿管,嘱患者张口呼吸、松弛尿道,将导尿管前端轻轻插入尿道 4～6 cm,见尿后再插入 1 cm(图 4-3-1(a)) ②左手下移固定导尿管,将尿液引流入弯盘(图 4-3-1(b))。如需留取尿培养标本,用无菌标本瓶接 5 mL 中段尿,盖好瓶盖	· 插管时动作应轻柔,避免损伤尿道 · 仔细观察,避免导尿管误入阴道 · 观察患者反应,询问其感受 · 首次放尿量不宜超过 1000 mL · 标本避免碰洒或污染

操作程序	操作步骤	要点说明
3.男性患者导尿术		
(1)患者准备	①将床旁椅移至床尾同侧,放便盆于椅上,打开便盆巾 ②松开床尾盖被,帮助患者脱去对侧裤腿,盖于近侧腿上,并盖上浴巾,将对侧腿用盖被遮盖 ③协助患者取仰卧位,双腿略外展,暴露会阴,臀下垫小橡胶单和治疗巾	· 方便操作 · 防止患者受凉 · 尽量减少暴露,保护患者自尊,减轻其窘迫感 · 保护床单不被污染
(2)初步消毒	①将弯盘置于靠近会阴处,用手消毒液洗手,打开治疗碗包布,将碗内纱布取出,倒消毒液于治疗碗内,浸湿棉球 ②左手戴手套,右手持血管钳夹取消毒棉球,依次消毒阴阜、阴茎、阴囊。左手取无菌纱布裹住阴茎,将包皮向后推暴露尿道口,自尿道口向外旋转擦拭尿道口、阴茎头及冠状沟 ③将污棉球、纱布置于弯盘内,消毒完毕,脱下手套置于弯盘内,将治疗碗和弯盘移至治疗车下层,手消毒液洗手	· 血管钳要夹在棉球中间,避免损伤消毒部位 · 消毒阴茎时按阴茎背侧、阴茎两侧、阴茎腹侧的顺序进行 · 每个棉球限用1次 · 包皮和冠状沟易藏污纳垢,应仔细擦拭,预防感染
(3)开包倒液	①检查无菌导尿包的灭菌日期及质量,按照无菌操作技术逐层打开导尿包,并放于患者双腿之间 ②用无菌持物钳将小药杯移至无菌区边缘,倒消毒液浸湿棉球	· 嘱患者肢体勿动,保持安置体位,避免污染无菌区 · 减少跨越无菌区 · 消毒液勿溅湿无菌区
(4)铺巾润管	①戴无菌手套,铺洞巾,按操作顺序合理排列用物 ②润滑导尿管前端	· 洞巾与包布内层形成连续完整的无菌区 · 成人用10~12号导尿管,婴幼儿用8~10号导尿管
(5)再次消毒	①将一弯盘置于会阴处,小药杯置于弯盘后 ②左手用无菌纱布包裹阴茎后将包皮向后推,露出尿道口。右手持血管钳夹取消毒棉球自尿道口向外螺旋擦拭阴茎头至冠状沟 ③将污棉球、小药杯、血管钳置于弯盘内,将弯盘妥善置于无菌区远端	· 每个棉球限用1次,避免已消毒的部位再次污染 · 消毒尿道口时稍作停顿,充分发挥消毒效果 · 左手继续固定阴茎
(6)插管、导尿	(1)将另一无菌弯盘移至会阴处,左手将阴茎提起与腹壁成60°角(图4-3-2),使耻骨前弯消失,尿道伸直,右手持血管钳夹取导尿管,嘱患者张口呼吸、松弛尿道,将导尿管前端轻轻插入尿道20~22 cm,见尿后再插入1~2 cm (2)左手下移固定导尿管,将尿液引流入弯盘内。如需留取尿培养标本,用无菌标本瓶接取5mL中段尿,盖好瓶盖	· 使耻骨前弯消失,利于插管 · 插管时动作应轻柔,避免损伤尿道 · 观察患者反应,询问其感受 · 首次放尿量不宜超过1000 mL · 标本避免碰洒或污染

操作程序	操作步骤	要点说明
4. 拔管、整理	(1)导尿完毕,嘱患者张口呼吸、放松,夹闭导尿管末端,拔管,将导尿管置于弯盘内	• 动作应轻柔
	(2)撤洞巾,擦净外阴,脱手套,撤导尿包和橡胶单、治疗巾,置于治疗车下层	• 保护患者隐私
	(3)协助患者穿好裤子,整理床单位,尿标本贴标签送检	
5. 洗手、记录	洗手,记录导尿时间、引流尿量、尿液性状及患者反应	• 及时送检,避免污染

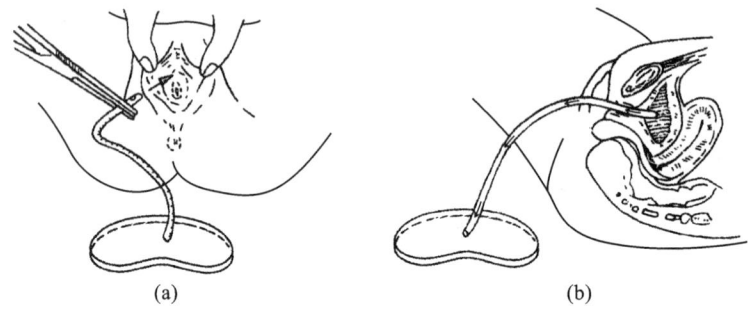

(a)　　　　　　　　　　(b)

图 4-3-1　女性患者导尿术

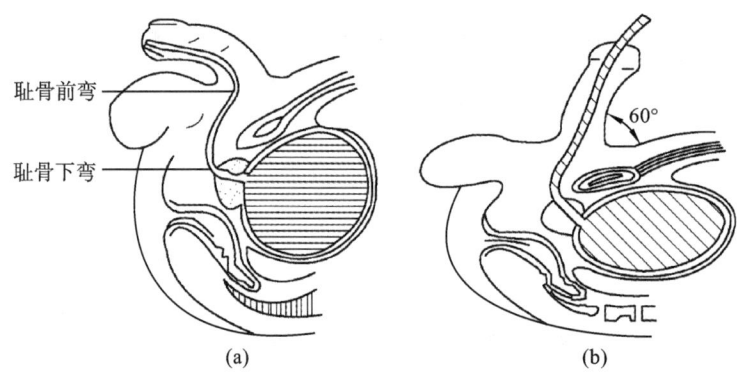

耻骨前弯

耻骨下弯

(a)　　　　　　　　　　(b)

图 4-3-2　男性患者导尿术的插管角度

【注意事项】

(1)操作过程中应严格执行查对制度和遵守无菌原则。

(2)及时遮挡,保护患者隐私,防止患者受凉。

(3)膀胱高度膨胀且极度虚弱的患者,首次放尿量不宜超过1000 mL,以免腹腔内压力急剧下降,大量血液滞留在腹腔内,导致血压下降而使患者虚脱。另外,膀胱内压力突然降低,可导致膀胱黏膜急剧充血,出现血尿。

(4)因老年女性尿道口回缩,操作时应仔细观察、辨认,避免误入阴道。

(5)女性尿道短、粗、直,长4~5 cm,富于扩张性,尿道外口位于阴蒂下方、阴道口上方,与肛门距离接近。男性尿道长18~20 cm,有两个弯曲(耻骨前弯和耻骨下弯)、三个狭窄(尿道内口、膜部和尿道外口)。操作时,需掌握男、女性患者尿道的解剖特点,以避免损伤和感染,提高插管成功率。

(6)女性患者插管时如误入阴道,应更换无菌导尿管并重新插管。

【评价】

(1) 护士无菌观念强,严格查对,操作过程无污染、无差错。

(2) 护患沟通有效,患者及其家属理解导尿术的目的及过程,能主动配合,顺利完成操作。

(3) 患者身心痛苦减轻,感觉舒适、安全。

技能实训 4-3-2　留置导尿术

【目的】

(1) 抢救休克、危重患者时准确记录尿量,测量尿比重,密切观察患者的病情变化,为病情评估提供依据。

(2) 为尿失禁患者进行膀胱功能训练。

(3) 进行膀胱冲洗或膀胱内药物治疗。

(4) 腹腔及盆腔手术前、中、后均应排空膀胱,避免膀胱损伤及减轻膨胀的膀胱对伤口的牵拉。

(5) 对尿失禁和会阴有伤口的患者,保持其皮肤和床单位的清洁、干燥,预防压疮的发生。

【评估】

(1) 患者的一般情况,如年龄、病情、临床诊断、治疗情况、意识状态、生命体征、自理能力、合作程度、心理状况及对疾病的认知情况等。

(2) 患者的膀胱充盈度及会阴部皮肤黏膜的完整性等。

【计划】

1. 护士准备　着装整洁,修剪指甲,洗手,戴口罩。

2. 患者准备

(1) 患者及其家属了解行留置导尿术的目的、意义、过程、注意事项及配合要点,愿意合作。

(2) 根据患者的自理能力协助其清洁会阴,做好导尿准备。

3. 用物准备

(1) 备导尿用物:同导尿术。

(2) 另备:无菌双腔或三腔导尿管(含气囊)1 根,10 mL 或 20 mL 无菌注射器 1 副,无菌生理盐水 10～40 mL,无菌集尿袋 1 只,橡皮圈 1 根,安全别针 1 个等。

4. 环境准备　同导尿术。

【实施】

留置导尿术操作流程见表 4-3-2。

表 4-3-2　留置导尿术操作流程

操作程序	操作步骤	要点说明
1. 核对、解释	①携用物至患者床旁,核对患者床号、姓名 ②向患者及其家属解释行留置导尿术的目的、操作程序及配合方法	·确认患者 ·解除患者紧张情绪,取得合作
2. 患者准备	①将床旁椅移至床尾同侧,放便盆于椅上,打开便盆巾 ②松开床尾盖被,协助患者脱去对侧裤腿,盖于近侧腿上,并盖上浴巾,将对侧腿用盖被遮盖 ③患者体位安置同导尿术,暴露会阴,臀下垫小橡胶单和治疗巾	·便于操作 ·防止患者受凉 ·尽量减少暴露,保护患者自尊,减轻其窘迫感 ·保护床单不被污染

续表

操作程序	操作步骤	要点说明
3.剃去阴毛	如采用普通导尿管胶布固定法,需结合肥皂水剃除阴毛	·便于固定
4.消毒插管	同导尿术操作,插管(气囊导尿管插入前必须检查气囊有无漏气)见尿液后再插入5~7 cm,引流出尿液	
5.固定导尿管	根据气囊导尿管上注明的气囊容积向气囊内注入等量的无菌生理盐水(图4-3-3)	·将气囊导尿管向内伸入少许,若向外牵拉有阻力,证实导尿管固定于膀胱内;再将导尿管向内推少许,避免压迫气囊
6.接集尿袋	导尿成功后,夹闭导尿管,撤洞巾,擦净外阴,将导尿管末端与集尿袋引流管接头处相连,用安全别针将集尿袋固定在床单上,或挂在床旁的挂钩上(图4-3-4),粘贴管道标识于导尿管上,并注明插管时间	·引流管应有足够长度,防止患者翻身时牵拉导尿管而致其滑脱 ·将集尿袋妥善固定于低于膀胱水平的位置,防止尿液逆流而引起感染
7.整理、记录	①协助患者取舒适体位,整理床单位,询问患者感受,交代注意事项 ②清理用物,洗手,记录	·记录留置导尿管的时间、首次排尿量和患者的反应

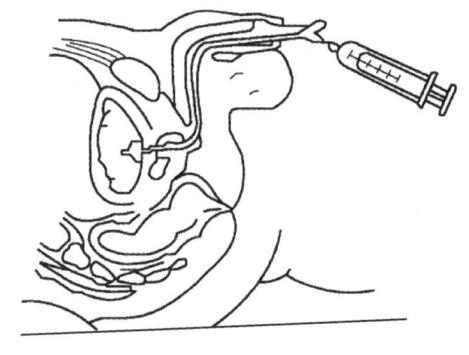

图4-3-3 双腔气囊导尿管固定法

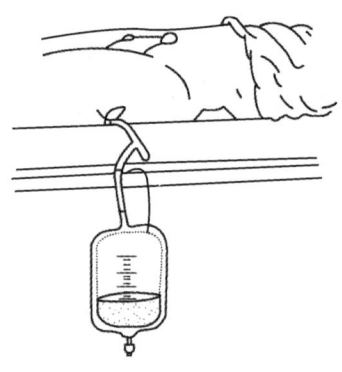

图4-3-4 固定集尿袋

【注意事项】

(1)同导尿术注意事项(1)至(6)。

(2)使用气囊导尿管固定时,需注意不能过度牵拉导尿管,以防止膨胀的气囊卡在尿道内口,压迫膀胱壁或尿道,导致黏膜组织损伤。

【留置导尿管患者的护理】

1.防止泌尿系统逆行感染的措施

(1)保持尿道口清洁:女性患者用消毒棉球擦拭外阴及尿道口,男性患者用消毒棉球擦拭尿道口、阴茎头及包皮,每日1~2次,排便后及时清洗肛门及会阴部皮肤。

(2)如病情允许,鼓励患者每日摄取2000 mL以上水分(包括口服和静脉输液等),摄入富含维生素C的水果、饮料等,以增加尿量,达到自然冲洗尿路的目的,以减少泌尿系感染的发生。

(3)保持尿液引流通畅,避免导尿管扭曲、折叠、受压、堵塞。患者离床活动时,集尿袋不能超过膀胱高度并避免挤压,防止尿液逆流。

(4)每日定时更换集尿袋,若有尿液性状、颜色改变,需立即更换,及时排空集尿袋,并记录尿量。

(5)每周更换导尿管1次,硅胶导尿管可酌情延长更换时间。

2. 训练膀胱反射功能 采用间歇性夹管方式夹闭导尿管,每 3～4 h 开放 1 次,使膀胱定时充盈和排空,以促进膀胱功能的恢复。

3. 听取患者主诉并仔细观察尿液情况 发现尿液浑浊、沉淀、结晶时立即处理,每周检查尿常规 1 次。如患者出现发热、畏寒、尿频、尿急、尿痛、血尿等感染情况,及时报告医生处理。

4. 健康教育

(1)向患者及其家属解释行留置导尿术的目的及护理方法,使他们认识到预防泌尿系统感染的重要性,鼓励他们主动参与护理。

(2)在病情允许的情况下,鼓励患者每日多饮水、适当活动,每日尿量维持在 2000 mL 以上。

(3)嘱患者保持引流通畅,防止导尿管折叠、扭曲、受压及堵塞。集尿袋应妥善安置,其位置应低于膀胱位置,防止尿液逆流。

【评价】

(1)护士无菌观念强,严格查对,操作过程中无污染、无差错。

(2)护士在操作过程中注意保护、关心患者。

(3)护理措施及时、有效,患者无并发症发生。

技能实训 4-3-3　膀胱冲洗术

【目的】

(1)防止留置导尿管的患者管路堵塞,保持引流通畅。

(2)通过冲洗清除膀胱内的血凝块、黏液及细菌等异物,预防感染。

(3)治疗某些膀胱疾病,如膀胱炎、膀胱肿瘤等。

【评估】

(1)患者的一般情况,如年龄、病情、临床诊断、治疗情况、意识状态、生命体征、自理能力、合作程度、心理状况及对疾病的认知情况等。

(2)病室环境是否适合进行膀胱冲洗。

【计划】

1. 护士准备 着装整洁,修剪指甲,洗手,戴口罩。

2. 患者准备 患者及其家属了解行膀胱冲洗术的目的、过程、注意事项及配合要点,愿意合作。

3. 用物准备

(1)治疗车上层:按导尿术准备导尿用物,遵医嘱准备冲洗液,无菌膀胱冲洗装置 1 套,消毒液、无菌棉签、医嘱执行本、手消毒液等。

(2)治疗车下层:便盆及便盆巾、生活垃圾桶、医疗垃圾桶。

(3)其他:输液架及冲洗液等。常用冲洗液有 0.9% 氯化钠溶液、0.02% 呋喃西林溶液、3% 硼酸溶液、0.1% 新霉素溶液等,溶液温度为 38～40 ℃,若为前列腺增生摘除术后患者,应用 4 ℃ 左右的 0.9% 氯化钠溶液。

4. 环境准备 病室清洁、宽敞、明亮,温度适宜,关闭门窗,用屏风遮挡患者。

【实施】

膀胱冲洗术操作流程见表 4-3-3。

表 4-3-3　膀胱冲洗术操作流程

操作程序	操作步骤	要点说明
1. 核对、解释	①携用物至患者床旁,核对患者床号、姓名、医嘱	• 确认患者
	②向患者及其家属解释行膀胱冲洗术的目的、操作程序及配合方法	• 解除患者紧张情绪,取得合作

操作程序	操作步骤	要点说明
2. 导尿固定	按留置导尿术插管并固定好导尿管	• 便于冲洗液顺利滴入膀胱
3. 排空膀胱	打开引流管开关,引流出尿液,排空膀胱	• 有利于药液与膀胱壁充分接触,并保持有效浓度,达到冲洗目的
4. 准备冲洗	①去掉冲洗液瓶铝盖中心部分并常规消毒瓶塞,将膀胱冲洗装置插入瓶塞,将冲洗液瓶倒挂于输液架上,排气后夹闭 ②分离导尿管与集尿袋引流管接头,消毒导尿管口和引流管接头,将导尿管和引流管与Y形管的两个分管分别连接	• 避免污染,防止感染 • 冲洗液液面距床面约60 cm,以便产生一定的压力,使液体能够顺利滴入膀胱 • Y形管须低于耻骨联合,以便彻底引流。如使用三腔导尿管,则可不用Y形管
5. 冲洗膀胱	①夹闭引流管,开放冲洗管,使冲洗液滴入膀胱;待患者有尿意或滴入200~300 mL冲洗液后,夹闭冲洗管,开放引流管,待冲洗液全部引流出,再夹闭引流管(图4-3-5) ②按需要反复冲洗	• 每次注入200~300 mL冲洗液 • 调节滴速为60~80滴/分,滴速过快易引起患者强烈尿意,迫使冲洗液从导尿管侧溢出 • 冲洗过程中询问患者感受,观察患者反应及引流液性状。若患者出现不适或有出血情况,应立即停止冲洗,及时报告医生处理
6. 接集尿袋	①冲洗完毕,取下冲洗管,消毒导尿管口和引流管接头并连接 ②清洁外阴,妥善固定好集尿袋	• 引流管应有足够长度,防止患者翻身时牵拉导尿管而使其滑脱 • 集尿袋妥善固定于低于膀胱水平的位置,防止尿液逆流而引起感染
7. 整理、记录	①协助患者取舒适体位,整理床单位,询问其感受,交代注意事项 ②清理用物,洗手,记录	• 记录冲洗液名称、冲洗量、引流量、引流液性状及冲洗过程中患者反应等

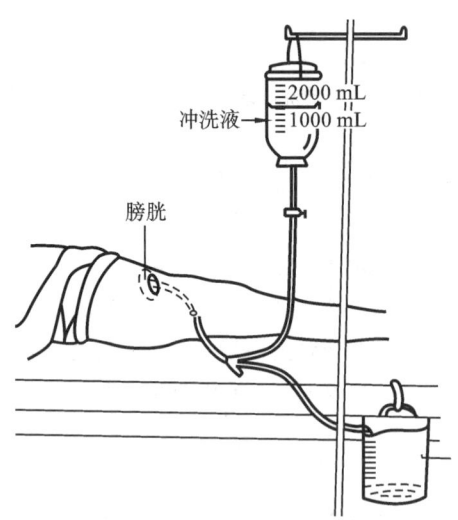

图 4-3-5 膀胱冲洗术

【注意事项】

(1)严格执行无菌操作技术,防止感染。

(2)冲洗过程中应密切观察,若引流量少于冲洗量,应考虑是否有堵塞,可酌情增加冲洗次数或更换导尿管;若患者感到腹痛、腹胀、膀胱剧烈收缩等不适,应暂停冲洗,通知医生处理;冲洗后若出血较多或血压下降,应立即通知医生处理。

(3)冲洗时嘱患者深呼吸,尽量放松,以减轻疼痛;避免用力回抽而导致膀胱黏膜损伤。

(4)若滴入治疗性药物,需在膀胱内保留 30 min 后再引流出体外,以保证疗效。

(5)每日冲洗 3~4 次,每次冲洗量为 500~1000 mL。若需持续冲洗,冲洗管和引流管需 24 h 更换 1 次。

(6)不污染衣裤、床单位。冲洗过程中能随时了解患者的不适。

【评价】

(1)护士无菌观念强,严格查对,操作熟练,方法正确,动作轻柔。

(2)护患沟通有效,关心患者,告知有效。

(3)患者及其家属理解行膀胱冲洗术的目的及过程,能主动配合,感觉舒适、安全。

(4)患者膀胱炎等症状减轻。

> **考点提示** 异常尿液及排尿,三种尿失禁的区别,排尿异常的护理,行导尿术和留置导尿术的目的及注意事项,防止泌尿系统逆行感染的措施。

直通护考

扫码在线答题

答案解析

 案例导学

患者,王某,女,55 岁,从 3 个月前开始,排便次数减少,粪便干结坚硬,有时呈栗子样,最近 2 周未排便。自诉腹胀、腹痛、消化不良、食欲不振。诊断为“便秘”收治入院。护理体检:体温 36.5 ℃,脉搏 80 次/分,律齐,呼吸 18 次/分,血压 128/86 mmHg。医嘱之一为:给予“50% 硫酸镁 30 mL＋甘油 60 mL＋温开水 90 mL”行不保留灌肠。

案例导学答案

请问:

1. 护士为该患者实施的是哪种灌肠术?

2. 实施该种灌肠术的目的有哪些?

3. 在操作过程中需注意哪些内容?

二、排便护理

(一)排便系统的解剖结构与生理功能

1. 大肠的解剖

(1)盲肠:大肠与小肠的衔接部分,其内有回盲瓣,起括约肌的作用,既可控制回肠内容物进入盲肠的速度,又可防止大肠内容物逆流。

(2)结肠:分升结肠、横结肠、降结肠和乙状结肠,围绕在小肠周围。

(3)直肠:全长约 16 cm,从矢状面上看,有两个弯曲,即骶曲和会阴曲。会阴曲是直肠绕过尾骨尖形成的凸向前方的弯曲,骶曲是直肠在骶尾骨前面下降形成的凸向后方的弯曲。

(4)肛管:上续直肠下止于肛门,长约 4 cm,被肛门内、外括约肌包绕。肛门内括约肌为平滑肌,有协助排便的作用;肛门外括约肌为骨骼肌,是控制排便的重要肌束。

2. 大肠的生理功能

(1) 吸收水分、电解质和维生素。

(2) 形成粪便并排出体外。

(3) 利用肠内细菌合成维生素。

3. 大肠的运动 大肠的运动少而慢,对刺激的反应也较迟缓。大肠的运动形式有以下几种。

(1) 袋状往返运动:空腹时最常见的一种运动形式,主要由环行肌无规律的收缩引起。袋状往返运动可使结肠袋中内容物向前后两个方向做短距离移动,并不向前推进。

(2) 分节或多袋推进运动:进食后较多见的一种运动形式,由一个结肠袋或一段结肠收缩推移肠内容物至下一结肠段。

(3) 蠕动:一种推进运动,由一些稳定的收缩波组成,收缩波前面的肌肉舒张,收缩波后面的肌肉则保持收缩状态,使肠管闭合排空。蠕动对肠道排泄起重要作用。

(4) 集团蠕动:一种行进很快、向前推进距离很长的强烈蠕动。起源于横结肠,强烈的蠕动波可将肠内容物从横结肠推至乙状结肠和直肠。此蠕动每日发生 3~4 次,最常发生在早餐后的 60 min 内。集团蠕动由两种反射刺激引起:胃-结肠反射和十二指肠-结肠反射。当食物进入胃、十二指肠后,通过内在神经丛的传递,反射性地引起结肠的集团蠕动,将大肠内容物推动至乙状结肠和直肠,引发排便反射。胃-结肠反射和十二指肠-结肠反射对于肠道排泄有重要的意义,可利用此反射来训练排便习惯。

(二) 排便活动的评估

1. 粪便的评估 当食物由口进入胃和小肠,经过消化吸收后,残渣储存于大肠内,其中除一部分水分被大肠吸收外,其余均经细菌发酵和腐败作用后形成粪便。通常情况下,粪便的性状可以反映整个消化系统的功能状况。因此,护士通过对患者排便活动及粪便的观察,可以及早发现和鉴别消化道疾病,有助于诊断和选择治疗、护理措施。

(1) 排便次数:排便是人体的基本生理需要,排便次数因人而异。一般成人每日排便 1~3 次。婴幼儿每日排便 3~5 次。成人每日排便超过 3 次或每周少于 3 次,应视为排便异常。

(2) 排便量:每日排便量与膳食种类和数量、摄入液体量、排便次数及消化器官的功能有关。正常成人每日排便量为 100~300 g。进食少纤维、高蛋白等精细食物者排便量较少。进食大量蔬菜、水果等粗粮者排便量较多。当消化器官功能紊乱时,也会出现排便量的改变。

(3) 形状:正常人的粪便为成形软便;便秘者粪便坚硬,呈栗子样;消化不良或急性肠炎的粪便可为稀便或水样便;肠道部分梗阻或直肠狭窄者的粪便常呈扁条形或带状。

(4) 颜色:正常成人的粪便颜色呈黄褐色或棕黄色,婴幼儿的粪便呈黄色或金黄色。因摄入食物或药物种类的不同,粪便颜色会发生变化,如食用大量绿叶蔬菜者,粪便可呈暗绿色;摄入动物血或铁制剂者,粪便可呈无光样黑色。如果粪便颜色改变与上述情况无关,表示消化系统有病变存在。如柏油样便提示上消化道出血;白陶土样便提示胆道梗阻;暗红色血便提示下消化道出血;果酱样便见于肠套叠、阿米巴痢疾;粪便表面黏有鲜红色血液见于痔疮或肛裂;白色米泔水样便见于霍乱、副霍乱。

(5) 内容物:粪便内容物主要为食物残渣、脱落的大量肠上皮细胞、细菌以及机体代谢后的废物,如胆色素衍生物和钙、镁、汞等盐类。粪便中混入少量黏液,肉眼不易查见;若粪便中混入或粪便表面附有血液、脓液或肉眼可见的黏液,提示存在消化道感染或出血。肠道寄生虫感染者的粪便中可查见蛔虫、蛲虫、绦虫节片等。

(6) 气味:正常粪便气味因膳食种类而异,强度由腐败菌的活动性及动物蛋白的量而定。肉食者味重,素食者味轻。严重腹泻患者因未消化的蛋白质与腐败菌作用,粪便呈碱性反应,气味恶臭;下消化道溃疡、恶性肿瘤患者粪便呈腐败臭;上消化道出血者的柏油样便有腥臭味;消化不良、乳儿因糖类未充分消化或吸收脂肪酸产生气体,粪便呈酸性反应,气味为酸败臭。

2. 影响因素的评估

(1) 心理因素:影响排便的重要因素。精神抑郁可使身体活动减少,肠蠕动减少,从而导致便秘的发生。而情绪紧张、焦虑可导致迷走神经兴奋,肠蠕动增加而致吸收不良、腹泻的发生。

(2) 社会文化因素:影响个人的排便观念和习惯。排便属于个人隐私的观念已经深入人心,当个体因排便问题需要医护人员帮助而丧失隐私时,个体就可能压抑排便的需要而造成排便功能异常。

(3) 年龄:年龄可影响人对排便的控制。3 岁以下的婴幼儿,神经肌肉系统发育不全,不能控制排便;老年人随着年龄增加,腹壁肌肉张力下降,胃肠蠕动减慢,肛门括约肌松弛等导致肠道控制能力下降而出现排便功能异常。

(4) 食物与液体摄入:均衡饮食与足量的液体是维持正常排便的重要条件。富含膳食纤维的食物可提供必要的粪便容积,加速食糜通过肠道,减少水分在大肠内的再吸收,使粪便柔软而能轻易排出;每日摄入足量液体,可以液化肠内容物,使食物顺利通过肠道。当摄食量过少、食物中缺少纤维或水分不足时,无法产生足够的粪便容积和液化食糜,食糜通过回肠速度减慢、时间延长,水分的再吸收增加,导致粪便变硬、排便次数减少而发生便秘。

(5) 活动:活动可维持肌肉的张力,刺激肠道蠕动,有助于维持正常的排便功能。各种原因所致长期卧床、缺乏活动的患者,可因肌张力减退而导致排便困难。

(6) 个人排便习惯:在日常生活中,许多人都有固定的排便时间,使用某种固定的便器,排便时从事某种活动(如阅读等)等习惯。当这些习惯由于环境的改变无法维持时,可能影响正常排便。

(7) 疾病:肠道本身的疾病或身体其他系统的病变均可影响正常排便。如大肠癌、结肠炎等可使排便次数增加;脊髓损伤、脑卒中等可致排便失禁等。

(8) 药物:有些药物能治疗或预防便秘和腹泻,如缓泻药可刺激肠蠕动,减少肠道水分吸收,促进排便,但若药物剂量掌握不正确,可能导致相反的结果。有些药物则可能干扰排便的正常形态,如长时间服用抗生素,可抑制肠道正常菌群而导致腹泻;应用麻醉剂或镇痛药,可使肠蠕动减弱而导致便秘。

(9) 治疗和检查:某些治疗和检查会影响个体的排便活动。如腹部、肛门部位手术,会因为肠壁肌肉的暂时麻痹或伤口疼痛而造成排便困难;胃肠 X 线检查常需灌肠或服用钡剂,也可影响排便等。

3. 异常排便活动的评估

1)便秘　便秘是指正常的排便形态改变,排便次数减少(<3 次/周),排出过干、过硬的粪便,且排便不畅、困难。

(1) 原因:某些器质性病变,排便习惯不良,中枢神经系统功能障碍,排便时间或活动受限制,强烈的情绪反应,各类直肠肛门手术,某些药物的不合理使用,饮食结构不合理,饮水量不足,滥用缓泻剂、栓剂、灌肠,长期卧床或活动减少等,均可抑制肠道功能而导致便秘的发生。

(2) 症状和体征:头痛、腹痛、腹胀、消化不良、乏力、食欲不振、舌苔变厚、粪便干硬,触诊腹部较硬实且紧张,有时可触及包块,直肠指检可触及粪块。

2)粪便嵌塞　粪便嵌塞是指粪便持久滞留堆积在直肠内,坚硬不能排出的现象。常发生于慢性便秘的患者。

(1) 原因:便秘未能及时解除,粪便滞留在直肠内,水分被持续吸收而乙状结肠排下的粪便又不断加入,最终使粪块变得又大又硬不能排出,发生粪便嵌塞。

(2) 症状和体征:患者有排便冲动,腹部胀痛,直肠肛门疼痛,肛门处有少量液化的粪便渗出,但不能排出粪便。

3)腹泻　腹泻是指正常排便形态改变,排便次数增多(>3 次/周),频繁排出松散稀薄的粪便甚至水样便的现象。任何原因引起肠蠕动增加,肠黏膜吸收水分障碍,胃肠内容物迅速通过胃肠道,水分不能在肠道内被及时吸收;又因肠黏膜受刺激,肠液分泌增加,进一步增加了粪便的水分,因此,当粪便到达直肠时仍然呈液体状态,并排出体外,形成腹泻。短时的腹泻可以帮助机体排出刺激物质和有害物质,是一种保护性反应。但是,持续严重的腹泻,可使机体内的大量水分和胃肠液丧失,导致水、电解质和酸碱平衡紊乱。又因机体无法吸收营养物质,长期腹泻,将导致机体营养不良。

(1) 原因:饮食不当或使用缓泻剂不当,情绪紧张、焦虑,消化系统发育不成熟,胃肠道疾病,某些内分泌疾病(如甲状腺功能亢进症等)均可导致肠蠕动增加,发生腹泻。

(2) 症状和体征:腹痛、肠痉挛、疲乏、恶心、呕吐、肠鸣、有急于排便的需要和难以控制的感觉,粪便松散或呈液体样。

4)排便失禁 排便失禁是指肛门括约肌不受意识的控制而不自主地排便。

(1)原因:神经肌肉系统的病变或损伤,如瘫痪、胃肠道疾病、神经功能障碍、情绪失调等。

(2)症状和体征:患者不自主地排便。

5)肠胀气 肠胀气是指胃肠道内有过量气体积聚,不能排出。一般情况下,胃肠道内的气体只有 150 mL 左右,胃内的气体可通过口腔打嗝排出;肠道内的气体部分在小肠被吸收,其余的可通过肛门排出,不会导致不适。

(1)原因:食入产气性食物过多,吞入大量空气,肠蠕动减弱,肠道梗阻及肠道手术后。

(2)症状和体征:患者表现为腹部膨隆,叩诊呈鼓音,腹胀,痉挛性疼痛,呃逆,肛门排气过多。当肠胀气压迫膈肌和胸腔时,可出现呼吸急促和呼吸困难。

(三)排便异常的护理

1. 便秘患者的护理

(1)健康教育:帮助患者及其家属正确认识维持正常排便习惯的意义和获得有关排便的知识。

(2)帮助患者重建正常的排便习惯:指导患者选择一个适合自己排便的时间,理想的是饭后(早餐后最佳),因为此时胃-结肠反射最强,每日固定时间排便,不随意使用缓泻剂及灌肠等方法。

(3)合理安排膳食:嘱患者多摄取可促进排便的食物和饮料。如:多食蔬菜、水果、粗粮等富含膳食纤维的食物;餐前喝开水、柠檬汁等热饮料,以促进肠蠕动,刺激排便反射;适当提供轻泻食物如西梅汁等促进排便;多饮水,病情许可时每日液体摄入量应不少于 2000 mL;适当食用油脂类食物。

(4)鼓励患者适当运动:按个人需要拟订规律的活动计划并协助患者进行运动,如散步、做操、打太极拳等,卧床患者可进行床上活动。此外,还应指导患者进行增强腹肌和盆底肌肉的运动,以增加肠蠕动和肌张力,促进排便。

(5)提供适当的排便环境:为患者提供单独隐蔽的环境及充裕的排便时间。如拉床帘或用屏风遮挡,避开查房、治疗护理和进餐时间,以消除患者紧张情绪,保持心情舒畅,利于排便。

(6)选取适宜的排便姿势:床上使用便盆时,除非有特别禁忌,最好采取坐姿或抬高床头,利用重力作用增加腹压促进排便;病情允许时让患者下床上厕所排便;对于手术患者,在手术前应有计划地训练其在床上使用便器。

(7)腹部环形按摩:排便时用手自右沿结肠解剖位置向左环形按摩,可促使降结肠的内容物向下移动,并可增加腹压,促进排便;指端轻压肛门后端也可促进排便。

(8)遵医嘱给予口服缓泻剂:缓泻剂可使粪便的水分含量增加,刺激肠蠕动,加速肠内容物的运行而发挥导泻的作用,但使用缓泻剂时应根据患者的特点及病情选用。对于老年人、儿童应选择作用缓和的泻剂,慢性便秘患者可选用蓖麻油、番泻叶、大黄等接触性泻剂。使用缓泻剂可暂时解除便秘,但长期使用或滥用会使个体养成对缓泻剂的依赖性,导致慢性便秘的发生。

(9)使用简易通便剂:常用开塞露、甘油栓等。其作用机制是软化粪便,润滑肠壁,刺激肠蠕动以促进排便。

(10)灌肠:以上方法均无效时,遵医嘱给予灌肠。

2. 粪便嵌塞患者的护理

(1)通便:早期可使用栓剂、口服缓泻剂来润肠通便。

(2)灌肠:必要时先行油类保留灌肠,2~3 h 后再行清洁灌肠。

(3)进行人工取便:通常在清洁灌肠无效后按医嘱执行。术者戴上手套,将涂有润滑剂的示指慢慢插入患者直肠内,触到硬物时注意大小、硬度,然后机械地破碎粪块,一块一块地取出,操作时应注意动作轻柔,避免损伤直肠黏膜。对心脏病、脊柱损伤者用人工取便易刺激其迷走神经,须特别留意。操作中患者出现心悸、头晕时须立即停止。

(4)健康教育:向患者及其家属讲解有关排便的知识,养成合理的膳食结构。协助患者建立并维持正常的排便习惯,防止便秘的发生。

3. 腹泻患者的护理

(1)去除病因:如为肠道感染,遵医嘱给予抗生素治疗。

（2）卧床休息，减少肠蠕动，注意腹部保暖：对不能自理的患者应及时给予便盆，消除其焦虑不安的情绪，使之达到身心充分休息的目的。

（3）调整膳食：鼓励患者多饮水，酌情给予清淡的流质或半流质饮食，避免进油腻、辛辣、富含膳食纤维的食物。严重腹泻者可暂禁食。

（4）注意补充水、电解质，防止水、电解质紊乱：遵医嘱给予止泻剂、口服补盐液或静脉输液。

（5）维持皮肤完整性：特别是婴幼儿、老年人、身体衰弱者，每次排便后用软纸轻擦肛门，温水清洗，并在肛门周围涂抹软膏以保护局部皮肤。

（6）密切观察病情：记录排便的性质、次数等，必要时留取标本送检。病情危重者，注意生命体征的变化，如疑为传染病，应按肠道隔离原则护理。

（7）心理支持：因粪便异味及污染的衣裤、床单、被套、便盆均会给患者带来不适，因此要协助患者清洗沐浴，更换衣裤、床单、被套，使患者感到舒适。便盆清洗干净后，置于易取处，方便患者取用。

（8）健康教育：向患者讲解有关腹泻的知识，指导患者注意饮食卫生，养成良好的卫生习惯。

4．排便失禁患者的护理

（1）心理护理：排便失禁的患者通常心情紧张而窘迫，常感到自卑和抑郁，期望得到理解和帮助。医护人员应尊重、理解患者，给予心理安慰与支持，帮助其树立信心，配合治疗和护理。

（2）保护皮肤：床上铺橡胶单（或塑料单）和中单或一次性尿布，每次排便后用温水洗净肛门周围及臀部皮肤，保持皮肤清洁干燥。必要时，肛门周围涂抹软膏以保护皮肤，避免破损而引起感染。注意观察骶尾部皮肤变化，预防压疮的发生。

（3）帮助患者重建控制排便的能力：了解患者排便时间，掌握规律，定时给予便器，促使患者按时排便；与医生协调定时应用导泻栓剂或灌肠，以刺激定时排便；教会患者进行肛门括约肌及盆底肌肉收缩锻炼；指导患者取立位、坐位或卧位，试做排便动作，先慢慢收缩肌肉，再慢慢放松，每次持续 10 s 左右，连续 10 次，每次锻炼 20～30 min，每日数次，以患者感觉不疲乏为宜。

（4）补充水分：如无禁忌，保证患者每日摄入足量的液体。

（5）保持清洁：保持床褥、衣物清洁，室内空气清新，及时更换污湿的衣裤、被单，定时开窗通风，除去不良气味。

5．肠胀气患者的护理

（1）指导患者养成细嚼慢咽的良好饮食习惯。

（2）去除引起肠胀气的原因，如勿食产气食物和饮料，积极治疗肠道疾病等。

（3）鼓励患者适当运动。协助患者下床活动如散步，卧床患者可床上活动或变换体位，以促进肠蠕动，减轻肠胀气。

（4）轻微胀气时，可行腹部热敷或腹部按摩、针刺疗法。严重胀气时，遵医嘱给予药物治疗或行肛管排气。

（四）与排便有关的护理技术

灌肠法是将一定量的液体由肛门经直肠灌入结肠，以帮助患者清洁肠道、排便、排气或由肠道供给药物，达到明确诊断和治疗目的的方法。

根据灌肠的目的，灌肠法可分为保留灌肠和不保留灌肠。不保留灌肠又根据灌入的液体量分为大量不保留灌肠和小量不保留灌肠。如果为了达到清洁肠道的目的，反复使用大量不保留灌肠，则为清洁灌肠。

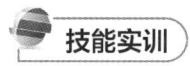

技能实训 4-3-4　大量不保留灌肠

【目的】

（1）解除便秘、肠胀气。

（2）清洁肠道，为肠道手术、检查或分娩做准备。

（3）稀释并清除肠道内的有害物质，减轻中毒症状。

（4）灌入低温液体，为高热患者降温。

【评估】

（1）患者的病情及治疗情况。

（2）患者的意识状态、生命体征、排便情况和生活自理能力。

（3）患者心理状况及对灌肠的理解和配合程度。

（4）患者肛周皮肤、黏膜情况。

【计划】

1. 护士准备　衣帽整洁，洗手，戴口罩。

2. 用物准备

（1）治疗盘内备：灌肠筒1套（橡胶管连接玻璃管，全长120 cm，筒内盛灌肠溶液）、肛管、血管钳（或液体调节开关）、润滑剂、棉签、弯盘、卫生纸、橡胶单、治疗巾、水温计等。

（2）便盆、便盆巾、输液架、屏风。

（3）灌肠溶液：常用0.1%～0.2%的肥皂水、0.9%氯化钠溶液。成人每次用量为500～1000 mL，小儿每次用量为200～500 mL。溶液温度一般为39～41 ℃，发热者降温时用28～32 ℃的0.9%氯化钠溶液，中暑者降温时用4 ℃的0.9%氯化钠溶液。

3. 患者准备　了解灌肠的目的、过程和注意事项，并配合操作。

4. 环境准备　关闭门窗，用屏风遮挡。

【实施】

大量不保留灌肠操作流程见表4-3-4。

表4-3-4　大量不保留灌肠操作流程

操作程序	操作步骤	要点说明
1. 核对、解释	备齐用物携至患者床旁，核对患者床号、姓名等并解释灌肠目的，以取得合作，并嘱患者排尿	· 认真执行查对制度，避免差错事故的发生
2. 取体位	协助患者取左侧卧位，双膝屈曲，脱裤至膝部，臀部移至床沿。垫橡胶单和治疗巾于臀下，盖好被子	· 该姿势使乙状结肠、降结肠处于下方，利用重力作用使灌肠溶液顺利流入乙状结肠和降结肠 · 保暖，保护患者隐私，使其放松
3. 挂灌肠筒	打开灌肠筒，按需要配制灌肠溶液，将灌肠溶液倒入灌肠筒内，挂灌肠筒于输液架上，筒内液面高于肛门40～60 cm	· 保持一定灌注压力和速度，灌肠筒过高、压力过大，不易保留，而且易造成肠道损伤
4. 插管	戴手套，润滑肛管前端，连接肛管与灌肠筒，排气，右手托住肛管，左手揭开盖被，置弯盘于臀边，垫纱布或卫生纸分开肛门，暴露肛门；嘱患者深呼吸，一手将肛管轻轻插入直肠7～10 cm，小儿插入深度为4～7 cm	· 如插入受阻，肛管可退出少许，旋转后缓缓插入 · 如液面下降过慢或停止，多是由于肛管前端孔道被阻塞，可移动肛管或挤捏肛管（挤捏可使堵塞肛管孔的粪便脱落） · 如患者感觉腹胀或有便意，可嘱其张口深呼吸并降低灌肠筒高度或暂停片刻。张口深呼吸可转移患者的注意力，放松腹肌，降低腹压；降低灌肠筒高度，可降低灌入溶液的压力 · 如患者出现脉速、面色苍白、出冷汗、剧烈腹痛、心慌、气促，应立即停止灌肠并与医生联系，及时给予处理。此时患者可能发生肠道剧烈痉挛或出血

续表

操作程序	操作步骤	要点说明
5. 固定	固定肛管,放开血管钳,使液体缓缓流入(图 4-3-6)	
6. 保留	①待灌肠溶液即将流尽时夹管 ②协助患者取舒适体位,嘱其尽量保留5～10 min后再排便	• 避免拔管时空气进入肠道及灌肠溶液和粪便随肛管流出 • 使灌肠溶液在肠中有足够的作用时间,以利于粪便充分软化而容易排出 • 降温灌肠,液体要保留 30 min,排便后 30 min 测量体温并记录
7. 整理、记录	①对不能下床的患者,给予便器,将卫生纸、呼叫器放于其易取处,排便后及时取出便器,擦净肛门,协助患者穿裤,整理床单位,开窗通风;辅助能下床的患者上厕所排便。观察大便性状,必要时留取标本送检,清理用物 ②洗手、记录	• 保持病房整齐,去除异味 • 在体温单相应栏目内记录灌肠结果,如灌肠后解便 1 次记为"1/E";灌肠后无排便记为"0/E";自行排便 1 次,灌肠后排便 2 次记为"$1^2/E$"

【注意事项】

(1)正确选用灌肠溶液,掌握溶液的温度、浓度和量。肝性脑病患者禁用肥皂水灌肠;充血性心力衰竭和水钠潴留患者禁用生理盐水灌肠;急腹症、消化道出血、妊娠、严重心血管疾病等患者禁忌灌肠。

(2)伤寒患者灌肠时灌肠筒内液面不得高于肛门 30 cm,液体量不得超过 500 mL。

(3)清洁灌肠是指反复多次进行大量不保留灌肠,首次用肥皂水,以后用生理盐水,直到排出液无粪便为止。注意灌肠时压力要低,液面距肛门高度不宜超过 40 cm。

【评价】

(1)操作方法和步骤正确、熟练。

(2)灌肠溶液选择正确,灌肠筒的高度及肛管插入的深度合适。

(3)注意关心、保护患者。

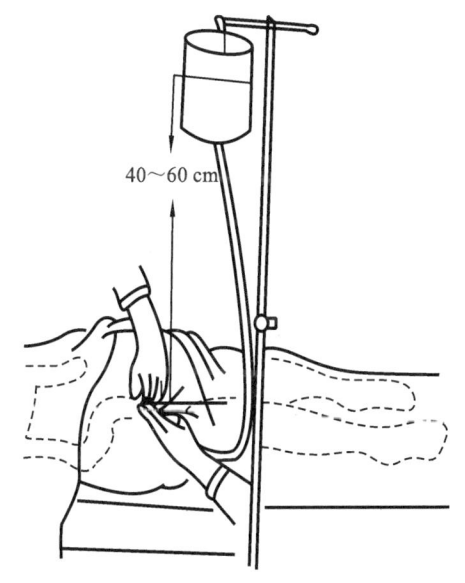

40～60 cm

图 4-3-6 固定肛管

技能实训 4-3-5 小量不保留灌肠

适用于腹部或盆腔手术后的患者及危重患者、年老体弱者、小儿、孕妇等。

【目的】

(1)软化粪便,解除便秘。

(2)排出肠道内的气体,减轻腹胀。

【评估】

(1)患者的病情、临床诊断、灌肠的目的。

(2)患者的意识状态、生命体征、心理状况和排便状况。

(3)患者的理解和配合程度。

（4）患者肛周皮肤、黏膜情况。

【计划】

1. 护士准备 衣帽整洁，洗手，戴口罩。

2. 用物准备

（1）治疗盘内备：注洗器、量杯或灌肠筒、肛管、温开水（5～10 mL）、血管钳、润滑剂、棉签、弯盘、纱布、卫生纸、橡胶单、治疗巾。

（2）便盆、便盆巾、屏风。

（3）常用灌肠溶液：123 溶液（50％硫酸镁 30 mL、甘油 60 mL、温开水 90 mL）；甘油或液体石蜡 50 mL 加等量温开水；各种植物油 120～180 mL。液体温度为 38 ℃。

3. 患者准备 同大量不保留灌肠。

4. 环境准备 同大量不保留灌肠。

【实施】

小量不保留灌肠操作流程见表 4-3-5。

表 4-3-5 小量不保留灌肠操作流程

操作程序	操作步骤	要点说明
1. 核对、解释	备齐用物携至患者床旁，核对患者床号、姓名等并解释灌肠目的以取得合作，并嘱患者排尿	• 认真执行查对制度，避免差错事故的发生
2. 取体位	协助患者取左侧卧位，双膝屈曲，脱裤至膝部，臀部移至床沿。垫橡胶单和治疗巾于臀下，盖好被子	• 防止床单被污染
3. 插管	将弯盘置于臀边，用注洗器抽吸药液，连接肛管，润滑肛管前端，排气夹管。一手垫纱布或卫生纸分开肛门，暴露肛门，嘱患者深呼吸；另一手将肛管轻轻插入直肠7～10 cm（图 4-3-7）	
4. 固定	①固定肛管，放开血管钳，缓缓注入溶液。注毕夹管，取下注洗器，再吸取溶液，放开血管钳后再行灌注，如此反复直至溶液注完②注入温开水 5～10 mL，抬高肛管末端	• 注入速度不宜过快过猛，以免刺激肠黏膜，引起排便反射。更换注洗器时，应防止空气进入肠道，以免引起腹胀
5. 拔管	①夹管或反折肛管，用纱布或卫生纸包住肛管轻轻拔出，放入弯盘内②擦净肛门，协助患者取舒适体位，嘱其尽量保留溶液 10～20 min 再排便	• 充分软化粪便，促进粪便排出
6. 整理、记录	整理用物，洗手，记录	

【注意事项】

（1）正确选用灌肠溶液，掌握溶液的温度、浓度和量。

（2）如用小容量灌肠筒，液面距肛门低于 30 cm。

【评价】

同大量不保留灌肠。

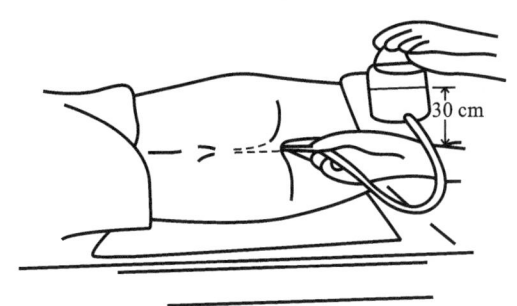

图 4-3-7 插管

口服高渗溶液清洁肠道

1. 目的 高渗溶液在肠道内不吸收而造成高渗环境,使肠道内水分大量增加,从而软化粪便,刺激肠蠕动,加速排便,达到清洁肠道的目的。适用于直肠、结肠检查和手术前肠道准备。

2. 方法

(1) 甘露醇法:患者术前 3 日进半流质饮食,术前 1 日进流质饮食,术前 1 日下午 2 时至 4 时口服甘露醇溶液 1500 mL(20％甘露醇溶液 500 mL＋5％葡萄糖溶液 1000 mL 混匀),一般服用 15～20 min 即反复自行排便。

(2) 硫酸镁法:患者术前 3 日进半流质饮食,每晚口服 50％硫酸镁溶液 10～30 mL;术前 1 日进流质饮食,术前 1 日下午 2 时至 4 时口服 25％硫酸镁溶液 200 mL(50％硫酸镁溶液 100 mL＋50％葡萄糖盐水 100 mL),然后口服温开水 1000 mL。一般服后 15～30 min,即可自行排便,2～3 h 可排便 2～5 次。

3. 注意事项 服药速度不宜过快,以免引起呕吐。服药过程中护士应观察患者的一般情况,注意排便次数及粪便性质,确定是否达到清洁肠道的目的并记录。

技能实训 4-3-6　保留灌肠

【目的】

将药液灌入直肠或结肠内,通过肠黏膜吸收达到治疗的目的。常用于镇静、催眠和治疗肠道感染。

【评估】

(1) 患者的病情(肠道病变部位)、治疗情况。

(2) 患者的意识状态、生命体征、心理状态及合作程度。

【计划】

1. 护士准备 衣帽整洁,洗手,戴口罩。

2. 用物准备

(1) 同小量不保留灌肠。

(2) 常用溶液:药物及剂量遵医嘱准备,一般镇静催眠用 10％水合氯醛溶液;肠道抗感染用 2％小檗碱溶液、0.5％～1％新霉素溶液或其他抗生素溶液。灌肠溶液量不超过 200 mL,溶液温度为 39～41 ℃。

3. 患者准备 了解保留灌肠的目的、过程和注意事项,排尽大小便,配合操作。

4. 环境准备 关闭门窗,用屏风遮挡。

【实施】

保留灌肠操作流程见表 4-3-6。

表 4-3-6 保留灌肠操作流程

操作程序	操作步骤	要点说明
1. 核对、解释	备齐用物携至患者床旁,核对患者床号、姓名等并解释保留灌肠目的,以取得合作,嘱患者排便、排尿	·利于药物保留
2. 取体位	①根据病情选择合适体位,臀部抬高10 cm ②慢性细菌性痢疾患者病变部位多在直肠或乙状结肠,取左侧卧位;阿米巴痢疾患者病变多在回盲部,取右侧卧位	·防止药液溢出 ·提高疗效
3. 插管	同小量不保留灌肠,轻轻插入肛管 10～15 cm,注入药液	
4. 拔管	拔出肛管,用纱布或卫生纸在肛门处轻轻按揉,嘱患者尽量忍耐,保留药液时间在1 h 以上	·使药液充分被吸收,达到治疗目的
5. 整理、记录	①整理床单位,清理用物,洗手 ②观察患者反应,并做好记录	

【注意事项】

(1) 为保留药液,减少刺激,要做到肛管细、插入深,以及注入药液速度慢、量少。

(2) 液面距肛门不超过 30 cm。

【评价】

同大量不保留灌肠。

技能实训 4-3-7　简易通便术

【目的】

通过简便、经济、有效的措施,帮助患者解除便秘。适用于老年人、体弱和久病卧床患者。

【评估】

(1) 患者的病情、临床诊断及排便情况。

(2) 患者的意识状态、生命体征、心理状况。

(3) 患者的理解和配合程度。

【计划】

1. 护士准备　衣帽整洁,洗手,戴口罩。

2. 用物准备　通便剂、卫生纸、剪刀、纱布等。

3. 患者准备　了解行简易通便术的目的、过程和注意事项,配合操作。

4. 环境准备　注意隐蔽性。

【实施】

简易通便术操作流程见表 4-3-7。

表 4-3-7 简易通便术操作流程

操作程序	操作步骤	操作要点
1. 核对、解释	备齐用物携至患者床旁,核对患者床号、姓名等并解释操作目的以取得合作	

续表

操作程序	操作步骤	操作要点
2. 取体位	患者取左侧卧位,放松肛门外括约肌	
3. 通便	①开塞露法:开塞露由甘油或山梨醇制成,装在塑料容器内,使用时将封口端剪去,先挤出少许液体,润滑开口处,将开塞露的前端轻轻插入肛门后再将药液全部挤入直肠内(图4-3-8)。保留5～10 min后排便 ②甘油栓法:甘油栓是用甘油和明胶制成的栓剂。使用时手垫纱布或戴手套,将甘油栓轻轻插入肛门至直肠内(图4-3-9),抵住肛门处轻轻按摩。保留5～10 min后排便 ③肥皂栓法:将普通肥皂削成圆锥形(底部直径约1 cm,长3～4 cm),使用时手垫纱布或戴手套,将肥皂栓蘸热水后,轻轻插入肛门。保留5～10 min后排便	
4. 整理、记录	整理床单位,清理用物,记录	

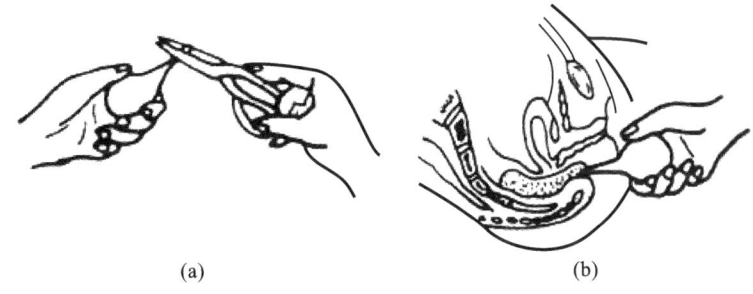

图 4-3-8 开塞露法

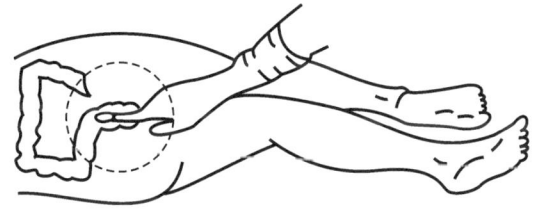

图 4-3-9 甘油栓法

【注意事项】

有肛门溃疡、肛裂及肛门剧烈疼痛者,不宜使用肥皂栓法通便。

【评价】

同大量不保留灌肠。

技能实训 4-3-8 肛管排气法

肛管排气法是指将肛管从肛门插入直肠,以排出肠腔内积气的方法。

【目的】

排出肠腔积气,减轻腹胀。

【评估】

同简易通便术。

【计划】

1. 护士准备 衣帽整洁,洗手,戴口罩。

2. 用物准备 治疗盘内备:肛管、玻璃接头、橡胶管、玻璃瓶(内盛水 3/4 满,瓶口系带(图 4-3-10))、润滑油、棉签、胶布(1 cm×15 cm)、别针、卫生纸、弯盘、屏风。

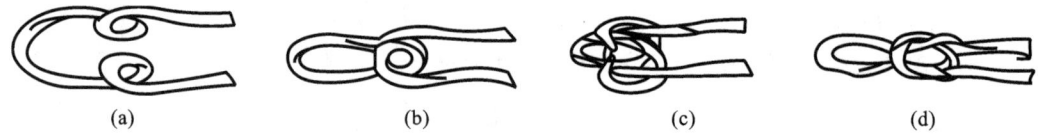

(a)   (b)   (c)   (d)

图 4-3-10   瓶口系带法

3. 患者准备 了解行肛管排气法的目的、过程和注意事项,配合操作。

4. 环境准备 关闭门窗,屏风遮挡。

【实施】

肛管排气法操作流程见表 4-3-8。

表 4-3-8   肛管排气法操作流程

操作程序	操作步骤	要点说明
1. 核对、解释	备齐用物携至患者床旁,核对患者床号、姓名等,并解释操作目的以取得合作	
2. 取体位	协助患者取左侧卧位或平卧位	
3. 固定玻璃瓶	将玻璃瓶系于床边,橡胶管一端插入玻璃瓶液面下,另一端与肛管相连	• 防止外界空气进入直肠内而加重腹胀,还可观察气体排出情况
4. 插管	润滑肛管前端,嘱患者张口呼吸,将肛管轻轻插入直肠 15～18 cm,用胶布将肛管固定于臀部(图 4-3-11),橡胶管留出足够长度用别针固定在床单上	• 如排气不畅,可帮助患者更换体位或按摩腹部 • 若有气体排出,可见瓶内液面下有气泡自管端逸出
5. 整理、记录	①记录排气情况。保留肛管不超过20 min,拔出肛管,清洁肛门,需要时2～3 h后再行肛管排气 ②协助患者取舒适体位,询问患者腹胀有无减轻 ③整理床单位,清理用物	

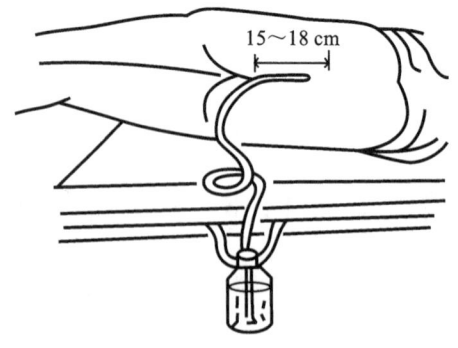

15～18 cm

图 4-3-11   插管

【注意事项】

保留肛管不超过 20 min,长时间留置肛管会降低肛门括约肌的反应,甚至导致肛门括约肌永久性松弛。

【评价】

（1）操作方法和步骤正确、熟练，完成操作后患者感觉舒适。

（2）肛管插入的深度合适，留置时间正确。

（3）注意关心、保护患者。

考点提示　粪便的评估，排便异常的护理，灌肠法，排气护理。

直通护考

扫码在线答题

答案解析

（梁芳恋）

诊疗护理

扫码看课件

任务一　生命体征的评估与护理

学习目标

【知识目标】

1. 掌握各项生命体征的正常范围、测量方法及注意事项。

2. 掌握异常生命体征的评估与护理方法。

【能力目标】

1. 学会生命体征的测量方法。

2. 学会判断异常生命体征的临床表现。

【思政目标】

具有良好的护理礼仪、护患沟通能力、职业道德修养和人文关怀理念。

思政课堂

1. 通过列举临床事例进行思政教育,教会学生准确测量各项生命体征,正确执行查对制度,避免差错的发生,保证患者安全,培养学生的职业责任感。

2. 在实训中采用案例导学、分组进行不同角色扮演的方式进行练习,让学生真实感受并融入对患者的关爱。

案例导学

患者,女,60岁。2日前因淋雨受凉后自觉头晕、头疼,全身肌肉酸疼,咳嗽,乏力。今日因咳嗽加重,流鼻涕,发热被家属送往医院。既往有高血压病史。

请问:

1. 如何正确为该患者测量体温、脉搏、呼吸、血压?

2. 该患者血压较高时,应如何正确为其实施护理?

案例导学答案

体温、脉搏、呼吸、血压是机体内在活动的客观反映,也是衡量机体状况正常与否的重要指标,临床上统称为生命体征。正常情况下,生命体征在一定范围内相对稳定,而在病理情况下则会发生变化。护士通过对生命体征的评估,可以掌握机体生理状态,了解重要脏器功能,并可预测疾病的发生、发展及转归,为预防、诊断、治疗和护理提供重要依据。因此,正确掌握生命体征的评估与护理方法是临床护理工作的重要内容之一。

一、体温的评估与护理

体温(body temperature)可分为体核温度及体表温度。体核温度是指身体内部胸腔、腹腔及中枢神经的温度,通常比较稳定且较体表温度高。体表温度是指人体表面皮肤、皮下组织和肌肉等的温度,易受环境温度或衣着情况等影响,通常不太稳定,会在一定范围内发生变化。体温的相对恒定是机体新陈代谢和生命活动正常进行的必要条件。

(一)体温的产生及调节

1. 体温的产生 体温是由三大营养物质(糖、脂肪、蛋白质)氧化分解而产生。三大营养物质在氧化过程中释放的能量,其中50%左右转化为热能,以维持体温,并不断地散发到体外;其余的能量储存到三磷酸腺苷(ATP)内,供机体应用,最终仍然转化为热能散发到体外。

2. 产热与散热

(1)产热过程:人体以化学方式产热。安静时,机体的主要产热器官是肝脏;运动或劳动时,主要产热器官是骨骼肌。产热的主要因素有骨骼肌运动、进食、交感神经兴奋、甲状腺激素分泌增多等。

(2)散热过程:人体以物理方式散热。机体的主要散热部位是皮肤,占总散热量的70%,呼吸和排泄也能散热。人体散热方式主要有辐射散热、传导散热、对流散热和蒸发散热四种。

①辐射散热:辐射是人体在安静状态下处于较低温度环境中的主要散热方式,是指热量由一个物体表面通过电磁波的形式传至另外一个与它不接触的物体表面的一种散热方式。散热量取决于皮肤和周围环境的温差、机体有效辐射面积等。

②传导散热:指机体将热量传给同它接触的温度较低的物体的一种散热方式。散热量取决于物体接触面积、温差与导热性。临床上常用冰袋、冰帽等为患者进行物理降温,就是应用了传导散热的原理。

③对流散热:指通过气体或液体的流动来进行热量交换的一种散热方式,是传导散热的一种特殊形式。散热量受气体或液体流动速度、温差等影响。

④蒸发散热:指机体通过体表水分的蒸发而散热的一种方式。散热量受环境温度和湿度的影响。当环境温度等于或高于人体皮肤温度时,蒸发散热是主要的散热方式;分为不显汗和显汗两种形式。临床上高热患者采用的乙醇(或温水)擦浴的方法,就是通过乙醇或温水的蒸发起到散热作用。

3. 体温调节 正常人的体温保持在相对恒定的状态。体温调节包括自主性体温调节和行为性体温调节两种方式。通常意义上的体温调节是指自主性体温调节。

(1)温度感受器。

①外周温度感受器:为游离神经末梢,分布于皮肤、黏膜、内脏中;包括冷感受器和热感受器,它们可分别将冷或热的信息传向中枢。当皮肤温度升高时,热感受器兴奋;当皮肤温度下降时,则冷感受器兴奋。

②中枢温度感受器:指存在于中枢神经系统内的对温度变化敏感的神经元,分布于脊髓、延髓、脑干网状结构及下丘脑等部位。

(2)体温调节中枢:体温调节的基本中枢在下丘脑。视前区-下丘脑前部(PO/AH)是体温调节中枢整合的关键部位。来自各方面的温度变化信息在下丘脑得到整合后,分别通过交感神经系统控制皮肤血管舒缩反应或汗腺的分泌,影响散热过程;通过躯体运动神经改变骨骼肌的活动及通过甲状腺和肾上腺髓质分泌活动的改变影响产热过程,从而维持体温的相对恒定。

(二)正常体温及生理变化

1. 正常体温 临床上常以口腔、直肠、腋下等处的温度来代表体温,三种测量方法所测得的温度中直肠温度最接近人体深部的温度,而日常生活中测量腋下温度更方便。正常体温是一个范围(表5-1-1),而不是一个具体的数值。体温可用摄氏温度(℃)和华氏温度(℉)来表示。摄氏温度和华氏温度的换算公式如下:

$$℃=(℉-32)×5/9$$
$$℉=℃×9/5+32$$

表 5-1-1　成人体温正常范围及平均值

部　位	正常范围	平均温度
腋下	36.0～37.0 ℃(96.8～98.6 ℉)	36.5 ℃(97.7 ℉)
口腔	36.3～37.2 ℃(97.3～99.0 ℉)	37.0 ℃(98.6 ℉)
直肠	36.5～37.7 ℃(97.7～99.9 ℉)	37.5 ℃(99.5 ℉)

2. 生理变化　体温可因昼夜、年龄、性别、运动、用药等因素而出现生理性波动,但变化范围很小,常在正常范围内。

(1)昼夜:正常体温随昼夜变化而出现有规律的波动,一般清晨 2—6 时体温最低,下午 2—8 时体温最高,但变化范围不大,常在 0.5～1.0 ℃之间。这种昼夜的规律性变化与机体活动的生物节律有关。

(2)年龄:儿童基础代谢率高,体温可略高于成人;老年人由于基础代谢率低,体温略低于成人。新生儿尤其是早产儿,由于体温调节中枢发育尚未完善,体温极易受环境温度的影响而发生变化,因此对新生儿应加强护理,做好防寒保暖措施。

(3)性别:一般成年女性体温较男性高 0.3 ℃,女性基础体温随月经周期而发生规律性变化。女性在月经前期和妊娠早期,体温可轻度升高,而排卵前体温较低,排卵日体温最低,排卵后体温逐渐升高,这主要与体内孕激素水平周期性变化有关。因此,在临床上可通过连续测量基础体温了解月经周期中有无排卵和确定排卵日。

(4)运动:人体活动时体温升高,与肌肉活动时代谢增强、产热增加有关。因此,临床上应在患者安静状态下测量体温。

(5)药物:麻醉药可抑制体温调节中枢,使体温调节发生障碍,并能扩张血管,导致散热增加,故对术中、术后患者要注意保暖;有些药物(如阿托品)则可通过抑制汗腺分泌而使体温升高。

(6)其他:环境温度高、进食、情绪激动等均可使体温略有升高,而安静、睡眠、饥饿等可使体温略有下降,在测体温时应加以考虑。

(三)异常体温的评估与护理

1. 体温过高　体温过高又称发热,是指机体在致热原作用下,体温调节中枢的调定点上移而引起的调节性体温升高。临床上当体温上升超过正常范围上限 0.5 ℃或一昼夜体温波动在 1.0 ℃以上即可称为发热。

1)发热程度的判断(以口温为例)

(1)低热:37.3～38.0 ℃。

(2)中度热:38.1～39.0 ℃。

(3)高热:39.1～41.0 ℃。

(4)超高热:41.0 ℃以上。

2)发热过程及临床表现

(1)体温上升:其特点为产热大于散热。患者主要表现为畏寒、皮肤苍白、无汗、乏力、皮肤温度下降及出现寒战。体温上升的方式有骤升和渐升。体温在数小时内迅速上升到最高点,称为骤升,如肺炎球菌性肺炎、疟疾;体温逐渐升高,在数日内上升到最高点,称为渐升,如伤寒。

(2)高热持续期:其特点为产热和散热在较高水平趋于平衡,体温维持在较高水平。患者表现为颜面潮红、皮肤灼热、口唇干燥、呼吸和脉搏加快、尿量减少、头痛头晕、食欲缺乏、全身不适、软弱无力;严重者可出现谵妄、昏迷。

(3)退热期:其特点为散热大于产热,散热增加而产热趋于正常,体温调节水平恢复至正常;此期患者表现为大量出汗和皮肤温度降低。退热有骤退和渐退两种方式。骤退是指体温在数小时内迅速降至正常水平,如大叶性肺炎、疟疾等;体温骤降时,由于大量出汗,体液丧失,年老体弱者及患心血管疾病的患者,易出现虚脱或休克现象,表现为血压下降、脉搏细速、四肢湿冷等,应密切观察,加强护理。渐退是指体温在数日内降至正常,如伤寒、风湿热等。

3）常见热型　临床上把各种体温曲线的形态称为热型。不同的发热性疾病可表现出不同的热型，加强观察有助于疾病的诊断。但目前由于抗生素的广泛使用或滥用，或者不恰当使用解热药、激素等，一些发热性疾病的热型变得不再典型。常见热型如下。

（1）稽留热：体温持续在 39～40 ℃，达数日或数周，24 h 内体温波动范围不超过 1 ℃（图 5-1-1），常见于大叶性肺炎、伤寒等。

（2）弛张热：体温常在 39 ℃ 以上，24 h 内体温波动超过 1 ℃，但最低体温仍高于正常水平（图 5-1-2），常见于败血症、风湿热、化脓性炎症等。

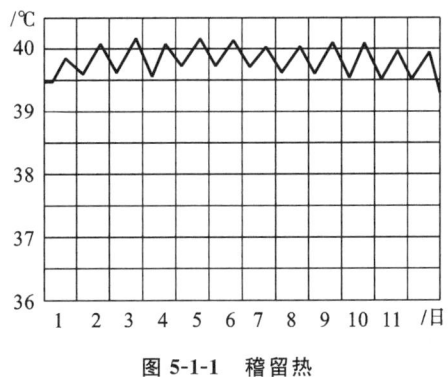

图 5-1-1　稽留热

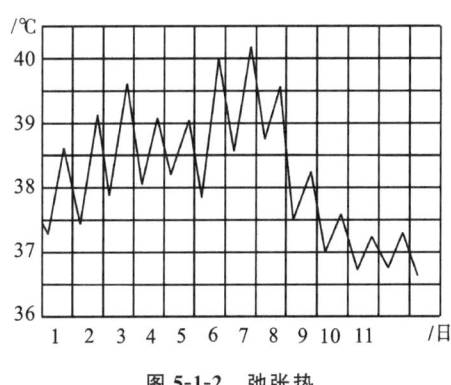

图 5-1-2　弛张热

（3）间歇热：体温骤升至 39 ℃ 以上，持续数小时或更久，然后下降至正常水平或正常水平以下，经过一段时间的间歇，体温又升高，并反复发作，即高热期和无热期交替出现（图 5-1-3），常见于疟疾等。

（4）不规则热：体温在 24 h 内变化无一定规律，且持续时间不定（图 5-1-4），常见于流行性感冒、癌性发热等。

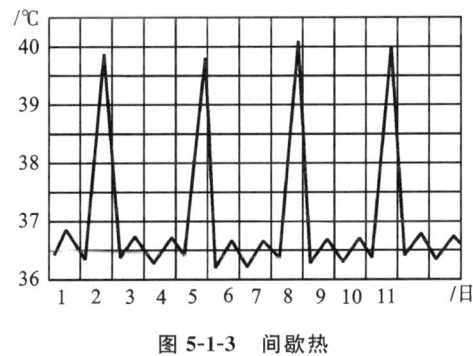

图 5-1-3　间歇热

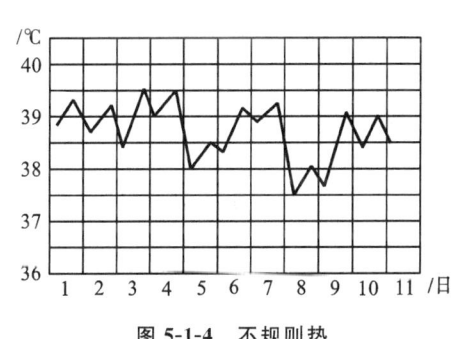

图 5-1-4　不规则热

考点提示　稽留热、间歇热、弛张热的概念；波形图的变化规则。

4）高热患者的护理措施

（1）降低体温：根据病情采用物理降温或药物降温方法。物理降温可分为局部用冷和全身用冷两种。如体温超过 39 ℃，可采用局部用冷，如用冷毛巾、冰袋冷敷头部，通过传导方式散热；若体温超过 39.5 ℃，可采用全身用冷，可采用温水（或乙醇）擦浴，以达到降温目的。根据医嘱给予药物降温时应注意药物剂量，防止退热时大量出汗引起虚脱或休克。采取降温措施 30 min 后应测量体温，并做好记录和交班。患者出现畏寒、寒战时，应注意保暖，及时调节室温、增加盖被和衣物。

（2）病情观察：①定时测量体温：一般每日测量 4 次，高热患者每 4 h 测量 1 次，待体温恢复正常水平 3 日后，改为每日测量 1～2 次，并注意观察呼吸、脉搏、血压，发热类型、程度、出汗情况、患者面色及精神状态等。②注意观察是否有淋巴结肿大、寒战、出血、肝大、脾大、结膜充血、关节肿痛、单纯疱疹等伴随症状。③观察发热的原因及诱因是否消除，发热的诱因可能为着凉、饮食不洁、过度疲劳，也可能为服用抗肿瘤药物、免疫抑制剂、抗生素等。

（3）补充水分及维持水、电解质平衡：高热患者因呼吸加快、皮肤蒸发水分及出汗，体液大量丢失。应鼓励患者多饮水,每日摄入水量不低于 2500 mL,必要时遵医嘱给予静脉输液以补充水分,促进毒素和代谢产物的排出。

(4)补充营养:及时给予高热量、高蛋白、高维生素、易消化的流质或半流质饮食。同时注意食物的色、香、味,嘱患者少食多餐。不能进食者遵医嘱给予静脉输液或鼻饲,以补充营养物质。

(5)休息与环境:发热患者由于消耗多进食少,可酌情减少活动并卧床休息;高热患者应卧床休息减少耗能,以利于机体恢复;为患者提供安静、空气流通、温湿度适宜的休息环境。

(6)预防并发症:①口腔护理:发热患者抵抗力降低,加之唾液分泌减少,口腔黏膜干燥,有利于病原体生长繁殖,易发生口腔溃疡和炎症。护士应协助患者在晨起、餐后和睡前漱口,保持口腔清洁,如口唇干裂者,给予液体石蜡涂抹。②皮肤护理:对于出汗较多的患者,应及时更换衣服和床单,保持皮肤清洁、干燥,防止着凉,使患者感到舒适。③安全护理:对长期高热卧床的患者,应注意预防压疮和坠积性肺炎等并发症。

(7)心理护理:根据发热的不同阶段提供相应的心理支持,缓解患者紧张情绪。①体温上升期:患者易产生紧张、不安、害怕等心理反应,护理中应加强巡视,对患者出现的体温变化及伴随症状等进行耐心解答,给予精神安慰。②高热持续期:应尽量满足患者的要求,缓解高热患者的身心不适。③退热期:注意清洁卫生,及时补充营养。

2. 体温过低　体温过低是指各种原因引起的产热减少或散热增加导致体温低于正常范围下限。当体温低于 35 ℃时称体温过低(体温不升),常见于早产儿、重度营养不良及极度衰竭的患者。体温过低是一种危险信号,常提示疾病处于严重阶段和预后不良。

1)临床分级(以口温为例)

(1)轻度:32～35 ℃。

(2)中度:30～31.9 ℃。

(3)重度:30 ℃以下,瞳孔散大,对光反射消失。

(4)致死温度:23～25 ℃。

2)临床表现　体温过低时患者表现为体温不升,皮肤苍白、冰冷,口唇、耳垂呈紫色,轻度颤抖,心跳、呼吸减慢,血压降低,尿量减少,意识障碍,晚期可能出现昏迷。

3)护理措施

(1)保暖措施:采取适当的保暖措施,首先提高室温至 24～26 ℃,新生儿可置于温箱中;其次可采取局部保暖措施,如给患者加盖棉被、给予热饮料、足部放置热水袋等方法,以提高机体温度。对老年人、小儿及昏迷患者,保暖的同时要注意防止烫伤。

(2)病情监测:密切监测患者的生命体征,加强体温监测,每小时至少测量 1 次,直至体温恢复至正常水平且稳定,同时注意脉搏、呼吸、血压的变化。

(3)病因治疗:采取积极的治疗措施,去除引起体温过低的原因,使体温逐渐恢复至正常水平。指导患者避免营养不良等导致体温过低的因素。

(4)做好抢救准备:体温过低提示疾病处于严重阶段和预后不良。加温过程中,应注意监测病情变化,以防发生心律不齐、休克等并发症,各种抢救物品应准备齐全,抢救仪器应处于良好的备用状态;必要时积极配合医生实施抢救。

(四)体温测量技术

1. 体温计的种类及构造

1)水银体温计　水银体温计又称玻璃体温计,为临床最常用的体温计。它是一种外标刻度的真空毛细玻璃管,玻璃管末端为储汞槽,当储汞槽受热后,汞膨胀使管内汞柱发生相应变化,其上行高度与受热程度成正比,毛细玻璃管和储汞槽之间有一凹陷处,可防止汞遇冷时下降,以便检视温度。水银体温计有摄氏水银体温计和华氏水银体温计两种。摄氏水银体温计温度范围为 35～42 ℃,每 1 ℃分成 10 小格,每小格为 0.1 ℃,在 0.5 ℃和 1 ℃刻度处用较粗的线标记,有的在 37 ℃处用红线以醒目标示。水银体温计分为口表、肛表和腋表三种(图 5-1-5)。

2)电子体温计　此种体温计由电子感温器及显示器等部件组成,采用电子感温探头来测量体温,测得

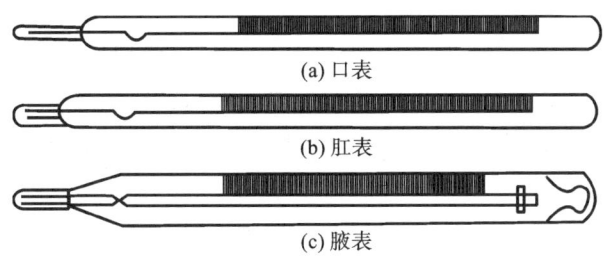

(a) 口表

(b) 肛表

(c) 腋表

图 5-1-5 水银体温计

的体温可直接由数字显示器显示,使用方便,测量准确,灵敏度高。为了适应不同需要,有笔式电子体温计(图 5-1-6)、奶嘴式电子体温计(图 5-1-7)等;医院使用电子体温计时需将探头放入塑胶护套内,单人单套使用,使用时,将探头插入塑胶护套中置于测量部位,当体温计发出蜂鸣声,再持续 3 s 后,所显示的读数即为体温值,塑胶护套为一次性使用,用毕可弃去,防止交叉感染。

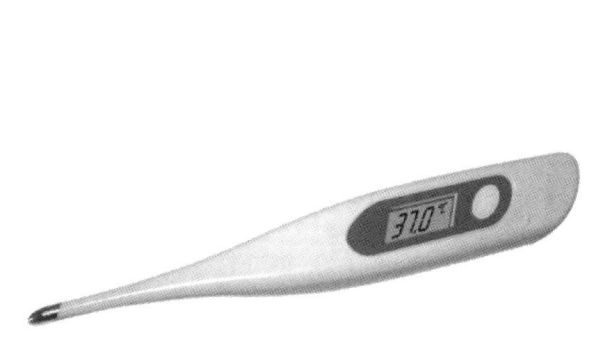

图 5-1-6 笔式电子体温计

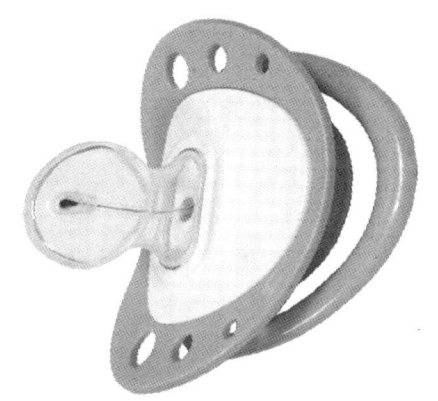

图 5-1-7 奶嘴式电子体温计

3)红外线体温计

(1)耳温枪:耳温枪(图 5-1-8)属于非接触遥测式(不到 1 cm)温度测量仪,它通过检测鼓膜(相当于下视丘)所发出的红外光谱来测定体温。根据黑体辐射理论,不同温度的物体所产生的红外光谱也不同,利用可以精确到 0.1 ℃ 的温差电堆红外线探测器探测不同温度物体所产生的红外线,再用微型计算机转换读数而将温度显现出来。

(2)额温枪:额温枪(图 5-1-9)针对测量人体额温的基准设计,使用非常简单、方便。只需 1 s 即可准确测温,无镭射点,可避免对眼睛的潜在伤害,不需接触人体皮肤,避免交叉感染,一键测温,方便排查流感。适合家庭、宾馆、图书馆、大型企事业单位、医院、学校、车站、机场等综合性场所使用。

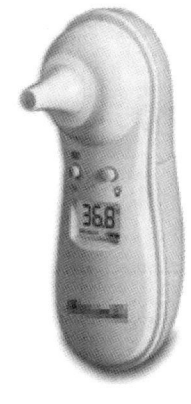

图 5-1-8 耳温枪

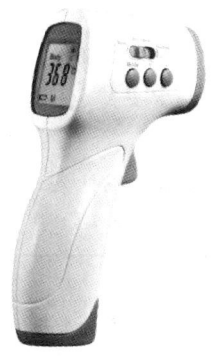

图 5-1-9 额温枪

2. 体温计的检测与消毒

1）体温计检测法　为保证测量准确,使用中的体温计(包括新使用体温计)应定期进行准确性检测。检测时,将所有水银体温计的汞柱甩至 35 ℃以下,于同一时间放入已测试过的 40 ℃水中,3 min 后取出检视。若读数相差 0.2 ℃以上、玻璃管有裂隙、汞柱自行下降,则不可再使用。合格的体温计用纱布擦干后,放入清洁容器内备用。

2）体温计消毒法　为防止交叉感染,对测量体温后的体温计应进行消毒处理,常用的消毒液为 70%乙醇溶液、1%过氧乙酸溶液、1%消毒灵等。采用有盖容器浸泡消毒方式进行消毒,消毒液每日更换 1 次,容器、离心器每周消毒 1 次。

（1）口表、腋表消毒法:使用后立即浸泡于消毒液中,5 min 后取出,清水冲净擦干,放入另一盛有消毒液的容器内,浸泡 30 min 后取出,用冷开水冲洗,再用消毒纱布擦干后用手或离心机将汞柱甩至 35 ℃以下,存放于清洁容器内备用。切忌 40 ℃以上的温水浸泡,以防汞过度膨胀,引起爆裂。

（2）肛表消毒法:先用消毒纱布擦净,再按上述方法单独进行消毒。

（3）电子体温计消毒法:仅消毒电子感温探头部分即可,应根据制作材料的性质选用不同的消毒方法,如浸泡、熏蒸等。

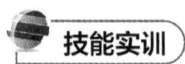

技能实训 5-1-1　体温测量技术

【目的】

（1）判断体温有无异常。

（2）监测体温变化,分析热型,观察伴随症状。

（3）为疾病的诊断、治疗、护理和预防提供依据。

【评估】

（1）评估患者年龄、病情、意识、治疗等情况,判断应采取何种测量方法。

（2）评估患者在 30 min 内有无影响体温测量准确性的因素存在。

（3）评估患者的心理状态、合作程度。

【计划】

1. 护士准备　衣帽整洁,修剪指甲,洗手,戴口罩。

2. 患者准备　了解测量体温的目的、方法、注意事项及配合要点。测量前 30 min 内应无剧烈运动、进食、洗澡、灌肠等影响体温的因素。

3. 用物准备　治疗盘内备清洁干燥容器,容器内放置清洁体温计、消毒液、纱布、弯盘、记录本、笔及有秒针的表。如测肛温,可另备润滑油、棉签、卫生纸。

4. 环境准备　病室安静、整洁,光线充足,必要时拉上窗帘或用屏风遮挡。

【实施】

体温测量技术操作流程见表 5-1-2。

表 5-1-2　体温测量技术操作流程

操作程序	操作步骤	操作要点
1.核对、解释	核对患者床号、姓名;解释体温测量目的、配合方法及注意事项,取得患者配合	
2.检查用物	检查体温计是否完好,将体温计汞柱甩至 35 ℃以下	
3.选择部位	根据患者情况选择合适的测量部位	• 临床上最常选择腋下测量体温

续表

操作程序	操作步骤	操作要点
(1) 口温测量	①将口表汞端放于患者舌下热窝处(图5-1-10) ②嘱患者闭唇含住口表,切勿用牙咬口表,用鼻呼吸 ③测量3 min,获得准确测量结果	·此处在舌系带的两侧,靠近舌动脉,左、右各一,是口温最高的部位
(2) 腋温测量	①将腋表汞端放于腋窝处(图5-1-11) ②指导患者夹紧腋表,屈臂过胸 ③测量10 min,获得准确测量结果	·擦干汗液(汗液导致散热增加,会影响所测体温的准确性)
(3) 肛温测量	①患者取侧卧位、俯卧位或屈膝仰卧位,暴露测量部位,必要时用屏风遮挡 ②润滑肛表汞端,轻轻插入肛门3~4 cm,婴儿只需将储汞槽轻插入肛门即可;护士应扶持体温计,一手握住患儿双踝,提起双腿,另一手将已润滑的肛表插入肛门(婴儿1.25 cm,幼儿2.5 cm)并握住肛表,用手掌根部和手指将双臀轻轻捏拢固定(图5-1-12)(过程中注意避免擦伤或损伤肛门及直肠黏膜) ③测量3 min,先用消毒纱布擦净体温计再用卫生纸为患者擦净肛门	·注意保护患者隐私
4. 检测记录	①擦净体温计,正确读数 ②评估测量结果是否正常,若与病情不符,应重新测量 ③告知测量结果,感谢患者合作 ④将测量结果记录在记录本上	
5. 整理消毒	①整理患者衣被,协助患者取舒适体位 ②将体温计浸泡于盛有消毒液的容器中	
6. 绘制或录入体温	洗手,将测得的体温数值绘制在体温单上或录入护理信息系统	

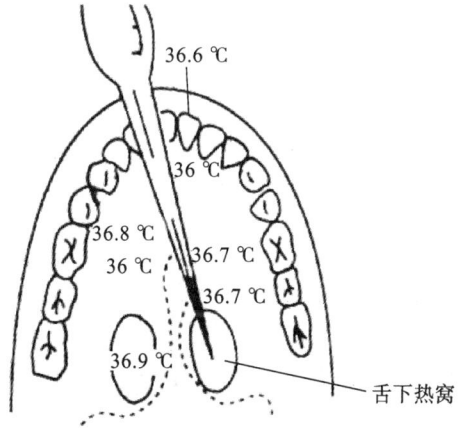

图 5-1-10　舌下热窝位置及正常口温

【注意事项】

(1) 测量体温前、后,应清点体温计总数。手甩体温计时要用腕部力量,勿触及他物,以防撞碎体温计。检查体温计是否完好,汞柱是否在35 ℃以下。

(2) 根据患者病情选择合适的体温测量方法:①凡婴幼儿、精神异常、昏迷、口腔疾病、口鼻手术以及呼

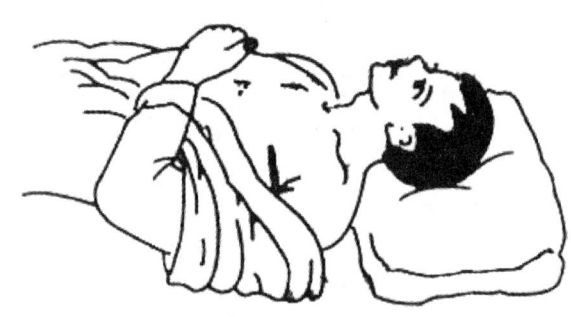

图 5-1-11　腋温测量

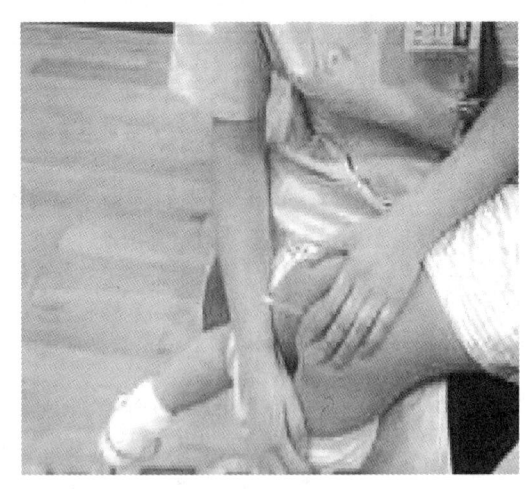

图 5-1-12　肛温测量

吸困难、不能合作者,不宜测口温;②腋下出汗较多者,有炎症、创伤或手术者,肩关节受伤或极度消瘦不能夹紧体温计者不宜使用腋下测温法;③凡直肠或肛门手术、腹泻者禁忌测肛温;心肌梗死患者不宜使用直肠测温,以免刺激肛门引起迷走神经反射,导致心率过缓。

（3）患者进食、饮水,或进行蒸气吸入、面颊冷热敷等后,须隔 30 min 再测口温;腋窝局部冷热敷后应隔 30 min 再测量腋温;灌肠、坐浴后须隔 30 min 方可经直肠测温。

（4）测口温时,若患者不慎咬破体温计,应立即清除口内玻璃碎屑,以免损伤唇、舌、口腔、食管及胃肠道黏膜,再口服牛奶或蛋清以延缓汞的吸收,最后在病情允许的情况下,口服大量富含膳食纤维的食物(如韭菜等),以加速汞的排出。

（5）发现体温与病情不相符时,应守在患者身旁重新测量,必要时可同时测口温和肛温进行对照。

（6）严格做好体温计的清洁、消毒工作,防止交叉感染。传染病患者体温计应固定使用。

（7）向患者家属讲解监测体温的重要性及影响体温的因素,教会其体温的正确测量方法和异常体温的护理,增强其护理能力。

【评价】

（1）患者理解测量体温的目的、意义,主动配合,操作顺利。

（2）患者了解体温的正常值及测量过程中的注意事项。

（3）护士测量方法正确,测量结果准确。

（4）护患沟通有效,患者满意。

二、脉搏的评估与护理

脉搏(pulse)又称为动脉搏动,是指在每一个心动周期中,随着心脏的节律性收缩和舒张,动脉内的压力发生周期性变化导致动脉管壁产生有节律的搏动。

（一）正常脉搏及生理性变化

正常情况下,脉率与心率是一致的,当脉搏微弱不易测定时,应测心率。

1. 正常脉搏

（1）脉率:每分钟动脉搏动的次数。正常成人在安静状态下,脉率为 60~100 次/分,它可随多种生理性因素变化而在一定范围内波动。

（2）脉律:动脉搏动的节律。它在一定程度上反映了心脏的功能,正常脉律均匀规则,间隔时间相等。但在正常小儿、青年和部分成人中可出现吸气时脉率增快,呼气时脉率减慢的现象,表现为动脉跳动的间隔时间不等,称为窦性心律不齐,一般无临床意义。

（3）脉搏的强弱:血流冲击血管壁的力量的大小。正常情况下脉搏强弱相同。脉搏的强弱取决于动脉的充盈程度、脉压大小及动脉管壁的弹性。

（4）动脉管壁的情况：正常动脉管壁光滑、柔软、富有弹性。

2. 生理性变化

（1）年龄：一般新生儿、幼儿的脉率较快，成人逐渐减慢，老年人稍增快。各年龄组的平均脉率见表5-1-3。

表 5-1-3 　各年龄组的平均脉率

年 龄	平均脉率/(次/分)	年 龄	平均脉率/(次/分)
1月龄以下	120	12～<14 岁	85～90
1～<12 月龄	120	14～<16 岁	80～85
1～<3 岁	100	16～<18 岁	75～80
3～<6 岁	100	18～<65 岁	72
6～<12 岁	90	65 岁及以上	75

（2）性别：同龄女性的脉率比男性稍快，平均脉率相差 5 次/分。

（3）活动与情绪：一般在运动、情绪激动时脉率增快，休息、睡眠时脉率减慢。

（4）饮食与药物：进食、饮浓茶或咖啡及使用兴奋剂可使脉率增快，禁食或使用镇静剂、洋地黄类药物可使脉率减慢。

（二）异常脉搏的评估与护理

1. 异常脉搏的评估

1）脉率异常

（1）速脉：在安静状态下成人脉率超过 100 次/分，又称心动过速。常见于发热、甲状腺功能亢进症、大出血、疼痛、心力衰竭等患者，它是机体的一种代偿机制，以增加心输出量，满足机体新陈代谢的需要。一般体温每升高 1 ℃，成人脉率约增加 10 次/分，儿童则增加 15 次/分。

（2）缓脉：在安静状态下成人脉率少于 60 次/分，又称心动过缓。常见于颅内压增高、甲状腺功能减退症、房室传导阻滞或服用某些药物（如地高辛）等的患者。

2）节律异常

（1）间歇脉：在一系列正常均匀的脉搏中，出现一次提前而较弱的脉搏，其后有一较正常间歇延长的间歇（代偿性间歇），亦称过早搏动。如间隔一个或两个正常搏动后出现一次过早搏动，前者称二联律，后者称三联律，常见于各种器质性心脏病或洋地黄中毒等患者。正常人在过度疲劳、精神兴奋、体位改变时偶尔也出现间歇脉。

（2）脉搏短绌（绌脉）：在同一单位时间内脉率少于心率。听诊时心律完全不规则，心率快慢不一，心音强弱不等。常见于心房颤动患者，绌脉越多，心律失常越严重，如果病情好转，绌脉可消失。

3）强弱异常

（1）洪脉：当心输出量增加，周围动脉阻力较小，动脉充盈和脉压较大时，出现强大有力的脉搏。常见于高热、甲状腺功能亢进症、主动脉瓣关闭不全等患者。

（2）丝脉：也称细脉，当心输出量减少，周围动脉阻力较大，动脉充盈程度降低时，脉搏细弱无力，扪之如细丝。常见于心功能不全、大出血、休克等患者。

（3）交替脉：节律正常而强弱交替出现的脉搏，主要由心室收缩强弱交替引起。见于高血压性心脏病、冠状动脉粥样硬化性心脏病、心肌炎、主动脉瓣关闭不全等患者。交替脉是左心衰竭的重要体征。

（4）奇脉：当平静吸气时脉搏显著减弱或消失，又称吸停脉，是由心包腔内压力升高，使心脏舒张充盈受限所致。常见于心包积液和缩窄性心包炎等患者。

（5）水冲脉：脉搏骤起骤落，急促而有力，如潮水涨落，主要由收缩压偏高，舒张压偏低使脉压增大所致。常见于主动脉瓣关闭不全、甲状腺功能亢进症、严重贫血、先天性动脉导管未闭等患者。

4）动脉壁异常　正常动脉用手指压迫时，其远端动脉管壁不能触及，若仍能触及，则提示动脉硬化。早期动脉硬化表现为动脉壁变硬，失去弹性，触诊呈条索状，如按琴弦，严重者出现动脉迂曲或结节。

2. 异常脉搏的护理

（1）休息与活动：根据病情指导患者适量运动，必要时增加卧床时间，以减少心肌耗氧量，必要时给予氧疗。

（2）观察病情：观察患者脉搏有无频率、节律和强弱的异常，观察动脉管壁的弹性；指导患者按时服用药物，并观察药物的疗效及不良反应。

（3）急救准备：各种抢救物品应准备齐全，抢救仪器应处于良好的备用状态。

（4）心理护理：进行有针对性的心理护理，以缓解患者的紧张、恐惧情绪。

（5）健康教育：指导患者合理饮食，勿用力排便，戒烟限酒，认识脉搏监测的重要性，学会正确测量脉搏；指导患者进清淡易消化的食物；注意劳逸结合，生活有规律，保持情绪稳定。

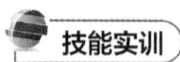 **技能实训**

技能实训 5-1-2　脉搏测量技术

【目的】

（1）判断脉搏有无异常。

（2）监测脉搏变化，间接了解心脏功能状态。

（3）为疾病的诊断、治疗、护理和预防提供依据。

【评估】

（1）评估患者年龄、病情、诊断、治疗等情况，心理状态及合作态度。

（2）评估患者在 30 min 内有无影响脉搏测量准确性的因素存在。

（3）评估患者脉搏测量部位的肢体活动及皮肤完整性，有无偏瘫及功能障碍。

【计划】

1. 护士准备　衣帽整洁，修剪指甲，洗手，戴口罩。

2. 患者准备　患者了解测量脉搏的目的、方法、注意事项及配合要点；测量前 30 min 内无剧烈运动、情绪激动等影响脉搏的因素；体位舒适，情绪稳定。

3. 用物准备　有秒针的表、记录本和笔，必要时备听诊器。

4. 环境准备　病室安静、整洁，光线充足。

【实施】

脉搏测量操作流程见表 5-1-4。

表 5-1-4　脉搏测量操作流程

操作程序	操作步骤	操作要点
1. 核对、解释	核对患者床号、姓名；向患者解释测量目的、配合方法及注意事项，取得患者配合	
2. 选择部位	患者取坐位或卧位，手腕伸展，手臂取舒适位置，便于护士测量	• 首选桡动脉
3. 正确测量	①护士将示指、中指、无名指并拢，指端轻按于桡动脉搏动处，按压力度以能清晰触及脉搏为宜	
	②测量 30 s，将所测得数值乘以 2，即为脉率	• 异常脉搏或危重患者应测 1 min
	③绌脉测量：应由两名护士同时测量，一人听心率，另一人测脉率，由听心率者发出"起""停"口令，两人同时开始，测 1 min（图 5-1-13）	• 测量绌脉时须注意脉律、脉搏强弱等情况

操作程序	操作步骤	操作要点
4.记录	①记录方式:次/分。绌脉:心率/脉率(次/分) ②告知测量结果,感谢患者配合	·如:76 次/分。绌脉:100/76(次/分)
5.绘制或录入系统	洗手,将测得数值绘制在体温单上或录入护理 信息系统	

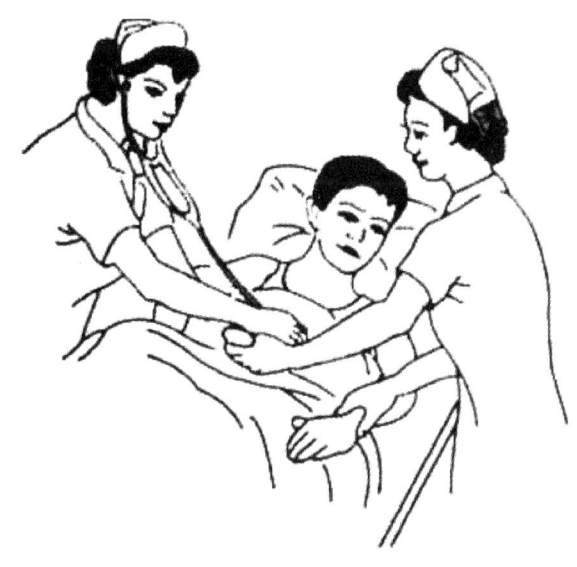

图 5-1-13　绌脉测量

【注意事项】

(1) 选择合适的测量部位:浅表、靠近骨骼的大动脉均可用于测量脉搏。常用的是桡动脉,其次有颞动脉、颈动脉、肱动脉、腘动脉、足背动脉、胫骨后动脉和股动脉等(图 5-1-14)。

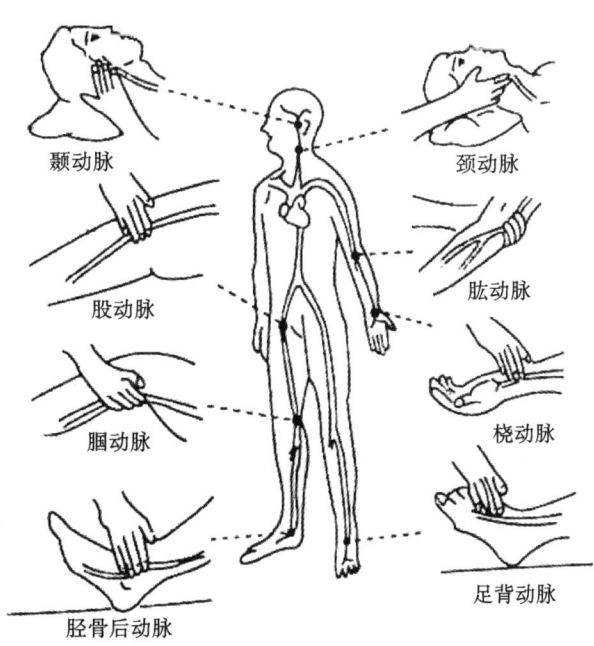

颞动脉　　颈动脉

股动脉　　肱动脉

腘动脉　　桡动脉

胫骨后动脉　　足背动脉

图 5-1-14　脉搏测量部位

（2）不可用大拇指诊脉,因为大拇指的小动脉搏动比较强,易与患者的脉搏相混淆。

（3）为肢体有损伤或偏瘫患者测脉搏时应选择健侧肢体,以免患侧肢体血液循环不良影响测量的准确性。

（4）测量脉率的同时,还应注意脉搏的节律、强弱,动脉管壁的弹性、紧张度等,若发现异常,及时报告医生并详细记录。

（5）如患者有剧烈活动、紧张、恐惧、哭闹等反应,应让患者安静休息15～30 min再测量。

【评价】

（1）患者理解测量脉搏的目的、意义,主动配合,操作顺利。

（2）患者了解脉搏的正常值及测量过程中的注意事项。

（3）护士测量方法正确,测量结果准确,测量过程中患者有安全感。

（4）护患沟通有效。

考点提示

1. 绌脉的测量方式及记录方式。

2. 脉搏测量首选部位。

三、呼吸的评估与护理

机体在新陈代谢过程中需要不断从外界环境中摄入氧气,并将自身产生的二氧化碳排出体外,这种机体与外界环境之间进行气体交换的过程,称为呼吸(respiration)。呼吸是维持机体新陈代谢和生命活动所必需的基本生理过程之一,准确测量呼吸可以了解患者呼吸系统功能状况,以满足患者的生理需要。

（一）正常呼吸及生理性变化

1. 正常呼吸　正常成人安静状态下呼吸频率为16～20次/分,节律规则,呼吸运动均匀平稳,无声且不费力,呼吸与脉搏的比例为1：(4～5)。一般情况下,男性及儿童以腹式呼吸为主,女性以胸式呼吸为主。

2. 生理性变化

（1）年龄:年龄越小,呼吸越快,如新生儿呼吸频率约为44次/分。

（2）性别:同年龄的女性较男性呼吸稍快。

（3）活动:由于剧烈的运动使机体新陈代谢增加,可引起呼吸加快,而休息和睡眠时较慢。

（4）情绪:剧烈的情绪变化,如恐惧、愤怒、害怕、悲伤或兴奋等刺激呼吸中枢,引起呼吸加快或屏气。

（5）气压:气压的变化也会影响呼吸。人处在高山或飞机上的高空低氧环境时,吸入的氧气不足以维持机体的耗氧量,呼吸便会代偿性地加深、加快。

（6）其他:环境温度的升高,可使呼吸加深、加快。

（二）异常呼吸的评估与护理

1. 异常呼吸

1）频率异常

（1）呼吸过速:成人在安静状态下呼吸频率超过24次/分。常见于发热、疼痛、甲状腺功能亢进症、贫血等患者。一般体温每升高1 ℃,呼吸频率增加3～4次/分。

（2）呼吸过缓:成人在安静状态下呼吸频率低于12次/分。常见于颅内压增高、巴比妥类药物中毒等患者。

2）深浅度异常

（1）深度呼吸:又称库斯莫尔呼吸(Kussmaul breathing),是一种深而规则的大呼吸,可伴有鼾音。常见于糖尿病酮症酸中毒、尿毒症酸中毒等患者。

（2）浅快呼吸:一种浅表而不规则的呼吸,有时呈叹息样。可见于呼吸肌麻痹、肺与胸膜疾病、肋骨骨折、严重腹胀、腹水患者,也可见于濒死患者。

3）节律异常

（1）潮式呼吸:又称陈-施呼吸,是一种周期性的呼吸异常。其表现为呼吸由浅慢逐渐加快、加深,再由深快转变为浅慢,经一段时间(5～30 s)的呼吸暂停后,再次出现上述状态的呼吸,如此周而复始,其呼吸运动呈潮水涨落。潮式呼吸周期可长达 2 min,暂停期可持续 5～30 s,需要较长时间才可观察到这种周期性的呼吸。发生机制:当呼吸中枢兴奋性减弱时,呼吸减弱至停止,造成缺氧及血中 CO_2 潴留,通过颈动脉体和主动脉弓的化学感受器反射性地刺激呼吸中枢,引起呼吸由弱到强,随着呼吸的进行,CO_2 排出,$PaCO_2$ 降低,呼吸再次减弱至停止,从而形成周期性呼吸。多见于中枢神经系统疾病,如脑炎、脑膜炎、颅内压增高、巴比妥类药物中毒等患者。

(2)间停呼吸:又称比奥呼吸,表现为有规律地呼吸几次后,突然暂停呼吸,间隔一段时间后又开始呼吸,如此反复交替出现。间停呼吸是呼吸中枢兴奋性显著降低的表现,但比潮式呼吸更为严重,预后更为不良,多在呼吸完全停止前出现。常见于颅内病变、呼吸中枢系统疾病的患者。

4)声音异常

(1)蝉鸣样呼吸:吸气时产生一种极高的音响,似蝉鸣音。多由声带附近阻塞、受压,使空气吸入发生困难所致。常见于喉头水肿、痉挛、喉头异物等患者。

(2)鼾声呼吸:呼吸时发出一种粗大的鼾声。由气管或支气管有较多的分泌物蓄积所致,多见于昏迷患者,也可见于睡眠呼吸暂停综合征的患者。

5)呼吸困难 呼吸困难是指呼吸频率、节律和深浅度的异常。患者主观上感到空气不足、胸闷、呼吸费力,客观上可见呼吸用力、鼻翼扇动、端坐呼吸、呼吸机辅助呼吸运动及末梢发绀等。主要由气体交换不足、机体缺氧所致,临床上可分为以下几种类型。

(1)吸气性呼吸困难:患者表现为吸气困难,吸气时间明显延长,伴有明显的三凹征(胸骨上窝、锁骨上窝、肋间隙凹陷)。由上呼吸道部分梗阻,气流进入肺部不畅,呼吸肌收缩,肺内负压增高所致。多见于喉头水肿、气管异物、气管阻塞等患者。

(2)呼气性呼吸困难:患者表现为呼气费力,呼气时间延长,由下呼吸道部分梗阻,气流呼出不畅所致。多见于支气管哮喘、阻塞性肺气肿等患者。

(3)混合性呼吸困难:患者表现为吸气和呼气均费力、呼吸表浅、频率增加,由广泛性肺部病变使呼吸面积减小,影响换气功能所致。多见于重症肺炎、广泛性肺纤维化、大量胸腔积液和气胸、大面积肺不张等患者。

6)型态异常 胸式呼吸以肋骨和胸骨活动为主,吸气时胸廓前后径、左右径增大。由于呼吸时,空气直接进入肺部,故胸腔因此而扩大,腹部保持平坦。腹式呼吸是吸气时让腹部凸起,呼气时腹部凹入的呼吸方式。

(1)胸式呼吸减弱,腹式呼吸增强:正常女性以胸式呼吸为主。肺、胸膜或胸壁的疾病,如肺炎、胸膜炎、肋骨骨折、肋骨神经痛等产生剧烈疼痛,均可使胸式呼吸减弱,腹式呼吸增强。

(2)腹式呼吸减弱,胸式呼吸增强:正常男性及儿童以腹式呼吸为主。如由于腹膜炎、大量腹水、肝脾极度肿大,腹腔内巨大肿瘤等,使膈肌下降受限,可造成腹式呼吸减弱,胸式呼吸增强。

正常呼吸与异常呼吸类型的特点比较见表 5-1-5。

表 5-1-5 正常呼吸与异常呼吸类型的特点比较

呼吸类型	呼吸型态	呼吸特点
正常呼吸	吸气 呼气	规则、平稳
呼吸过速		规则、快速

续表

呼吸类型	呼吸型态	呼吸特点
呼吸过缓		规则、缓慢
深度呼吸		深而大
潮式呼吸		潮水般起伏
间停呼吸		呼吸与呼吸暂停交替出现

2. 护理措施

（1）保持呼吸道通畅：及时清理呼吸道分泌物，气道分泌物较多时，协助患者翻身拍背，充分排出痰液；指导患者有效咳嗽，进行体位引流，对痰液黏稠者给予雾化吸入以稀释痰液，必要时采取机械吸痰等措施，保持呼吸道通畅。

（2）氧气吸入：根据病情给予氧气吸入，必要时可使用呼吸机辅助呼吸，提高动脉血氧含量，促进气体交换，以改善呼吸困难。

（3）改善环境：调节室内温湿度，保持空气清新、湿润，以缓解呼吸道不适感；提供安静的环境以利于患者休息，减少耗氧量。

（4）监测呼吸：观察呼吸频率、节律及深浅度的变化，有无呼吸困难及其他伴随症状；观察药物疗效和不良反应。

（5）心理护理：紧张、恐惧的情绪因素可加重缺氧，应细心安慰和呵护患者，使患者情绪稳定，配合治疗。

（6）健康教育：指导患者养成良好的生活方式；认识呼吸监测的重要性，学会正确测量呼吸及自我护理；学会缩唇呼吸、腹式呼吸等呼吸训练的方法。

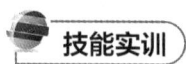

技能实训 5-1-3　呼吸测量技术

【目的】

（1）判断呼吸有无异常。

（2）动态监测呼吸变化，间接了解呼吸系统功能状态。

（3）协助诊断，为疾病的预防、治疗和护理提供依据。

【评估】

（1）评估患者年龄、病情、治疗及合作程度等情况。

（2）评估患者在 30 min 内有无影响呼吸测量准确性的因素存在。

（3）评估患者的呼吸状况（如频率、节律，以及是否呼吸困难等）。

【计划】

1. 护士准备 衣帽整洁，修剪指甲，洗手，戴口罩。

2. 患者准备 患者了解测量呼吸的目的、方法、注意事项及配合要点，测量前 30 min 内无剧烈运动、情绪激动等影响呼吸的因素。

3. 用物准备 有秒针的表、记录本和笔，必要时备棉花。

4. 环境准备 病室安静、整洁，光线充足。

【实施】

呼吸测量操作流程见表 5-1-6。

表 5-1-6 呼吸测量操作流程

操作程序	操作步骤	操作要点
1. 核对、解释	核对患者床号、姓名；解释测量目的与注意事项，取得患者理解、配合	
2. 选择体位	协助患者取舒适体位，精神放松	
3. 正确测量	①护士诊脉后手仍保持诊脉手势，分散患者注意力，使患者处于自然呼吸状态，观察患者胸部或腹部起伏情况 ②计数 30 s，将所测得数值乘以 2，即为呼吸频率，如患者呼吸不规则或为婴幼儿，应测 1 min ③危重患者呼吸不易被观察时，可将少许棉花放于患者鼻孔前，观察棉花被吹动的次数，计时 1 min	· 转移患者注意力 · 一起一伏为一次呼吸
4. 记录	①记录方式：次/分，如 20 次/分 ②告知测量结果，感谢患者合作	
5. 绘制或录入系统	洗手，将测得的数值绘制在体温单上或录入护理信息系统	

【注意事项】

（1）呼吸受意识的控制，测量呼吸时应转移患者的注意力，使其处于自然呼吸状态，以保证测量的准确性。

（2）婴幼儿应先测呼吸后测体温，再测其他生命体征，因为测量体温时婴幼儿易哭闹，会影响呼吸的测量。

（3）测量呼吸的同时应观察呼吸的深浅度、节律、声音等有无异常，以准确评估患者的整体呼吸状况。

（4）测量呼吸前患者如有剧烈运动、情绪激动等情况，应休息 30 min 再测量。

（5）危重患者呼吸微弱，可将少许棉花放于患者鼻孔前，观察棉花被吹动的次数，计时 1 min。

【评价】

（1）患者理解测量呼吸的目的、意义，主动配合，操作顺利。

（2）患者了解呼吸的正常值及测量过程中的注意事项。

（3）护士测量方法正确，测量结果准确，测量过程中患者有安全感。

（4）护患沟通有效。

> **考点提示** 吸气性呼吸困难有明显的三凹征，常见于喉头水肿、气管异物等患者。

四、血压的评估与护理

血压（blood pressure，BP）是指血液在血管内流动时对血管壁的侧压力。血压有动脉血压和静脉血压，如无特别注明，一般指肱动脉血压。血压随心室的收缩或舒张而发生规律性变化，当心脏收缩时，血液射入主动脉，此时动脉管壁所受到侧压力的最高值称为收缩压（systolic pressure）；当心脏舒张时，血管壁弹性回缩，此时动脉管壁所受到侧压力的最低值称为舒张压（diastolic pressure）。收缩压与舒张压之差称为脉压。

（一）正常血压及生理性变化

1. 正常血压　以肱动脉血压为标准，正常成人安静状态下的血压范围为收缩压 90～139 mmHg（12.0～18.5 kPa），舒张压 60～89 mmHg（8.0～11.8 kPa），脉压 30～40 mmHg（4.0～5.3 kPa）。血压的计量单位有 kPa 和 mmHg 两种，kPa 和 mmHg 之间的换算关系为：

$$1 \text{ mmHg} \approx 0.133 \text{ kPa} \qquad 1 \text{ kPa} \approx 7.5 \text{ mmHg}$$

2. 生理性变化　正常人的血压经常在一个较小的范围内波动，保持着相对恒定，但可因各种因素的影响而有所改变，并且以收缩压的改变为主。

（1）年龄与性别：血压随年龄的增长而逐渐升高，并以收缩压的升高更为显著。新生儿血压最低，儿童血压比成人低。更年期以前女性血压略低于男性，更年期以后无显著差别。

（2）昼夜和睡眠：正常人血压呈明显的昼夜波动，一般清晨血压最低，傍晚血压最高，过度劳累或睡眠不佳时血压稍升高。

（3）体位改变：立位血压高于坐位，坐位血压高于卧位，这种现象与重力引起的代偿机制有关。长期卧床、贫血或使用降压药的患者，由卧位变为立位时可出现头晕、心慌等直立性低血压的表现。高大、肥胖者通常血压较高。

（4）测量部位：一般右上肢血压较左上肢高 10～20 mmHg，下肢收缩压比上肢高 20～40 mmHg。

（5）环境温度：在寒冷环境中由于末梢神经收缩，血压可升高，高温环境中由于皮肤血管扩张，血压可略下降。

（6）其他：紧张、恐惧、兴奋、焦虑、发怒等情况可导致收缩压升高，舒张压一般无改变；疼痛可使血压升高，但若剧烈疼痛使机体大量出汗，则导致血压下降。此外，剧烈运动、吸烟可使收缩压升高，舒张压一般无变化。饮酒、摄盐过多、应用药物等对血压也有影响。

（二）异常血压的评估与护理

1. 异常血压

1）高血压　在未使用降压药的情况下，诊室血压≥140/90 mmHg；或家庭血压≥135/85 mmHg；或 24 h 动态血压≥130/80 mmHg，白天血压≥135/85 mmHg，夜间血压≥120/70 mmHg。根据《中国高血压防治指南（2024 年修订版）》，血压分类和高血压分级见表 5-1-7。

表 5-1-7　血压分类和高血压分级

分　　类	收缩压/mmHg		舒张压/mmHg
正常血压	<120	和	<80
正常高值	120～139	和（或）	80～89
高血压	≥140	和（或）	≥90
1 级高血压（轻度）	140～159	和（或）	90～99
2 级高血压（中度）	160～179	和（或）	100～109
3 级高血压（重度）	≥180	和（或）	≥110
单纯收缩期高血压	≥140	和	<90
单纯舒张期高血压	<140	和	≥90

注：当收缩压和舒张压分属于不同级别时，以较高的分级为准。

2）低血压　低血压指成人收缩压低于 90 mmHg，舒张压低于 60 mmHg。常见于大出血、休克、急性心力衰竭等患者。

3）脉压变化

（1）脉压增大：脉压超过 40 mmHg。常见于主动脉粥样硬化、主动脉瓣关闭不全、甲状腺功能亢进症等患者。

（2）脉压减小：脉压低于 30 mmHg。常见于心包积液、缩窄性心包炎、主动脉瓣狭窄、心力衰竭等患者。

2. 护理措施

（1）加强观察：发现血压异常时，应加强血压监测，及时了解血压变化，同时密切观察其伴随症状。

（2）休息与活动：根据血压情况合理安排休息与活动，高血压初期不限制一般的体力活动，但应避免重体力活动，可进行散步、打太极等适度运动，积极参加力所能及的劳动和适当的体育运动可以改善血液循环，增强心血管功能。患者血压较高时应遵医嘱卧床休息并给予降压药；如血压过低，应迅速安置患者于平卧位，并针对病因给予应急处理。

（3）心理护理：长期抑郁或情绪激动、急剧而强烈的精神创伤可使交感神经-肾上腺素活性增强，血压升高，因此保持患者良好的心理状态非常重要。可通过了解患者性情及有关社会-心理因素进行疏导，说明疾病过程，训练患者自我控制力，消除其紧张和压抑的心理，保持最佳心理状态，主动配合治疗与护理。

（4）生活规律：良好的生活习惯是保持健康、维持血压正常的重要条件，选择易消化、低脂、低胆固醇、低盐、高维生素、富含纤维素的食物，保证足够睡眠，养成定时排便的好习惯，注意保暖，避免冷热刺激。

（5）健康教育：指导高血压患者科学的生活方式、合理的饮食与治疗要求，戒烟限酒；认识高血压监测的重要性，学会正确测量血压及自我护理；学会紧急情况的处理方法。

（三）血压测量技术

1. 血压计的种类　常用的血压计主要有水银柱式血压计（台式和立式）、表式血压计和电子血压计三种。

2. 血压计的构造　血压计主要由三个部分组成。

1）输气球及压力阀门　输气球可向袖带气囊充气，压力阀门可调节空气压力大小。

2）袖带　由内层长方形扁平的橡胶袋和外层布套组成。袖带的长度和宽度应符合标准：长与宽的比例为（2～2.5）：1，橡胶气囊的宽度应为上臂周径的40%，长度应正好缠绕上臂1周，至少应包绕上臂的80%。1999年WHO专家委员会推荐成人袖带的宽度为13～15 cm，长度为30～35 cm，上臂粗大和肥胖者袖带宽度应大于20 cm。

小儿袖带要求：新生儿，长5～10 cm，宽2.5～4 cm；婴儿，长12～13.5 cm，宽6～8 cm；1岁以上儿童，长17～22.5 cm，宽9～10 cm。橡胶气囊上有两根橡胶管，一根连输气球，另一根与压力表相通。

3）测压计

（1）水银柱式血压计（图5-1-15）：由玻璃管、尺标、水银槽三个部分组成。血压计盒盖板壁上有一固定的玻璃管，管面上标有双刻度，即0～300 mmHg和0～40 kPa，每小格相当于2 mmHg（0.5 kPa）。玻璃管上端和大气相通，其下端和水银槽相通。水银槽内装有水银，输气球送入空气后，槽内水银由玻璃管底部上升，水银柱上缘对应压力刻度。水银柱式血压计的优点是测得的数值较准确、可靠，但较重且玻璃管易碎。

（2）表式血压计（图5-1-16）：外形似表，呈圆盘状，正面盘上标有刻度，即2.6～40 kPa（20～300 mmHg），盘中央有一指针，以指示血压数值。其优点为体积小、便于携带，但应定期和水银柱式血压计校验。

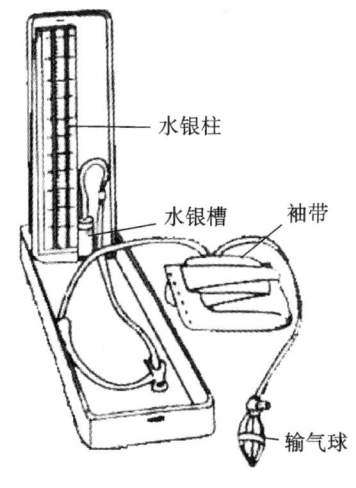

图 5-1-15　水银柱式血压计

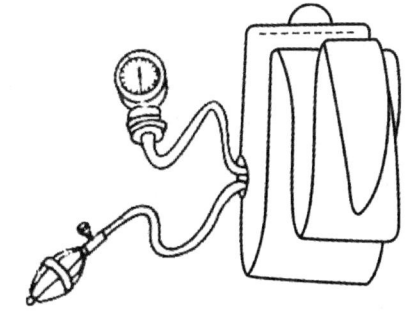

图 5-1-16　表式血压计

（3）电子血压计（图5-1-17）：袖带内有一换能器，能自动采样，由微电脑控制数字运算，能自动放气，所以仪器省略掉听诊器和放气系统。数秒内可得到血压数值。优点是清晰直观、使用方便,也可排除测量者听觉不灵敏、噪声干扰等误差,但需定期校验。对严重心律不齐或心力衰竭者、处于急救或手术后的重症监护者、手臂过细或过短的婴幼儿不适用。

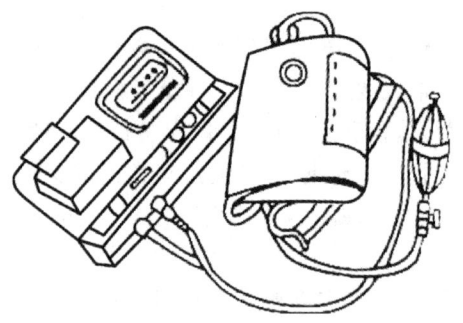

图 5-1-17　电子血压计

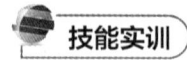

技能实训 5-1-4　血压测量技术

【目的】

(1) 判断血压有无异常。

(2) 监测血压变化,间接了解循环系统的功能状况。

(3) 为诊断、治疗、护理和预防提供依据。

【评估】

(1) 评估患者年龄、病情、治疗情况,既往血压情况、服药情况等,有无偏瘫及功能障碍。

(2) 评估患者在 30 min 内有无影响测量血压准确性的因素存在。

(3) 评估患者的心理状态、合作程度。

【计划】

1. 护士准备　衣帽整洁,修剪指甲,洗手,戴口罩。

2. 患者准备　患者了解测量血压的目的、方法、注意事项及配合要点,测量前 30 min 内无剧烈运动、情绪激动等影响血压的因素。

3. 用物准备　血压计、听诊器、记录本和笔。如为水银柱式血压计,应检查玻璃管有无裂损,水银有无漏出,输气球与橡胶管有无漏气。

4. 环境准备　病室安静、整洁,光线充足。

【实施】

血压测量操作流程见表 5-1-8。

表 5-1-8　血压测量操作流程

操作程序	操作步骤	操作要点
1. 核对、解释	核对患者床号、姓名;解释测量目的、配合方法及注意事项,取得患者配合	
2. 选择体位,缠绕袖带		
1) 上肢肱动脉测量技术		
(1) 选择体位	患者取坐位或仰卧位,被测肢体应和心脏处于同一水平	• 坐位时肱动脉平第四肋软骨,仰卧位时平腋中线

续表

操 作 程 序	操 作 步 骤	操 作 要 点
(2)缠绕袖带	①卷袖露臂,手掌向上,肘部伸直 ②放妥血压计,打开水银槽 ③驱尽袖带内空气,将袖带橡胶管向下正对肘窝,袖带平整地缠于上臂中部,使袖带下缘距肘窝 2～3 cm,松紧以能放入一指为宜	• 血压计"0"点应与肱动脉、心脏在同一水平,避免血压受血流重力作用的影响,保证测量值准确 • 必要时脱袖,以免袖口过紧影响血流,从而影响血压测量值的准确性
2)下肢腘动脉测量技术(图5-1-18)		
(1)选择体位	患者取仰卧位、俯卧位或侧卧位。协助患者卷裤或脱去一侧裤腿,暴露测量部位,以便于测量,同时减少误差	
(2)缠绕袖带	将袖带缠于大腿下部,其下缘距腘窝 3～5 cm,将听诊器放于腘动脉搏动处,其余同上肢肱动脉测量技术	
3. 加压注气	先触摸肱动脉搏动,将听诊器胸件紧贴肱动脉搏动最明显处(图5-1-19),关闭气门,均匀充气至肱动脉搏动音消失再升高 20～30 mmHg,充气不可过快,以免水银溢出	• 不可直接将听诊器塞入袖带内
4. 缓慢放气	缓慢放气(每秒 4 mmHg 的速度),注意听肱动脉声音和观察水银柱刻度变化	• 视线应与水银柱所指刻度保持同一高度
5. 判断数值	当听诊器中听到第一声搏动音时水银柱上所指刻度为收缩压;当搏动音突然变弱或消失时水银柱所指刻度为舒张压	
6. 整理、归位	①测量完毕排尽袖带内余气,拧紧阀门,解开并整理袖带放回盒内,将血压计水银槽向右倾斜45°,使水银全部回流至水银槽内,关闭水银槽开关,盖上盒盖,平稳放置 ②协助患者取舒适体位,正确解释测量结果,感谢患者配合	• 确保水银全部进入水银槽
7. 记录数值	记录:收缩压/舒张压(测量下肢要注明为下肢血压)	• 当变音与消失音之间存在差异时,两个都应记录,即收缩压/变音/消失音

【注意事项】

(1) 对需严密观察血压的患者要做到四定:定时间、定部位、定体位、定血压计,以助于提高测量准确性和对照的可比性。

(2) 为偏瘫、肢体外伤或手术的患者测血压应选择健侧肢体,因为患侧肢体肌张力及血液循环障碍会影响真实血压变化。

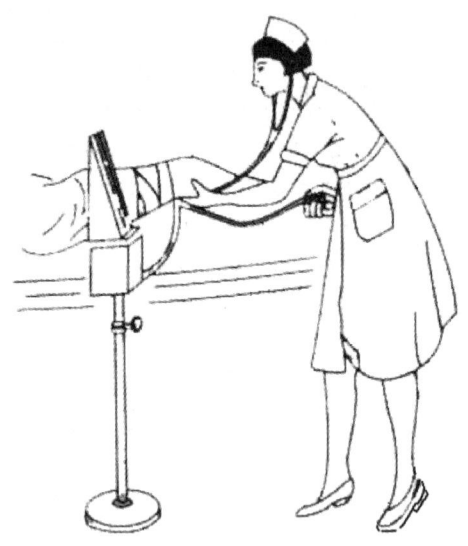

图 5-1-18　下肢腘动脉测量技术

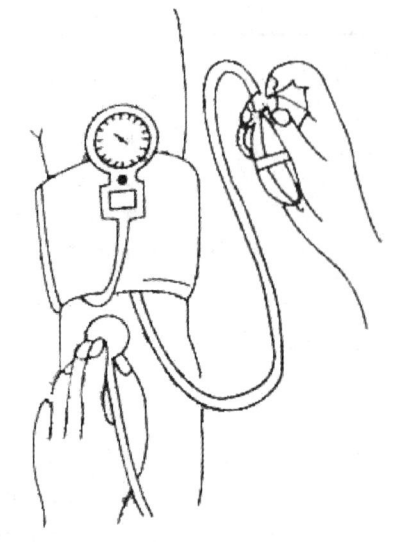

图 5-1-19　听诊器胸件紧贴肱动脉搏动最明显处

（3）排除影响血压测量的外界因素,保证测量血压值的准确性。①袖带过宽会使大段血管受压,致搏动音在到达袖带下缘之前已消失,故测得的血压值偏低;若袖带过窄,则测得的血压值偏高。②袖带过紧会使血管在未充气时已受压,使测得的血压值偏低;袖带过松会使橡胶袋呈球状,以致有效测量面积变小,导致测得的血压值偏高。③肱动脉高于心脏水平时,测得的血压值偏低;肱动脉低于心脏水平时,测得的血压值偏高。④视线低于水银柱,会使血压读数偏高;视线高于水银柱,会使血压读数偏低。⑤放气速度过慢,引起静脉充血,可使测得的舒张压偏高;放气速度过快,可导致听不到声音的变化。

（4）发现血压异常或听不清时,应重新测量。重测时,应先将袖带内气体驱尽,使水银柱降至"0"点,休息片刻后再测量,一般连测 2～3 次,取其最低值,必要时可行双侧肢体血压测量进行对照。

（5）定期检测、校对血压计。测量前检查血压计;玻璃管应无破损、无裂缝,刻度清晰,输气球和橡胶管无老化、不漏气,袖带宽窄适宜,水银充足、无断裂;检查听诊器;橡胶管无老化、衔接紧密,传导无异常。

（6）测量血压前如患者有运动、情绪激动、吸烟、进食等情况,应安静休息 15～30 min 再测量。

【评价】

（1）患者理解测量血压的目的、意义,主动配合,操作顺利。

（2）患者了解血压的正常值及测量过程中的注意事项。

（3）护士测量方法正确,测量结果准确,测量过程中患者有安全感。

（4）护患沟通有效,患者满意。

考点提示

1. 高血压分级。

2. 需密切观察血压的患者,应做到"四定"。

3. 为偏瘫患者测量血压时,应选择健侧肢体。

→ 直通护考

扫码在线答题

答案解析

（代小雨）

任务二 冷热疗法

学习目标

【知识目标】
掌握冷热疗法的作用和禁忌证,熟悉影响冷热疗法的因素。
【能力目标】
能运用护理程序正确实施热湿敷、温水或乙醇擦浴。
【思政目标】
培养"以患者为中心"的理念,培养人文关怀精神,具有良好的护患沟通能力。

思政课堂

党的十七大报告提出"在加强和改进思想政治工作中注重人文关怀和心理疏导"。党的二十大报告强调"深入贯彻以人民为中心的发展思想"。这都体现了中国共产党对人的关怀、社会对人的关爱。作为医护专业人才,在护理工作中如何贯彻人文关怀精神?如何将人文关怀体现在细节中,让护理工作更有温度?

案例导学

患者,女,85岁,因大叶性肺炎入院,高热,卧床,护士予以温水擦浴。
请问:
1. 护士应该怎样进行温水擦浴?
2. 在温水擦浴的过程中有哪些注意事项?

案例导学答案

一、冷热疗法概述

冷热疗法是临床上常用的物理治疗方法。在临床工作中,护士应了解冷热疗法的相关知识,如冷热疗法的效果、目的,科学地使用冷热疗法,确保患者的安全,并及时评价治疗效果,以起到促进恢复的作用。

(一)概念

冷热疗法是利用低于或高于人体温度的物质作用于体表皮肤,通过神经传导引起皮肤和内脏器官血管的收缩或扩张,改变身体各系统血液循环和新陈代谢,以达到止血、镇痛、消炎、消肿和增进舒适等治疗目的。

(二)冷热疗法的影响因素

1. 方式 冷热疗法分为干法和湿法,应用方式不同,效果也不同。因为水是热的良导体,其传导能力及渗透力比空气强,所以湿冷、湿热法穿透力更强,在同等温度条件下,湿冷、湿热法比干冷、干热法的效果更好。在临床应用中,应根据患者的病变部位、病情特点等个体情况选择不同的冷热疗法,同时注意防止冻伤、烫伤。

2. 面积 冷热疗法的效果与用冷、用热面积成正比,即用冷、用热面积越大,冷热疗法的效果就越强。但需注意的是,用冷、用热面积越大,患者耐受性越差,更易引起全身反应。

3. **部位** 一般不同厚度的皮肤对冷热疗法的反应不同。皮肤较厚的部位,对冷、热耐受性较高,效果较差;皮肤较薄或不经常暴露的部位,对冷、热的敏感性较强,效果较好。同时,冷热疗法的效果还受血液循环的影响,血液循环良好的部位,冷热疗法的效果越好。因此,临床上为高热患者进行物理降温时,常将冰袋、冰囊放置在患者颈部、腋下、腹股沟等体表大血管流经处,以增加散热。

4. **时间** 冷热疗法的时间对效果有直接影响,在一定时间内冷热疗法的效果随着时间的增加而增加,一般用冷、用热时间为20~30 min,以达到最佳的治疗效果。但是用冷、用热的时间过长,则会引发继发效应,抵消治疗效应,甚至还会导致机体出现不良反应,如疼痛、皮肤苍白、冻伤、烫伤等。

知识链接

继发效应是指持续用冷或用热超过一定的时间,将会产生与生理效应相反的作用。如冷疗可使血管收缩,但持续用冷30~60 min会使血管扩张;同样持续用热30~45 min会使血管收缩,这是机体为了避免长时间用冷或用热对组织的损伤而产生的防御反应。因此进行冷热疗法的时间一般以20~30 min为宜,如需反复使用,中间须间隔1 h的休息时间,使组织复原,从而防止产生继发效应而抵消正常的生理效应。

5. **温差** 冷热疗法的温度与体表皮肤温度相差越大,机体对冷、热的刺激反应越强,反之则越弱。此外,环境温度也可影响冷热疗法的效果,如环境温度高于或等于身体温度时用热,传导散热会被抑制,热效应会增强;而在干燥环境中用冷,散热会增加,冷效应会增强。

6. **个体差异** 患者的年龄、性别、身体状况、精神状态、居住习惯、肤色等会影响冷热疗法的效应,如女性患者对冷、热的刺激较男性敏感;婴幼儿神经系统发育尚未成熟,对冷、热的耐受性较低;老年人由于温度调节功能减退,对冷、热刺激的敏感性下降;昏迷、血液循环障碍、血管硬化、感觉迟钝等患者,对冷、热刺激的敏感性降低,尤其要注意防止冻伤、烫伤。浅肤色者比深肤色者对冷、热的反应更强烈,而深肤色者对冷、热的耐受性更高。

二、冷疗法

(一)冷疗法的作用

1. **减轻局部充血或出血** 冷疗可使毛细血管收缩、通透性降低,从而减轻局部充血;冷疗还可使血流减少、减慢,血液黏度增加,有利于血液凝固而控制出血。适用于局部软组织损伤的早期(48 h内)、扁桃体摘除术后、鼻出血等。

2. **减轻疼痛** 冷疗可以抑制细胞活动,减慢神经冲动的传导,降低神经末梢的敏感性,从而减轻疼痛;冷疗还可使血管收缩,毛细血管通透性降低,渗出减少,从而减轻由于组织肿胀压迫神经末梢而引起的疼痛。适用于急性损伤初期、牙痛、烫伤等。

3. **控制炎症扩散** 冷疗可使局部血管收缩,血流减少、减慢,细胞新陈代谢和细菌活力降低,从而控制炎症扩散。适用于炎症早期。

4. **降低体温** 冷物直接接触患者皮肤,通过传导散热、蒸发散热等物理作用,使体温降低。适用于高热、中暑患者。脑外伤、脑缺氧患者可以使用冷疗降温,减少脑细胞耗氧量,以利于恢复脑细胞功能。

(二)冷疗法的禁忌证

1. **局部血液循环障碍** 冷疗会使血管收缩,增加血液循环障碍、组织营养不良,导致组织缺血、缺氧而变性、坏死,因此对大面积组织损伤、有破裂或开放性伤口、全身微循环障碍、休克、周围血管病变、动脉粥样硬化、糖尿病、神经病变、水肿等患者不宜用冷疗法。

2. **慢性炎症或深部化脓病灶** 冷疗可使局部毛细血管收缩,血流减慢,妨碍炎症吸收。

3. **不适宜人群** 对冷过敏、心脏病、昏迷、关节疼痛、感觉异常者,哺乳期产妇(胀奶时)及年老体弱者,均应谨慎用冷。

4. **冷疗的禁忌部位** 冷疗的禁忌部位见表5-2-1。

表 5-2-1 冷疗的禁忌部位

冷疗的禁忌部位	原　因
枕后、耳廓、阴囊处	用冷易引起冻伤
心前区	用冷易引起反射性心率减慢、心律不齐、心房颤动或心室颤动
腹部	用冷易引起腹痛、腹泻
足底	用冷易引起反射性末梢血管收缩,影响散热,甚至可反射性引起一过性冠状动脉收缩

(三) 冷疗技术

常用的冷疗技术分为局部冷疗和全身冷疗。局部冷疗包括冰袋、冰囊、冰帽、冰槽的使用及冷湿敷,全身冷疗包括温水擦浴或乙醇擦浴。

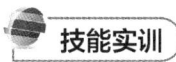 技能实训

技能实训 5-2-1　冰袋、冰囊的使用

【目的】
止血、镇痛、消肿、消炎、降温。

【评估】
评估患者的年龄、病情、体温、治疗情况、局部皮肤情况、活动能力、合作程度和心理状况。

【计划】

1. 护士准备　衣帽整洁,修剪指甲,洗手,戴口罩。

2. 患者准备　患者了解使用冰袋、冰囊的目的、方法、注意事项及配合要点;体位舒适、配合护士。

3. 用物准备

(1)治疗车上层:治疗盘内备冰袋(图 5-2-1)或冰囊、布套,治疗盘外备冰块、帆布袋、木槌、脸盆、冷水、毛巾、勺、手消毒液。

(2)治疗车下层:生活垃圾桶、医疗垃圾桶。

4. 环境准备　室温适宜,酌情关闭门窗,避免对流风直吹患者。

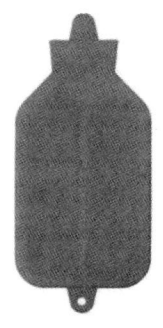

图 5-2-1　冰袋

【实施】
使用冰袋、冰囊操作流程见表 5-2-2。

表 5-2-2　使用冰袋、冰囊操作流程

操作程序	操作步骤	要点说明
1. 准备冰袋 (图 5-2-2)	① 备冰:冰块装入帆布袋,用木槌将冰块敲成小块,放入盆内备用,用冷水冲去棱角	• 避免棱角引起患者不适及损坏冰袋
	② 装袋:将小冰块装至冰袋或冰囊内至 1/2~2/3 满	• 便于冰袋与皮肤接触
	③ 排气:排出冰袋内空气并夹紧袋口	• 空气可加速冰块的融化
	④ 检查:用毛巾擦干冰袋,倒提、抖动、检查有无漏水	• 检查冰袋有无破损、漏水
	⑤ 加套:将冰袋装入布套	• 避免冰袋与皮肤直接接触
2. 核对、解释	携用物至患者床旁,核对并解释	• 确认患者

197

续表

操作程序	操作步骤	要点说明
3. 放置冰袋	① 高热者需置冰袋于前额(图5-2-3)、头顶、颈部、腋下、腹股沟等部位 ② 扁桃体摘除术后,冰囊可放在颈前颌下(图5-2-4)	• 放置于前额时,应将冰袋悬吊在支架上,以减轻局部压力,但冰袋需与前额皮肤接触
4. 观察反应	观察局部皮肤的颜色、感觉及冰袋有无漏水,冰块是否融化等异常情况	• 如局部皮肤出现发紫、麻木感,则停止使用 • 冰块融化后应及时更换,保持布套干燥
5. 撤去冰袋	用冷时间不超过30 min,撤去冰袋	• 防止产生继发效应
6. 整理、记录	① 将冰袋倒空,倒挂晾干,吹入少许空气,夹紧袋口存放在干燥阴凉处备用 ② 记录使用部位、时间、效果、患者反应	• 避免冰袋内橡胶粘连 • 便于评价

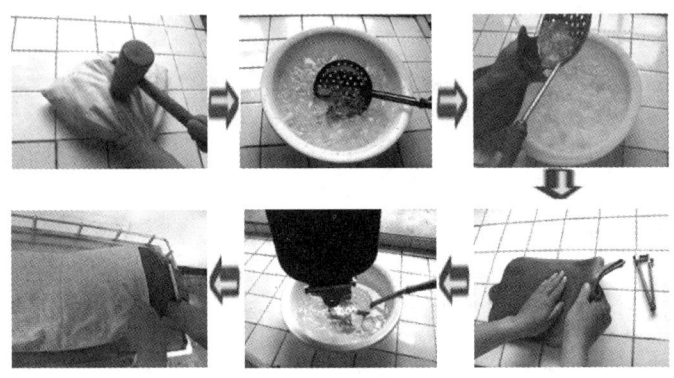

图 5-2-2　准备冰袋

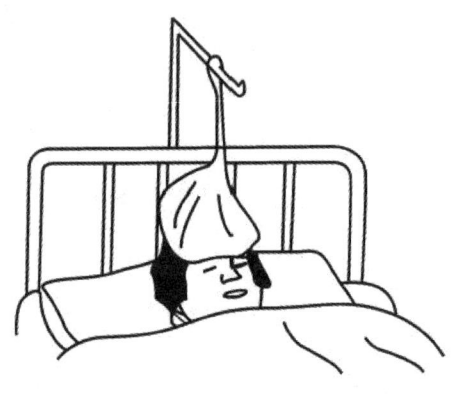

图 5-2-3　前额冰敷

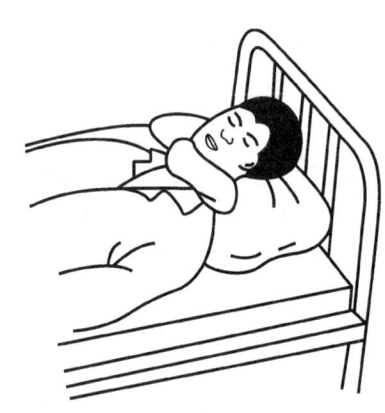

图 5-2-4　颈前颌下冰敷

【注意事项】

(1) 注意观察患者冷疗部位血液循环情况,如出现苍白、青紫、麻木等情况,应立即停止使用。

(2) 注意随时观察并记录冰袋有无漏水,袋口是否夹紧。冰块融化后应及时更换,保持布套干燥。

(3) 需准确记录用冷时间,最长不超过30 min,如需再次使用,应间隔60 min。

(4) 为高热患者降温而使用冰袋时,冰袋使用后30 min需测体温,当体温降至39 ℃以下后,应取下冰袋,做好记录。

【评价】

(1) 患者体温下降,感觉舒适,无不良反应。

(2) 满足患者的身心需要,得到患者的理解与配合。

技能实训 5-2-2　冰帽、冰槽的使用

【目的】

头部降温,防止脑水肿,降低脑细胞代谢率,减轻脑细胞损害。

【评估】

评估患者的年龄、病情、体温、治疗情况、头部情况、合作程度和心理状况。

【计划】

1. 护士准备　衣帽整洁,修剪指甲,洗手,戴口罩。

2. 患者准备　患者了解使用冰帽、冰槽的目的、方法、注意事项及配合要点,体位舒适,配合护士。

3. 用物准备

(1)治疗车上层:治疗盘内备冰帽、冰槽(图 5-2-5)、肛表、海绵;治疗盘外备冰块、帆布袋、木槌、水桶、冷水、勺及手消毒液。若用冰槽降温,另备不脱脂棉球及凡士林纱布。

(2)治疗车下层:生活垃圾桶、医疗垃圾桶。

4. 环境准备　室温适宜,酌情关闭门窗,避免对流风直吹患者。

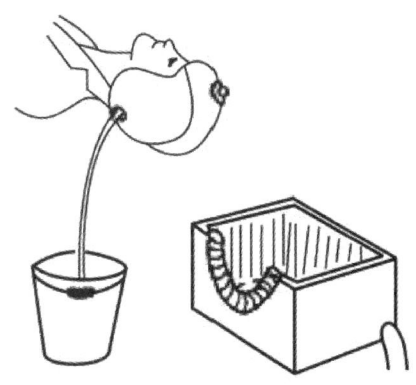

图 5-2-5　冰帽、冰槽

【实施】

使用冰帽、冰槽的操作流程见表 5-2-3。

表 5-2-3　使用冰帽、冰槽的操作流程

操作程序	操作步骤	要点说明
1. 备冰	同冰袋法	
2. 核对、解释	携用物至患者床旁,核对并解释	• 确认患者
3. 降温	① 将头部置冰帽或冰槽中,后颈部、双耳廓垫海绵,双耳塞不脱脂棉球(图5-2-6) ② 排水管下端放于水桶内	• 防止枕后、外耳冻伤,防止冰水流入耳内
4. 观察反应	观察效果与反应	• 每30 min 测1次体温,维持肛温在33 ℃左右,不可低于30 ℃,以防发生心室颤动
5. 洗手、记录	洗手,记录时间、效果、患者反应	• 便于评价

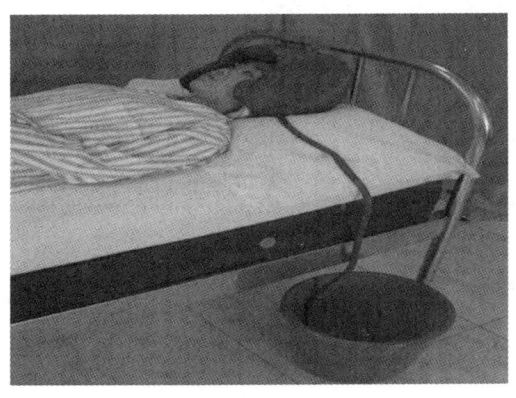

图 5-2-6　冰帽降温

【注意事项】

(1)注意患者头部皮肤及耳廓有无青紫、麻木、冻伤。

(2)注意监测肛温,每 30 min 1 次,肛温不得低于 30 ℃。

(3)用冷时间需准确记录,最长不超过 30 min,以防产生继发效应。

(4)观察患者心率,防止发生心房、心室颤动或房室传导阻滞等。

【评价】

操作方法正确,患者感觉舒适、安全,未发生不良反应。

技能实训 5-2-3　冷湿敷

【目的】

降温、止血、消炎、消肿、镇痛,以及治疗早期扭伤、挫伤引起的水肿。

【评估】

评估患者的年龄、病情、体温、意识状态、治疗情况、局部皮肤情况、活动能力、合作程度和心理状况。

【计划】

1. 护士准备　衣帽整洁,修剪指甲,洗手,戴口罩。

2. 患者准备　了解冷湿敷的目的、方法、注意事项及配合要点,体位舒适,配合护士。

3. 用物准备

(1)治疗车上层:治疗盘内备敷布 2 块、敷钳 2 把、橡胶单、治疗巾、毛巾、凡士林等;治疗盘外备盛放冰水的容器、手消毒液等。

(2)治疗车下层:生活垃圾桶、医疗垃圾桶。

4. 环境准备　室温适宜,酌情关闭门窗,必要时用屏风或床帘遮挡。

【实施】

冷湿敷法的操作流程见表 5-2-4。

表 5-2-4　冷湿敷法的操作流程

操作程序	操作步骤	要点说明
1. 核对、解释	携用物至患者床旁,核对并解释	· 确认患者
2. 暴露部位	暴露冷敷部位,协助患者取舒适卧位,垫橡胶单、治疗巾,局部涂凡士林,上盖一层纱布。必要时遮挡皮肤,保护患者隐私	· 保护患者皮肤及床单位
3. 湿敷患处	① 敷布需浸透,用敷钳拧至不滴水为止,敷于患处(图 5-2-7),高热急需降温者敷于前额 ② 每 3~5 min 更换 1 次敷布,持续 15~20 min	· 若用于高热患者,应于降温 30 min 后测体温 · 防止发生继发效应
4. 观察反应	观察患者局部皮肤情况及患者反应	· 若局部皮肤发紫、有麻木感,立即停止
5. 整理、记录	① 撤去用物,安置患者,整理床单位 ② 记录用冷部位、时间、效果、患者反应	· 便于评价

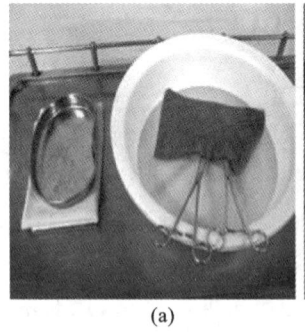　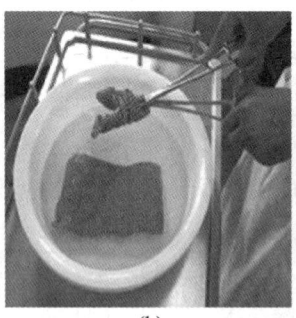　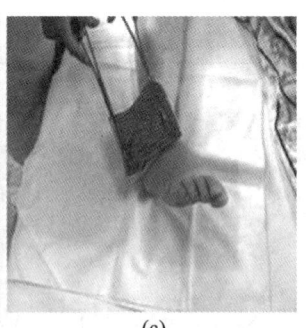

(a)　　　　　　　　　(b)　　　　　　　　　(c)

图 5-2-7　冷湿敷

【注意事项】

(1)观察局部皮肤变化及患者反应。

(2)敷布浸泡需彻底,用敷钳拧至不滴水为止,并每 3~5 min 更换 1 次敷布。

(3)若用于降温,则使用冷湿敷 30 min 后测量体温,并将体温记录在体温单上。

(4)若冷湿敷部位存在开放性伤口,须按无菌技术处理伤口。

【评价】

(1) 护士操作方法正确,患者感觉舒适。

(2) 患者体温下降,无不良反应。

技能实训 5-2-4 温水擦浴或乙醇擦浴

【目的】

为高热患者降温。

【评估】

评估患者的年龄、病情、体温、意识状态、治疗情况、皮肤情况、有无乙醇过敏史、活动能力、合作程度和心理状况。

【计划】

1. 护士准备 衣帽整洁,修剪指甲,洗手,戴口罩。

2. 患者准备 了解擦浴的目的、方法、注意事项及配合要点,体位舒适,配合护士。

3. 用物准备

(1) 治疗车上层:治疗盘内备大毛巾 1 块、小毛巾 2 块、热水袋及布套、冰袋及布套等;治疗盘外备脸盆(盛 32~34 ℃温水至 2/3 满或 30 ℃、25%~35% 的乙醇 200~300 mL)、手消毒液、清洁衣裤 1 套等。

(2) 治疗车下层:生活垃圾桶、医疗垃圾桶。必要时备便盆。

4. 环境准备 室温适宜,酌情关闭门窗,必要时用屏风或床帘遮挡。

【实施】

温水擦浴或乙醇擦浴的操作流程见表 5-2-5。

表 5-2-5 温水擦浴或乙醇擦浴的操作流程

操作程序	操作步骤	要点说明
1. 核对、解释	携用物至患者床旁,核对并解释	· 确认患者
2. 安置卧位	松开床尾盖被,患者取舒适卧位,头部置冰袋,足部置热水袋(图 5-2-8)	· 头部置冰袋,以助降温并防止头部充血而致疼痛;足部置热水袋,促进足底血管扩张,以利于散热,使患者感觉舒适
3. 垫巾擦浴	① 方法:脱去衣裤,暴露擦浴部位,下垫大毛巾,小毛巾浸入温水或乙醇中,拧至半干,缠于手上呈手套状,按近心端到远心端方向擦拭	· 保护床单位不受潮,也可增加患者舒适度
	② 顺序:	
	a. 擦拭双上肢:患者取仰卧位,按顺序擦拭颈外侧→肩→上臂外侧→前臂外侧→手背;侧胸→腋窝→上臂内侧→肘窝→前臂内侧→掌心	· 先近侧后对侧。擦至腋窝、肘窝、手心、腹股沟、腘窝处稍用力并延长停留时间,以促进散热
	b. 擦拭背部:患者取侧卧位,按顺序擦拭背部→腰部→臀部;穿好上衣	
	c. 擦拭双下肢:患者取仰卧位,按顺序擦拭髋部外侧→下肢外侧→外踝;腹股沟→下肢内侧→内踝;臀下→腘窝→足跟。穿好裤子	
	③ 时间:每侧(四肢、腰背部)3 min,擦浴全过程不超过 20 min	· 防止发生继发效应
4. 整理、记录	① 擦浴完毕,用大毛巾擦干皮肤,协助患者穿衣裤,取出热水袋,整理床单位	· 30 min 后测体温,并记录在体温单上,体温降至 39 ℃以下后取出头部冰袋
	② 处置用物,洗手,记录用冷部位、时间、效果、患者反应	· 便于评价

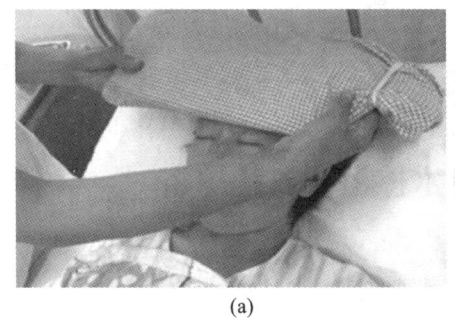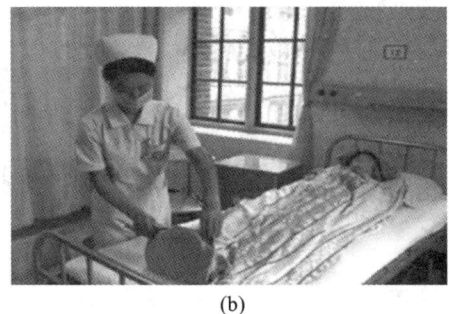

(a)   (b)

图 5-2-8　温水擦浴法安置卧位

【注意事项】

（1）擦浴时，以轻拍方式进行，避免摩擦生热。

（2）密切观察患者反应，若出现面色苍白、寒战或脉搏、呼吸异常，应立即停止擦浴并进行处理。

（3）擦至腋窝、肘窝、手心、腹股沟、腘窝等血管丰富部位时应稍用力并延长停留时间，以促进散热。

（4）一般擦浴时间为 15～20 min，以免患者着凉。

（5）胸前区、腹部、后颈、足底为擦浴禁忌部位。新生儿、血液病患者、乙醇过敏者、患传染病的小儿出现皮疹时禁忌使用。

【评价】

（1）护士操作熟练，方法正确，关爱患者，注重患者的隐私。

（2）患者体温下降，无不良反应。

知识链接

　　随着科学技术的日新月异，新一代降温仪器、设备的使用更加广泛，且降温效果明显，可有效提高护士的工作效率，从而帮助建立良好的护患关系。新一代降温仪器、设备主要有以下三种。

　　（1）冷空气治疗仪：利用低温冷冻原理，通过聚焦冷空气直接对患者的患处进行施压，以达到治疗目的。近年来，使用冷空气治疗仪治疗急性软组织损伤取得了良好效果。与传统冰敷相比，冷空气治疗仪的患处定位更加精确、治疗温度更加准确、治疗时间可设置，使用效果更佳。

　　（2）冰毯机：利用半导体制冷，通过主机使冰毯内的水循环，促使冷却的毯面接触皮肤以促进皮肤散热，以达到降温目的。应用冰毯机降温具有安全、便捷、降温效果好等优点。

　　（3）化学制冰袋（图 5-2-9）：以化工原料为填充物的软质塑料密封袋，便于储存、携带，使用方便，更易于被患者接受。

图 5-2-9　化学制冰袋

三、热疗法

(一)热疗法的作用

1. 减轻深部组织充血　热疗可使皮肤血管舒张,使平时大量呈闭锁状态的动静脉吻合支开放,皮肤血流增加,相对减轻深部组织的充血程度。适用于睑腺炎(麦粒肿)、乳腺炎等。

2. 促进炎症消散和局限　热疗可使局部血管扩张,血液循环速度加快,促进组织中毒素排出;增加血流量,增强白细胞的吞噬能力,加快新陈代谢,从而增强机体的抵抗力和修复力。因此炎症早期用热,可促进炎性渗出物的吸收和消散;后期用热,可促进白细胞释放蛋白质溶解酶,使炎症局限。

3. 缓解疼痛　热疗可降低痛觉神经兴奋性,改善血液循环,减轻炎性水肿,加快致痛物质排出及渗出物的吸收,减轻疼痛。同时热疗可使肌肉松弛,增强结缔组织伸展性,增加关节活动度,减轻肌肉痉挛、僵硬以及关节强直所致的疼痛。适用于腰肌劳损、肾绞痛、胃肠痉挛等。

4. 保暖　热疗可使局部血管扩张,促进血液循环,使患者感到舒适。适用于年老体弱者、早产儿、危重患者、末梢循环不良患者等。

(二)热疗法的禁忌证

热疗法的禁忌证见表 5-2-6。

表 5-2-6　热疗法的禁忌证

热疗法的禁忌证		原因
未明确诊断的急性腹痛		热疗虽能减轻疼痛,但易掩盖病情真相,贻误诊断和治疗,有引发腹膜炎的危险
面部危险三角区		该处血管丰富,面部静脉无静脉瓣,且与颅内海绵窦相连,热疗可使血管扩张,血流量增加,导致细菌和病毒进入血液循环,促进炎症扩散,造成颅内感染和败血症
各种脏器出血		热疗可使局部血管扩张,增加脏器的血流量和血管通透性,从而加重出血倾向
软组织损伤或扭伤早期(48 h内)		热疗可促进血液循环,加重皮下出血、肿胀、疼痛
其他	心、肝、肾功能不全	大面积热疗使皮肤血管扩张,减少内脏器官的血液供应,加重病情
	皮肤湿疹	热疗可加重皮肤损伤,使患者痒感增加
	急性炎症,如牙龈炎、中耳炎、结膜炎等	热疗可使局部温度升高,有利于细菌繁殖,使分泌物增多,加重病情
	孕妇	影响胎儿生长
	金属移植部位	金属是热的良导体,易造成烫伤
	恶性病变部位	热疗可加速细胞新陈代谢,加快血液循环,加速肿瘤细胞的转移、扩散,加重病情
	麻痹、感觉异常	热疗易引发烫伤

（三）热疗技术

常用的热疗技术可分为干热法和湿热法。干热法包括使用热水袋、红外线灯、烤灯,湿热法包括热湿敷、热水坐浴和温水浸泡。

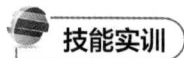 技能实训

技能实训 5-2-5　热水袋的使用

【目的】

保暖、解痉、镇痛、促进舒适。

【评估】

评估患者的年龄、病情、体温、治疗情况、意识状态、局部皮肤情况、活动能力、合作程度和心理状况。

【计划】

1. 护士准备　衣帽整洁,修剪指甲,洗手,戴口罩。

2. 患者准备　了解使用热水袋的目的、方法、注意事项及配合要点,体位舒适,配合护士。

3. 用物准备

（1）治疗车上层:治疗盘内备热水袋、布套、水温计、毛巾、凡士林等,治疗盘外备水壶或量杯、热水(60～70 ℃)、手消毒液等。

（2）治疗车下层:生活垃圾桶、医疗垃圾桶。

4. 环境准备　室温适宜,酌情关闭门窗,避免对流风直吹患者。

【实施】

使用热水袋的操作流程见表5-2-7。

表5-2-7　使用热水袋的操作流程

操作程序	操作步骤	要点说明
1. 测量、调节水温	测量、调节水温:成人 60～70 ℃;老年人、婴幼儿及昏迷、感觉迟钝、循环不良等患者,水温应低于 50 ℃	• 防止烫伤
2. 备热水袋	① 灌水:取下塞子,放平热水袋,一手提袋口边缘,另一手灌水至 1/2～2/3 满(图 5-2-10)	• 边灌水边提高热水袋,防止水溢出
	② 排气:放平热水袋排气并拧紧塞子	• 防止气体影响热传导
	③ 检查:用毛巾擦干热水袋,倒提,检查	• 防止漏水
	④ 加套:将热水袋装入布套(图 5-2-11)	• 避免热水袋直接接触患者皮肤,防止烫伤
3. 核对、解释	携用物至患者床旁,核对并解释	• 确认患者
4. 放置热水袋	将热水袋放置在患者所需部位	• 袋口在身体外侧,避免烫伤
5. 观察反应	① 观察局部皮肤的颜色、感觉及热水袋有无漏水等异常情况	• 如皮肤出现潮红、疼痛等反应,立即停用热水袋,局部涂凡士林保护皮肤
	② 热水袋内水温降低后应及时更换	
6. 撤去用物	撤去热水袋,用热时间不超过 30 min	• 防止发生继发效应
7. 整理、记录	① 将热水袋倒空,倒挂晾干,吹入少许空气,旋紧塞子存放在干燥阴凉处备用	• 避免热水袋内橡胶粘连
	② 记录使用部位、时间、效果、患者反应	• 便于评价

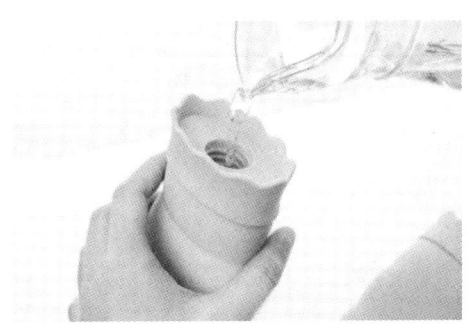

图 5-2-10　灌热水袋

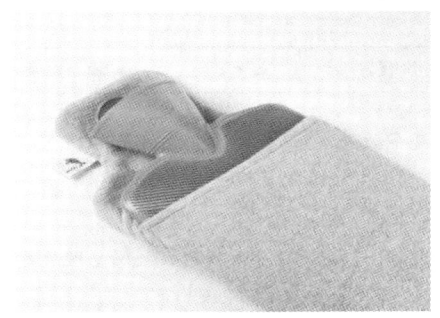

图 5-2-11　热水袋装入布套

【注意事项】

（1）注意观察患者用热部位皮肤情况，加强巡视，如出现潮红、疼痛等情况，应立即停用热水袋，局部涂凡士林保护皮肤。

（2）注意随时观察热水袋有无破损、漏水，塞子是否配套。热水袋内水温降低后应及时更换。

（3）需准确记录用热时间，最长不超过 30 min，防止发生继发效应。

【评价】

（1）患者感觉舒适，未发生不良反应。

（2）护患沟通有效，患者理解、配合操作，学会热水袋的使用方法。

技能实训 5-2-6　红外线灯、烤灯的使用

【目的】

消炎、镇痛、解痉，促进创面干燥结痂，保护肉芽组织生长。

【评估】

评估患者的年龄、病情、治疗情况、意识状态、局部皮肤情况、活动能力、合作程度和心理状况。

【计划】

1. 护士准备　衣帽整洁，修剪指甲，洗手，戴口罩。

2. 患者准备　了解使用红外线灯、烤灯的目的、方法、注意事项及配合要点，体位舒适，配合护士。

3. 用物准备　红外线灯、烤灯（图 5-2-12）、手消毒液，必要时备有色眼镜和湿纱布等。

4. 环境准备　室温适宜，酌情关闭门窗，必要时用屏风或床帘遮挡。

【实施】

使用红外线灯、烤灯的操作流程见表 5-2-8。

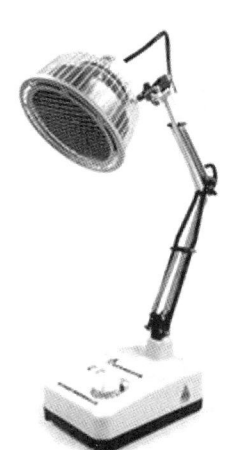

图 5-2-12　烤灯

表 5-2-8　使用红外线灯、烤灯的操作流程

操作程序	操作步骤	要点说明
1. 核对、解释	携用物至患者床旁，核对并解释	• 确认患者
2. 暴露患处	协助患者取舒适卧位，暴露并清洁患处，打开灯开关	
3. 照射患处	① 将灯对准治疗部位，调节灯距、温度：一般灯距为 30～50 cm（图 5-2-13），温度为感觉温热即可（用手试温）	• 照射面颈部及前胸部时，需使用湿纱布或有色眼镜保护眼睛
	② 使用时避免触摸灯泡，不能用布覆盖烤灯	• 防止发生烫伤及火灾

续表

操作程序	操作步骤	要点说明
4. 观察效果	照射过程中询问患者感受,观察局部皮肤颜色,照射时间一般为 20~30 min	• 如出现过热、心慌、头晕,皮肤发红、疼痛,则停止使用,并报告医生
5. 整理、记录	① 将灯关闭,擦拭、整理后备用;协助患者取舒适卧位,整理床单位 ② 洗手,记录使用部位、时间、效果	• 促进患者舒适 • 便于评价

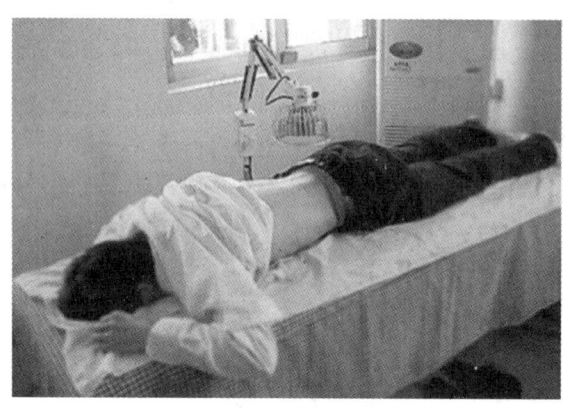

图 5-2-13　使用烤灯

【注意事项】

(1) 随时观察局部皮肤反应,皮肤出现桃红色的均匀红斑提示剂量合适,若皮肤出现紫红色,应立即停止照射,局部涂凡士林保护皮肤。

(2) 根据治疗部位选择不同功率灯泡:胸、腹、腰、背部,500~1000 W;手、足部,250 W(鹅颈灯 40~60 W)。

(3) 意识不清、感觉障碍、血液循环障碍、瘢痕患者,使用时应增大灯距,防止烫伤。

(4) 照射完毕,嘱患者休息 15 min(面部照射后需休息 30 min)后方可外出,预防感冒。

【评价】

(1) 患者舒适,无头晕、心慌等不适,达到治疗目的。

(2) 照射剂量合适,无不良反应。

技能实训 5-2-7　热湿敷

【目的】

消炎、镇痛、解痉、消肿。

【评估】

评估患者的年龄、病情、治疗情况、意识状态、局部皮肤情况、活动能力、合作程度和心理状况。

【计划】

1. 护士准备　衣帽整洁,修剪指甲,洗手,戴口罩。

2. 患者准备　患者了解热湿敷的目的、方法、注意事项及配合要点,体位舒适,配合护士。

3. 用物准备

(1) 治疗车上层:治疗盘内备水温计、敷布 2 块、敷钳 2 把、弯盘、纱布、橡胶单、治疗巾、小毛巾、塑料纸、棉垫、凡士林;治疗盘外备小盆(内盛 50~60 ℃热水)、手消毒液等。必要时备大毛巾、热水袋。

(2) 治疗车下层:生活垃圾桶、医疗垃圾桶。

4. 环境准备 室温适宜,酌情关闭门窗,必要时用屏风或床帘遮挡。

【实施】

热湿敷的操作流程见表 5-2-9。

表 5-2-9 热湿敷的操作流程

操作程序	操作步骤	要点说明
1. 核对、解释	携用物至患者床旁,核对并解释	• 确认患者
2. 暴露部位	暴露热湿敷部位,协助患者取舒适卧位,垫橡胶单、治疗巾,局部涂凡士林,上盖一层纱布。必要时进行遮挡,保护患者隐私	• 保护患者皮肤及床单位
3. 湿敷患处	① 敷布需浸透,用敷钳拧至不滴水为止,敷于患处,盖棉垫 ② 每 3～5 min 更换 1 次敷布,持续 15～20 min ③ 如病情需要,且患处可以加压时,可将热水袋放置于棉垫上	• 在手腕内侧试温,温度以不烫手为宜 • 及时更换盆内热水维持水温 • 使用热水袋时,若患者感觉过热,可掀起敷布一角散热
4. 观察反应	观察患者局部皮肤情况及患者反应	• 防止发生继发效应,防止烫伤
5. 整理、记录	① 用大毛巾擦干热湿敷部位,安置患者,整理床单位 ② 记录热湿敷部位、时间、效果、患者反应	• 勿用摩擦方法擦干,因为皮肤长时间处于湿热中容易破损 • 便于评价

【注意事项】

(1) 若是面部热湿敷,应 30 min 后再外出,防止感冒。

(2) 若患者热湿敷部位可以加压,可在敷布上放置热水袋再盖上大毛巾,以维持温度。

(3) 如热湿敷部位为伤口处,须按无菌技术处理伤口。

【评价】

(1) 操作方法正确,患者感觉舒适,无不良反应。

(2) 敷布温度适宜,达到治疗效果。

技能实训 5-2-8 热水坐浴

【目的】

消炎、消肿、镇痛、解痉、减轻水肿,使患者感觉清洁、舒适,适用于会阴、肛门疾病或手术后。

【评估】

评估患者的年龄、病情、治疗情况、意识状态、局部皮肤情况、活动能力、合作程度和心理状况。

【计划】

1. 护士准备 衣帽整洁,修剪指甲,洗手,戴口罩。

2. 患者准备 患者了解热水坐浴的目的、方法、注意事项及配合要点,体位舒适,配合护士。

3. 用物准备

(1) 治疗车上层:治疗盘内备水温计、毛巾、无菌纱布等;治疗盘外备消毒坐浴盆、热水瓶(内盛 40～45 ℃温水)、手消毒液等。遵医嘱备药液、换药用物。

(2) 治疗车下层:生活垃圾桶、医疗垃圾桶。

(3) 备坐浴椅(图 5-2-14)。

4. 环境准备 室温适宜,酌情关闭门窗,必要时用屏风或床帘遮挡。

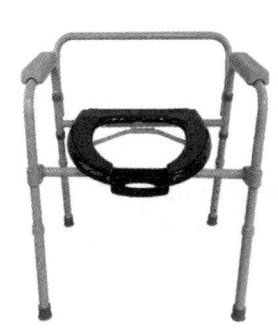

图 5-2-14 坐浴椅

【实施】

温水坐浴的操作流程见表5-2-10。

表 5-2-10 温水坐浴的操作流程

操作程序	操作步骤	要点说明
1. 核对、解释	① 携用物至患者床旁,核对并解释 ② 嘱患者排空大小便	· 确认患者 · 防止热水刺激肛门、会阴部引起排尿、排便反射
2. 配药调温	测量水温,应为 40～45 ℃,将坐浴药液倒入坐浴盆内至1/2满,试水温	· 注意患者保暖和安全
3. 浸泡	① 将坐浴盆放于坐浴椅上 ② 协助患者将裤子脱至膝部后取坐姿,待适应水温后,坐入浴盆中,浸泡15～20 min	· 在手腕内侧试温,温度以不烫手为宜 · 将患者臀部完全浸入盆内
4. 观察反应	观察患者反应,随时调节水温,尤其冬季应注意室温与保暖	· 若患者出现面色苍白、脉搏加快、眩晕、软弱无力,应停止坐浴
5. 整理、记录	① 坐浴后撤去用物,用纱布擦干局部,协助患者穿裤 ② 记录坐浴时间、使用的药液、效果、反应	· 便于评价

【注意事项】

(1) 在热水坐浴过程中,注意观察患者的面色、脉搏、呼吸,倾听患者主诉,有异常时应立即停止,并报告医生。

(2) 热水坐浴前先排空大小便,因为热水可刺激肛门、会阴部而引起排尿、排便反射。

(3) 女性患者在经期、妊娠后期、产后2周内及阴道出血和盆腔急性炎症患者不宜坐浴,以防止感染。

(4) 如坐浴部位有伤口,坐浴盆、药液及用物必须无菌,坐浴后应用无菌技术处理伤口。

【评价】

(1) 操作方法正确,患者感觉舒适,无不良反应。

(2) 护患沟通有效,保护患者自尊,达到治疗效果。

考点提示 冷热疗法的作用,冷热疗法的禁忌证,冷热疗技术的实施方法及注意事项。

 直通护考

扫码在线答题

答案解析

（朱可蓉）

任务三 药物疗法

任务目标

【知识目标】

1. 掌握药物保管原则和药物的保存要求。

2. 掌握药疗原则,能指导患者有效、安全使用药物。

3. 掌握口服给药法、注射原则、各种注射法、雾化给药法。

4. 掌握常用药物过敏试验法、破伤风脱敏注射法及药物过敏性休克的抢救。

5. 了解过敏反应发生的机制。

【能力目标】

1. 正确实施口服给药法。

2. 正确完成各种注射法,能比较各种注射法的异同。

3. 正确完成各种药物过敏试验。

4. 遵守无菌原则,严格遵守给药基本原则,遵守查对制度。

【思政目标】

培养护理关爱情怀,能与患者进行良好的沟通。

思政课堂

1. 通过列举临床事(案)例进行严格查对制度思政教育,避免差错,保证患者安全,培养学生的责任感。

2. 引入《辞海》中对"慎独"的解释,培养学生的慎独修养。

3. 采用角色扮演,使学生体验真实感受,扮演中融入对患者的关爱和隐私保护观念。

一、给药的基本知识

案例导学

患者,女,45 岁,车祸致右侧第三肋骨骨折、胸部创伤,疼痛 2 h 急诊入院。诊断:右侧第三肋骨骨折、右侧胸部皮肤软组织裂伤。医嘱:镇痛片 1 片,tid,po;破伤风抗毒素针 1500 U,im,st;青霉素针 800 万 U 溶解于 0.9% 氯化钠溶液 500 mL,iv gtt,bid。

案例导学答案

请问:

1. 护士应如何执行医嘱? 应遵循何种原则?

2. 护士应如何正确、安全给药?

(一)药物的种类

根据药物性质和作用、给药途径,医院常用药物可分为以下 4 类。

1. 内服药 有片剂、胶囊剂、丸剂、溶液剂、合剂、散剂、酊剂、纸型剂等。

2. 外用药 有软膏、搽剂、滴剂、洗剂、酊剂、栓剂、粉剂等。

3. 注射药 有溶液剂、粉剂、油剂、混悬剂、结晶等。

4. 其他类 有新颖剂型粘贴敷片、植入慢溶片、中草药、中成药、胰岛素泵等。

知识链接

处方药与非处方药

处方药是为了保证用药安全,由国家卫生行政部门规定或审定,必须凭执业医师或执业助理医师处方才可调配、购买和使用的药品。非处方药是为方便公众用药,在保证用药安全的前提下,经国家卫生行政部门规定或审定后,不需要凭执业医师或执业助理医师处方即可自行判断、购买和使用的药品,一般公众凭自我判断,按照药品标签及使用说明书就可自行使用。非处方药标签和说明书应符合规定,用语应当科学、易懂,便于消费者自行判断、选择和使用。非处方药的标签和说明书必须经国家药品监督管理局批准。

处方药、非处方药生产企业必须具有"药品生产企业许可证",其生产品种必须取得药品批准文号。

(二)药物的领取

药物的领取方法各个医院的规定不尽相同。通常,门诊患者按医生处方或医嘱在门诊药房自行领取药物;住院患者的药物由病区护士凭医生处方或医嘱到病区药房(又称住院药房、中心药房)领取,也可由病区药房根据医生处方或医嘱配备后送到病区,由护士核对。

(1)病区设小药柜,存放少量且固定基数的常用药物,以供临时急用(临时医嘱)。常备内服药如镇痛药、退热药、安眠药等,常备注射药及抢救用药,如强心剂、升压药、降压药、止血剂等。

(2)剧毒药、麻醉药(如吗啡、哌替啶):患者用后需凭专用处方领取(针剂需凭处方和空安瓿领取),补充至原有基数,有专人保管,定期清点。

(3)患者日常用药:根据医嘱由病区药房专人负责配药、核对,病区护士负责再次核对并领取。

(4)患者使用的贵重药、个人专用的特殊药:凭医生处方单独领取。

(三)药物的保管

(1)药物应存放于药柜:药柜应放在通风、干燥、光线明亮处,但不宜被阳光直射,保持整洁。

(2)药物应分类保管:按内服药、外用药、注射药、剧毒药、麻醉药分类放置,并按药物有效期有计划地按顺序使用,以免过期浪费。剧毒药、麻醉药应有明显标记,加锁保管,每班清点并做好交接。

(3)药瓶标签明显:不同的药物使用不同的标签,内服药用蓝色边标签,外用药用红色边标签,剧毒药、麻醉药用黑色边标签。标签上写明药名、浓度、剂量。无标签或标签模糊不清的药物禁止使用。

(4)定期检查:由专人负责定期检查药物质量和有效期,保证安全给药。药物使用前认真检查,如有浑浊、变色、发霉、异味、潮解、过期等,均不可使用。

(5)分类保存:根据药物不同性质妥善保存(表5-3-1),以防药物变质,影响疗效,甚至增加毒性作用。

表5-3-1 药物分类保存表

药物性质分类	药物举例	药物保存方法
遇热易被破坏的药物	如疫苗、白蛋白等	置于2～10 ℃环境中冷藏
易挥发、潮解、风化的药物	如乙醇、糖衣片、酵母片等	应装瓶密闭保存
易氧化、光解的药物	如氨茶碱、维生素C、盐酸肾上腺素等	片剂应放在深色密闭瓶中,针剂应放在黑纸遮盖的盒内
易燃、易爆的药物	如乙醚、乙醇、环氧乙烷等	须密闭并单独存放于阴凉低温处,远离明火,以防意外的发生

(四)给药原则

给药原则是护士执行药物疗法的总则,为了确保药物安全、有效,护士在给药过程中必须严格遵守以下原则。

1. 按医嘱准确给药 给药过程中护士必须严格遵医嘱给药。医嘱必须明确、清楚,护士对医嘱或药物有疑问时,应立即提出,核对清楚后才能给药,避免盲目执行医嘱或擅自更改医嘱。一般情况下不执行口头医嘱。在紧急情况下,如抢救或手术过程中,护士对口头医嘱应先复述一遍,医护双方确认无误方可执行。事后应在最短时间内据实补记医嘱,一般不超过6 h。

2. 正确、安全给药

(1)严格执行查对制度:在给药过程中,护士必须严格执行查对制度,认真落实"三查、八对、五准确、两注意"。

"三查":给药前查、给药中查、给药后查。

"八对"：核对床号、姓名、药名、浓度、剂量、用法、时间、有效期。

"五准确"：准确的药物、准确的剂量、准确的方法、准确的时间、准确的患者。

"两注意"：注意用药后疗效和不良反应；注意药物的配伍禁忌，有两种或两种以上药物联合使用时，须注意有无配伍禁忌。

（2）对易发生过敏反应的药物，应先询问患者过敏史，必要时做药物过敏试验，结果阴性才能使用。

（3）临床护理工作中常用外文缩写词描述给药时间、给药方法和给药次数，护士要熟练掌握医院常用外文缩写词及其中文含义（表5-3-2）。

表 5-3-2 给药常用外文缩写词及其中文含义

外文缩写词	中 文 含 义	外文缩写词	中 文 含 义
am	上午	ad	加至
pm	下午	prn	必要时（长期有效）
12 n	中午 12 时	sos	需要时（限用 1 次）
12 mn	午夜 12 时	st	立即
qh	每小时 1 次	DC	停止
qm	每晨 1 次（6 am）	gtt	滴
qn	每晚 1 次（8 pm）	po	口服
qd	每日 1 次（8 am）	ih	皮下注射
bid	每日 2 次（8 am，4 pm）	id	皮内注射
tid	每日 3 次（8 am，12 n，4 pm）	im	肌内注射
qid	每日 4 次（8 am，12 n，4 pm，8 pm）	iv	静脉注射
q2 h	每 2 h 1 次（6 am，8 am，10 am，12 n，2 pm 等）	iv gtt	静脉滴注
q3 h	每 3 h 1 次（6 am，9 am，12 n，3 pm，6 pm 等）	ac	饭前
q4 h	每 4 h 1 次（8 am，12 n，4 pm，8 pm，12 mn 等）	pc	饭后
q6 h	每 6 h 1 次（8 am，2 pm，8 pm，2 am 等）	hs	睡前

（五）给药途径

药物可以经各种途径进入体内，给药途径不同，吸收和可以达到的疗效不同。对于同一种药物，不同的给药途径产生的药效不同，如硫酸镁外敷可消炎去肿，口服硫酸镁可产生导泻和利胆作用，而注射给药则产生镇静和降血压的作用。不同给药途径药物的吸收速度为动、静脉给药＞吸入给药＞舌下含服＞肌内注射＞皮下注射＞直肠给药＞口服给药＞皮肤给药。因此护士要依据患者疾病情况、身体状况、治疗目的来选择正确的给药方法和给药途径。

二、口服给药法

口服给药法是目前临床上最常用、最方便，且较经济、安全的给药方法。药物经口服后被胃肠道吸收利用，从而发挥局部作用或全身作用。但口服给药吸收慢，某些药物会对胃肠道产生不良刺激，所以有一定的使用局限性，如意识不清、呕吐不止、禁食等患者不宜用口服给药法。

医院病区内口服给药是一个连续的过程，包括摆药、发药和发药后处理 3 个程序。

病区摆药方式一般有两种。

1. 病区药房摆药 医院设有病区药房，提供全院各病房住院患者的日间用药。病区药房由药剂师摆药，病区护士每天将摆药盘、服药本（或病区电子医嘱发送到病区药房电子计算机）一起送到病区药房，药房药剂师负责摆药、核对，每次摆 1 天的药量。目前也有医院采取计算机自动摆药。病区护士对药房摆好的药物进行核对后取回，按时分发给患者。

2. 病区护士摆药 病区护士按服药时间准备小药牌，核对小药牌与服药本后，按床号顺序将小药牌插入发药盘内。每天按查对制度进行摆药,每次摆 1 天的药量。

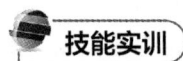

技能实训 5-3-1　口服给药法

【目的】

(1) 协助患者依照医嘱安全、正确地服用药物,以减轻症状、治疗疾病、维持正常生理功能。

(2) 协助诊断、预防疾病。

【评估】

(1) 患者的病情、用药史、过敏史、诊断及治疗情况、服药目的。

(2) 患者的意识状态、自理能力、吞咽能力,有无口腔、食管疾病,是否留置鼻饲管,是否有恶心、呕吐症状等。

(3) 患者及其家属有无服药的相关知识和合作程度。

【计划】

1. 护士准备　着装整洁,洗手,戴口罩。给患者及其家属讲解用药的目的、方法、注意事项。

2. 患者准备　患者需了解用药的目的、方法、注意事项,能主动配合服药。

3. 用物准备　服药本、服药卡、药盘、药杯、药匙、量杯、滴管、研钵、湿纱布、包药纸、饮水管、治疗巾、水壶(内盛温开水)、手消毒液等。

4. 环境准备　备药环境清洁、宽敞、明亮、干燥。

【实施】

口服给药操作流程见表 5-3-3。

表 5-3-3　口服给药操作流程

操作程序	操作步骤	要点说明
1.备物核对	按床号顺序将服药卡插入药盘,放好药杯	• 每次摆 1 天的药量
2.配药	核对医嘱、服药本、服药卡、药物无误后规范配药	• 严格执行查对制度,摆好一位患者的药物后,再摆另一位患者的药物
3.取药	先取固体药后取液体药	• 根据不同剂型采用相应的方法,严格遵守"三查八对",防止差错事故发生
	①固体药:用钥匙取药。同一患者的片剂、胶囊剂放同一药杯内	• 药粉、含化及特殊要求的药物须用纸包好
	②液体药:用量杯,一只手拇指置于所需刻度,刻度与视线平行	• 先摇匀药液,另一只手持药瓶,瓶签向上,倒药液至所需刻度,以免药液污染瓶签处。倒药液完毕用湿纱布擦净瓶口
	③油剂、按滴计算或不足 1 mL(1 mL 按 15 滴计算)的药液:用滴管吸滴于事先加入少量冷开水的药杯内。不宜稀释的药物,可用滴管直接滴入患者口中	• 防止药液黏附杯内,影响剂量准确性
4.再次核查	配药完毕,须重新核对药物、服药卡、服药本,盖上治疗巾备用	

续表

操作程序	操作步骤	要点说明
5.发药	① 按给药时间正确发药	• 确保用药准确安全
	② 发药前须经两人再次核对,洗手后携服药本、药盘,备好温开水等至患者床旁,核对床号、姓名、药名、浓度、剂量、用法、时间、有效期	• 为确保发药无误,核对并询问患者姓名,得到准确应答后再发药
	③ 按病床号顺序将药发送给患者	• 同一患者的所有药物应一次取出,以免发生差错或遗漏;不同患者的药物不能同时取出,以免发生差错
	④ 解释用药目的及注意事项	• 医嘱更换药物或停药时,应告知患者
	⑤ 协助患者取舒适卧位服药,重症患者应喂服,鼻饲患者须将药片研碎,用水溶解后从胃管内注入	
	⑥ 视患者服药后方可离开,特别是麻醉药、催眠药、抗肿瘤药	• 如有异常及时报告医生,并酌情处理
	⑦ 用手消毒液擦拭消毒双手,再为另一患者发药	• 防止交叉感染
6.发药后处理	① 服药后,再次核对,收回药杯,协助患者取舒适卧位休息	
	② 药杯浸泡消毒后清洗,再消毒备用,一次性药杯集中消毒处理后销毁	• 防止交叉感染
	③ 清洁药盘和药车,洗手	
	④ 观察药物疗效及不良反应并记录	

【注意事项】

(1) 严格执行查对制度,一次不能同时取出两位患者的药物,若患者有疑问,应重新核对确认无误后方可发药。

(2) 发药前,详细评估患者相关情况。若遇患者因特殊检查或手术而禁食,应暂不发药将药带回保管,并做好交班工作;若患者不在,应将药带回,适时再发;若患者病情有变化,应不发药,并及时报告医生进行处理。

(3) 密切观察患者服药后的疗效及不良反应,发现异常,及时通知医生进行处理。

【用药指导】

(1) 一般情况下,用 40~60 ℃温开水送服药物,不要用茶水或饮料服药。

(2) 缓释片、肠溶片、胶囊吞服时不可嚼碎,以免影响疗效。

(3) 舌下含片应放于舌下或两颊黏膜与牙齿之间待其融化。

(4) 抗生素及胺类药物为维持其在血液内有效浓度需准时给药。

(5) 对呼吸道黏膜起安抚作用的药物(如止咳糖浆等),服后不宜立即饮水,以免冲淡药液,降低疗效。

(6) 对牙齿有腐蚀作用或使牙齿染色的药物(如酸剂、铁剂等),服用时应避免与牙齿接触,可用吸管吸入,服后及时漱口。

(7) 服用强心苷类药物前,应先测心率(脉率)及心律,若脉率低于 60 次/分或节律异常变化时,应暂停服用,并告知医生。

(8) 磺胺类药物经肾脏排出,排尿少时易析出结晶,引起肾小管堵塞,应鼓励患者多饮水,以增加尿量。

(9) 发汗类药物服用后指导患者多饮水,以增强疗效。

（10）健胃药宜在饭前服用；助消化药及对胃黏膜有刺激作用的药物宜饭后服用；催眠药宜在睡前服用；驱虫药宜在空腹或半空腹时服用。

【评价】

（1）护患沟通有效，患者满意。

（2）护士操作熟练有序，患者正确安全服下药物。

（3）护士及时评价药物疗效及不良反应，患者无不良反应发生。

知识链接

影响药物作用的因素

1. 药物方面

（1）药物剂量：药物的剂量与治疗效应呈一定关系，药物必须达到一定的剂量才能产生效应。在一定范围内药物剂量与效应成正比，即药物剂量增加，效应随之增加，但达到最大效应后，继续增加剂量，药物的效应不再提高，反而引起毒性反应。

（2）药物剂型：不同剂型药物的吸收量或速率不同，从而影响药物作用的快慢和强弱，如与同类药物的注射剂相比，口服药一般发挥疗效较慢。

（3）联合用药：多种药物联合使用时可产生拮抗作用或协同作用。因此，合理联合用药可以增加疗效，降低毒性，而不合理联合用药反而会降低疗效，加大毒性。

2. 饮食方面

（1）饮食可影响药物作用：①干扰药物吸收、降低疗效的饮食，如服钙剂的同时进食菠菜，菠菜中含草酸可与钙结合成不易吸收的草酸钙，影响钙的吸收；②促进药物吸收、增加疗效的饮食，如酸性食物可增加铁剂的溶解与吸收，含膳食纤维食物可增进肠蠕动，增强驱虫药的疗效。

（2）改变尿液 pH 从而影响疗效：饮食可改变尿液 pH 从而影响药物疗效，如应用磺胺类、氨基糖苷类药物时，应鼓励患者多食豆制品、蔬菜等以碱化尿液，增强药效。

3. 机体方面

（1）生理因素：患者年龄、性别、体重与营养状态等都会影响药物在体内的代谢。一般老年人与婴幼儿用药剂量比成人少。

（2）病理状态：疾病可影响药物在体内的代谢，尤其是肝肾功能受损的程度。肝功能不良时肝药酶活性降低，药物代谢速度变慢，造成药物作用时间延长或增强；肾功能不良者药物排泄速度减慢，半衰期延长。因此肝肾功能不良者，应注意适当延长给药间隔时间和减少剂量，避免药物在体内引起蓄积中毒。

4. 心理行为因素 心理行为因素在一定程度上可影响药物的效应。积极乐观的情绪可促进药物疗效；反之，则影响药物疗效。

考点提示 油剂、按滴计算或不足 1 mL 的药液取用法。鼻饲患者须将药片研碎，用水溶解后从胃管内注入。暂不发药的处理。口服给药的用药指导。

三、吸入法

吸入法是指用雾化装置将药液分散成较小的雾滴，将药液以气雾状喷出，由呼吸道吸入以达到局部或全身治疗目的的方法。吸入法药物可直接作用于呼吸道局部，对呼吸道疾病疗效快，临床应用广泛。常用的方法有超声波雾化吸入法、氧气雾化吸入法、手压式雾化吸入法。

案例导学

患者,男,70岁,慢性阻塞性肺疾病 20 年,伴高血压、糖尿病。最近因患呼吸道感染,咳嗽、咳痰不畅,伴气喘入院。医嘱:0.9%氯化钠溶液 30 mL、庆大霉素针 8 万 U、α-糜蛋白酶针 4000 U 超声波雾化吸入,每日 1 次,配合氧气雾化吸入治疗,疗程 7 日。

案例导学答案

请问:

1. 护士应如何正确实施超声波雾化吸入法?
2. 护士应如何正确安全实施氧气雾化吸入法?

超声波雾化吸入法是应用超声波能破坏药液的表面张力的惯性,使药液变成微小的气雾,通过导管随患者吸气进入终末细支气管和肺泡以起到治疗的作用。

氧气雾化吸入法是利用高速氧气气流,使药液形成雾状,随吸气进入呼吸道产生疗效的方法。

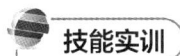 **技能实训**

技能实训 5-3-2 超声波雾化吸入法

【目的】

(1) 减轻呼吸道黏膜水肿,解除支气管痉挛,改善通气功能。

(2) 湿化呼吸道,稀释痰液,帮助祛痰,保持呼吸道通畅。

(3) 预防和治疗呼吸道感染。

(4) 应用抗癌药物实现肺癌局部治疗。

【评估】

(1) 患者的病情、意识状态、呼吸道通畅情况,患者面部、口腔黏膜有无伤口和溃疡。

(2) 患者对超声波雾化吸入法的认识、心理反应及合作程度。

【计划】

1. 护士准备 着装整洁,洗手,戴口罩。

2. 患者准备 患者明确超声波雾化吸入的目的、方法、注意事项,能主动配合。

3. 用物准备 治疗车上放超声波雾化吸入器 1 套(图 5-3-1)、治疗执行单、手消毒液等;治疗盘内放遵医嘱准备的药液、冷蒸馏水、水温计、量杯、10 mL 注射器、弯盘等。

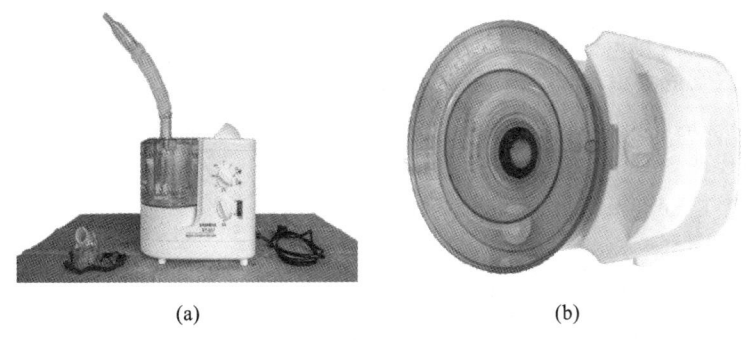

(a)   (b)

图 5-3-1 超声波雾化吸入器

4. 环境准备　环境安静、整洁,光线、温湿度适宜。

【实施】

超声波雾化吸入法操作流程见表5-3-4。

表5-3-4　超声波雾化吸入法操作流程

操作程序	操作步骤	要点说明
1. 连接检查装置	连接并检查超声波雾化吸入器主机与各附件,选择口含管(或面罩)	• 使用前检查超声波雾化吸入器各部件是否完好,确保性能良好
2. 水槽内加水	水槽内加入冷蒸馏水约250 mL,水量应浸没雾化罐底部的透声膜	• 水槽内不可加温水或热水,以免损坏热敏元件
3. 雾化罐内加药液	遵医嘱将药液稀释至30~50 mL加入雾化罐内,将雾化罐放入水槽,盖紧水槽盖	• 检查有无漏液 • 添加药液时,不必关机,直接从盖上的小孔内注入药液即可
4. 核对、解释	① 将用物携至患者床旁,确认患者,解释目的,协助患者取舒适体位 ② 消毒双手,颌下铺治疗巾,协助漱口	• 严格执行查对制度,防止发生差错
5. 开机调雾量	接通电源,打开电源开关,预热3~5 min,定时,打开雾化开关	• 根据需要调节雾量,一般定时15~20 min
6. 吸入气雾	① 气雾喷出时,将口含管放入患者口中(或使用面罩罩住口鼻),进行雾化吸入 ② 观察患者治疗情况及装置情况	• 嘱患者做深而慢的呼吸,使气雾进入呼吸道深部 • 随时调节雾量
7. 关雾化器	① 治疗毕,取下口含管(或面罩),先关雾化开关,再关电源开关 ② 取下口含管(或面罩),漱口,擦干面部,安置舒适体位	• 连续使用需间隔30 min • 必要时拍背,协助排痰
8. 整理记录	① 放掉水槽内的水,擦干,雾化罐、螺纹管、口含管、面罩用消毒液浸泡 ② 消毒双手,记录雾化开始时间及持续时间、患者反应及效果	• 浸泡1 h后,再洗净晾干备用,防止交叉感染

【注意事项】

(1)水槽底部晶体换能器和雾化罐底部的透声膜膜薄质脆,清洗时勿用力按压,以免损坏。

(2)水槽和雾化罐内切忌加温水或热水,水温超过50 ℃时应关机更换冷蒸馏水。

(3)水槽内无水时不可开机,以免损坏机器。

(4)连续使用时应间隔30 min,以免过热损坏机器。

(5)治疗中密切观察患者有无呛咳、支气管痉挛等不适反应。

【评价】

(1)机器性能良好,护患沟通有效。

(2)护士操作正确,患者达到预期疗效,无不良反应。

技能实训 5-3-3　氧气雾化吸入法

【目的】

（1）解除支气管痉挛，改善通气功能。

（2）稀释痰液，帮助祛痰，保持呼吸道通畅。

（3）预防和治疗呼吸道感染。

【评估】

（1）患者的病情、意识状态、呼吸道通畅情况，患者面部、口腔黏膜有无伤口和溃疡。

（2）患者对氧气雾化吸入法的认识、心理反应及合作程度。

【计划】

1. 护士准备　着装整洁，洗手，戴口罩。

2. 患者准备　患者明确氧气雾化吸入的目的、方法、注意事项，能主动配合。

3. 用物准备　治疗车上放氧气雾化吸入器 1 套(一次性氧气雾化吸入器(图 5-3-2)、压缩式雾化吸入器(图 5-3-3))、治疗执行单、手消毒液等；治疗盘内放遵医嘱准备的药液、冷蒸馏水、水温计、量杯、5 mL 注射器、弯盘等。

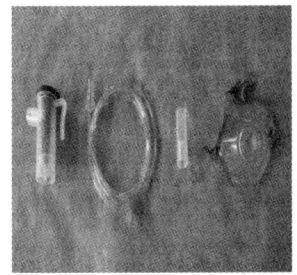

图 5-3-2　一次性氧气雾化吸入器

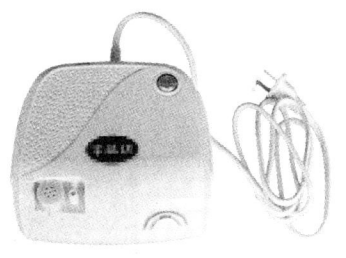

图 5-3-3　压缩式雾化吸入器

4. 环境准备　环境安静、整洁，光线、温湿度适宜。

【实施】

氧气雾化吸入法操作流程见表 5-3-5。

表 5-3-5　氧气雾化吸入法操作流程

操作流程	操作步骤	要点说明
1. 准备用物	准备氧气雾化吸入器 1 套，按医嘱将药液稀释至 5 mL 注入氧气雾化吸入器内	• 使用前要检查氧气雾化吸入器是否完好
2. 核对、解释	将用物携至患者床旁，确认患者，解释，协助患者取舒适体位；消毒双手，颌下铺治疗巾，协助漱口	• 严格执行查对制度，教会患者使用氧气雾化吸入器
3. 连接氧气	连接氧气雾化吸入器于氧气装置的输氧管上，调节氧流量为 6~8 L/min	• 各部件连接紧密，勿漏气
4. 吸入气雾	嘱患者手持氧气雾化吸入器，将口含嘴放入口中，紧闭嘴唇，用鼻深吸气，呼气时放松，反复进行直至药液吸完	• 指导患者尽可能深吸气，使药液充分进入支气管和肺内；患者感到疲劳时，可松开手指休息片刻
5. 观察反应	观察患者治疗情况及反应	
6. 整理记录	① 吸入完毕，移去氧气雾化吸入器，关闭氧气协助漱口，擦干面部，取舒适体位 ② 清理用物，将氧气雾化吸入器浸泡在消毒液中 ③ 消毒双手，做好记录	• 必要时拍背，协助排痰 • 氧气雾化吸入器浸泡 1 h 后取出清洗，晾干备用

【注意事项】

（1）氧气湿化瓶内不加水，以免稀释药液浓度，影响疗效。

（2）治疗前检查氧气雾化吸入器连接氧气处是否漏气，雾化吸入过程中，嘱患者严禁接触烟火和易燃物品，以确保用氧安全。

（3）雾化吸入时指导患者做深吸气、慢呼气动作，以确保疗效。

【评价】

（1）患者能正确配合，达到预期疗效，无不良反应。

（2）护士操作正确，护患沟通有效，用氧安全。

知识链接

手压式雾化吸入法

手压式雾化吸入法需要使用手压式雾化吸入器，主要适用于雾化吸入解除支气管痉挛药物，药液预置于雾化吸入器内的送雾器中。由于送雾器内腔为高压，将其倒置，用拇指按压雾化吸入器顶部时，其内阀门打开，药液便从喷嘴喷出，直接喷洒到口腔及咽部黏膜，药物经黏膜吸收。吸入气雾后应尽可能延长屏气时间（最好能坚持 10 s 左右），然后呼气。每次 1～2 喷，两次使用间隔时间不少于 3 h。雾化吸入器使用后放在阴凉处（30 ℃以下）保存。

此给药法主要用于吸入拟肾上腺素类药、氨茶碱或沙丁胺醇等支气管解痉药，适用于支气管哮喘和喘息性支气管炎的对症治疗。

考点提示 超声波雾化吸入法作用、操作要点及氧气雾化吸入法的氧流量设置。

➡ 直通护考

扫码在线答题

答案解析

四、注射给药法

注射给药法是将一定量的无菌药液或生物制剂注入体内，达到预防、诊断、治疗疾病目的的一种给药方法。注射给药法的主要特点是药物吸收快，血药浓度迅速升高，给药剂量准确，适用于各种原因不宜口服给药或需要药物迅速发生疗效的患者。但注射给药法是有创治疗，可引起疼痛或潜在并发症。因此，护士必须熟练掌握各种注射给药法的操作规程，确保患者安全、有效，防止感染及其他并发症的发生。常用的注射技术有肌内注射、皮下注射、静脉注射、皮内注射及动脉注射等（图 5-3-4）。

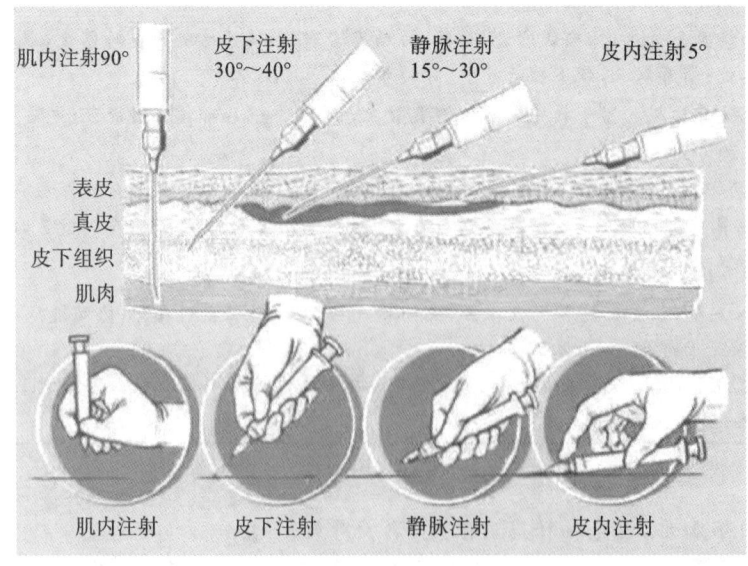

图 5-3-4 各种注射技术

案例导学

患者,男,50 岁。因"口渴多饮多食 3 年,加重 10 天"入院。入院评估:身高 155 cm,体重 60 kg,血糖 14 mmol/L,血脂 6.5 mmol/L,甘油三酯 2.4 mmol/L。经医生诊治,该患者 2 型糖尿病可疑,建议胰岛素强化治疗。

请问:

1. 为该患者进行胰岛素治疗时应选择何种注射给药法?

2. 护士在为患者进行注射给药时应注意哪些问题?

案例导学答案

(一) 注射原则

1. 严格执行查对制度

(1) 严格执行"三查八对"制度:确保用药安全。

(2) 认真检查药物质量:发现药液浑浊、变色、沉淀,药物已过有效期,安瓿有裂痕,密封瓶盖松动等情况均不能使用。

(3) 注意药物的配伍禁忌:若几种药物同时注射,在确认无配伍禁忌后方可进行。

2. 严格遵守无菌原则

(1) 环境清洁,符合无菌技术操作基本要求。注射前,操作者衣帽应整洁,洗手、戴口罩。

(2) 注射器空筒内壁、活塞体、乳头、针梗与针头必须保持无菌。

(3) 注射部位皮肤常规消毒,用 2% 碘酊棉签以注射点为中心,由内向外螺旋式旋转涂擦,消毒范围直径应在 5 cm 以上,待干后用 70% 乙醇棉签以同样方法脱碘后注射;或用 0.5% 碘伏、安尔碘涂擦消毒 2 次,待干后即可注射。

3. 选择合适的注射器与针头

(1) 根据药液量、刺激性强弱、注射方法及患者情况,选择合适的注射器和针头。

(2) 注射器要无裂缝、完整、不漏气;针头要锐利、无钩、无弯曲、型号合适;注射器与针头紧密衔接;一次性注射器的包装应密封,无破损且在有效期内。

4. 注射药液应现配现用 注射药液应现配现用,即时注射,以免放置时间过久,药物疗效降低或被污染。

5. 选择合适的注射部位 选择注射部位应避开血管、神经,不可在局部有硬结、损伤、炎症、瘢痕处进针。对需长期进行注射的患者,应经常更换注射部位,静脉注射时应先选择远心端血管,再选择近心端血管。

6. 严格执行消毒隔离制度 注意防止交叉感染,注射时要做到一人一套物品。一次性物品使用后按医疗垃圾处理原则,统一进行处理。注射后护士需消毒双手,避免造成交叉感染。

7. 注射前排尽空气 注射前必须排尽注射器内空气,尤其是动、静脉注射,以免空气进入血管而造成空气栓塞,在排气时要注意防止药物浪费。

8. 掌握合适的进针深度

(1) 各种注射给药法分别有不同的进针深度要求。

(2) 进针时不可将针梗全部刺入皮肤内,防止不慎发生断针时处理困难。

9. 推药前检查回血 进针后、注射药液前应抽动活塞,检查有无回血,动、静脉注射必须有回血后方可注入药液。皮下、肌内注射,抽吸无回血,方可注入药液,如有回血,应拔出针头重新进针,切不可将药液注入血管内。

10. 掌握无痛注射技术

(1) 消除患者的思想顾虑,分散其注意力,指导患者做深呼吸,尽可能地放松身心。

(2) 指导并协助患者采取合适体位,使其肌肉放松,易于进针。

（3）注射时做到"二快一慢和匀速"，即进针与拔针要快，推注药液速度缓慢且均匀。

（4）对刺激性强的药物或油剂，应选择粗长针头，做深部注射，以免引起疼痛和硬结。如需同时注射几种药物，一般先注射刺激性较弱的药物，再注射刺激性较强的药物。

（二）用物准备

1. 注射盘

（1）皮肤消毒液：2％碘酊、70％乙醇各1瓶（或安尔碘、0.5％碘伏1瓶）。

（2）无菌持物钳或镊：放于灭菌后的干燥容器中（有效期4 h）。

（3）其他：无菌棉签、无菌巾、砂轮、开瓶器（如为静脉注射，加放止血带、小枕、胶布、一次性治疗巾）、弯盘、免洗手消毒液等。

2. 注射器和针头　注射器和针头构造如图5-3-5所示。

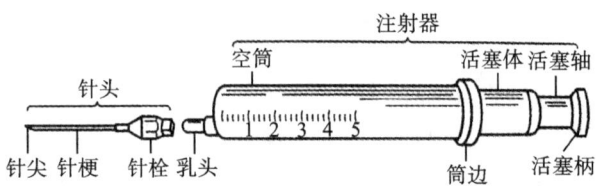

图 5-3-5　注射器和针头构造

（1）注射器：注射器由空筒、活塞两部分组成。空筒前端为乳头，空筒上标有容量刻度；活塞包括活塞体、活塞轴、活塞柄。其中乳头、空筒内壁、活塞体应保持无菌，不得用手触摸。

（2）针头：针头分为针尖、针梗、针栓三部分。除针栓外壁外，其余部分应保持无菌，不得用手指触摸，以防污染。注射器规格、针头型号及主要用途见表5-3-6。

表 5-3-6　注射器规格、针头型号及主要用途

注射器规格	针头型号	主 要 用 途
1 mL	4～5 号	皮内注射，注射小剂量药液
2 mL、5 mL	6～7 号	皮下注射、肌内注射、静脉采血
10 mL、20 mL、30 mL、50 mL、100 mL	7～12 号	静脉注射、静脉输血、采血、各种穿刺

3. 注射药物及其他　遵医嘱准备，常用注射剂型有溶液、油剂、混悬剂、结晶、粉剂等。

4. 注射本或注射卡　根据医嘱准备注射本或注射卡，是注射药物的依据，可避免给药错误的发生。

（三）药物抽吸法

药物抽吸应严格按无菌原则和查对制度进行。药物抽吸法包括自安瓿内抽吸药物法和自密封瓶内抽吸药物法。

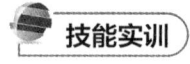

技能实训 5-3-4　药物抽吸法

【目的】

遵医嘱准确吸取药物，为各种注射做准备。

【评估】

（1）药物的名称、剂量、给药途径、有效期。

（2）药物的颜色、有无絮状物、有无颗粒状漂浮物等，确保药物未被污染。

（3）保存药物的容器及抽吸药物的注射器是否完整。

（4）给药目的、药物性能及给药方法。

【计划】

1. 护士准备 着装整齐，洗手，戴口罩。

2. 用物准备 常规注射盘、注射卡，按医嘱准备药物及溶媒、相应规格的注射器及针头等。

3. 环境准备 环境安静、整洁、光线适宜，符合无菌操作的基本要求。

【实施】

药物抽吸法操作流程见表5-3-7。

表 5-3-7　药物抽吸法操作流程

操作程序	操作步骤	要点说明
1. 查对药物	① 核对医嘱 ② 核对药名、剂量、浓度，检查质量、有效期	• 严格执行查对制度及无菌操作原则
2. 抽吸药物	★ 自安瓿内抽吸药物法（图5-3-6） ① 再次查对药名后将安瓿顶端药物弹至体部，用75%乙醇消毒颈部，用砂轮在安瓿颈部划一锯痕，再重新消毒安瓿 ② 折断安瓿：从敷料缸内取一纱布裹住安瓿并折断，检查药物内有无玻璃碎屑 ③ 抽吸药物：备注射器及针头，将注射器刻度朝上，针尖斜面向下，放入安瓿内的液面下，抽动活塞，吸取药物	• 安瓿颈部有蓝色标记的无须划痕，75%乙醇消毒后用纱布包裹可直接折断 • 针尖不能触及安瓿外口，不能将针栓置于安瓿内 • 抽吸药物时手不可触及活塞体，以免污染药物
	★ 自密封瓶内抽吸药物法（图5-3-7） ① 消毒瓶塞：用启瓶器除去铝盖中心部分，常规消毒瓶盖顶部及其周围 ② 抽吸药物：备注射器及针头，注射器内吸入与所需药物等量的空气后将针头插入瓶塞内并注入空气，倒转药瓶，使针头在液面以下，吸取药物至所需量后，以示指固定针栓，拔出针头	• 吸取结晶和粉剂药物时，先抽吸无菌生理盐水或专用溶媒注入瓶中，并抽出空气，待药物充分溶解后吸取 • 注入空气的目的是使密封瓶内压力增加，利于吸药 • 混悬液摇匀后立即吸取 • 油剂用粗针头吸取
3. 排尽空气	将针头垂直向上，先回抽活塞使针头内的药物流入注射器内，并使气泡聚集在乳头处，再轻推活塞，排出空气	• 排气时固定针栓，不可触及针尖及针梗 • 在注射器底部的气体，可震动注射器使气体漂至乳头根部再排出
4. 保持无菌	将空安瓿或密封瓶套在针头上，核对无误后放于无菌盘内备用	• 也可将针头护套套在针头上，但安瓿或密封瓶不可丢弃，以便查对
5. 清理用物	再次查对，清理用物并正确处理	

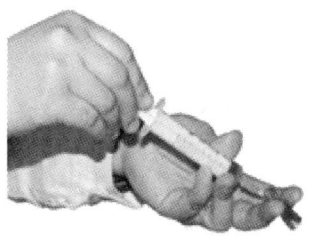 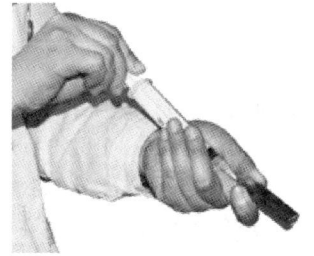

(a) 自小安瓿内抽吸药物　　　(b) 自大安瓿内抽吸药物

图 5-3-6　自安瓿内抽吸药物法

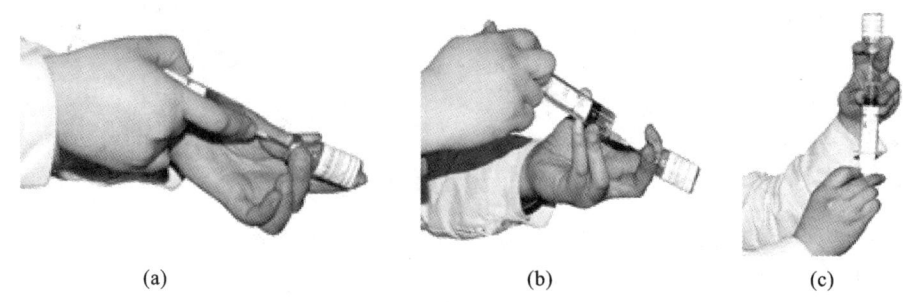

|(a)|(b)|(c)|

图 5-3-7　自密封瓶内抽吸药物法

【评价】

（1）严格按照操作程序抽吸药物，手法正确，药量准确。

（2）吸药过程中药物和针头无污染。

【注意事项】

（1）严格执行查对制度及遵守无菌原则。

（2）针头进、出安瓿时，不可触及安瓿外口。

（3）吸药时，手只能触及活塞柄和针栓，不能触及活塞体、针梗和针尖；不可将针栓插入安瓿内，以防止药液被污染。

（4）从大安瓿内抽吸药物时，安瓿的倾斜度不可过大，以免药物流出造成浪费。

（5）排气时固定针栓，不可触及针尖及针梗。轻推活塞排气，不可浪费药物，确保药量准确。

（四）常用注射技术

常用注射技术包括皮内注射、皮下注射、肌内注射和静脉注射等。

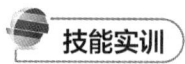

技能实训 5-3-5　皮内注射

【目的及部位】

（1）做药物过敏试验，观察有无过敏反应。常选用前臂掌侧下段处，因此处皮肤较薄，易于注射，且此处肤色较浅，易于判断结果。

（2）预防接种时常选择在上臂三角肌下缘。

（3）局部麻醉的先驱步骤。

【评估】

（1）患者的病情、治疗情况及"三史"（用药史、过敏史、家族史）。

（2）患者的心理状态及合作程度。

（3）患者注射部位的皮肤情况，有无瘢痕或溃疡等。

【计划】

1. 护士准备　着装整洁，洗手，戴口罩。

2. 用物准备

（1）治疗车上层：常规注射盘、注射卡，按医嘱准备药物，1 mL 注射器及 4～5 号针头，如做药物过敏试验，需另备 0.1% 盐酸肾上腺素及 2 mL 注射器，手消毒液、无菌棉签、弯盘、砂轮、注射单或医嘱单等。

（2）治疗车下层：生活垃圾桶、医疗垃圾桶和锐器回收盒。

3. 环境准备　符合无菌操作要求，注射环境安静、整洁、光线适宜。

4. 患者准备　明确操作目的，了解操作过程及配合要点，取合适体位并暴露局部注射部位。

【实施】

皮内注射操作流程见表 5-3-8。

表 5-3-8 皮内注射操作流程

操作程序	操作步骤	要点说明
1. 执行医嘱	按医嘱准备药物	• 严格执行查对制度和遵守无菌原则
2. 核对、解释	携用物至患者床旁,核对床号、姓名、医嘱,向患者解释操作的目的、过程及配合要点	• 如做药物过敏试验应详细询问用药史、过敏史、家族史
3. 消毒、排气	选择注射部位,以 70% 乙醇消毒皮肤,待干,抽吸药物,再次查对并排尽空气	• 做药物过敏试验时忌用含碘消毒剂,避免影响结果的观察
4. 进针、推药	一只手绷紧注射部位皮肤,另一只手持注射器,针头斜面向上,与皮肤成 5°角刺入皮内(图 5-3-8);待针头斜面完全进入皮内后,放平注射器,固定针栓,注入药物,见局部出现一半球状皮丘,皮肤变白并显露毛孔	• 皮内注射注入的剂量为 0.1 mL • 进针角度过大会将药物注入皮下,影响局部反应的观察和判断 • 加强与患者的沟通,以了解患者的反应
5. 拔针、观察	注射完毕,迅速拔出针头,观察患者	• 若做药物过敏试验(与患者核对时间),20 min 后观察局部反应并做出判断
6. 查对、指导	再次查对,安置患者,告知患者注意事项	• 嘱咐患者勿揉擦局部,如有不适立即告知护士
7. 整理、记录	协助患者取舒适体位,整理床单位,清理用物,洗手并记录	• 注射器按要求分离后集中处理 • 药物过敏试验结果如不能确认,或怀疑假阳性,需在对侧肢体做对照试验

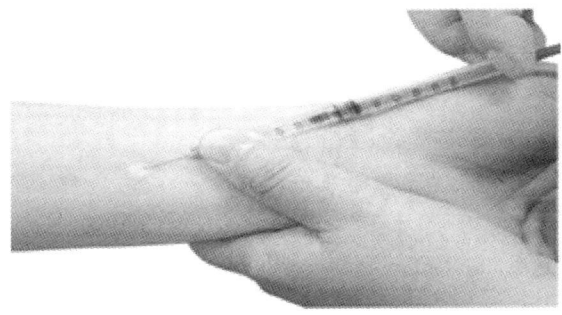

图 5-3-8 皮内注射

【评价】

(1) 操作方法正确,用药安全、有效。

(2) 沟通有效,患者理解皮内注射的目的,能主动配合。

(3) 患者获得预防药物过敏的一般知识,治疗满意。

【注意事项】

(1) 严格执行查对制度和遵守无菌原则。

(2) 做药物过敏试验时,应仔细询问用药史、过敏史、家族史,并嘱患者不可随意离开病室,便于观察用药后的反应及结果。

(3) 药物过敏试验忌用含碘消毒剂,防止脱碘不彻底影响局部反应的观察,或患者对碘过敏导致结果混淆。

(4) 在为患者做药物过敏试验前,要准备好急救药品,以防发生意外。

技能实训 5-3-6 皮下注射

皮下注射是将少量药物或生物制剂注入皮下组织的方法。

【目的】

(1) 预防接种:如各种菌苗、疫苗的预防接种。

(2) 局部麻醉给药:如局部麻醉、封闭治疗。

（3）不宜口服给药且需要在一定时间内发生药效者，如胰岛素、阿托品、肾上腺素等药物的注射；适合小剂量及刺激性弱的药物的注射，以免吸收不良造成局部硬结、疼痛等反应。

【部位】

常选用上臂三角肌下缘、腹壁、后背、大腿前外侧（图5-3-9）。

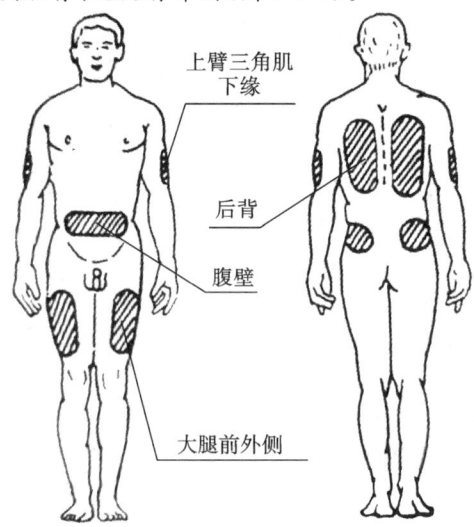

上臂三角肌下缘

后背

腹壁

大腿前外侧

图5-3-9 皮下注射部位

【评估】

（1）患者的病情及治疗情况。

（2）患者注射部位的皮肤情况，有无溃疡、硬结、瘢痕等。

（3）患者肢体活动能力、意识状态、心理状态及合作程度。

【计划】

1. 护士准备 着装整洁，洗手，戴口罩。

2. 环境准备 注射环境安静、整洁、光线适宜，符合无菌技术要求。

3. 用物准备

（1）治疗车上层：常规注射盘、注射卡，按医嘱准备药物，1～2 mL注射器及5～6号针头、手消毒液、无菌棉签、弯盘、砂轮、注射单或医嘱单等。

（2）治疗车下层：生活垃圾桶、医疗垃圾桶和锐器回收盒。

4. 患者准备 明确操作目的；了解操作过程及配合要点；取合适体位并暴露局部注射部位。

【实施】

皮下注射操作流程见表5-3-9。

表5-3-9 皮下注射操作流程

操作程序	操作步骤	要点说明
1. 准备药物	洗手，戴口罩，按医嘱准备药物	· 严格执行查对制度和遵守无菌原则
2. 核对、解释	携用物至患者床旁，核对并解释	· 确认患者，取得合作
3. 消毒、排气	选择注射部位，常规消毒皮肤、待干，抽吸药物再次查对并排尽空气	
4. 快速进针	一手绷紧局部皮肤，另一手持注射器，示指固定针栓，针头斜面向上，与皮肤成30°～40°角，快速将针梗的1/2～2/3刺入皮下（图5-3-10）	· 注射少于1 mL的药物时，用1 mL注射器，以保证注入的药物剂量准确无误 · 进针角度不宜超过45°以免刺入肌层
5. 推注药物	松开绷皮肤的手，抽动活塞，如无回血，缓慢推注药物	· 确认针头未刺入血管内 · 如有回血，拔出针头重新注射
6. 拔针、按压	注射完毕，快速拔针后按压片刻	· 压迫至不出血为止

续表

操作程序	操作步骤	要点说明
7. 查对、安置	再次查对,安置患者	
8. 整理、记录	整理床单位,清理用物,洗手并记录	• 用物严格按消毒隔离原则处理

【评价】

(1) 严格执行"三查八对"制度,操作熟练轻稳,进针深度、角度、部位及药物注入剂量准确,注射部位未发生硬结、感染。

(2) 护患沟通有效,患者配合。

(3) 患者理解皮下注射的目的及药物作用相关知识,治疗满意。

【注意事项】

(1) 针头刺入角度不应超过 45°,对于过瘦者须捏起局部组织或适当减小进针角度,以免针头刺入肌层。

(2) 注射药物不足 1 mL 时,须用 1 mL 注射器,以保证注入的药物剂量准确。

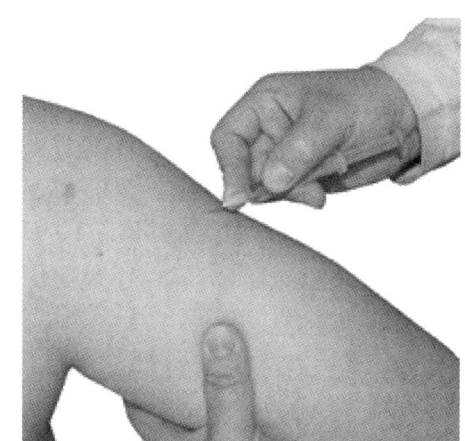

图 5-3-10 皮下注射

(3) 选择注射部位应避开炎症、破溃或有肿块的部位。长期皮下注射的患者,应有计划地更换注射部位,避免局部出现硬结而影响药物吸收。

(4) 剂量较大或刺激性较强的药物不宜进行皮下注射。

(5) 皮下注射胰岛素时,应重点防范患者出现低血糖反应。

技能实训 5-3-7 肌内注射

肌内注射是将一定量药物注入肌肉组织内的方法。人体肌肉组织有丰富的毛细血管网,药物注入肌肉组织后,吸收迅速而完全。

【目的】

(1) 注射不宜采用口服或静脉注射方式给药且要求比皮下注射更快获得疗效的药物。

(2) 注射刺激性较强或剂量较大的药物。

【部位】

注射部位多选择肌肉较丰厚,远离大血管、神经的部位。最常用的部位是臀大肌,其次为臀中肌、臀小肌、股外侧肌、上臂三角肌。

(1) 臀大肌注射定位法:臀大肌起自髂后上棘与尾骨之间的部位,肌纤维平行斜向外下方止于股骨上部,坐骨神经被臀大肌覆盖,其体表投影为自大转子尖至坐骨结节中点向下至腘窝,注射时要避免损伤坐骨神经,定位方法有如下两种(图 5-3-11)。

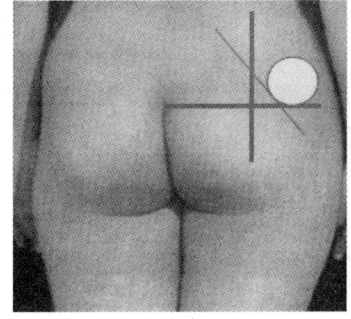
(a) 十字法

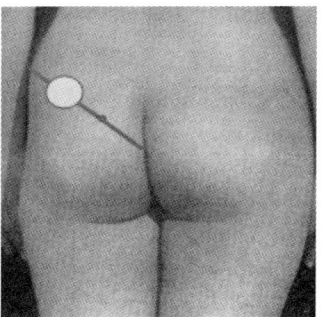
(b) 连线法

图 5-3-11 臀大肌注射定位法

①十字法:从臀裂顶点向右或向左做一水平线,然后从髂嵴最高点做一垂直平分线,将臀部分为四个象限,其外上象限避开内角(髂后上棘至股骨大转子连线),即为注射区。

②连线法:取髂前上棘与尾骨连线的外上1/3处为注射部位。

(2)臀中肌、臀小肌注射定位法:臀中肌、臀小肌血管、神经分布较少,且脂肪组织较薄,可用于小儿、危重或不能翻身的患者,目前已广泛使用,定位方法有如下两种(图5-3-12):①构角法:以示指尖、中指尖分别置于髂前上棘和髂嵴下缘处,这样髂嵴、示指、中指之间便构成一个三角形区域,即为注射部位。②三横指法:髂前上棘外侧三横指处,以患者的手指宽度为标准。

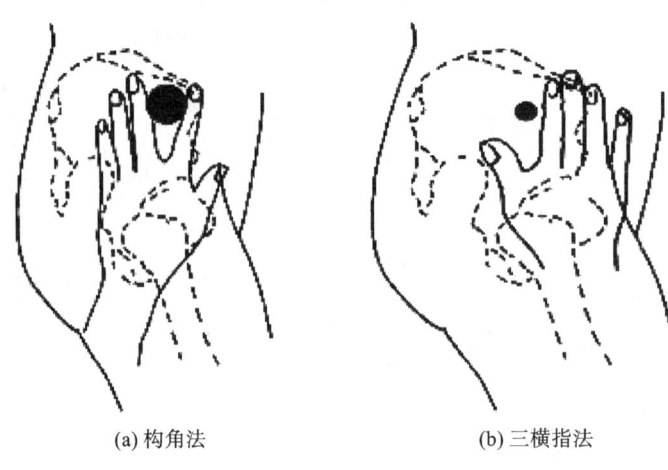

(a) 构角法   (b) 三横指法

图 5-3-12　臀中肌、臀小肌注射定位法

(3)股外侧肌注射定位法:大腿中段外侧,一般成人在髋关节下 10 cm 至膝上 10 cm、宽约 7.5 cm 的范围内为注射部位(图5-3-13)。此处大血管、神经干很少通过,适用于多次注射。

(4)上臂三角肌注射定位法:上臂外侧,肩峰下 2～3 横指处为三角肌注射部位(图5-3-14)。此处肌肉不如臀部肌肉丰厚,只能做小剂量注射。

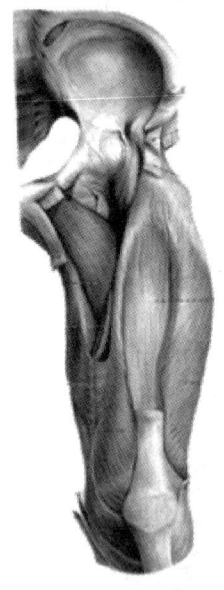

图 5-3-13　股外侧肌注射定位法

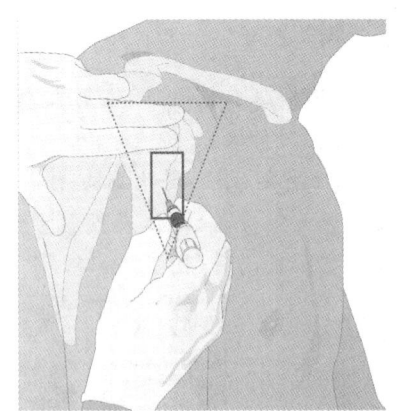

图 5-3-14　上臂三角肌注射定位法

【评估】

(1)患者病情、治疗情况、用药史、过敏史和家族史。

(2)患者的意识状态,对注射给药的认知与合作程度。

(3)患者注射部位皮肤、肌肉组织情况及肢体活动能力。

【计划】

1. 护士准备 着装整洁,洗手,戴口罩。

2. 环境准备 注射环境安静、整洁、光线适宜,符合无菌技术操作要求,必要时遮挡患者。

3. 用物准备

(1)治疗车上层:常规注射盘、注射卡,按医嘱准备药物,2~5 mL注射器及6~7号针头、手消毒液、无菌棉签、弯盘、砂轮、注射单或医嘱单等。

(2)治疗车下层:生活垃圾桶、医疗垃圾桶和锐器回收盒。

4. 患者准备 明确操作目的;了解操作过程及配合要点;取合适体位,放松肌肉并暴露局部注射部位。

【实施】

肌内注射操作流程见表5-3-10。

表5-3-10 肌内注射操作流程

操作程序	操作步骤	要点说明
1. 准备药物	洗手,戴口罩,按医嘱准备药物	• 严格执行查对制度和遵守无菌原则
2. 核对、解释	携用物至患者床旁,核对并向患者或其家属解释操作目的和方法	• 确认患者,取得合作
3. 选择、定位	协助患者取合适体位,选择注射部位、定位	• 避开血管和神经并经常更换注射部位
4. 再次核对、消毒、排气	常规消毒皮肤、待干,抽吸药物再次核对,并排尽空气	• 操作中核对,保证用药准确与安全
5. 进针穿刺	左手拇指、示指绷紧局部皮肤,右手持注射器,中指固定针栓,将针头迅速垂直刺入针梗的2/3(图5-3-15)	• 切勿将针梗全部刺入,以防针梗从根部衔接处折断,难以取出 • 消瘦者及患儿的进针深度酌减 • 拇指和示指不能污染已消毒部位
6. 抽回血、推药、观察	松开绷紧皮肤的手,抽动活塞,如无回血,缓慢注入药物,同时观察患者的表情及反应	• 确认针头未刺入血管内
7. 拔针、按压	注射完毕,快速拔针,用干棉签轻压进针处,按压片刻	• 体现"两快一慢" • 压迫至不出血为止
8. 整理、记录	再次进行核对,协助患者取舒适体位,整理床单位,清理用物,洗手,做好记录	• 用物严格按消毒隔离原则分类处理

【评价】

(1)患者理解肌内注射的目的,护患沟通有效,患者配合。

(2)患者注射部位未发生硬结、感染,达到治疗目的。

(3)严格执行"三查八对"制度,操作熟练轻稳,进针深度、部位选择及药物注入剂量准确,实施无痛注射。

【注意事项】

(1)严格执行"三查八对"制度。选择合适的注射部位,避免刺伤神经和血管,无回血时方可注射。

(2)2岁以下婴幼儿不宜选用臀大肌注射。因为婴幼儿在独立行走之前,臀部肌肉发育不完善,进行臀大肌注射时有损伤坐骨神经的危险,一般应选择臀中肌、臀小肌注射。

(3)两种药物同时注射时,要注意配伍禁忌。

(4)需长期肌内注射者,应经常更换注射部位,并选用细长针头,以避免或减少硬结的产生。若已经出现硬结者可做局部热敷、理疗等处理。

(5)勿将针梗全部刺入,以免发生断针事故。若针梗折断,应先稳定患者情绪,嘱患者保持原体位不动,防止断针移动,迅速用无菌血管钳取出断针。若断端全部埋入肌肉,应迅速请外科医生处理。

(6)臀部肌内注射时,为使局部肌肉放松,嘱患者侧卧位时上腿伸直,下腿稍弯曲;俯卧位时足尖相对,

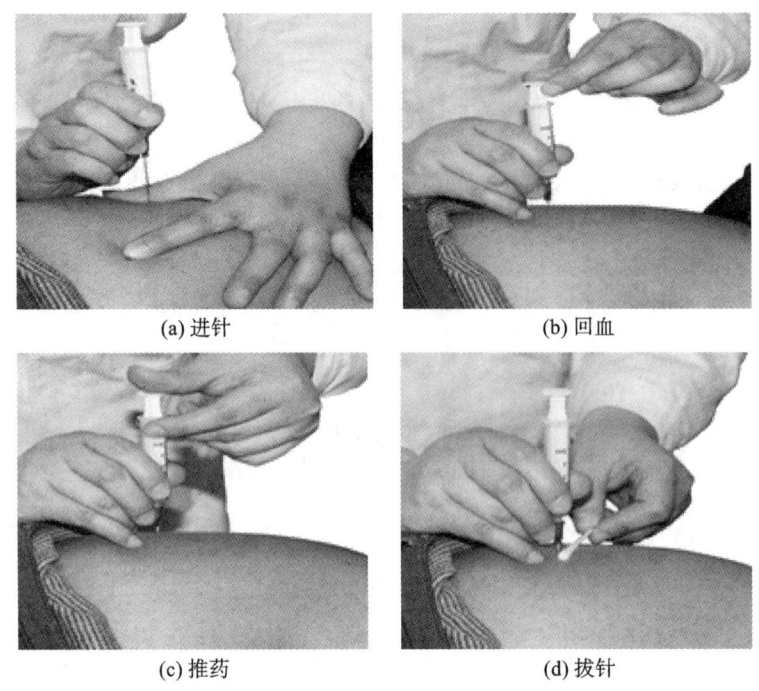

(a) 进针   (b) 回血

(c) 推药   (d) 拔针

图 5-3-15 肌内注射

足跟分开,头偏向一侧;危重患者及不能翻身者取仰卧位。

知识链接

皮 下 硬 结

皮下硬结临床表现为局部肿胀、瘙痒,局部可扪及硬结。严重者可导致皮下纤维组织变性、增生,形成肿块或出现脂肪萎缩,甚至坏死。出现皮下硬结时可用 50% 硫酸镁进行热湿敷,或用云南白药和食醋调成糊状,涂于局部,以促进炎症消退和吸收。

技能实训 5-3-8 静脉注射

由静脉注入无菌药物的方法。药物可直接进入血液循环而达全身,是发挥药效最快的给药途径。

【目的】

(1) 注射不宜口服给药、皮下注射、肌内注射的药物;需迅速发挥药效时,尤其是抢救治疗危重症患者时。

(2) 静脉输液、输血或静脉高营养治疗。

(3) 做诊断、试验检查时,由静脉注入造影剂做诊断性检查,如肝、肾、胆囊造影检查。

【部位】

一般选择粗、直、弹性好、相对较固定的静脉,避开关节及静脉瓣。常用注射部位如下。

(1) 四肢浅静脉:上肢常选用腕部、手背静脉及肘部浅静脉(贵要静脉、肘正中静脉、头静脉);下肢常选用大隐静脉、小隐静脉和足背静脉等(图 5-3-16)。

(2) 头皮静脉:小儿头皮静脉极为丰富,分支甚多,互相沟通交错成网且静脉表浅易见,易于固定、方便患儿肢体活动。临床常用的头皮静脉包括颞浅静脉、额静脉、耳后静脉和枕后静脉等(图 5-3-17)。

(3) 股静脉:股静脉位于股三角内,在股动脉的内侧 0.5 cm 处(图 5-3-18)。护士应熟记股静脉的解剖位置及其与毗邻组织的关系,以防操作时误伤重要的神经和血管。

【评估】

(1) 患者病情、年龄、意识状态、治疗情况、用药史、过敏史和家族史等。

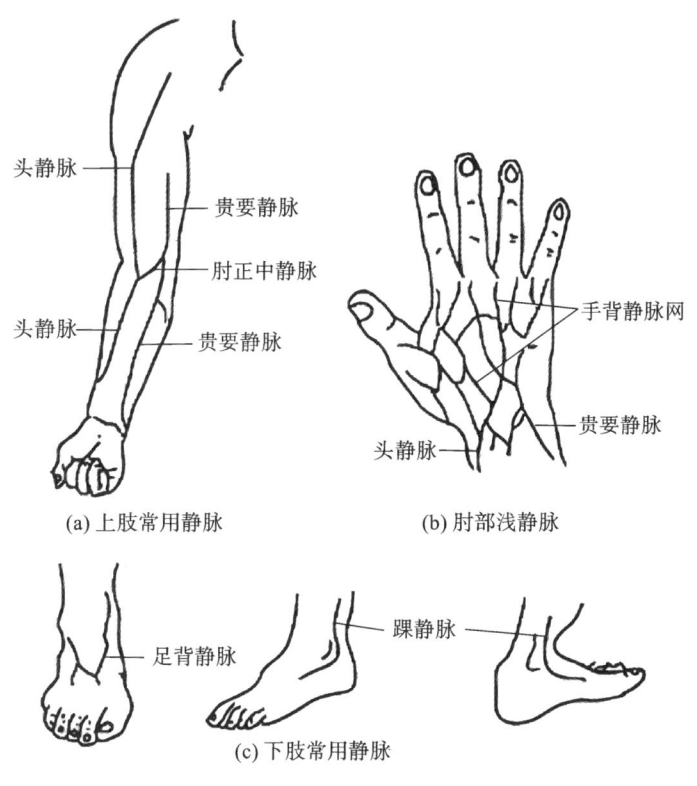

(a) 上肢常用静脉

(b) 肘部浅静脉

(c) 下肢常用静脉

图 5-3-16 四肢浅静脉

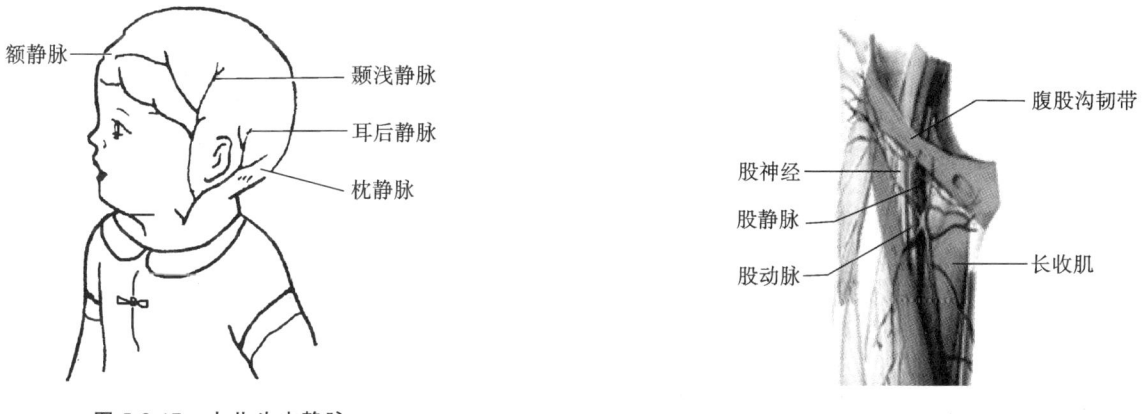

图 5-3-17 小儿头皮静脉

图 5-3-18 股静脉解剖位置

（2）患者的心理状态、肢体活动能力,对药物治疗的认知及合作程度。

（3）注射部位的皮肤状况、静脉充盈度及管壁弹性。

【计划】

1. 护士准备 着装整洁,洗手,戴口罩。

2. 环境准备 清洁、安静,温度适宜,光线充足。

3. 用物准备

（1）治疗车上层:基础注射盘、注射器(规格视药量而定)、6~8号针头或头皮针、止血带、小枕、输液贴,按医嘱备药,注射卡、无菌棉签、砂轮、弯盘、手消毒液,一次性治疗单等。

（2）治疗车下层:生活垃圾桶、医疗垃圾桶和锐器回收盒。

4. 患者准备 明确操作目的、过程及配合要点,能配合操作。

【实施】

静脉注射操作流程见表 5-3-11。

表 5-3-11　静脉注射操作流程

操作程序	操 作 步 骤	要 点 说 明
1. 准备药物	洗手,戴口罩,按医嘱准备药物	• 严格执行查对制度和遵守无菌原则
2. 核对、解释	携用物至患者处,核对并解释	• 确认患者,取得合作
3. 选择静脉	★四肢浅静脉注射 ① 选择合适静脉,在穿刺部位的下方垫小枕。在穿刺部位上方(近心端)约 6 cm 处扎止血带,选择静脉,再松开止血带,常规消毒皮肤,待干,再扎上止血带	• 选择粗直、弹性好、易于固定的静脉,避开关节和静脉瓣 • 止血带末端向上 • 使静脉充盈、显露,便于穿刺
	② 抽吸药物,再次查对,排尽空气。以一只手拇指绷紧静脉下端皮肤,使其固定;另一只手持注射器,示指固定针栓,针头斜面向上,与皮肤成 15°～30°角自静脉上方或侧方刺入皮下再刺入静脉(图 5-3-19) ③ 见回血,再沿静脉推进少许,松开止血带,固定针头	• 对需长期注射者,应有计划地由小到大、由远心端到近心端选择静脉
	★股静脉注射 ① 协助患者取仰卧位,穿刺侧下肢伸直略外展外旋,常规消毒局部皮肤 ② 抽吸药物,再次核对,排尽空气 ③ 护士按无菌原则戴上无菌手套,一手示指和中指于腹股沟处扪及股动脉搏动最明显部位并固定,另一手持注射器,针头和皮肤成 90°角或 45°角,在股动脉内侧 0.5 cm 处刺入,抽动活塞见有暗红色血液,固定针头	• 穿刺时应沉着,一旦出现局部血肿,立即拔出针头,按压局部,另选其他部位静脉穿刺 • 如未见回血,可平稳地将针头退至穿刺入口处(但切勿退出皮肤外),略变方向后再尝试穿刺 • 抽出暗红色血液,提示针头已进入股静脉 • 有出血倾向者不宜采用股静脉注射
	★小儿头皮静脉注射 ① 协助患儿取仰卧位或侧卧位 ② 选择静脉,注射部位备皮 ③ 常规消毒局部皮肤,待干 ④ 选用头皮针,再次核对,排尽空气 ⑤ 由助手固定患儿头部,操作者一手拇指、示指固定静脉两端皮肤,另一手持头皮针针柄沿静脉向心方向,针头与皮肤成 15°～20°,由静脉上方刺入皮下,再沿静脉方向潜行刺入静脉	
4. 推注药物	① 见回血后推药少许,如无异常,用胶布固定针头 ② 缓慢推注药物	• 见回血证明针头已刺入血管内 • 注意询问患者感觉,反复试抽回血,听主诉并观察
5. 拔针、按压	注射完毕,将无菌干棉签放于穿刺点上方,快速拔出针头,按压片刻	• 针头在无压力下退出血管腔防止管腔内膜损伤及疼痛 • 用无菌干棉签沿血管走行方向纵向按压,可同时压住穿刺部位皮肤和血管上的两个穿刺点,以防出血或形成血肿
6. 整理、记录	再次核对,协助患者取舒适体位,整理床单位,清理用物。洗手,做好记录	• 用物严格按消毒隔离原则进行处理

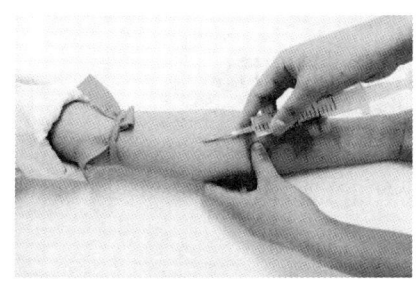
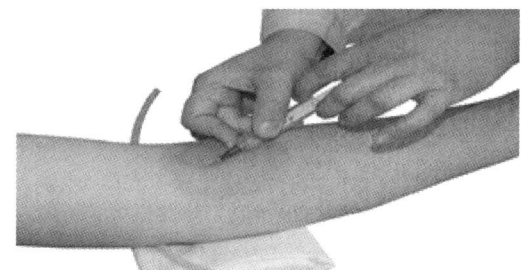

(a) 静脉注射进针   (b) 推注药物

图 5-3-19　静脉注射

【评价】

（1）严格执行"三查八对"制度和遵守无菌原则。

（2）操作熟练轻稳，进针深度、部位选择及注入药物剂量正确。

（3）护患沟通有效，患者配合。

（4）患者理解静脉注射的目的及药物作用相关知识，治疗满意。

【注意事项】

（1）严格执行查对制度、无菌原则和消毒隔离原则。

（2）选择粗直、弹性好、易于固定的静脉，避开关节和静脉瓣。

（3）需长期静脉注射者，要有计划地使用和保护静脉，应由小到大、由远心端向近心端选择静脉。

（4）推注刺激性药物时，须先用生理盐水引导穿刺。应另备有装有生理盐水的注射器和头皮针，先用生理盐水注射器穿刺成功后，确认针头在静脉内再更换吸有药物的注射器进行注射，防止药物溢出血管外而造成组织坏死。

（5）注射过程中，间断回抽血液，一旦出现局部疼痛、肿胀、抽吸无回血，应立即停止注射，拔针、按压，确保药液安全注入血管内。

（6）根据患者年龄、病情及药物性质以适当速度注入药物，推药过程中要观察患者反应及随时听取主诉。

（7）凝血功能不良者应延长按压时间。

【静脉穿刺失败的常见原因】

静脉穿刺失败的常见原因如下（图 5-3-20）。

（1）针头刺入过深：穿破对侧静脉壁刺入深层组织，部分药液溢出深层组织，抽吸无回血，注入药物局部无隆起，主诉疼痛。此时应拔出针头，重新选择血管穿刺。

（2）针头刺入过浅（未刺入静脉内或脱出血管外）：局部隆起，疼痛，无回血。处理：拔针、止血，更换针头重新穿刺。

（3）针头斜面未完全刺入静脉：针头斜面嵌在血管壁上，针头斜面部分在血管内，部分在血管外，抽吸虽有回血，但推药时部分药液溢出至皮下，局部肿胀并有痛感。此时应拔出针头，重新选择血管穿刺。

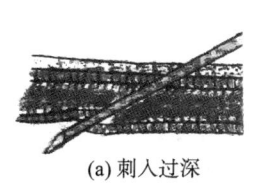
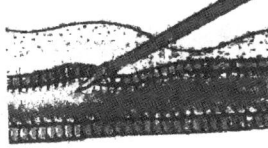
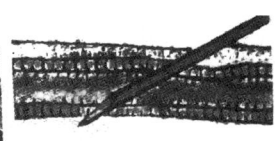

(a) 刺入过深   (b) 刺入过浅   (c) 斜面未完全刺入   (d) 刺破对侧血管壁

图 5-3-20　静脉穿刺失败原因

（4）针头刺入较深，刺破对侧血管壁：针头斜面未完全在静脉内，部分在静脉外。抽吸有回血，推注少量药液时局部隆起不明显或无隆起，有疼痛。此时应拔出针头，更换针头重新选择血管穿刺。

技能实训5-3-9　微量注射泵应用法

微量注射泵是电子调速注射装置，能将小剂量药物持续、均匀、定量注入人体静脉。临床上常用于小儿及某些药物（如杜冷丁、毛花苷丙、硫酸镁、氨茶碱等）的静脉注射。

【目的】

使药物注入剂量准确，速度均匀。

【部位】

同四肢浅静脉注射。

【评估】

（1）患者的病情、治疗情况。

（2）患者的意识状态、心理反应、合作程度及对治疗计划的了解情况。

（3）注射部位皮肤状况、静脉状况。

【计划】

1. 护士准备　着装整洁，剪指甲，洗手，戴口罩。

2. 环境准备　环境安静、整洁、光线适宜，符合无菌技术要求。

3. 用物准备　微量注射泵、微量注射泵延长管、注射器，其余同静脉注射技术。

4. 患者准备　了解注射目的及相关知识，能主动配合。

【实施】

微量注射泵操作流程见表5-3-12。

表 5-3-12　微量注射泵操作流程

操作程序	操作步骤	要点说明
1. 准备药物	依据医嘱备药，放入无菌纱布内	• 严格执行查对制度和无菌原则
2. 核对、解释	用物备齐后携至患者床旁，核对并解释	• 取得患者配合
3. 接电源	插好电源，打开开关	
4. 固定注射器	将抽吸好药物的注射器固定于微量注射泵上	
5. 设定参数	根据医嘱设定微量注射泵的参数	
6. 穿刺	选择合适的静脉，常规消毒皮肤，待干，再次核对后将注射器连接头皮针，排气，穿刺静脉	
7. 注射	头皮针固定好后按下"开始"键，开始注射	
8. 观察	注射过程中随时观察患者反应和微量注射泵的运行情况	
9. 注射完毕	按下"停止"键，用干棉签轻压穿刺点，快速拔针后按压片刻	
10. 取下注射器	再次核对后取下注射器，关闭微量注射泵，切断电源	
11. 整理、记录	安置患者，整理床单位；分类清理用物，洗手并记录	

【评价】

(1) 护患沟通有效,无输液反应及其他不适,患者满意。

(2) 护士操作规范、正确,严格执行查对制度和无菌原则。

【注意事项】

(1) 严格执行查对制度和无菌原则。

(2) 注射过程中要随时观察患者反应和注射泵运转情况。

(3) 严格遵医嘱调节注射速度及时间。

考点提示 注射原则、各种注射操作要点及注意事项,各种注射技术的定位方法、进针角度及深度。

→ **直通护考**

扫码在线答题

答案解析

五、药物过敏试验

某些药物在临床上使用时,可因患者的过敏体质而引起不同程度的过敏反应,甚至发生过敏性休克,若不及时抢救,可危及生命。为防止发生过敏反应,在使用易致敏的药物前,护士除须详细询问患者用药史、过敏史、家族史外,还必须做药物过敏试验。护士应正确掌握各试验液的配制和试验方法,认真观察反应,正确判断试验结果,并采取相应措施,熟练掌握过敏性休克的急救技术。

案例导学

患者,男,31 岁,因淋雨后发热 3 天,咳嗽,咳大量黄绿色黏痰,听诊双下肺布满湿啰音,诊断急性肺炎入院。长期医嘱:5％葡萄糖盐水 500 mL 加青霉素 800 万 U 静脉滴注,每天 2 次。临时医嘱:青霉素皮试。该患者青霉素皮试 1 min 后出现胸闷、心慌、气急,皮肤瘙痒,大汗淋漓,血压 85/55 mmHg。

案例导学答案

请问:

1. 该患者应首先采取的措施是什么?

2. 该患者为什么会发生过敏性休克? 如何预防?

3. 过敏性休克如何有效组织抢救?

知识链接 ◎

药物过敏反应的特点

药物过敏反应是一种异常的免疫反应,是抗原与抗体相互作用的结果,具有如下特点。

1. 发生于少数用药人群 各种药物引起过敏反应的发生率不同,一般仅发生于用药人群中的少数人,不具有普遍性。

2. 小剂量即可发生过敏反应 对药物过敏者,即使只用很小剂量的药物,也可引起过敏反应。

3. 多发生于再次用药过程中 从理论上讲,药物过敏反应的发生需有致敏过程,即过敏原的获得来自之前发生的药物接触。因此,药物过敏反应通常不发生在首次用药,而在再次用药后发生。但在实际生活中,患者虽未使用过该药物,但在日常生活中接触过该药物,所以在首次应用该药物(如青霉素)时也可发生过敏反应。

4. 过敏反应的发生与体质因素有关 药物过敏反应的发生与机体本身过敏体质有关,是对药物"质"的过敏,即在药物用法、用量都正确的情况下发生的不正常反应,过敏反应表现与正常药物作用不同;过敏反应不是"量"的中毒,须与药物中毒反应相区别。

(一)青霉素过敏试验

青霉素具有毒性低、疗效高的特点,临床应用广泛。但青霉素易致过敏反应,是各种抗生素中过敏反应发生率最高的药物,人群中对青霉素过敏者占 $3\%\sim6\%$,而且任何年龄、任何给药途径、任何剂型和剂量均可发生过敏反应。因此,在使用各种剂型青霉素前都必须做过敏试验,试验结果阴性者方可用药。

1. 青霉素过敏反应的机制 青霉素过敏反应是抗原与抗体在致敏细胞上相互作用而引起的。青霉素本身不致敏,青霉素进入机体后的降解产物(青霉噻唑酸和青霉烯酸)是一种半抗原物质,可与组织蛋白结合形成全抗原,刺激机体产生特异性抗体 IgE。IgE 黏附在某些组织(如皮肤、鼻、咽喉、声带、支气管黏膜下微血管周围的肥大细胞上和血液中的白细胞表面),使机体处于致敏状态。当机体再次接受该抗原刺激后,抗原即与 IgE 结合,发生抗原抗体反应,导致细胞破裂,释放组胺、缓激肽、5-羟色胺等血管活性物质。这些物质分别作用于效应器官,引起平滑肌痉挛、微血管扩张、毛细血管通透性增高、腺体分泌增多,从而产生一系列过敏反应的临床表现。

2. 过敏反应的预防 青霉素过敏反应往往对患者造成不良后果,特别是过敏性休克,直接威胁到患者的生命。因此,积极采取各项措施是预防过敏反应发生的关键。

(1)使用青霉素之前,必须详细询问患者的用药史、过敏史和家族史,已知有青霉素过敏史者,禁止做过敏试验并禁用青霉素。停药 3 天以上者或中途更换药物批号时,须重做过敏试验。试验结果阴性方可用药。

(2)正确实施药物过敏试验,准确配制青霉素皮试液,皮试液浓度与注射剂量要准确。及时观察、正确判断皮试结果。

(3)试验结果阳性者禁止使用青霉素,同时报告医生,在医嘱单、体温单、注射卡、床头卡、门诊卡和病历卡上醒目注明青霉素过敏试验阳性反应,并告知患者本人及其家属。

(4)青霉素过敏试验时及用药注射前均应做好急救的准备工作,备好 0.1% 盐酸肾上腺素、无菌注射器、氧气及其他急救药物和器械。注射时严密观察患者反应,注射后嘱患者勿离开注射室,继续观察 30 min,无过敏反应方可离开。

(5)皮试液要现配现用,因放置后可使药物效价降低,还可分解产生致敏物质,易引起过敏反应。

(6)不宜在患者空腹时做过敏试验,以免发生低血糖而致晕厥,易与过敏反应相混淆;在同一时间内不宜做 2 种药物的过敏试验;避免滥用和局部用药;注射器不得混用;青霉素制剂不宜与其他制剂混合使用。

3. 青霉素过敏反应的临床表现

(1)过敏性休克:过敏性休克是青霉素过敏反应中最严重的反应,可危及患者的生命。过敏性休克可发生在青霉素皮试或注射药物过程中,一般在用药后数秒或数分钟内闪电式发生,也可在用药半小时后出现,少数患者发生在连续用药的过程中,其主要表现如下。

①呼吸道阻塞症状:由喉头水肿、肺水肿引起,表现为胸闷、气促、发绀、呼吸困难、喉头堵塞伴濒死感。

②循环衰竭症状:由于周围血管扩张和通透性增加,导致循环血容量不足,表现为面色苍白、出冷汗、脉细弱、血压急剧下降。

③中枢神经系统症状:由于脑组织缺血、缺氧引起头晕眼花、面部及四肢麻木、躁动不安、抽搐、意识丧失、大小便失禁等。

④皮肤过敏症状:有皮肤瘙痒、荨麻疹及其他皮疹。

以上症状常以呼吸道阻塞症状或皮肤瘙痒最早出现,故必须注意倾听患者的主诉。

（2）血清病型反应：一般于用药后 7～14 天发生，临床表现和血清病相似，有发热、皮肤发痒、荨麻疹、关节肿痛、全身淋巴结肿大、腹痛等症状。

（3）各器官或组织的过敏反应：

①皮肤过敏反应：主要表现为瘙痒、荨麻疹，严重者可发生剥脱性皮炎。

②呼吸道过敏反应：可引起哮喘，也可促使原有的哮喘发作或发作加重。

③消化系统过敏反应：可引起过敏性紫癜，以腹痛和便血为主要症状。

4. 青霉素过敏性休克的急救处理 青霉素过敏性休克发生迅速、危险性高，一旦发生，应立即采取有效急救措施，分秒必争，就地抢救。

（1）立即停药，就地抢救，使患者平卧，注意保暖，同时报告医生。

（2）注射盐酸肾上腺素：立即皮下注射 0.1％盐酸肾上腺素 0.5～1 mL，患儿酌减。如症状不缓解，可每隔半小时皮下或静脉注射 0.5 mL，也可气管内滴入，直至脱离危险期。盐酸肾上腺素是抢救过敏性休克的首选药，具有收缩血管、增加外周阻力、兴奋心肌、增加心输出量及松弛支气管平滑肌的作用。

（3）维持有效的呼吸与循环功能：①立即给予氧气吸入，改善缺氧症状；②当呼吸受抑制时，应立即进行口对口人工呼吸，并注射尼可刹米或洛贝林等呼吸兴奋剂；③喉头水肿影响呼吸时，应立即准备气管插管或配合施行气管切开术；④按医嘱给予升压药，如多巴胺、间羟胺等；⑤如患者出现心搏骤停，立即施行胸外心脏按压术。

（4）根据医嘱给予抗过敏药物：根据医嘱立即给予地塞米松 5～10 mg 静脉注射，或用氢化可的松 200 mg 加入 5％或 10％葡萄糖溶液 500 mL 静脉滴注，此药有抗过敏作用，能迅速缓解症状。按医嘱给予纠正酸中毒和抗组胺类药物。

（5）密切观察患者体温、脉搏、呼吸、血压、尿量、意识等变化，并做好详细的病情动态记录。患者未脱离危险期，不宜搬动。

考点提示 青霉素皮试液准确配制方法；皮试结果判断阳性表现；青霉素过敏性休克的临床表现及急救措施。

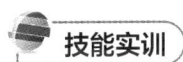 **技能实训**

技能实训 5-3-10　青霉素过敏试验法

【目的】

预防青霉素过敏反应。

【评估】

（1）患者的病情、用药史、过敏史和家族史。

（2）患者对青霉素过敏试验认识、合作程度及注射部位皮肤情况。

（3）患者是否进餐，患者空腹时不宜进行过敏试验。

【计划】

1. 护士准备 着装整洁，洗手，戴口罩。

2. 患者准备 明确皮试目的、方法、注意事项，能主动配合。

3. 用物准备 基础注射盘、青霉素针、10 mL 0.9％氯化钠溶液、一次性注射器（1 mL、5 mL 各 1 支）、注射卡、0.1％盐酸肾上腺素、氧气及其他抢救器械等。

4. 环境准备 环境整洁，符合无菌操作要求。

【实施】

（1）皮试液的配制：以每毫升含青霉素 200～500 U 为标准。具体配制方法见表 5-3-13。

表 5-3-13　青霉素皮试液的配制方法

药　名	配　制　方　法	
青霉素	第一步	青霉素 80 万 U＋0.9％氯化钠溶液 4 mL,每 1 mL 含青霉素 20 万 U
	第二步	取上液 0.1 mL＋0.9％氯化钠溶液 0.9 mL,每 1 mL 含青霉素 2 万 U
	第三步	取上液 0.1 mL＋0.9％氯化钠溶液 0.9 mL,每 1 mL 含青霉素 2 000 U
	第四步	取第三步配制的溶液 0.1 mL＋0.9％氯化钠溶液 0.9 mL,每 1 mL 含青霉素 200 U 取第三步配制的溶液 0.25 mL＋0.9％氯化钠溶液 0.75 mL,每 1 mL 含青霉素 500 U
	皮试时取上液 0.1 mL 于前臂掌侧下段皮内注射,有效浓度为 20～50 U	

（2）青霉素过敏试验操作流程见表 5-3-14。

表 5-3-14　青霉素过敏试验操作流程

操作程序	操作步骤	要点说明
1. 核对、解释	将用物及配置好的皮试液携至患者床旁,核对、解释	• 再次核对"三史"
2. 皮试	协助患者取舒适体位,皮试部位用 70％乙醇消毒 2 次,按皮内注射方法在患者前臂掌侧下段注射 0.1 mL 青霉素皮试液,20 min 后观察、判断并记录试验结果	• 勿用含碘消毒液消毒 • 告知患者皮试局部不可搔抓
3. 整理用物	再次核对,协助患者取舒适体位,整理床单位及用物,正确处理注射用物	
4. 结果判断	①阴性（－）:皮丘无改变,周围无红肿,无红晕,患者无自觉症状,无不适表现 ②阳性（＋）:皮丘隆起增大,出现红晕硬结,直径大于 1 cm 或周围出现伪足,有痒感,可有头晕、心悸、恶心,严重者可出现过敏性休克	• 观察局部情况,同时询问患者全身情况及自觉症状;如对皮试结果有怀疑,可在对侧前臂皮内注射生理盐水 0.1 mL,以做对照
5. 判断后处理	①试验结果为阴性者遵医嘱应用药物 ②试验结果为阳性者禁用青霉素,并在医嘱单、体温单、病历卡、床头卡、注射卡、门诊卡上标明"青霉素阳性",同时告知患者及其家属	• 告知医生更换药物

【注意事项】

（1）皮试液要现配现用,配制时药液抽吸要准确,每次应充分混匀,以确保其浓度、剂量准确。

（2）皮试后须严密观察患者反应并准确记录,要求由两名护士共同观察判断皮试结果并签名。

【评价】

（1）患者明确皮试的目的及注意事项,能主动配合。

（2）护士严格遵守皮试操作规程,药液的配制、试验方法和结果判断正确。

（二）头孢菌素类过敏试验

头孢菌素类药物可致过敏反应,故用药前须先做过敏试验,结果阴性方可使用。青霉素与头孢菌素有部分交叉过敏反应,有青霉素过敏性休克病史者禁用头孢菌素。

1. 过敏试验法

（1）皮试液的配制:以每毫升含 500 μg 头孢菌素为标准,皮试剂量 0.1 mL（含头孢菌素 50 μg）,具体配制见表 5-3-15。

表 5-3-15 头孢菌素类皮试液的配制方法

药 名	配 制 方 法	
头孢菌素、半合成青霉素类（有效浓度 300～500 μg/mL）	第一步	稀释:抗菌药物+0.9%氯化钠溶液 mL ①0.5 g+2 mL;②0.75 g+3 mL;③1.0 g+4 mL;④1.5 g+6 mL;⑤2.0 g+8 mL; ⑥3.0 g+12 mL;⑦4.0 g+16 mL。每 1 mL 含抗生素 250 mg
	第二步	取上液 0.1 mL+0.9%氯化钠溶液 0.9 mL,每 1 mL 含抗生素 25 mg
	第三步	取上液 0.1 mL+0.9%氯化钠溶液 0.9 mL,每 1 mL 含抗生素 2 500 μg
	第四步	取上液 0.2 mL+0.9%氯化钠溶液 0.8 mL,每 1 mL 含抗生素 500 μg
	皮试时取上液 0.1 mL 于前臂掌侧下段皮内注射,有效浓度为 50 μg	
温馨提示	加酶抗生素制剂以药物主要成分的剂量为准配制皮试液,例如,哌拉西林钠他唑巴坦钠针规格为 4.5 g,其含量为哌拉西林 4.0 g 与他唑巴坦(酶)0.5 g,应以哌拉西林 4.0 g 为准进行皮试液配制。	

（2）皮肤试验法:取头孢菌素皮试液 0.1 mL(含头孢菌素 50 μg)进行皮内注射,观察 20 min 后判断试验结果。

（3）结果判断与记录:同青霉素过敏试验法。

2. 过敏反应的临床表现及处理 同青霉素过敏试验。

(三) 链霉素过敏试验

链霉素本身的毒性作用及所含杂质(链霉素胍和二链霉胺)具有释放组胺的作用,可引起中毒反应和过敏反应。链霉素的过敏反应临床上较青霉素少见,但一旦出现过敏性休克,其死亡率较高。因此,用药前必须做过敏试验,试验结果阴性方可用药。

1. 链霉素过敏试验法

（1）皮试液的配制:以每毫升含 2500 U 链霉素为标准,具体配制见表 5-3-16。

表 5-3-16 链霉素皮试液的配制方法

药 名	配 制 方 法	
链霉素	第一步	链霉素 1 g (100 万 U) 0.5 mL+0.9%氯化钠溶液 3.5 mL,溶解后为 4 mL,每 1 mL 含链霉素 0.25 g(25 万 U)
	第二步	取上液 0.1 mL+0.9%氯化钠溶液 0.9 mL,每 1 mL 含链霉素 2.5 万 U
	第三步	取上液 0.1 mL+0.9%氯化钠溶液 0.9 mL,每 1 mL 含链霉素 2 500 U
	皮试时取上液 0.1 mL 于前臂掌侧下段皮内注射,有效浓度为 250 U	

（2）试验方法:在患者前臂掌侧下段皮内注射链霉素皮试液 0.1 mL(含链霉素 250 U),20 min 后观察,判断试验结果。

（3）结果判断:同青霉素过敏试验。

2. 链霉素过敏反应的临床表现及处理 过敏反应的临床表现及处理与青霉素过敏反应大致相同。因链霉素可与钙离子络合,而使毒性症状减轻,可静脉注射 10%葡萄糖酸钙或稀释的 5%氯化钙溶液。

考点提示 链霉素过敏反应处理措施。

(四) 破伤风抗毒素(TAT)过敏试验及脱敏注射法

破伤风抗毒素(TAT)是一种免疫马血清,对人体是一种异种蛋白,具有抗原性,注射后容易出现过敏反应。因此,在用药前必须做过敏试验,曾用过 TAT 但超过 7 天者,如需再次使用,须重新做过敏试验。

1. TAT 过敏试验法

（1）皮试液的配制:以每毫升含 150 IU 的 TAT 为标准,具体配制见表 5-3-17。

表 5-3-17　破伤风抗毒素皮试液的配制方法

药　名	配　制　方　法
TAT	第一步　含量为 1500 IU/mL 的 TAT 取 0.1 mL+0.9%氯化钠溶液 0.9 mL,每 1 mL 含 TAT 150 IU 皮试时取上液 0.1 mL 于前臂掌侧下段皮内注射,有效浓度为 15 IU

（2）试验方法:在患者前臂掌侧下段皮内注射 TAT 皮试液 0.1 mL(含 TAT 15 IU),计时 20 min 后观察,判断试验结果。

（3）结果判断:①阴性（一）:局部无红肿,全身无反应。②阳性（+）:局部反应为皮丘红肿、硬结,直径大于 1.5 cm,红晕超过 4 cm,有时出现伪足、痒感。全身过敏反应、血清病型反应与青霉素过敏试验相同。确定为阴性者将余液 0.9 mL 进行肌内注射。若呈阳性反应,可按病情需要使用脱敏注射法。

2.TAT 脱敏注射法　脱敏注射法是将所需的 TAT 剂量少量多次注入体内的方法（表 5-3-18）。其机制是少量抗原进入机体后,同吸附于肥大细胞或嗜碱性粒细胞上的 IgE 结合,使其逐步释放出少量的组胺等活性物质。而机体本身会释放组胺酶,它可使组胺分解,不至于对机体产生严重损害,因此,临床上可不出现症状。经过少量多次的反复注射后,可使细胞表面的大部分 IgE 抗体甚至全部被结合而消耗掉,最后大量注射 TAT 时也不会发生过敏反应。但这种脱敏只是暂时的,因此,日后需再用 TAT 时,还须做过敏试验。

表 5-3-18　TAT 脱敏注射法

药　名	方法(采用多次剂量递增注射,每隔 20 min 注射 1 次)	部　　位
TAT(每支 1 mL)	第一次:取 0.1 mL+0.9%氯化钠溶液 0.9 mL 肌内注射 第二次:取 0.2 mL+0.9%氯化钠溶液 0.8 mL 肌内注射 第三次:取 0.3 mL+0.9%氯化钠溶液 0.7 mL 肌内注射 第四次:取余液+0.9%氯化钠溶液至 1 mL 肌内注射	上臂三角肌或者臀大肌

注:脱敏仍有可能过敏,需密切观察患者的反应,如患者有气促、面色苍白、发绀、荨麻疹及头晕等不适,应立即停止注射并进行处理。

考点提示　破伤风抗毒素(TAT)脱敏注射法。

（五）普鲁卡因过敏试验

普鲁卡因是一种常用的局部麻醉药,少数患者用药后可发生过敏反应,故使用普鲁卡因前须先做皮肤过敏试验,结果呈阴性者方可使用。

1.皮试液配制　以 0.25%普鲁卡因溶液为标准。若为 1%普鲁卡因溶液,取 0.25 mL 加 0.9%氯化钠溶液稀释至 1 mL 即可。

2.试验方法　取 0.25%普鲁卡因溶液 0.1 mL(含普鲁卡因 0.25 mg)进行皮内注射,计时、观察 20 min 后判断试验结果。

3.结果判断和处理　具体结果判断和过敏反应的表现和处理同青霉素过敏试验。

（六）细胞色素 C 过敏试验

细胞色素 C 是一种细胞呼吸激活酶,常作为组织缺氧治疗的辅助用药,该药偶见过敏反应,用药前须做过敏试验。过敏试验常用方法如下。

1.皮试法

（1）细胞色素 C 含 15 mg(每支 2 mL),取 0.1 mL 加 0.9%氯化钠溶液稀释至 1 mL,每毫升含 0.75 mg,皮内注射 0.1 mL(含 0.075 mg),20 min 后观察结果。

（2）结果判断:①阴性（一）无反应;②阳性（+）局部发红,皮丘直径大于 1 cm,有丘疹者为阳性。

2.划痕试验法　取细胞色素 C 液(每毫升含 7.5 mg)1 滴,滴于前臂内侧皮肤上,用无菌针头透过药液在表皮划两道划痕,长约 0.5 cm,深度以微量渗血为宜。20 min 后观察结果,结果判断同上述皮试法。

3.判断和处理　细胞色素 C 过敏反应的表现和处理同青霉素过敏试验。

（七）碘过敏试验

临床上常用碘化物造影剂做肾脏、胆囊、支气管、膀胱、脑血管、心血管造影。此类药物可发生过敏反应,应在造影前 1~2 天做过敏试验,阴性者方可做碘造影检查。

1. 试验方法

(1) 口服法:口服 5%~10%碘化钾液 5 mL,每天 3 次,共 3 天,观察结果。

(2) 皮内注射法:取碘造影剂 0.1 mL 做皮内注射,观察 20 min 后判断试验结果。

(3) 静脉注射法:取碘造影剂(30%泛影葡胺)1 mL,于静脉内缓慢注射,观察 5~10 min 后判断试验结果。在静脉注射造影剂前,必须先行皮内注射,如皮试为阴性,再行静脉注射,静脉注射观察结果为阴性方可注射碘剂造影。

2. 试验结果判断

(1) 口服法:有口麻、头晕、心慌、恶心、呕吐、流泪、流涕、荨麻疹等症状为阳性。

(2) 皮内注射:局部有红肿、硬块,皮丘直径超过 1 cm 为阳性。

(3) 静脉注射:有血压、脉搏、呼吸和面色等改变为阳性。

3. 注意事项

(1) 少数患者过敏试验阴性,但在注射碘造影剂时发生过敏反应,故在造影时仍需备好急救药品。

(2) 过敏反应的处理同青霉素过敏试验。

(八)结核菌素过敏试验

1. 结核菌素皮试液配制方法 取浓度为 50 U/mL 上液 0.1 mL 做皮试(实际用量为 5 U),皮试时于左手注入皮试液,右手注入生理盐水做对照,48~72 h 观察结果。

2. 结核菌素过敏试验结果判断

(1) 阴性:皮肤硬结直径小于 5 mm。

(2) 阳性:皮肤硬结直径 5~9 mm(+),皮肤硬结直径 10~14 mm(++),皮肤硬结直径 15~20 mm(+++),皮肤硬结直径大于 20 mm 或局部出现水疱或坏死(++++)。应向患者解释结核菌素过敏试验阳性仅表明曾有结核分枝杆菌感染,并不一定患有结核病。

3. 结核菌素过敏试验意义 常作为结核分枝杆菌感染的流行病学指标,也是卡介苗接种后效果的验证指标,但其对成人结核病的诊断意义不大。其阳性结果仅表示曾有结核分枝杆菌感染,并不一定患有结核病。

肺结核诊断方法是根据结核病的症状和体征、肺结核接触史,结合胸部 X 线检查及痰结核分枝杆菌检查多可做出诊断。部分患者无明显症状,因此 X 线检查是发现早期结核的主要方法。

4. 注意事项

(1) 有下列情况暂不宜做结核菌素过敏试验:发热(体温 37.5 ℃以上)、传染病恢复期、器质性心脏病、肝肾疾病、精神病、癫痫、细胞免疫功能缺陷、丙种球蛋白缺乏、月经期。

(2) 注射结核菌素皮试液后,需要留观休息 20 min,无不适,方可离开。如有头晕、胸闷等不适,请及时呼叫护士。

(3) 注射部位:注射后 4 h 内不碰水,3 天内尽量少接触化学物质(如洗发水、沐浴露、洗洁精等),注射部位请勿搔抓、摩擦等。

(4) 注射结核菌素皮试液后 48~72 h 判断试验结果。注射后 3 天内,尽量不吃高蛋白食物(如海鲜、鸡蛋、牛奶等)。

(5) 观察期内注射部位可能会出现红、肿、硬结、瘙痒等症状,无需惊慌,若有发热请及时到医院就诊。

> **直通护考**

扫码在线答题

答案解析

(赵云仙 何云飞)

任务四　静脉输液与输血法

【知识目标】

1. 掌握静脉输液和输血的注意事项；输液反应和输血反应的临床表现、预防及护理。

2. 熟悉静脉输液的目的、常用溶液的种类及作用；常用输液部位；输液反应和输血反应的原因；静脉输血的目的、血液制品的种类及适应证。

【能力目标】

1. 能正确实施周围静脉输液法和间接输血法。

2. 能正确计算输液速度与时间。

3. 能准确判断与处理输液反应、输血反应、输液故障。

【思政目标】

具有严谨求实的工作态度，严格执行无菌操作和查对制度，关心体贴患者，确保患者安全。

思政课堂

引导学生精益技能，弘扬精益求精的工匠精神，切实达到"知行合一"。帮助学生提高安全意识，保障患者安全和自身安全。

案例导学

患者，男，72岁，因饮食不当，出现呕吐、腹痛、腹泻 8 h 后来院诊治，有高血压性心脏病病史，医生为患者进行体格检查后，开具以下输液医嘱：乳酸左氧氟沙星氯化钠注射液 0.2 g(100 mL)静脉输液，5％葡萄糖氯化钠溶液1000 mL＋10％氯化钾 20 mL 静脉输液。输液 1 h 后，患者突然出现胸闷、咳嗽、咳粉红色泡沫样痰，听诊两肺布满湿啰音，心率快且心律不齐。

案例导学答案

请问：

1. 如何为该患者安排输液顺序？

2. 如何为该患者选择合适的血管？

3. 输液成功后滴速应如何调节？

4. 该患者出现了什么情况，应如何处理？

一、静脉输液法

静脉输液(intravenous infusion)是利用大气压和液体静压形成的输液系统内压高于人体静脉压的原理，将一定量的无菌溶液或药液直接输入静脉的方法。

(一)静脉输液目的

(1) 补充水及电解质，维持酸碱平衡，常用于各种原因引起的脱水、酸碱平衡紊乱者，如腹泻、剧烈呕吐、大手术后等患者。

（2）补充营养、供给热能、促进组织修复，常用于慢性消耗性疾病、胃肠道吸收障碍、禁食及不能由口进食的患者，如昏迷、口腔疾病等患者。

（3）补充血容量、维持血压、改善微循环，常用于严重烧伤、大出血、休克患者。

（4）输入药物、治疗疾病，常用于中毒、感染、组织水肿及各种需经静脉输入药物治疗的患者。

（二）常用溶液及其作用

静脉输液常用溶液如下：①晶体溶液：其分子量小，在血管内存留时间短，对维持细胞内、外水分的平衡起着重要作用，可有效纠正体内水、电解质紊乱。②胶体溶液：其分子量大，在血管内存留时间长，对维持血浆胶体渗透压，增加血容量，改善微循环，提升血压效果显著。③静脉高营养液：用于供给患者热能，维持正氮平衡，补充各种维生素和矿物质。静脉输液常用溶液及作用如表 5-4-1 所示。

表 5-4-1　静脉输液常用溶液及作用

种　　类	作　　用	常　用　液　体
1.晶体溶液		
（1）葡萄糖溶液	补充水和热能	5％葡萄糖溶液、10％葡萄糖溶液
（2）等渗电解质溶液	补充水和电解质，维持体液和渗透压平衡	0.9％氯化钠溶液、5％葡萄糖氯化钠溶液、复方氯化钠溶液（林格液）
（3）碱性溶液	纠正酸中毒，调节酸碱平衡	5％碳酸氢钠溶液、11.2％乳酸钠溶液
（4）高渗溶液	利尿脱水，消除水肿，可降低颅内压，改善中枢神经系统功能	20％甘露醇、25％山梨醇、25％～50％葡萄糖溶液
2.胶体溶液		
（1）右旋糖酐	中分子右旋糖酐可提高血浆胶体渗透压、补充血容量	中分子右旋糖酐
	低分子右旋糖酐可降低血液黏稠度，改善微循环及预防血栓形成	低分子右旋糖酐
（2）代血浆	能增加循环血量和心输出量，可在急性大出血时与全血共用	羟乙基淀粉代血浆（706 代血浆）
（3）血液制品	提高血浆胶体渗透压，减轻组织水肿；补充蛋白质和抗体，有助于组织修复和增加机体免疫力	白蛋白、血浆
3.静脉高营养液	供给患者热能，维持正氮平衡，补充各种维生素和矿物质	复方氨基酸、脂肪乳剂

知识链接

临床补液原则

输入溶液的种类和量应根据患者体内水、电解质及酸碱平衡紊乱的程度来确定，通常遵循"先晶后胶""先盐后糖""宁酸勿碱"的原则。在给患者补钾的过程中，应遵循"四不宜"原则，即不宜过浓（浓度不超过 40 mmol/L），不宜过快（不超过 20～40 mmol/h），不宜过多（限制补钾总量，依据血清钾水平，钾量为 60～80 mmol/d，以每克氯化钾相当于 13.4 mmol 钾计算，每天需补充氯化钾 3～6 g），不宜过早（见尿后补钾，一般尿量超过 40 mL/h 或 500 mL/d 方可补钾）。输液过程中应严格掌握输液速度，随时观察患者反应，并根据患者的病情变化及时做出相应的调整。

（三）常用输液部位

静脉输液时，应根据患者的年龄、神志、体位、病情缓急、病程长短、溶液种类、输液时间、静脉情况、即将进行的手术部位及合作程度等情况来选择合适的穿刺部位。常用输液部位如下。

1. 周围浅静脉

（1）上肢浅静脉：常用的有肘正中静脉、头静脉、贵要静脉、手背静脉网等。其中，手背静脉网是成人输液的首选部位，肘正中静脉、头静脉和贵要静脉还可用于经外周中心静脉置管（peripherally inserted central venous catheter，PICC）。

（2）下肢浅静脉：常用的有大隐静脉、小隐静脉和足背静脉网。小儿常用足背静脉输液，但成人不主张使用，因下肢静脉有静脉瓣，容易形成血栓，有增加静脉栓塞和血栓性静脉炎的危险。

2. 头皮静脉　头皮静脉浅表易见，不易滑动，便于固定，常用于小儿静脉输液。较大的头皮静脉有颞浅静脉、额静脉、耳后静脉及枕静脉等。

3. 颈外静脉、锁骨下静脉　常用于中心静脉置管。需长期持续静脉输液或需要静脉高营养的患者多选择此部位。此处静脉管径粗大，不易塌陷，中心静脉导管插入后保留时间长。

（四）常用静脉输液法

临床上，静脉输液按照输入液体是否与大气相通，分为密闭式静脉输液法和开放式静脉输液法；按照进入血管通道器材所到达的位置，分为周围静脉输液法和中心静脉输液法。

（1）密闭式静脉输液法，是将一次性输液器插入原装密封瓶或软包装密封袋进行输液的方法，此法污染概率小，故目前临床广泛使用；开放式静脉输液法，是将溶液倒入开放式输液器吊瓶内进行输液的方法，此法虽能灵活更换液体种类和数量，随时添加药物，但是药液易被污染，故目前临床上较少使用。

周围静脉输液法的常用穿刺工具有头皮穿刺针和静脉留置针，此法因操作简单，危险性小，临床已广泛使用；中心静脉输液法的常用穿刺工具为中心静脉导管，此法穿刺的是近心端的粗大血管，在临床上也广泛应用，但由于穿刺置管技术要求较高，难度较大，一般由医生、麻醉师、有经验的护士在严格无菌条件下进行。

（2）头皮静脉输液法：小儿头皮静脉丰富（图5-4-5），分支较多，互相沟通、交错成网且静脉表浅易见，易于固定，不影响患儿肢体活动。故2岁以下患儿静脉输液多采用头皮静脉输液法。常用静脉有额静脉、颞浅静脉、耳后静脉和枕静脉。

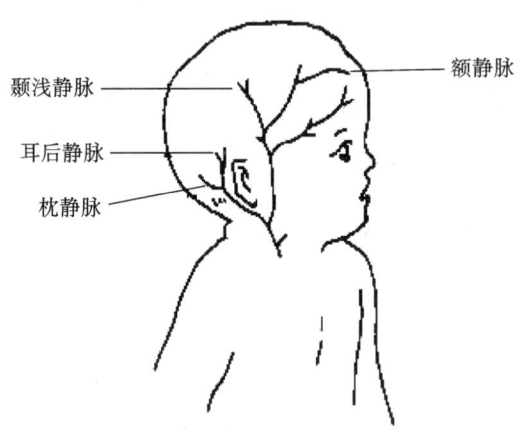

颞浅静脉　　　　　额静脉

耳后静脉

枕静脉

图5-4-5　小儿头皮静脉分布

（3）颈外静脉穿刺置管输液法：选用质软、光滑、无毒、不易老化、对人体组织刺激性小、能在大静脉内保留时间较长的医用中心静脉导管插入静脉内进行输液的方法。颈外静脉属于颈部最大的浅静脉，位于颈部外侧，位置较固定。

①适用范围：需长期输液而周围静脉不易穿刺的患者；需长期静脉内滴注高浓度或刺激性强的药物或行静脉内高营养治疗的患者；周围循环衰竭需测量中心静脉压的危重患者。

②穿刺部位：下颌角和锁骨上缘中点连线的上1/3处，颈外静脉外侧缘为穿刺点（图5-4-6）。

③进针角度:穿刺针与皮肤成 45°角进针,进入皮肤后改为 25°角沿颈外静脉方向穿刺。

④局部护理:每日常规消毒穿刺点与导管,观察局部有无红肿,更换导管外纱布。

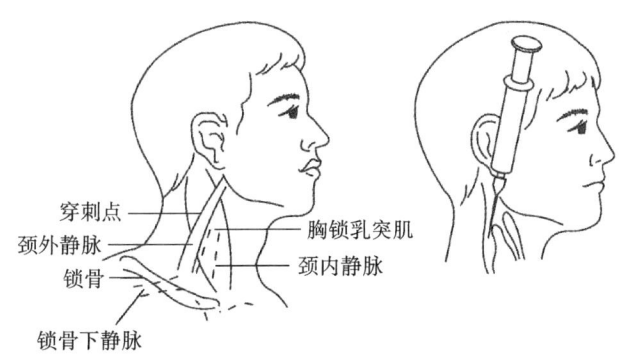

图 5-4-6 颈外静脉穿刺点示意图

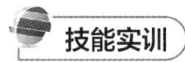

技能实训 5-4-1 密闭式周围静脉输液法

【目的】

同静脉输液目的。

【评估】

(1)患者的病情、年龄、意识状态、自理能力、合作程度、药物性质、过敏史等。

(2)穿刺点皮肤、血管的状况。

【计划】

1. 护士准备 衣帽整洁,洗手,戴口罩。

2. 患者准备 了解输液的目的,排空大小便,取舒适体位。

3. 用物准备

(1)密闭式周围静脉输液:①治疗车上层:治疗盘、输液器、药液、安尔碘、棉签、输液敷贴、瓶贴、输液卡、医嘱本、弯盘、手消毒液等。②治疗车中层/抽屉:止血带、治疗巾、小垫枕等。③治疗车下层:锐器盒、医疗垃圾桶、生活垃圾桶、止血带浸泡桶等。④其他:输液架、口罩等。

(2)静脉留置针输液:同密闭式周围静脉输液,另加静脉留置针和透明敷贴。

4. 环境准备 环境整洁、安静、明亮、宽敞。

【实施】

密闭式周围静脉输液法操作流程见表5-4-2。

表 5-4-2 密闭式周围静脉输液法操作流程

操作程序	操作步骤	要点说明
1.头皮针密闭式静脉输液法		·利用原装密封瓶(袋)插入无菌输液器进行输液的方法
(1)核对、检查	①核对医嘱、输液卡和瓶贴 ②核对药液名称、浓度、剂量及有效期,检查药液瓶身有无裂痕,瓶盖有无松动,对光检查药液有无浑浊、沉淀及絮状物等	·严格执行查对制度,确保患者安全

操作程序	操作步骤	要点说明
(2)准备药液	①将瓶贴倒贴在输液瓶标签旁,瓶盖的中心部分打开,两次消毒瓶塞至瓶颈 ②按医嘱加入所需药物	· 严格遵守无菌原则,注意药物的配伍禁忌
(3)插输液器	检查输液器后打开包装袋,将输液器的插瓶针插入瓶塞至根部,关闭调节器	· 检查输液器的有效期、包装袋是否完整及有无漏气 · 注意避免污染针头及已消毒的瓶塞
(4)核对、解释	携用物至患者床旁,核对患者姓名及床号,解释操作目的,安置舒适的体位	· 操作前核对,确认患者,取得合作
(5)挂液排气	将输液瓶倒挂于输液架上,一手倒置茂菲滴管,抬高滴管下端输液管,一手持头皮针和调节器,打开调节器,使液体流入茂菲滴管内,待滴管内液面至1/2~2/3满时(图5-4-1),迅速转正滴管,使液体顺管流入头皮针管内,关闭调节器,检查输液管内有无气泡	· 排尽空气,防止空气栓塞,首次排气原则是不排出药物
(6)选择穿刺部位	①一看:初步选择进针部位,铺治疗巾,垫小垫枕 ②二扎:在穿刺点上方6~8 cm处扎血带,嘱患者握拳 ③三摸:以手指探明静脉走向与深浅,松止血带	· 注意使止血带的尾端向上 · 选择粗、直、弹性好的静脉,避开关节及静脉瓣
(7)消毒皮肤	常规消毒穿刺部位,待干,备敷贴,扎止血带,再次消毒穿刺部位	· 消毒范围超过5 cm,避免感染
(8)再次核对、排气	①再次核对床号、姓名、手腕带、药物信息 ②打开调节器,排尽空气,关闭调节器,对光检查无气泡,取下护针帽	· 操作中查对,排液于弯盘
(9)穿刺固定	①嘱患者轻握拳,左手拇指绷紧穿刺部位下端皮肤,固定静脉,右手持头皮针针翼,使针尖斜面向上并与皮肤成15°~30°角进针,见回血后再将针头沿血管方向平行进针少许 ②三松一看:松止血带、嘱患者松拳、松调节器开关;看液体滴入是否通畅 ③用敷贴固定,第一条敷贴固定针翼,第二条带小棉片的敷贴固定穿刺处,第三条敷贴将头皮针胶管S形固定(图5-4-2) ④整理床单位:撤下治疗巾、止血带、小垫枕,并分类处理,整理盖被	· 穿刺时避免污染消毒范围 · 穿刺针尖保证全部进入血管内 · 不合作患者,可用绷带及夹板固定
(10)调节滴速	根据患者的年龄、病情和药物性质调节滴速	· 一般成人40~60滴/分,儿童20~40滴/分 · 年老体弱、婴幼儿、心肺疾病患者输入速度及输入高渗盐水、含钾药物、升压药时速度宜慢 · 对脱水严重且心肺功能良好者,输入速度可稍快

操作程序	操作步骤	要点说明
(11)操作后核对	再次核对患者床号、姓名、手腕带、药物信息	
(12)整理记录	①置呼叫器于患者易取处,置弯盘于治疗车下层 ②洗手,向患者交代注意事项,取下口罩 ③在输液卡上填写输液时间及滴速,护士签全名后挂于输液架上	·嘱患者勿使输液管折叠、扭曲、受压,防止针头脱出,勿随意调节滴速
(13)观察病情	加强巡视,及时处理异常情况	·观察有无输液反应及穿刺部位的情况,耐心倾听患者的主诉
(14)更换药液	核对第二瓶液体后常规消毒瓶塞或撕去消毒瓶贴,拔出第一瓶内的插瓶针(或通气管和输液管),插入第二瓶内,见滴管液面高度合适,输液管内无气泡,滴液通畅方可离去	·及时更换液体瓶(袋),避免空气栓塞
(15)拔针按压	确认全部液体输入完毕,核对床号、姓名,除去敷贴,关闭调节器,用无菌棉签轻压穿刺点上方,迅速拔针,按压片刻至无出血	·按压部位为穿刺点及上方 ·按压时不要用力或者搓揉局部,以免疼痛或出血
(16)整理、记录	协助患者取舒适体位,整理床单位,清理用物后洗手,取下口罩并做好记录	·用物处理规范,避免交叉感染
2.静脉留置针输液法		·有利于保护静脉,减少反复穿刺造成的血管损伤,减轻患者痛苦,便于给药和抢救。适用于需要长期输液、静脉穿刺较困难的患者
(1)~(5)	同头皮针密闭式静脉输液法(1)~(5)	
(6)备留置针	检查留置针包装、型号、有效期,确认针尖及套管针尖完好(图5-4-3),旋转松动套管	·针尖锋利、无钩 ·避免套管与针芯粘连
(7)消毒皮肤	①备输液敷贴及透明敷贴 ②在穿刺点上方10 cm处扎止血带,常规消毒穿刺部位,直径8 cm以上	
(8)核对排气	再次核对患者,取出留置针,将输液器上的针头插入留置针的肝素帽内,排尽留置针内的空气,关闭调节器	·严格查对
(9)穿刺固定	①左手绷紧穿刺部位皮肤,右手持留置针持针柄,保持针尖斜面向上,在血管上方,使针头与皮肤成15°~30°角进针,见回血后,降低穿刺角度,平行将穿刺针再推进0.2~0.5 cm ②一手将针芯后撤0.5 cm后固定针芯,另一手将外套管沿血管方向全部送入静脉,左手固定针翼,右手将针芯退出 ③松止血带,打开调节器,嘱患者松拳 ④用透明敷贴固定留置针,再用输液敷贴固定输液头皮针及输液管(图5-4-4),并在透明敷贴上书写留置日期和时间,再次核对,调节滴速	·动作轻稳,防止针芯损伤血管 ·固定稳妥,松紧度适宜

续表

操作程序	操作步骤	要点说明
(10)完毕封管	①输液完毕,关闭调节器,拔出输液器针头 ②常规消毒肝素帽,将抽有封管液的注射器针头刺入肝素帽内,一边推注一边退针,直至针头完全退出,药液推注完毕为止,确保正压封管	• 常用的封管液:①无菌生理盐水:每次 5~10 mL,每隔 6 h 冲管 1 次。②稀释肝素溶液:10~100 U/mL,每次 2~5 mL,抗凝作用持续 12 h 以上
(11)再次输液	常规消毒肝素帽,将输液头皮针插入,完成输液	
(12)拔针、按压	输液完毕,核对床号、姓名,除去敷贴,关闭调节器,轻压穿刺点上方,迅速拔针,按压片刻至无出血	
(13)整理、记录	协助患者取舒适体位,整理床单位,清理用物后洗手,取下口罩并做好记录	• 用物规范处理,避免交叉感染

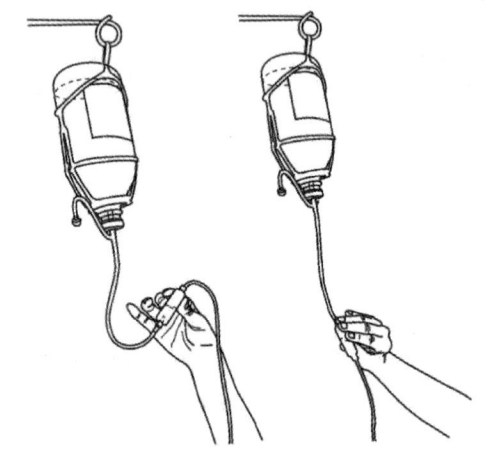

图 5-4-1 静脉输液排气法

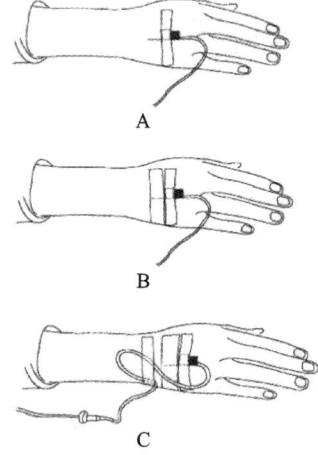

图 5-4-2 针头固定法

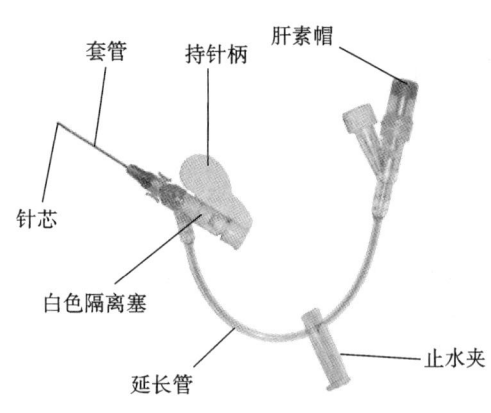

图 5-4-3 静脉留置针

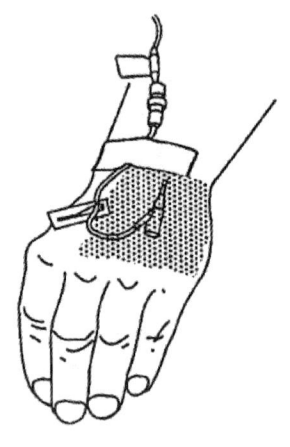

图 5-4-4 静脉留置针固定法

【注意事项】

(1)严格遵守无菌原则和查对制度,预防感染及差错事故发生。

(2)根据病情合理安排输液顺序,如需加入药物,应注意药物配伍禁忌。

(3)需长期输液的患者,应保护和合理使用静脉,一般从远心端小静脉开始穿刺。

(4)为防止发生空气栓塞,输液前应排尽输液管及针头内的空气,药液滴尽前要及时更换输液瓶(袋)或拔针。

（5）输液过程中应加强巡视，认真听取患者的主诉，严密观察输液管有无扭曲、受压以及输液滴速是否适宜，输液部位的皮肤有无肿胀，针头有无脱出、阻塞、移位，并及时处理输液故障。

（6）采用留置针输液时，每次输液完毕后应注入一定量的封管液，防止发生血液凝固。严格掌握留置时间，一般留置3～5日，最长不超过7日。如果出现静脉炎、液体渗漏和皮下血肿等情况应及时拔针。

（7）持续输液24 h以上者，需每日更换输液器。

【评价】

（1）护患沟通有效，患者及其家属能理解输液的目的，了解药物的作用，积极配合。

（2）护士无菌观念强，认真执行查对制度，动作规范、熟练。

（3）护士巡视及时，故障处理正确有效，无不良反应。

技能实训5-4-2 头皮静脉输液法

【目的】

同静脉输液目的。

【评估】

（1）患儿病情、年龄、意识状态、心肺肝肾功能、合作程度。

（2）患儿头部皮肤完整性及清洁度，头皮静脉解剖位置、充盈程度。

【计划】

1. 护士准备 衣帽整洁，洗手，戴口罩。

2. 患儿准备 查看大小便，必要时换尿布；根据需要剃去局部头发。

3. 用物准备 同密闭式周围静脉输液法，另备注射器、无菌生理盐水、头皮针等。

4. 环境准备 环境整洁、安静、明亮、宽敞。

【实施】

头皮静脉输液法操作流程见表5-4-3。

表5-4-3 头皮静脉输液法操作流程

操作程序	操作步骤	要点说明
（1）～（5）	同密闭式周围静脉输液法（1）～（5）	• 严格执行查对制度，以确保患者安全
（6）安置患儿	①患儿取仰卧位或侧卧位 ②助手固定患儿头部与四肢，操作者位于患儿头端	
（7）选择静脉	①选择粗、直的头皮静脉 ②用75%乙醇消毒皮肤，待干 ③准备输液敷贴或胶布	• 必要时剃去注射部位头发，方便穿刺
（8）穿刺固定	①按密闭式静脉输液法排尽空气，再次核对患儿 ②护士一手拇指、示指分别固定静脉两端皮肤，另一手拿着持针柄，沿静脉向心方向，针头与皮肤成10°～20°角进针，见回血后再进针少许，打开调节器，滴液通畅，如无异常，即用输液敷贴固定	• 固定牢固，防止导管脱出
（9）调节滴速	根据患儿年龄、病情和药物性质调节滴速，一般不超过20滴/分，做好记录	• 根据患儿不同年龄严格控制滴速
（10）～（16）	同密闭式周围静脉输液法（10）～（16）	

【注意事项】

（1）行头皮静脉输液时，应注意小儿头皮静脉与动脉的鉴别（表5-4-4）。

（2）操作过程中密切观察危重患儿的面色和一般情况，及时发现病情变化。

（3）长期输液的患儿应经常更换体位，以防发生压疮和坠积性肺炎。

表 5-4-4　小儿头皮静脉与动脉的鉴别

特　征	头　皮　静　脉	头　皮　动　脉
外观	微蓝色	淡红色或皮肤色
管壁	薄，易被压瘪	厚，不易被压瘪
搏动	无	有
活动度	较固定	易滑动
血流方向	向心流动	离心流动
血液颜色	暗红色	鲜红色
推药时感觉	阻力小	阻力大，局部血管呈树枝状突起，颜色苍白，患儿痛苦

【评价】

（1）态度和蔼，护患沟通有效，患儿主动配合。

（2）护士操作规范、熟练，无菌观念强，严格查对无差错。

（3）患儿未出现输液反应，穿刺部位无疼痛、肿胀。

（五）输液速度及时间的计算

在输液过程中，每毫升溶液的滴数称为该输液器的点滴系数（滴/毫升）。目前常用输液器的点滴系数有 10、15、20 三种型号。静脉点滴的速度和时间可按下列公式计算。

（1）已知输入液体总量与计划所用输液时间，计算输液滴速。

$$每分钟滴数＝[液体总量(mL)×点滴系数]/输液时间(min)$$

例如：患者需输液 1000 mL，计划在 5 h 内输完，所用输液器点滴系数为 15，请问每分钟滴数应调节为多少。

$$每分钟滴数＝[1000(mL)×15]/[5×60(min)]＝50(滴/分)$$

（2）已知每分钟滴数与输液总量，计算输液所需用的时间。

$$输液时间(h)＝[液体总量(mL)×点滴系数]/(每分钟滴数×60(min))$$

例如：患者需输液 1000 mL。每分钟滴数为 50，所用输液器点滴系数为 15，请问需用多长时间输完液体。

$$输液时间(h)＝[1000(mL)×15]/[50(滴)×60(min)]＝5(h)$$

知识链接

输液泵的应用

输液泵是一种能够准确控制输液滴数，保证药物能够均匀、精确、微量，并且安全地进入患者体内发挥作用的一种仪器。输液泵通常是机械或电子的控制装置，它通过作用于输液导管达到控制输液速度的目的。常用于需要严格控制输液量和药量的情况，如应用升压药物、抗心律失常药物及婴幼儿静脉输液或静脉麻醉等。输液泵种类很多，但主要功能和组成大体相同。

使用输液泵时，先将其固定在输液架上，接通电源，打开开关，排尽输液管内空气，将输液管置于输液泵的管道槽里，关闭泵门，设定输液速度和输液量。静脉输液成功后，按下"开始"键；当输液量接近预先设定量时，"输液量显示"键闪烁，提示输液结束；输液终止，按下"停止"键，取出输液管，关闭开关即可。输液过程中，一旦出现故障，输液泵能自动报警，保证患者输液的安全。

（六）常见输液故障及排除方法

1. 溶液不滴　见表 5-4-5。

表 5-4-5　溶液不滴的处理方式

原　因	判　断　依　据	处　理　方　式
针头斜面紧贴血管壁	溶液滴入不畅,回抽有回血,局部无反应	调整针头方向或适当变换患者肢体位置
针头滑出血管外	局部肿胀、疼痛	拔针并更换针头,另选血管重新穿刺
针头阻塞	溶液不滴,轻挤压输液管有阻力,无回血	拔针并更换针头,另选血管重新穿刺
压力过低	滴速缓慢	适当抬高输液瓶位置或降低患者肢体位置
静脉痉挛	溶液滴入不畅,回抽有回血	在穿刺部位上方实施热敷,缓解静脉痉挛

2. 茂菲滴管内液面过高

(1)滴管侧壁有调节孔时,可夹住滴管上端的输液管,打开调节孔,待液面下降至所需高度时,关闭调节孔,松开滴管上端输液管,继续输液。

(2)滴管侧壁无调节孔时,可将输液瓶取下,倾斜瓶身,使瓶内的针头露出液面,待溶液缓缓流下,直至滴管露出液面,再将输液瓶(袋)挂回输液架上即可。

3. 茂菲滴管内液面过低　反折茂菲滴管下端的输液管,用手挤捏滴管,使溶液流至滴管内,当液面升至所需高度时,停止挤捏,松开滴管下端输液管即可。

4. 茂菲滴管内液面自行下降　输液过程中,若茂菲滴管内液面自行下降,应检查上端输液管与茂菲滴管的衔接是否紧密,有无漏气或裂隙,必要时更换输液管。

(七) 输液反应及护理

1. 发热反应　发热反应是输液过程中最常见的输液反应。

(1)原因:因输入致热物质引起。多由于溶液或药品不纯,输液管和注射器质量不合格,消毒保存不到位,输液过程中未能严格执行无菌技术等因素引起。

(2)临床表现:多发生在输液后数分钟至 1 h。患者表现为畏寒、寒战,继而发热。轻者体温在 38 ℃左右,重者体温可达 40 ℃,伴有头痛、恶心、呕吐等症状。

(3)预防:输液前应认真检查药液的质量、输液器具的包装与灭菌日期,严格执行无菌技术。

(4)护理措施。

①减慢输液滴速或停止输液,及时通知医生。

②遵医嘱给予抗过敏药物或激素治疗。

③观察生命体征的变化,患者寒战时给予保暖,高热时采用物理降温。

④保留剩余药液和输液器进行检测,查找发热反应的原因。

2. 循环负荷过重(急性肺水肿)

(1)原因:由输液滴速过快,短时间内输入过多溶液,使循环血量急剧增加,心脏负荷过重引起。

(2)临床表现:在输液过程中患者突然出现气促、咳嗽、呼吸困难、咳粉红色泡沫样痰,严重时痰液从口鼻涌出,两肺听诊布满湿啰音。

(3)预防:严格控制输液滴速和输液量,对心肺功能不良者、老年人、儿童输液时要慎重。

(4)护理措施。

①出现症状时,立即停止输液并通知医生进行紧急抢救。

②病情允许的情况下,安置患者取端坐位、双腿下垂,以减少下肢静脉血液回流,减轻心脏负担。

③给予高流量氧气吸入,氧流量为 6～8 L/min,以提高肺泡内压力,减少肺泡内毛细血管渗出液的产生。同时,湿化瓶内加入 20%～30%乙醇湿化氧气可以降低肺泡内泡沫表面张力,使泡沫破裂消散,从而改善肺部的气体交换,缓解缺氧症状。

④遵医嘱给予镇静、强心、利尿和扩血管药物,以舒张周围血管,加速体液排出,减少回心血量,减轻心脏负荷。

⑤必要时进行四肢轮扎。用止血带或血压计袖带轮流适当给四肢加压,以阻断静脉血流,但仍保持动

脉血流通畅。每隔5～10 min轮流放松一侧肢体上的止血带,可有效地减少回心血量,待症状缓解后,逐渐解除止血带。

3. 静脉炎(phlebitis)

(1)原因:长期输注高浓度、刺激性强的药物,或静脉内放置刺激性较强的输液导管时间过长;输液过程中未能严格执行无菌技术等。

(2)临床表现:沿静脉走向出现条索状红线,局部组织发红、肿胀、灼热、疼痛,有时伴有畏寒、发热等全身症状。

(3)预防:严格执行无菌技术,静脉内置管时间不宜过长。对高浓度、刺激性强的药物应充分稀释后再输入,同时有计划地更换静脉穿刺部位,以保护静脉。

(4)护理措施。

①发生静脉炎的血管处应暂停输液,抬高患肢并制动。

②局部用50%硫酸镁溶液湿热敷,每日2次,每次20 min。

③超短波理疗,每日1次,每次15～20 min。

④中药治疗,将如意金黄散加醋调成糊状,局部外敷,每日2次。

⑤合并感染,遵医嘱给予抗生素治疗。

4. 空气栓塞(air embolism)

(1)原因:输液时导管内空气未排尽,输液管连接不紧,加压输液无人守护,溶液输完未及时更换药液或拔针,导致空气进入静脉发生空气栓塞。

(2)临床表现:患者感到胸部异常不适,出现呼吸困难,严重发绀,心前区听诊可闻及持续响亮的"水泡音"。

进入静脉的空气形成空气栓子,随血液循环经右心房到达右心室。如果空气栓子小,则被右心室压入肺动脉并分散到肺小动脉内,最后经毛细血管吸收,因而损害较小;如果空气量大,则在右心室内阻塞肺动脉的入口(图5-4-7),使血液不能进入肺内,气体交换发生障碍,引起机体严重缺氧而危及生命。

(3)预防:输液前认真检查输液器的质量,排尽输液管内的空气;输液过程中加强巡视,连续输液者应及时更换输液瓶(袋);输液完毕及时拔针;加压输液时要有专人守护。

(4)护理措施。

①立即给患者安置左侧头低足高位,使肺动脉的位置低于右心室,使阻塞肺动脉入口的气泡向上漂移(图5-4-8),气泡随心脏舒缩形成泡沫,分次小量地进入肺动脉内,弥散至肺泡逐渐被吸收。

②给予高流量氧气吸入,提高机体的血氧浓度,纠正缺氧状态。

③如果患者置有中心静脉导管,可以从导管抽出空气。

④密切观察病情变化,做好病情的动态记录。

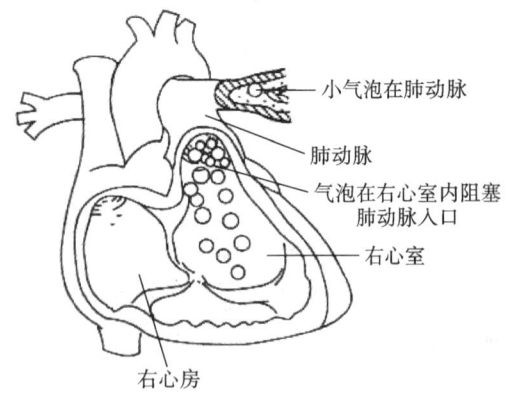

图5-4-7 空气阻塞肺动脉入口

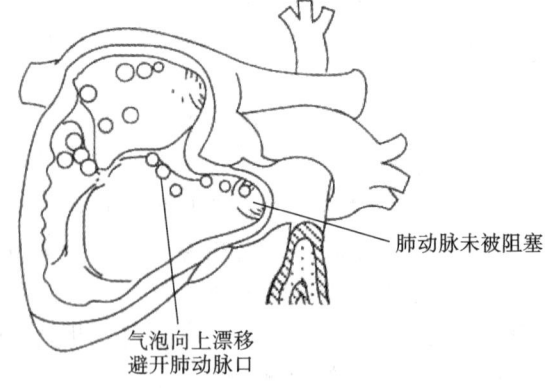

图5-4-8 患者安置左侧头低足高位,使气泡避开肺动脉入口

知识链接

输液微粒污染

输液微粒是指在输入溶液中的非代谢性颗粒杂质。输液微粒污染是指在输液过程中将输液微粒带入人体,对人体造成严重危害的过程。

输液微粒的来源:药物生产制作过程中混入杂质与微粒;盛装药液的容器不洁净;输液器与注射器不洁净;输液操作中污染。

输液微粒污染的危害:直接阻塞血管致局部供血不足,组织缺血、缺氧,甚至坏死;形成血栓,引起血管栓塞和静脉炎;出现血小板减少症和过敏反应;形成肺内肉芽肿;刺激组织发炎或形成肿块。

预防输液微粒污染的措施:严格控制制剂生产过程中的各个环节;采用密闭式一次性输液器;输液前认真检查药液的透明度、有效期及质量;严格执行无菌技术;药物现配现用;净化配液和输液工作环境的空气;输液器通气管末端使用终端滤器。

考点提示 常用溶液的选择,输液反应的判断与处理,输液滴速的调节及计算。

二、静脉输血法

静脉输血(venous transfusion)是将全血或成分血通过静脉输入体内的方法。输血是急救和治疗疾病的重要措施之一,在临床上广泛使用。

(一)静脉输血的目的

1. 补充血容量 常用于失血、失液所致的血容量减少或休克患者,以提升血压,增加有效循环血量,改善全身血液灌流,促进血液循环。

2. 补充血红蛋白 常用于严重贫血患者,以纠正贫血,提高携氧能力。

3. 补充血小板和凝血因子 常用于凝血功能障碍的患者,改善凝血功能,以助于止血。

4. 补充白蛋白 常用于低蛋白血症、严重灼伤的患者,以维持胶体渗透压,减轻组织渗出和水肿。

5. 补充抗体、补体 常用于严重感染、免疫力低下的患者,以增强机体抵抗力。

(二)血液制品的种类

1. 全血 全血(whole blood)是指采集的血液未经任何加工而存入保养液血袋中的血液。分为新鲜血和库存血两种。

(1)新鲜血:在4 ℃的冰箱内冷藏,保存1周内的血液。新鲜血保留了血液的原有成分。输入新鲜血可补充各种血细胞、凝血因子及血小板。主要适用于血液病患者。

(2)库存血:在4 ℃的冰箱内冷藏,保存2～3周的血液。随着保存时间的延长,库存血中的各种有效成分逐渐被破坏,血液中钾离子含量增多,酸性增高。因此,大量输入库存血时,可导致高血钾和酸中毒。临床常用于各种原因引起的大出血。

2. 成分血 成分血是将血液成分进行分离,加工成各种高浓度、高纯度的血液制品,根据病情需要输入相关的成分。成分输血体现了一血多用,既节省了血源,也减少了由于输入全血而引起的不良反应,目前已在临床上广泛应用。

(1)红细胞制品:从离心的全血分离血浆后的制品,因浓度和加工方法不同可分为以下几种。

①浓缩红细胞:全血经分离血浆后的余下部分。适用于急性失血、贫血和心肺功能不全的患者。

②红细胞悬液:全血提取血浆后的红细胞加入等量红细胞保存液制成,适用于战地救护和中小手术的患者。

③洗涤红细胞:红细胞经生理盐水洗涤三次后,再加入适量的生理盐水。适用于一氧化碳中毒、输全血或血浆过敏及免疫性溶血性贫血等患者。

(2)白细胞浓缩悬液:新鲜全血经离心后提取的白细胞,在4 ℃的温度下保存,48 h内有效。适用于粒细胞缺乏伴严重感染的患者。

（3）血小板浓缩悬液：新鲜全血离心所得，在22 ℃的温度下保存，24 h内有效。适用于血小板减少或血小板功能障碍性出血的患者。

（4）血浆：全血分离后所得的液体部分。主要成分为血浆蛋白，不含血细胞，无凝集原，可用于补充血容量、蛋白质和凝血因子。

①新鲜血浆：采血后立即分离输入，保存了血液中除红细胞外的各种成分，含所有凝血因子。适用于凝血因子缺乏的患者。

②冰冻血浆：在－30 ℃温度下保存，有效期为1年，使用时须在37 ℃的温水中融化，并在6 h内输入。

③干燥血浆：冰冻血浆在真空装置下加以干燥制成，有效期为5年，使用时加适量的生理盐水溶解。

3．其他血液制品

（1）白蛋白液：从血浆中提纯而得，临床上常用的有5％白蛋白液，可提高机体血浆蛋白和胶体渗透压。适用于营养性水肿、肝硬化或其他原因所致的低蛋白血症的患者。

（2）纤维蛋白原：适用于纤维蛋白缺乏症和弥散性血管内凝血（DIC）的患者。

（3）免疫球蛋白和转移因子：含多种抗体，可增加机体抵抗力。

（三）常用静脉输血技术

目前临床均采用密闭式输血法，可分为间接静脉输血法和直接静脉输血法两种。

1．输血前准备

（1）备血：遵医嘱抽取患者血标本，与填写好的输血申请单和配血单一起送往血库，做血型鉴定和交叉配血试验。

（2）取血：凭取血单到血库取血，并与血库工作人员共同做好"三查八对"工作。"三查"即查血液的有效期、血液质量和输血装置是否完好。"八对"即对床号、姓名、住院号、血袋号、血型、交叉配血试验结果、血液种类和血液剂量，确认无误在交叉配血试验单上签全名后，取回血液。

（3）取血后：血液取出后勿剧烈振荡，避免红细胞被破坏而造成溶血。不能将血液加温，避免血浆蛋白凝固变性；取回的库存血可在室温下放置15～20 min再输入。

（4）核对：输血前必须两名护士再次核对，确定无误后方可进行输血。

（5）知情同意：输血前，应先取得患者的理解并征得同意，签署知情同意书。

知识链接

静脉输血原则

1．同型输血原则　除输入血浆及白蛋白以外，输入全血或其他成分血液前必须做血型及交叉配血试验，且均选用同型血液输注。

2．成分输血原则　即缺什么补什么，针对性输入血液或血液制品，既可提高输血的效果，减少由输全血引起的不良反应，又可以节省血源。患者输入所需的特定成分血，如血小板、血浆、红细胞、白细胞、凝血因子等都比输全血更合适。因此输入成分血，无论从医学生理理论或是从免疫学角度都体现了极大的优越性。

2．静脉输血法　静脉输血法可分为间接静脉输血法和直接静脉输血法，间接静脉输血法是将已备好的血液按静脉输液法输给患者，是临床上最常用的静脉输血法。

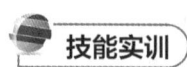

技能实训5-4-3　静脉输血法

【目的】

同静脉输血的目的。

【评估】

（1）患者的病情、心肺功能、治疗情况、心理状态及对输血相关知识的了解程度。

（2）患者的血型、输血史及过敏史，所需血液制品的种类及用量。

（3）根据病情、输血量、患者年龄选择静脉，评估穿刺部位皮肤、血管状况。

【计划】

1. 护士准备　衣帽整洁，洗手，戴口罩。

2. 患者准备　了解静脉输血目的及配合要点；签署知情同意书；排空大小便，取舒适体位。

3. 用物准备

（1）间接静脉输血法：同密闭式周围静脉输液法用物（一次性输液器换为一次性输血器），另备生理盐水、血袋。

（2）直接静脉输血法：同静脉注射用物，另备 50 mL 注射器及针头数个、3.8% 枸橼酸钠溶液（每 50 mL 注射器内抽取 5 mL 备用）、血压计袖带。

4. 环境准备　环境整洁、安静、宽敞、明亮。

【实施】

静脉输血法操作流程见表 5-4-6。

表 5-4-6　静脉输血法操作流程

操作程序	操作步骤	要点说明
1. 间接静脉输血法		• 将已备好的血液按静脉输液法输给患者，是临床上最常用的静脉输血法
（1）核对、解释	护士携用物至床旁，核对床号、姓名，询问患者血型、输血史，解释输血的目的和注意事项	• 取得患者的合作，防止发生差错
（2）输入盐水	按密闭式静脉输液法，穿刺固定后，先为患者输入少量生理盐水	• 根据病情、输血量及患者年龄选用静脉输液 • 输入生理盐水冲洗输血器管道，避免发生溶血
（3）再次核对	两位护士按"三查八对"内容，再次认真核对	• 严格查对，确保无误
（4）消毒、输血	将血液轻轻摇匀，常规消毒储血袋上塑料管，拔出输液插瓶针，垂直插入消毒后的塑料管内（如为血瓶，则常规消毒血瓶塞后，取下插瓶针插入血瓶内），将储血袋挂于输液架上	• 勿剧烈振荡，以免红细胞被大量破坏而造成溶血
（5）调节滴速	输血开始速度宜慢，观察 15 min 后若无异常，则可根据病情、年龄调节滴速	• 输血开始速度不超过 20 滴/分，一般成人 40～60 滴/分，老人、儿童酌减
（6）核对、记录	再次"三查八对"，做好记录，向患者及其家属交代注意事项，告知患者若有不适及时反映	• 以便发生输血反应及时处理，减轻不良反应的程度
（7）严密观察	加强巡视观察，注意有无输血反应	
（8）再输盐水	输血完毕或需输另一袋血时，应先输入少量生理盐水，直至输血器下端管内的血液全部输入体内，拔针或更换另一袋血液继续输入	• 输血完毕或更换另一袋血液前，应输入生理盐水，防止血液浪费及发生输血反应

操作程序	操作步骤	要点说明
(9) 拔针按压	输血完毕,核对床号、姓名,除去敷贴,关闭调节器,轻压穿刺点上方,迅速拔针,按压片刻至无出血	
(10) 整理、记录	协助患者取舒适卧位,整理床单位,清理用物后洗手,取下口罩并做好记录	• 用物按规定处理,避免交叉感染 • 输完的血袋要保留 24 h,以备查找输血反应发生的原因
2. 直接静脉输血法		• 将供血者血液抽出后,立即输给受血者,常用于无库存血而急需输血者或需要输入少量新鲜血的婴幼儿
(1) 核对、解释	认真执行查对制度,分别核对受血者和供血者姓名、血型、交叉配血试验结果 解释输血目的及配合要求	• 严格查对,避免差错
(2) 抽抗凝剂	按常规将备好的注射器吸入抗凝剂,放在无菌盘内备用	• 每 50 mL 血液加 3.8 % 枸橼酸钠溶液 5 mL
(3) 准备卧位	受血者和供血者分别卧于床上,暴露一侧手臂	
(4) 抽血输血	①由三位护士协作进行,一人抽血,一人传递,一人输血 ②将血压计的袖带缠于供血者上臂,充气至压力维持在 100 mmHg 左右,常规消毒穿刺局部,从供血者体内抽取血液,按静脉注射方法立即输给受血者 ③需连续抽血时,只需更换注射器,无需拔出针头,用手指压迫穿刺部位前端静脉,以减少出血	• 一般选用粗大静脉,常用肘正中静脉 • 抽取供血者的血液时不宜过快、过急,并注意观察供血者全身及局部情况,询问有无不适 • 给受血者输血时不宜过快,并随时观察受血者的反应
(5) 拔针按压	输血完毕,用无菌纱布轻压穿刺点上方,迅速拔针,按压片刻至无出血	
(6) 整理、记录	协助受血者取舒适卧位,整理床单位,清理用物后洗手,取下口罩并做好记录	• 用物规范处理,避免交叉感染

【注意事项】

(1) 根据输血申请单正确采集血标本,严禁同时采集两位及以上患者的血标本,以免发生混淆。

(2) 严格执行无菌技术及查对制度,输血前须经两人核对无误后方可输血。

(3) 输入库存血必须认真检查血液质量,正常库存血分为两层,上层血浆呈淡黄色,下层血细胞呈暗红色,两者之间界限清楚,无凝块。如上层血浆变红,下层血细胞呈暗紫色,两者界限不清,提示可能溶血,不能使用。

(4) 为了避免不良反应的发生,在输血前、后及输入两袋血液之间都应输入少量生理盐水。

(5) 输入血液内不可随意加入其他药品,如钙剂、酸性或碱性药物、高渗或低渗溶液,以防止血液变质。

(6) 输血过程中加强巡视,认真听取患者主诉,密切观察有无输血反应,如发生异常情况,应及时报告医生,采取相应的护理措施,并保留余血以供检查分析原因。

(7) 血液输完后,血袋应保留 24 h,以备患者出现输血反应时查找原因。

【评价】

(1) 患者理解输血的目的,无不良反应发生。

（2）护士操作流程正确，准确完成输血，无事故发生。

（3）护患沟通有效，患者主动配合，彼此需要得到满足。

知识链接

自体输血法

　　自体输血法是指收集患者自身血液，在患者需要时输还给患者本人。自体输血不需做血型鉴定和交叉配血试验，不会产生免疫反应，既节省血源又可防止发生输血反应，同时避免了因输血而引起的疾病传播。自体输血有三种形式，包括术前预存自体血、术前稀释血液回输和术中失血回输。

　　1. 术前预存自体血　适用于择期手术患者，术前抽取患者的血液，在血库低温下保存，待手术时再输还给患者。一般于术前 2～3 周开始，每周或隔周采血一次，最后一次采血应在手术前 3 日，以利于机体恢复至正常的血浆蛋白水平。

　　2. 术前稀释血液回输　于手术开始前采血并同时输入等量的血浆代用品，维持血容量，使血液处于稀释状态，减少术中红细胞的丢失，采集的血液在术中或术后输给患者。

　　3. 术中失血回输　在手术中收集失血回输给患者，如脾破裂、输卵管破裂的患者，血液流入腹腔 6 h 内，无污染和凝血时，可将血液收集起来，加入适量抗凝剂，经过过滤后输还给患者。自体失血回输的总量应限制在 3500 mL 以内，大量回输自体血时，应适当补充新鲜血浆和血小板。

（四）输血反应及护理

1. 发热反应　发热反应是输血过程中最常见的输血反应。

（1）原因：血液、保养液、储血袋或输血器被致热原污染；违反无菌原则，造成血液输入各环节的污染；多次输血后，受血者血液中产生白细胞抗体或血小板抗体所致的免疫反应。

（2）临床表现：通常在输血后的 1～2 h 发生。患者表现为畏寒或寒战，继而高热，体温可达 38～41 ℃，伴有头痛、恶心、呕吐和肌肉酸痛等全身症状。

（3）预防：严格管理输血用具和血液保养液，有效去除致热原，输血过程中严格执行无菌技术，防止污染。

（4）护理措施。

①轻者减慢输血滴速或暂停输血；严重者立即停止输血，给予生理盐水静脉滴入，以维持静脉通路。

②做好对症处理，寒战者给予保暖，高热时给予物理降温，并密切观察生命体征的变化。

③遵医嘱给予退热药、抗过敏药或肾上腺皮质激素。

④将输血器、储血袋及剩余血液一同送血库进行检验。

2. 过敏反应（anaphylactic reaction）

（1）原因：患者本身为过敏体质，输入血中的异体蛋白质引起过敏反应；多次输血，患者体内产生了过敏性抗体；供血者血液中含变态反应性抗体传给受血者或献血前使用可致敏的蛋白质或药物所致。

（2）临床表现：轻者出现局部或全身荨麻疹、皮肤瘙痒，轻度血管神经性水肿（眼睑、口唇水肿）；重者可因喉头水肿、支气管痉挛而致呼吸困难，两肺可闻及哮鸣音，甚至发生过敏性休克。

（3）预防：对有过敏史的患者，在输血前给予抗过敏的药物；勿选用有过敏史的供血者的血液；供血者在采血前 4 h 内不宜吃高蛋白质、高脂肪食物，可食用少量清淡饮食或饮糖水。

（4）护理措施。

①轻者减慢输血速度，给予抗过敏药物，并密切观察病情变化。

②重者立即停止输血，遵医嘱皮下注射 0.1 ％肾上腺素 0.5～1 mL 或静脉注射地塞米松等抗过敏药物。

③呼吸困难者给予氧气吸入，严重喉头水肿者行气管切开；循环衰竭者给予抗休克治疗，如发生过敏性休克，立即配合抢救。

3. 溶血反应（hemolytic reaction）　溶血反应是指输入血中的红细胞或受血者的红细胞发生异常破坏或

溶解,而引起的一系列临床症状,是输血最严重的反应。

（1）原因。

①输入异型血:由于供血者与受血者 ABO 血型不符会造成溶血反应,反应发生迅速,后果严重。

②输入变质血:输血前红细胞已溶解破坏。如血液储存过久、保存温度过高或过低、血液被细菌污染、血液加温或剧烈振荡、血中加入高渗(低渗)溶液或加入能影响血液 pH 的药物等,使红细胞大量破坏所致。

③输入 Rh 因子不同的血:Rh 阴性者首次输入 Rh 阳性血液后,不发生溶血反应,但 2 周后其血清中产生抗 Rh 阳性的抗体。当再次接受 Rh 阳性血液时,即可发生溶血反应。Rh 因子不合所引起的反应,可在输血后几小时至几日后发生,反应发生较慢,症状较轻。

（2）临床表现:典型症状是在输血 10 mL 后发生,随着输入血量的增加症状加重,临床表现可分为以下三个阶段。

①第一阶段:红细胞凝集成团,阻塞部分小血管,造成组织缺血、缺氧。患者表现为头部胀痛、四肢麻木,腰背部剧痛、胸闷、恶心、呕吐等。

②第二阶段:凝集的红细胞发生溶解,大量血红蛋白释放到血浆中。患者表现为黄疸和血红蛋白尿,同时伴有寒战、高热、呼吸困难、血压下降等。

③第三阶段:大量血红蛋白进入肾小管,遇酸性物质变成结晶,导致肾小管阻塞;同时抗原、抗体的相互作用,引起肾小管内皮缺血缺氧而坏死脱落,也可导致肾小管阻塞而造成急性肾衰竭。患者表现为少尿或无尿,尿内出现蛋白和管型,尿素氮滞留,高血钾症和酸中毒,严重者可导致死亡。

（3）预防:认真做好血型鉴定和交叉配血试验;输血前认真查对,杜绝差错;严格执行血液保存制度,不使用变质血液。

（4）护理措施。

①立即停止输血,保留静脉通路,通知医生紧急处理。

②双侧腰部封闭,用热水袋敷双侧肾区,以解除肾血管痉挛,保护肾脏。

③遵医嘱静脉滴注 5% 碳酸氢钠溶液,碱化尿液,防止血红蛋白结晶阻塞肾小管。

④密切观察病情,定时测量生命体征及尿量并做好记录。

⑤对少尿、无尿者按急性肾衰竭处理。出现休克症状,立即配合抢救。

⑥保留余血和患者输血前后的血标本,一同送检,重新进行血型鉴定和交叉配血试验,以查明原因。

4. 大量输血后反应 大量输血是指在 24 h 内输血量大于或等于患者总血容量。常见的反应有急性肺水肿、出血倾向、枸橼酸钠中毒等。

（1）急性肺水肿原因、临床表现、预防护理措施同静脉输液反应。

（2）出血倾向。

①原因:长期反复输血或短时间内输入库存血较多,由于库存血中的血小板已基本被破坏,使凝血因子减少而引起出血。

②临床表现:皮肤、黏膜瘀点或瘀斑,穿刺部位可见大块淤血或手术伤口渗血。

③预防:遵医嘱间隔输入新鲜血或血小板悬液,以补充足够的血小板和凝血因子。

④护理措施:在短时间内大量输入库存血时,应密切观察患者意识、血压、脉搏等变化,注意皮肤、黏膜或手术伤口有无出血倾向。

（3）枸橼酸钠中毒。

①原因:大量输血随之输入大量枸橼酸钠,如果肝功能不全,枸橼酸钠尚未被氧化即与血中游离钙结合,则会使血钙浓度下降,导致凝血功能障碍、毛细血管张力减低、血管收缩不良和心肌收缩无力等。

②临床表现:患者表现为手足抽搐、出血倾向、血压下降、心率缓慢、心室颤动,甚至发生心搏骤停。

③预防:输入库存血 1000 mL 以上时,遵医嘱静脉注射 10% 葡萄糖酸钙或氯化钙 10 mL,以补充钙离子,预防发生低血钙。

④护理措施:严密观察患者反应,出现症状及时通知医生紧急处理,遵医嘱给药,配合医生采取治疗。

5. 其他反应 如空气栓塞、细菌污染反应,以及因输血传播的疾病(病毒性肝炎、疟疾、艾滋病、梅毒)

等。应严格把握采血、储血和输血操作的各个环节,以保证患者输血安全。

考点提示 血液制品的选择,输血前的准备,输血反应的判断与处理。

> **直通护考**

扫码在线答题

答案解析

（宋 丹）

任务五 标本采集

> **任务目标**

【知识目标】

掌握标本采集的原则,掌握各种标本采集的目的及方法,熟悉标本采集的注意事项,了解标本采集的目的及意义。

【能力目标】

学会各种标本的采集技术,方法正确,操作规范。

【思政目标】

具有关心爱护患者,与患者良好沟通的素质。

> **思政课堂**

通过学习让学生了解各种检验的临床意义,掌握正确采集标本的方法,为诊断和治疗提供可靠的依据,保障患者的安全和利益,培养学生的责任心。通过标本采集理论结合标本采集操作,让学生体会护患沟通的重要性,培养学生的服务意识。

 案例导学

患者,男,65 岁。患 2 型糖尿病 15 年,高血压 12 年,近 1 个月因腰腿疼痛加剧、行走困难来院就诊,后收治入院。护理体检:T 36.8 ℃,P 80 次/分,R 18 次/分,BP 180/96 mmHg,体重 54 kg。医嘱:查血、尿、粪便三大常规,空腹血糖、肝功能、尿艾迪计数检查。

案例导学答案

请问:

1. 上述检验项目需要用到哪些标本容器?

2. 护士如何为该患者正确采集血标本?

3. 做尿艾迪计数检查时,怎样指导该患者留尿,留取的尿液如何防腐?

一、标本采集的意义和原则

(一)标本采集的意义

标本检验的结果可反映机体的正常生理功能和病理改变,各种标本的化验检查结果也是诊断疾病的重要方法之一,对明确诊断、观察病情、预测病程进展、制订防治措施以及判断预后起着重要作用。所以,护士必须了解各种标本的临床意义,掌握标本采集的基本知识和技能,确保标本采集的质量,以保证检验结果的准确。

(二)标本采集的原则

1. 遵照医嘱 各种标本的采集应遵医嘱执行,由医生填写申请单,字迹清楚,目的明确,并签全名。护士要认真查对,如对检验申请单有疑问时,护士应及时核实,确认无误后方可执行。

2. 准备充分

(1)护士准备:采集标本前,应明确检验项目及目的,选择采集的方法,确定采集标本的量,了解注意事项。同时,护士操作前应修剪指甲,洗手,戴口罩、帽子和手套,必要时穿隔离衣。

(2)用物准备:根据检验目的,选择适当容器,外贴标签,标明科别、床号、住院号,患者姓名、性别,检验项目、标本采集的日期和时间或条形码(电脑医嘱则自动生成电子条形码)。

(3)患者准备:向患者及其家属解释留取标本的目的和要求,以消除顾虑,取得患者合作。

3. 严格核对 核对是保证标本采集无误的重要环节之一。采集前应认真核对医嘱,核对申请单的检验项目和患者姓名、性别、床号、住院号等,采集完毕及送检前应重复核对。

4. 正确采集

(1)要保证送检标本质量,必须掌握正确的采集方法、采集时间和采集量。如做尿妊娠试验,要留取晨尿,因为晨尿内绒毛膜促性腺激素的含量高,容易获得阳性检验结果。

(2)细菌培养标本应放入无菌容器内,且容器无裂缝,瓶塞干燥,采集时注意无菌操作,不可混入防腐剂、消毒剂或药物,培养液应足量,无浑浊、变质,以免影响检验结果的准确性。培养标本应在患者高热寒战期或使用抗生素之前采集,如已使用,应在血药浓度最低时采集并在检验单上注明。

(3)需由患者自己留取标本(如痰标本、中段尿标本、24 h 尿标本、粪便标本中病理成分的采集等)时,要详细告知患者标本留取的方法及注意事项,以保证采集到高质量、符合要求的标本。

5. 及时送检 标本采集后应及时送检,不可放置过久,以避免标本污染或变质影响检验结果。特殊标本还应注明采集时间,立即送检。

二、各种标本的采集方法

(一)静脉血标本采集方法

静脉血标本可分为三类:全血标本、血清标本和血培养标本。

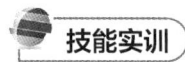 技能实训

技能实训 5-5-1　静脉血标本采集方法

【目的】

1. 全血标本 测定血常规、血沉及血液中某些物质(如血糖、血氨、尿素氮、尿酸、肌酐、肌酸等)的含量。

2. 血清标本 全血自然凝固后析出的液体,用于生化检验、免疫学检测等,如血清酶、血脂类、电解质、肝功能等。

3. 血培养标本 查找血液中的致病菌(如伤寒杆菌培养等)。

【评估】

(1)患者的年龄、病情、意识状态、治疗情况、肢体活动能力、采集静脉血标本的种类及要求、采集部位皮

肤及血管的状况。

（2）患者对静脉血标本采集的认识、心理反应及合作程度。

【计划】

1. 护士准备 衣帽整洁，修剪指甲，洗手，戴口罩。

2. 用物准备 检验单，注射盘内备消毒液、棉签、止血带、治疗巾、小垫枕及真空采血管（图 5-5-1）和真空采血针（图 5-5-2）（按检验项目选用，表 5-5-1），或备一次性无菌注射器（按采血量备用），贴好标签的标本容器（干燥试管、抗凝试管、血培养瓶），手消毒液，生活垃圾桶，医疗垃圾桶，锐器回收盒，按需要备酒精灯、火柴等。

表 5-5-1　常用彩色真空采血管的使用

标识颜色	标本类型	使 用 范 围	要　　求
红头管	血清	各种生化和免疫学检测，如肝肾功能、血清免疫等	采血后不要摇动
紫头管	全血	适用于血液常规检查、糖化血红蛋白等检测	采血后立即颠倒混匀 5～8 次
黑头管	全血	适用于检测 ESR（血沉）	抗凝剂与血液 1：4 混合，采血后立即颠倒混匀 5～8 次
蓝头管	全血	适用于血凝试验	抗凝剂与血液 1：9 混合，采血后立即颠倒混匀 5～8 次
黄头管	血清	适用于急诊的各种生化和血清学实验	可将血细胞与血清快速很好地分开，减少影响实验的因素
绿头管	血浆	可用于急诊、大部分的生化实验和某些特定的化验项目，如血氨、血流变等检测	采血后立即颠倒混匀 5～8 次
灰头管	血浆	适用于糖耐量试验	采血后立即颠倒混匀 5～8 次
细菌培养瓶	需氧/厌氧	血液、体液需氧/厌氧细菌培养	标本量 5～10 mL，摇匀，不能注入空气（厌氧瓶）

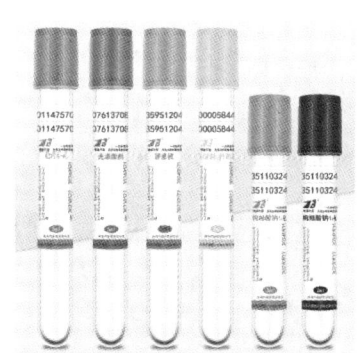

图 5-5-1　真空采血管

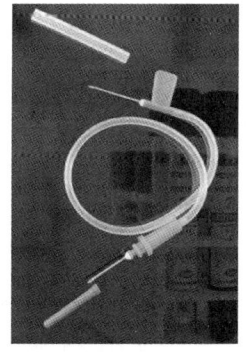

图 5-5-2　真空采血针

3. 患者准备

（1）患者需了解采集静脉血标本的目的和配合要点，做生化检验时应空腹。

（2）患者取舒适体位，暴露穿刺部位。

4. 环境准备 病室环境安静、整洁、温湿度适宜，光线充足，必要时关闭门窗、拉窗帘、拉床帘或用屏风遮挡。

【实施】

静脉血标本采集方法操作流程见表 5-5-2。

表 5-5-2　静脉血标本采集方法操作流程

操作程序	操作步骤	要点说明
1. 选择容器	核对医嘱、检验单,备齐用物	· 防止发生差错事故
2. 核对、解释	携用物至患者床旁,核对床号、姓名并解释采血目的和配合方法	· 核对床头卡、腕带并询问,确保核对无误
3. 选择静脉	协助患者取舒适体位,选择合适静脉,将治疗巾铺于小垫枕上,置于穿刺部位下方,在穿刺点上方约 6 cm 处系止血带,常规消毒皮肤,嘱患者握拳	· 系好的止血带尾端应远离穿刺点,避免穿刺点被污染 · 使静脉充盈,便于穿刺及抽血
4. 采集标本	①真空采血器采血:取下护针套,手持真空采血针,按静脉注射法行静脉穿刺,见回血后,将真空采血针另一端拔掉针套,针头刺入真空采血管,松止血带,血液流入采血管至所需血量,取下采血管。如需继续采集,置换另一采血管,当最后一支采血管即将完毕(血流变慢),嘱患者松拳,用干棉签按压穿刺点,迅速拔针,嘱患者屈肘按压穿刺点 1~2 min(以不出血为止)	· 穿刺一旦出现局部血肿,立即拔出针头,按压局部,另选其他静脉重新穿刺 · 当血液流入采血管时,立即松开止血带,否则容易引起淤血、静脉扩张,并且因血液成分变化而影响某些指标的检查结果 · 真空采血管内有预留负压,血液至需要量会自动停止 · 采血结束,先拔真空采血管,后自穿刺部位拔去针头,嘱患者按压,防止皮下出血或淤血
	②注射器采血:按静脉注射法抽血至所需量,松止血带,嘱患者松拳,用干棉签按压穿刺点,迅速拔针,嘱患者屈肘按压穿刺点 1~2 min(以不出血为止)	· 采集血标本后,应回抽注射器活塞少许,以免血液凝固使注射器粘连和针头阻塞
	取下针头,将血液注入标本容器内,同时抽取几个项目的标本时,注入血液顺序如下。 ①血培养标本:注入密封瓶时,除去铝盖中心部,常规消毒瓶盖,更换针头后把血液注入瓶内,轻轻摇匀;注入三角烧瓶时,先点燃酒精灯,松开瓶口纱布,取出塞子,迅速在酒精灯火焰上消毒瓶口,再取下针头,将血液顺瓶壁注入瓶内,轻轻摇匀,再将瓶口及瓶塞消毒后塞好,扎紧封瓶纱布	· 标本应在使用抗生素前采集,如已使用,应在检验单上注明 · 一般血培养采集 5 mL,但对于亚急性细菌性心内膜炎的患者,为提高细菌培养阳性率,采血量增至 10~15 mL
	②全血标本:将血液顺管壁缓慢注入盛有抗凝剂的试管内,立即轻轻颠倒 8~10 次	· 使血液和抗凝剂混匀,以防血液凝固
	③血清标本:将血液顺管壁缓慢注入干燥试管内	· 勿注入泡沫,避免振荡,防止红细胞破裂造成溶血
5. 整理、记录	协助患者取舒适卧位,整理床单位和用物,洗手,记录	
6. 送检标本	按规定消毒处理用物,将静脉血标本分类,连同检验单及时送检	· 特殊标本须注明采血时间

【注意事项】

(1) 需要做生化检查的患者应提前告知要空腹,在清晨空腹时采集,此时血液中的各种化学成分较为稳定,检验结果较为准确,未受饮食的影响。

(2) 严禁在输液、输血的针头处采集血标本,因会影响检验结果,最好在对侧肢体采集。

(3) 查找疟原虫时应在患者发热时采集血标本,并立即送检,因为高热时检查疟原虫的阳性率高。

（4）用真空采血管采集血标本时，不可先将真空采血管与采血针头相连，以免试管内负压消失而影响采血。

【评价】

（1）患者能够理解静脉血标本采集的意义并积极配合。

（2）护士工作态度认真、操作熟练、无菌技术操作规范、采血过程顺利、送检及时。

（二）动脉血标本采集方法

动脉血标本采集是自动脉抽取动脉血标本的方法。常用动脉有股动脉、桡动脉。

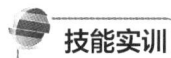
技能实训

技能实训 5-5-2　动脉血标本采集方法

【目的】

做血液气体分析。

【评估】

（1）患者的年龄、病情、意识状态、治疗情况、肢体活动能力、采集部位皮肤及血管的状况。

（2）患者对动脉血标本采集的认识、心理反应及合作程度。

（3）患者用氧或呼吸机使用情况。

【计划】

1. 护士准备　衣帽整洁，修剪指甲，洗手，戴口罩，必要时戴手套。

2. 用物准备　检验单，注射盘内备消毒剂、无菌棉签、小沙袋、动脉血气针（图 5-5-3）、无菌纱布、无菌手套、无菌软木塞或橡胶塞、2 mL 或 5 mL 一次性无菌注射器、适量肝素，手消毒液，生活垃圾桶，医疗垃圾桶，锐器回收盒等。

3. 患者准备

（1）患者需了解采集动脉血标本的目的和配合要点。

（2）患者取舒适体位，暴露穿刺部位。

4. 环境准备　病室环境安静、整洁、温湿度适宜，光线充足，必要时关闭门窗、拉窗帘、拉床帘或用屏风遮挡。

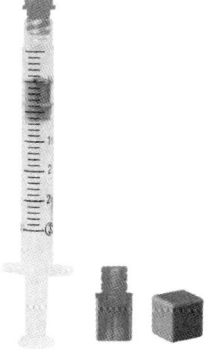
图 5-5-3　动脉血气针

【实施】

动脉血标本采集方法操作流程见表 5-5-3。

表 5-5-3　动脉血标本采集方法操作流程

操作程序	操作步骤	要点说明
1. 选择容器	核对医嘱、检验单，备齐用物	• 防止发生差错事故
2. 核对、解释	携用物至患者床旁，核对床号、姓名并解释采血目的和配合方法	• 核对床头卡、腕带并确认患者，指导患者平静呼吸以取得合作
3. 选择动脉	选择合适动脉，一般选取桡动脉、股动脉，以动脉搏动最明显处作为穿刺点	• 桡动脉穿刺点为前臂掌侧腕关节上 2 cm 处 • 股动脉穿刺点为髂前上棘与耻骨结节连线中点处 • 选股动脉穿刺时，患者取仰卧位，下肢稍屈膝外展，以充分暴露穿刺部位
4. 消毒皮肤	操作者站在穿刺侧，常规消毒皮肤	• 消毒范围大于 5 cm

续表

操作程序	操作步骤	要点说明
5. 采集标本	①再次核对,戴无菌手套 ②动脉血气针采血:取出并检查动脉血气针,将活塞拉至所需的血量刻度,血气针筒自动形成吸引等量血液的负压,用左手示指和中指摸到动脉搏动最明显处,固定于两指间,右手持血气针,在两指间垂直刺入或与动脉走向成40°角刺入,有鲜红色回血,固定血气针,自动抽取所需血量 ③普通注射器采血:取出并检查一次性注射器,抽吸肝素0.5 mL湿润注射器内壁,弃去余液,用左手示指和中指摸到动脉搏动最明显处,固定于两指间,右手持注射器,在两指间垂直刺入或与动脉走向成40°角刺入,见鲜红色血涌入注射器,右手固定注射器,左手抽取所需血量	• 以防血液凝固 • 操作者戴无菌手套或常规消毒左手的示指、中指后定位
6. 拔针按压	采血毕,迅速拔针,用无菌纱布按压穿刺点5～10 min,必要时用沙袋压迫止血	• 以免出血或形成血肿
7. 隔绝空气	针头拔出后立即将针尖斜面刺入无菌软木塞或橡胶塞,以隔绝空气,同时轻轻转动注射器,使血液与肝素混匀	• 防止空气进入影响检验结果 • 防止血标本凝固
8. 整理、记录	协助患者取舒适卧位,整理床单位和用物,洗手,记录	
9. 送检标本	按规定消毒处理用物,将动脉血标本连同检验单一起送检	• 及时送检,以免影响检查结果

【注意事项】

(1) 严格执行查对制度和无菌技术,以防感染。

(2) 新生儿宜选择桡动脉穿刺,因股动脉穿刺垂直进针时易伤及髋关节。

(3) 有出血倾向者慎用动脉穿刺法采集动脉血标本。

【评价】

(1) 患者能够理解动脉血标本采集的意义并积极配合,患者无出血、感染发生。

(2) 护士工作态度认真、操作熟练、无菌技术操作规范、采血过程顺利、送检及时。

(三) 尿标本采集方法

尿标本分为三种:尿常规标本、12 h 或 24 h 尿标本、尿培养标本。

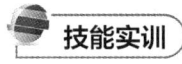 技能实训

技能实训 5-5-3　尿标本采集方法

【目的】

1. 尿常规标本　用于检查尿液的颜色、透明度,有无细胞及管型,测定尿比重,做尿蛋白和尿糖定性的检查等。

2. 12 h 或 24 h 尿标本　用于各种尿生化检查(如钠、钾、氯、肌酐、肌酸、17-羟类固醇、17-酮类固醇、尿糖、尿蛋白定量)等。

3. 尿培养标本　做细菌培养或药物敏感试验,了解病情,协助诊断和治疗。

【评估】

（1）患者的年龄、病情、意识状态、肢体活动能力、泌尿系统功能、排尿情况。

（2）患者对尿标本采集的认识、心理反应及合作程度。

【计划】

1. 护士准备 衣帽整洁，修剪指甲，洗手，戴口罩。

2. 用物准备 检验单、手消毒液、生活垃圾桶、医疗垃圾桶，同时根据检验的目的不同，另备以下用物。

（1）尿常规标本：一次性尿常规标本容器，必要时备便盆或尿壶。

（2）12 h 或 24 h 尿标本：3000～5000 mL 的集尿瓶、防腐剂等。

（3）尿培养标本：无菌有盖标本容器、无菌手套、无菌棉签、消毒液、火柴、酒精灯、长柄试管夹、无菌导尿用物、便盆等。

3. 患者准备 了解尿标本采集的目的、方法，患者取舒适体位，并能积极配合。

4. 环境准备 病室环境安静、整洁、温湿度适宜，光线充足，必要时关闭门窗、拉窗帘、拉床帘或用屏风遮挡。

【实施】

尿标本采集方法操作流程见表 5-5-4。

表 5-5-4 尿标本采集方法操作流程

操作程序	操作步骤	要点说明
1. 选择容器	核对医嘱、检验单，备齐用物	• 防止发生差错事故
2. 核对、解释	携用物至患者床旁，核对床号、姓名，并解释操作目的、注意事项、留取时间	• 核对床头卡、腕带并询问，确保核对无误
3. 留取标本	★尿常规标本	
	① 能自理的患者，告知患者将次日晨起第一次尿液留于标本容器内	• 晨尿浓度较高，未受饮食影响，所得检验结果较为准确
	②不能自理的患者，协助患者在床上使用便器或尿壶，收集尿液于标本容器内	• 测尿比重需留尿 100 mL，其余留取 30～50 mL 即可
	③留置导尿的患者，于集尿袋下方引流孔处打开橡胶塞，先消毒导尿管与集尿袋连接处上方，然后留取尿液	
	★12 h 或 24 h 尿标本	
	①将容器贴上检验单附联，注明起止时间	
	②留取 12 h 尿标本，指导患者于晚 7 时排空膀胱，弃去尿液，开始留尿，至次晨 7 时排最后一次尿，将 12 h 全部尿液集于容器中送检；如留 24 h 尿标本，则自晨起 7 时始至次晨 7 时止，方法同 12 h 尿标本	• 弃去的尿液为检查前就存留在膀胱内的尿液，不应留取
	③将容器置于阴凉处，根据检验要求加入防腐剂（常用防腐剂见表 5-5-5），以免尿液变质	• 防腐剂应在患者留取尿液后加入，不可将粪便、卫生纸混入尿液中
	★尿培养标本	• 适用于昏迷或尿潴留患者
	①中段尿留取法：用屏风或拉床帘遮挡，协助患者取合适体位放好便盆，确认膀胱充盈时留尿；按导尿术要求清洁、消毒外阴；嘱患者将前段尿液排入便盆，用试管夹夹住试管于酒精灯上消毒试管口后，接取 5 mL 中段尿液，再次消毒试管口和盖子，随即盖紧试管，熄灭酒精灯，余尿仍排入便盆	
	②导尿术留取法：按照无菌导尿术插入导尿管将尿液引流，留取标本	
4. 整理、记录	协助患者穿衣裤，取舒适卧位，整理床单位和用物，洗手，记录	• 将 12 h 或 24 h 尿标本的全部尿液倒入集尿瓶内，测量并记录尿液总量、性质等
5. 送检标本	按规定消毒处理用物，将尿标本连同检验单及时送检	• 确保检验结果的准确性

【注意事项】

（1）会阴部分泌物过多时,应先清洁或冲洗,再留取尿标本。

（2）女性患者在月经期不宜留取尿标本,以免影响检验结果的准确性。

（3）嘱患者留取标本时不可将粪便混于尿液中,因粪便中的微生物可使尿液变质而影响检验结果的准确性。

（4）留取尿培养标本时,应严格进行无菌技术操作,防止标本污染,影响检验结果。

【评价】

（1）护士工作态度认真、尊重患者,保护患者的隐私,采集尿标本方法正确,量准确,标本无污染并及时送检。

（2）患者对尿标本采集的目的理解并能够主动配合,患者无不适、感染的发生。

表 5-5-5　常用防腐剂的用法

名称	作　用	用　法	举　例
甲醛	固定尿中有机成分,抑制细菌生长	每 30 mL 尿液中加 40 ％甲醛 1 滴	艾迪计数(12 h 尿细胞计数)
浓盐酸	保持尿液在酸性环境中,防止尿中激素被氧化	24 h 尿液中加 5～10 mL	内分泌系统的检查,如 17-羟类固醇、17-酮类固醇等
甲苯	保持尿液的化学成分不变并在尿液表面形成薄膜覆盖,防止细菌污染和延缓尿液中化学成分的分解	每 100 mL 尿液中加 0.5 ％～1 ％甲苯 2 mL(甲苯应在第一次尿液倒入之后再加),如果测定尿中钠、钾、氯、肌酐、肌酸等需加 10 mL	尿蛋白定量,尿糖定量,尿中钠、钾、氯、肌酐、肌酸定量检查

知识链接

艾迪计数

　　艾迪计数是尿沉渣中有形成分定量计数的经典方法,即测定夜间 12 h 浓缩尿液内的管型、红细胞、白细胞及小圆上皮细胞。受试前的 24 h 内要少饮水,试验日晚餐摄入的液体量应少于 200 mL,留取从晚间 8 时(先排空膀胱中的尿液)至次日晨 8 时的全部尿液。控制患者受试时入水量,主要是为了使尿液保持较高比重和渗透压,在尿比重 1.018 以上的尿标本内,细胞和管型能较好地保持其形态,否则,细胞和管型会在短时间内被破坏或变形,从而影响检查的准确性。正常值:红细胞＜50 万个,白细胞(包括小圆上皮细胞)＜100 万个,管型＜5000 个。

（四）粪便标本采集方法

粪便标本分为四种:常规标本、培养标本、隐血标本、寄生虫及虫卵标本。

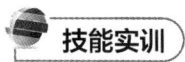 技能实训

技能实训 5-5-4　粪便标本采集方法

【目的】

1. 常规标本　用于检查粪便的颜色、性状、混合物和细胞等。

2. 培养标本　用于检查粪便中的致病菌。

3. 隐血标本　用于检查粪便中肉眼不能察见的微量血液。

4. 寄生虫及虫卵标本　用于检查寄生虫、幼虫及虫卵计数。

【评估】

（1）患者的年龄、病情、意识状态、临床诊断、治疗情况、采集粪便标本的种类及要求。

（2）患者对粪便标本采集的认识及合作能力。

【计划】

1. 护士准备 衣帽整洁，修剪指甲，洗手，戴口罩。

2. 用物准备 检验单、手消毒液、生活垃圾桶、医疗垃圾桶，同时根据检验的目的不同，另备以下用物。

（1）常规标本：标本盒、棉签或检便匙、一次性手套、清洁便盆等。

（2）培养标本：无菌培养管、无菌棉签、无菌手套、消毒便盆等。

（3）隐血标本：标本盒、棉签或检便匙、一次性手套、清洁便盆等。

（4）寄生虫及虫卵标本：标本盒、棉签或检便匙、一次性手套、清洁便盆、透明胶带、载玻片（查找蛲虫）等。

3. 患者准备 了解粪便标本采集的目的、采集方法并能积极配合。

4. 环境准备 病室环境安静、整洁、温湿度适宜，光线充足，必要时关闭门窗、拉窗帘、拉床帘或用屏风遮挡。

【实施】

粪便标本采集方法操作流程见表5-5-6。

表5-5-6 粪便标本采集方法操作流程

操作程序	操作步骤	要点说明
1. 选择容器	核对医嘱、检验单，备齐用物	• 防止发生差错事故
2. 核对、解释	携用物至患者床旁，核对床号、姓名并解释操作目的、注意事项、留取时间	• 核对床头卡、腕带并询问，确保核对无误
3. 排空膀胱	用屏风遮挡，请患者排尿	• 排空膀胱，避免排便时尿液排出，大小便混合，影响结果
4. 采集标本	★常规标本 ①嘱患者排便于清洁便盆内 ②用检便匙取粪便中央部分或取黏液、脓血等异常部分，量约5 g，放入标本盒内 ★培养标本 ①嘱患者排便于消毒便盆内 ②用无菌棉签取粪便中央部分或取黏液、脓血部分粪便2～5 g，放入培养管中，盖紧瓶塞 ③如患者无便意，可用无菌长棉签蘸无菌生理盐水，由肛门轻轻插入6～7 cm，沿一方向边旋转边退出棉签，立即置于无菌培养管中，盖紧瓶塞 ★隐血标本：按常规标本留取法采集 ★寄生虫及虫卵标本 ①检查寄生虫及虫卵：嘱患者排便于清洁便盆内，用检便匙取粪便的不同部位、带血或黏液便5～10 g送检 ②检查蛲虫：嘱患者睡觉前或清晨未起床前，将透明胶带贴在肛门周围，取下透明胶带，并将已粘有虫卵的透明胶带面贴在载玻片上或将透明胶带对合 ③检查阿米巴原虫：采集标本前，应先将清洁便盆加温至接近人体的体温，排便后标本连同便盆立即送检	• 防止粪便干燥 • 5 g约蚕豆大小 • 尽量多处取标本，提高检验阳性率 • 检查前三日嘱患者禁食肉类、肝类、动物血、绿色蔬菜、含铁丰富的药物或食物，以免造成假阳性 • 服驱虫剂后或做血吸虫孵化检查，需留取全部粪便 • 蛲虫常在午夜或清晨爬到肛门处产卵 • 保持阿米巴原虫的活动状态，因阿米巴原虫在低温环境下易失去活力而难以查找
5. 整理、记录	协助患者穿衣裤，取舒适卧位，整理床单位和用物，洗手，记录	• 防止阿米巴原虫死亡 • 记录粪便的颜色、形状、气味等 • 确保检验结果的准确性
6. 送检标本	按规定消毒处理用物，将粪便标本连同检验单及时送检	

【注意事项】

（1）患者腹泻时的水样便应放于容器内送检。

（2）检查阿米巴原虫时，在采集标本的前几天，禁止给患者服用钡剂、油质或含金属的泻剂，以免金属制剂影响阿米巴原虫卵或胞囊的显露。

【评价】

（1）护士工作态度认真、尊重患者，保护患者的隐私，采集粪便标本方法正确，量准确，标本无污染并及时送检。

（2）患者能理解粪便标本采集的目的并能够主动配合，患者无不适。

（五）痰标本采集方法

痰标本分为三种：痰常规标本、痰培养标本、24 h 痰标本。

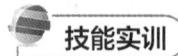
技能实训

技能实训 5-5-5 痰标本采集方法

【目的】

1. 痰常规标本 检查痰液的一般性状，涂片检查痰中细菌、虫卵、癌细胞等。

2. 痰培养标本 检查痰液中的致病菌。

3. 24 h 痰标本 检查 24 h 痰液的量及性状，协助诊断。

【评估】

（1）患者的年龄、病情、意识状态、临床诊断、治疗情况、采集痰标本的种类及要求。

（2）患者对痰标本采集的认识及合作能力。

【计划】

1. 护士准备 衣帽整洁，修剪指甲，洗手，戴口罩。

2. 用物准备 检验单、手消毒液、生活垃圾桶、医疗垃圾桶，必要时备开口器、压舌板，根据检验的目的不同，另备以下用物。

（1）痰常规标本：标本盒或集痰器等。

（2）痰培养标本：无菌培养皿或培养瓶、漱口液等。

（3）24 h 痰标本：清洁广口集痰器，容量为 500 mL。

（4）无力咳痰者或不合作者需备吸引器、一次性收集型吸痰管（图 5-5-4）、一次性手套，如采集培养标本需备无菌物品。

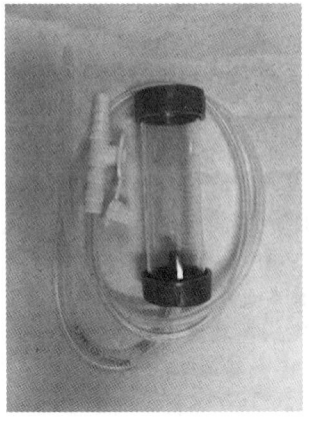

图 5-5-4 一次性收集型吸痰管

3. 患者准备 了解痰标本采集的目的、采集方法并能积极配合。

4. 环境准备 病室环境安静、整洁、温湿度适宜，光线充足，必要时关闭门窗、拉窗帘、拉床帘或用屏风遮挡。

【实施】

痰标本采集方法操作流程见表5-5-7。

表5-5-7 痰标本采集方法操作流程

操作程序	操作步骤	要点说明
1. 选择容器	核对医嘱、检验单，备齐用物	• 防止发生差错事故
2. 核对、解释	携用物至患者床旁，核对床号、姓名并解释操作目的、注意事项、留取时间	• 核对床头卡、腕带并询问，确保核对无误
3. 采集标本	★痰常规标本 ①患者能自行留取标本：患者取坐位，晨起未进食前用清水漱口，深呼吸数次后，用力咳出气管深处的第一口痰液置于痰盒中，盖好痰盒	• 清水漱口，去除口腔中杂质
	②无力咳嗽或不能合作的患者：协助患者取舒适体位，由下向上叩击胸背部助其咳痰，使用一次性收集型吸痰管，按吸痰法将痰液吸入收集瓶中	• 如痰液不易咳出，可雾化吸入稀释痰液，促进排痰
	★痰培养标本 ①患者能自行留取标本：患者取坐位，晨起未进食前漱口，深呼吸数次后，用力咳出气管深处的痰液置于无菌培养皿或培养瓶中	• 先用漱口液（如朵贝尔氏液）漱口，再用清水漱口
	②无力咳嗽或不能合作的患者：同痰常规标本采集	• 选用无菌物品采集培养标本
	★24 h痰标本 ①指导患者从晨起7时漱口后第一口痰开始留取，至次日晨起7时漱口后第一口痰作为结束	
	②将24 h的全部痰液收入清洁广口集痰器内	• 广口集痰器内盛少量清水，防止痰液黏附在容器壁上
4. 整理、记录	协助患者取舒适卧位，整理床单位和用物，洗手，记录	• 记录痰液的外观和性状，24 h痰标本计算痰液总量时应去除加入的水分
5. 送检标本	按规定消毒处理用物，将痰标本连同检验单及时送检	• 确保检验结果的准确性

【注意事项】

（1）采集痰液的时间通常选择在清晨，因此时痰量较多，痰内细菌较多，阳性检出率较高。

（2）采集痰液时，告知患者勿将唾液、鼻涕、漱口液等混入痰液中。

（3）如需查癌细胞，应立即送检，或用95%乙醇或10%甲醛固定后送检。

【评价】

（1）护士工作态度认真、尊重患者，保护患者的隐私，采集痰标本方法正确，量准确，标本无污染并及时送检。

（2）患者能理解痰标本采集的目的并能够主动配合，患者无不适。

（六）咽拭子标本采集方法

正常人咽峡部培养应有口腔正常菌群，而无致病菌生长。咽拭子细菌培养分离出致病菌，有助于白喉、化脓性扁桃体炎、急性咽喉炎等的诊断。

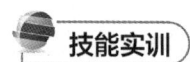
技能实训

技能实训 5-5-6　咽拭子标本采集方法

【目的】

采集咽部及扁桃体处分泌物做细菌培养或病毒分离,协助诊断。

【评估】

(1)患者的年龄、病情、意识状态、临床诊断、治疗情况、采集咽拭子标本的种类及要求。

(2)患者对咽拭子标本采集的认识及合作能力。

【计划】

1. 护士准备　衣帽整洁,修剪指甲,洗手,戴口罩。

2. 用物准备　检验单、无菌咽拭子培养管、压舌板、酒精灯、火柴、手消毒液、生活垃圾桶、医疗垃圾桶等。

3. 患者准备　了解咽拭子标本采集的目的、采集方法,并能积极配合。

4. 环境准备　病室环境安静、整洁、温湿度适宜,光线充足,必要时关闭门窗、拉窗帘或用屏风遮挡。

【实施】

咽拭子标本采集方法操作流程见表5-5-8。

表 5-5-8　咽拭子标本采集方法操作流程

操作程序	操作步骤	要点说明
1. 选择容器	核对医嘱、检验单,备齐用物	• 防止发生差错事故
2. 核对、解释	携用物至患者床旁,核对床号、姓名,并解释操作目的、注意事项、留取时间	• 核对床头卡、腕带并询问,确保核对无误
3. 采集标本	①点燃酒精灯,嘱患者张口发"啊"音 ②用培养管内的长棉签轻柔而快速地擦拭两侧腭弓、咽及扁桃体上分泌物 ③在酒精灯火焰上消毒试管口,接着将棉签插入试管中,塞紧	• 充分暴露咽喉部,必要时可用压舌板 • 防止患者出现恶心、呕吐
4. 整理、记录	协助患者漱口,取舒适体位,整理床单位和用物,洗手,记录	
5. 送检标本	按规定消毒处理用物,将咽拭子标本连同检验单及时送检	• 确保检验结果的准确性

【注意事项】

(1)避免进食2 h内留取标本,以防发生呕吐。

(2)采集标本的过程中,注意长棉签不要触及其他部位,以防污染标本,影响检验结果。

(3)做真菌培养,应在口腔溃疡面上采集分泌物。

【评价】

(1)护士工作态度认真、尊重患者,保护患者的隐私,采集咽拭子标本方法正确,量准确,标本无污染并及时送检。

(2)患者对咽拭子标本采集的目的理解并能够主动配合,患者无不适。

考点提示 标本采集的原则；各种标本的采集目的、方法、注意事项；同时采集多个项目的血标本，注入容器的先后顺序及方法；采集 12 h 或 24 h 尿标本常用防腐剂及其作用。

→ 直通护考

扫码在线答题

答案解析

（粟　萱）

危重患者的抢救与护理

扫码看课件

任务一　病情观察和危重患者的支持性护理

【知识目标】

掌握危重患者病情评估及支持性护理,掌握心肺复苏术、吸氧、吸痰、洗胃的目的、适应证及注意事项,熟悉抢救工作管理及常见药物中毒的灌洗液和禁忌药物。

【能力目标】

能运用护理程序实施心肺复苏术、吸氧、吸痰、洗胃操作,能正确使用简易呼吸器。

【思政目标】

具有救死扶伤的人道主义精神和严谨科学的工作作风。

思政课堂

通过学习危重患者抢救知识,让学生具有严肃、认真的态度和严谨、细致的作风,培养学生对危重患者的抢救意识。通过危重患者抢救案例引导学生树立同理心,尊重患者,具备团结协作精神。

案例导学

患者,男,73 岁。因"支气管哮喘合并严重肺部感染"收入重症监护病房,口唇发绀,呼吸急促,张口抬肩,持续睡眠,唤醒后答非所问。护理体检:T 38.5 ℃,P 96 次/分,R 26 次/分,BP 160/95 mmHg,瞳孔等大等圆,对光反射存在。听诊肺部有干湿啰音。

案例导学答案

请问:

1. 护士在护理该患者时,需要从哪些方面来观察病情?

2. 该患者病情评估中,可收集到哪些资料?

3. 针对该患者,应制订哪些护理措施?

观察患者的病情变化,是护士的重要职责之一。护士应熟悉病情观察的内容,在工作中努力培养主动观察病情的能力,准确判断危重患者的病情变化,及时为患者提供支持性护理,挽救患者生命。

一、病情观察

（一）病情观察的概述

病情观察，即医护人员在诊疗和护理工作中运用视、触、嗅、听等感觉器官及辅助工具来获得患者信息的过程。护士需要从患者的生理、心理等各方面进行全面细致的观察，并通过有目的、有计划地观察，及时、准确地掌握病情并预见病情变化，为患者赢得抢救时间。

（二）病情观察的意义

临床工作中对患者病情观察的主要意义包括以下几个方面：①可以为疾病的诊断、治疗和护理提供基本的临床资料和准确的数据，成为临床决策的依据；②有助于判断疾病的发展趋势和转归；③可以及时了解治疗效果和用药后的反应；④有助于及时发现危重症患者病情变化的征象，以便采取有效措施及时处理。

（三）护士应具备的条件

在病情观察中要求护士做到：既有重点，又要认真全面；既要细致，又要准确及时；护士在对患者的病情观察中要求具备去伪存真、详细分析的能力，以便排除干扰，获取准确结果；同时应认真记录观察的内容。因此，护士必须具备一定的医学知识，严谨的工作作风，一丝不苟、高度负责的责任心及敏锐的观察力。

（四）病情观察的方法

1. 视诊 用视觉来观察患者全身和局部状态的检查方法。视诊可观察到患者全身的状态，如年龄、营养状况等。

2. 听诊 利用耳直接或借助听诊器或其他仪器听取患者身体各个部位发出的声音，分析判断声音所代表的不同含义。借助听诊器可听到患者的心音、心率、肠鸣音等。

3. 触诊 通过手来感知患者身体某部位有无异常的检查方法。如了解所触及体表的温度、湿度、弹性、光滑度、柔软度及脏器的大小、形状等。

4. 叩诊 通过手指叩击或手掌拍击被检查部位体表，使之震动而产生音响，根据所感到的震动和所听到的音响特点来了解被检查部位脏器的大小、形状、位置等。

5. 嗅诊 利用嗅觉来辨别患者的各种气味，判断与其健康状况关系的一种检查方法。

（五）病情观察的内容

1. 一般情况

（1）表情与面容：疾病和情绪变化会引起面容与表情的变化，如高热、急性感染性疾病或传染病患者常表现为面颊潮红、烦躁、表情痛苦、呼吸急促等急性病容；恶性肿瘤、肝硬化、严重结核病等疾病常表现为面色苍白、目光暗淡、憔悴、精神萎靡等慢性病容。

（2）皮肤与黏膜：皮肤和黏膜常可反映某些全身疾病的情况，主要应观察皮肤的颜色、温度、湿度、弹性、完整性及有无出血、水肿、皮下结节、囊肿等情况。如严重缺氧患者口唇发绀；贫血患者面色、甲床及黏膜呈苍白色；休克患者皮肤湿冷等。

（3）姿势与体位：观察患者的姿势与体位变化对病情的判断有一定的意义，如破伤风患者可出现角弓反张；急性腹痛患者常呈强迫体位；昏迷或极度衰竭的患者由于不能自行调整或变换肢体位置，常呈被动卧位。

（4）饮食与营养：危重患者分解代谢增强，摄入量减少，消化、吸收功能减退。应观察患者进食量、进食后的反应及饮水情况，准确记录液体出入量，评估营养、水分能否满足机体的基本需要。

（5）休息与睡眠：注意观察患者睡眠的深度、持续时间，有无难以入睡、失眠或睡眠中易醒等现象。

（6）呕吐与排泄：注意观察呕吐物、排泄物（引流物）的颜色、性状、气味、次数、量，呕吐和排泄方式等。如喷射性呕吐常见于颅内压增高的患者，柏油样便常见于上消化道出血的患者。

2. 生命体征 生命体征的观察贯穿于对患者护理的全过程，在患者病情观察中占据重要的地位，当机体患病时，生命体征会发生不同程度的变化。

（1）体温：体温低于 35 ℃，多见于休克及衰竭的患者；体温突然升高，多见于急性感染；体温持续不升、持续高热均提示病情严重。

（2）脉搏：应观察脉搏的频率、节律、强弱的变化。脉率＜60次/分或＞140次/分、出现间歇脉、脉搏短绌均说明病情有变化，如严重的心脏疾病、电解质紊乱、药物中毒等。

（3）呼吸：应观察呼吸的频率、节律、深浅度、呼吸音、呼吸困难和伴随气味。呼吸频率＜8次/分或＞40次/分，以及潮式呼吸、间断呼吸等，都是病情危重的征象。

（4）血压：血压的观察对危重患者的病情观察具有重要意义，如血压过高、过低或不稳定均为病情严重的表现。收缩压、舒张压持续升高，应警惕发生高血压危象。

3. 意识状态　意识是大脑功能活动的综合表现，正常人应表现为意识清晰，反应敏捷、准确，语言流畅、准确，思维合理，情感活动正常，对时间、地点、人物的判断力和定向力正常。意识障碍是指个体对外界环境刺激缺乏正常反应的一种精神状态，按其程度可分为嗜睡、意识模糊、昏睡和昏迷。

（1）嗜睡：最轻的意识障碍，患者处于持续的睡眠状态，能被语言或轻度刺激唤醒，醒后能正确、简单而缓慢地回答问题，但反应迟钝，刺激去除后又很快入睡。

（2）意识模糊：其程度较嗜睡重，表现为思维和语言不连贯，对时间、地点、人物的定向力完全或部分发生障碍，可有错觉、幻觉、谵妄或精神错乱。

（3）昏睡：患者处于熟睡状态，不易被唤醒，给予压迫眶上神经等强刺激可唤醒，醒后答非所问，停止刺激后又进入熟睡状态。

（4）昏迷：最严重的意识障碍，按其程度又可分为浅昏迷、深昏迷（表6-1-1）。

表 6-1-1　格拉斯哥昏迷评分（GCS）

睁眼反应	评　分	言语反应	评　分	运动反应	评　分
自动睁眼	4	正常交谈	5	能按指令做动作	6
呼之睁眼	3	回答错误	4	对刺痛能定位	5
刺激睁眼	2	言语错乱	3	对刺痛能躲避	4
不睁眼	1	只能发出声音	2	刺痛时肢体屈曲	3
		无语言能力	1	刺痛时肢体伸直	2
				对刺痛无反应	1

注：GCS总分范围为3～15分。15分为正常，≤7分为昏迷，≤3分为深昏迷。

 **知识拓展**

意识障碍的评定量表

意识障碍的程度可以用意识障碍的评定量表来测量。目前世界上使用最广泛的意识障碍评定量表是格拉斯哥昏迷评分（GCS），它是由苏格兰格拉斯哥大学神经科学研究所的 Teasdale、Jennett 于1974年提出的，包括睁眼反应（E）、言语反应（V）、运动反应（M）三个子项共15条，评分从最低3分到最高15分。

4. 瞳孔　瞳孔的大小、形态变化及对光反射是许多疾病病情变化的重要指标。

（1）形状、大小和对称性：正常人双侧瞳孔等大，呈圆形居中，边缘整齐，在自然光线下直径为2～5 mm。瞳孔散大（直径＞5 mm），常见于颠茄类药物中毒、颅内压增高及濒死期患者；瞳孔缩小（直径＜2 mm），常见于有机磷农药、氯丙嗪、吗啡等中毒；一侧瞳孔散大常见于脑疝、脑肿瘤、脑出血压迫一侧动眼神经等；双侧瞳孔不等大或忽大忽小，常是脑疝的早期表现。

（2）对光反射：正常人瞳孔对光反射灵敏，若瞳孔大小不随光线刺激而变化，称瞳孔对光反射消失，常见于深度昏迷或濒死期患者。

5. 心理反应 患者的心理状态对疾病的转归有着重要的作用,积极的心态有助于疾病的康复。护士应从患者对健康的理解、对疾病的认识、处理和解决问题的能力、对疾病和住院的反应等方面来观察患者的心理状态,消除患者的恐惧、焦虑、绝望、抑郁、猜疑等心理反应。

二、危重患者的支持性护理

(一)病情观察与记录

要注意患者病情及生命体征的动态变化,准确及时做好各项护理记录。如患者出现呼吸停止、心搏停止等危急情况,要立即报告医生,并做好应急处理。

(二)保持呼吸道通畅

将昏迷患者头偏向一侧,及时清理呼吸道分泌物,防止误吸;用舌钳将舌后坠者的舌拉出,保持舌处于功能位;施行人工气道者,应及时雾化、吸痰;如病情允许,及时为患者翻身、叩背,促进患者咳嗽、排痰,改善通气功能,预防继发感染。

(三)确保患者安全

对意识丧失、躁动不安、谵妄或昏迷的患者,要合理使用保护器具,防止坠床和自行拔管,保证其安全;对牙关紧闭、抽搐的患者,可用牙垫或压舌板(裹上数层纱布)放于上、下臼齿之间,以免咬伤舌。室内光线宜柔和,工作人员动作要轻稳,避免引起患者抽搐,及时、准确执行医嘱,确保医疗安全。

(四)加强临床护理

1. 注意眼、口、鼻及皮肤的护理 危重患者眼、口、鼻常出现分泌物,应及时用湿棉球或纱布擦拭。眼睑不能自行闭合者易发生角膜干燥,导致结膜炎或并发角膜溃疡,可涂抗生素眼膏、覆盖凡士林纱布进行保护;做好口腔护理,每日 2～3 次;注意保持床褥、内衣整洁、舒适,定时协助患者翻身、擦洗,保持皮肤清洁干燥,防止发生压疮。

2. 补充营养及水分 应设法增进患者的食欲,帮助自理缺陷的患者进食、饮水。对不能进食者,给予鼻饲或胃肠外营养。

3. 保持排泄功能 保持大小便通畅,对尿潴留或尿失禁者,可采取相应措施,必要时留置导尿。对便秘者可酌情给予缓泻药物或灌肠;对大便失禁者要保持床褥整洁,做好皮肤护理。

4. 保持各种导管通畅 危重患者身上常安置有多种导管,如输液管、输血管、吸氧管、导尿管、术后引流管等,要妥善固定,安全放置,防止导管扭曲、受压、堵塞、脱落,确保通畅。

5. 维持肢体功能 要保持关节功能位,病情允许时,可指导并协助患者做肢体被动活动或主动活动,每日 2～3 次,同时进行按摩,促进血液循环,增加肌肉张力,预防肌肉萎缩或静脉血栓形成。

(五)提供心理护理

注意观察清醒患者的心理变化,及时满足患者的需要,尊重患者的权利,保护患者的自尊。向患者解释说明各种抢救措施的目的,及时鼓励、安慰、疏导患者,关心并理解患者,缓解患者的心理压力。

> **考点提示** 危重患者意识状态的评估、瞳孔的评估、支持性护理措施。

→ **直通护考**

扫码在线答题

答案解析

(粟 萱)

任务二 危重患者的常用抢救技术

案例导学

王奶奶,70岁,患冠状动脉粥样硬化性心脏病10年,早晨外出散步时,突然发生剧烈胸痛,大汗淋漓,颜面口唇青紫,随即倒地后被路人救助送入医院急诊科进行救治。小王是医院急诊科的一名护士,本周负责抢救室的工作。

案例导学答案

请问:

1. 抢救室有哪些物品需要清点整理?

2. 患者入院时心搏骤停,应如何快速组织抢救?

危重患者病情复杂、变化快,抢救工作必须争分夺秒、有条不紊,需要有严密的组织、合理的分工和必要而完善的设备。因此,护士必须具备相应的组织管理能力,并管理好各种抢救设备。

一、抢救室的组织管理与设备

(一) 抢救室的组织管理

抢救室的组织管理是抢救工作及时、准确、有效进行的基本保证,遇到紧急情况,病区应立即组织抢救。

(1) 指定抢救责任人,组成抢救小组。

(2) 立刻制订抢救护理方案。

(3) 配合医生抢救并做好查对和记录。

(4) 安排专人参与会诊、病例讨论分析。

(5) 抢救小组人员要分工明确、听从指挥。

(6) 抢救时,人员及器械位置(图6-2-1)要合理。

(7) 抢救结束要及时整理核对抢救记录及医嘱,补足物品、药品。

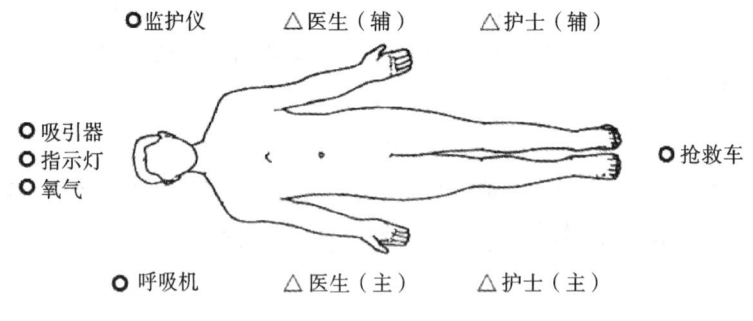

图 6-2-1 抢救方位图

(二) 抢救室的设备

抢救室应设在靠近医护办公室的单独房间内,以利于医护人员迅速集中到抢救现场。抢救室要求有专人负责,环境宽敞、光线充足、整洁、安静。一切急救药品、器械保持齐全,严格执行“五定”制度,即定数量品种、定点安置、定人保管、定期消毒灭菌、定期检查维修,确保完好率达100%,未经批准一律不予外借。

1. 抢救床 最好为多功能床,另备胸外心脏按压板一块。

2. 抢救车 抢救车内需准备急救药品、无菌物品和其他物品。

(1) 急救药品:见表6-2-1。

表 6-2-1　常用急救药品

类　　别	常　用　药　品
中枢兴奋药	尼可刹米、洛贝林
升压药	盐酸肾上腺素、去甲肾上腺素、间羟胺、多巴胺
降压药	利血平等
强心剂	去乙酰毛花苷、毒毛花苷 K 等
抗心律失常药	利多卡因、普鲁卡因胺等
血管扩张药	硝酸甘油、硝普钠等
止血药	安特诺新、酚磺乙胺、维生素 K1、氨甲苯酸、垂体后叶素等
镇痛镇静药	哌替啶、苯巴比妥、氯丙嗪、吗啡等
解毒药	阿托品、碘解磷定、氯解磷定、亚甲蓝、二巯丙醇、硫代硫酸钠等
抗过敏药	异丙嗪、苯海拉明、氯苯那敏等
抗惊厥药	地西泮、苯妥英钠、硫酸镁等
脱水利尿药	20％甘露醇、呋塞米等
碱性药	5％碳酸氢钠、11.2％乳酸钠等
其他	地塞米松、氢化可的松、生理盐水、各种浓度的葡萄糖溶液、氯化钾、10％葡萄糖酸钙、氯化钙、代血浆等

（2）一般用物：血压计、听诊器、开口器、手电筒、压舌板、舌钳、止血带、电源插座等。

（3）各种无菌物品及无菌包：各种规格注射器、输液器及针头、静脉切开包、气管切开包、导尿包、开胸包、穿刺包、无菌导管、无菌手套、无菌敷料等。

3. 急救器材　包括供氧装置、吸引器、心电监护仪、心电图机、除颤器、简易呼吸器、人工呼吸机、电动洗胃机等。

> **考点提示**　抢救室"五定"制度。

二、危重患者的常用抢救技术

（一）心肺复苏技术

心肺复苏（cardiopulmonary resuscitation，CPR）是对由于外伤、疾病、中毒、意外低温、淹溺和电击等各种原因，导致的心搏骤停和呼吸停止，紧急采取的促进心脏、呼吸有效功能恢复的一系列措施。对呼吸、心搏骤停的患者，若能在 4 min 内进行心肺复苏基础生命支持，将大大提高患者的生存希望。因此，一旦判断患者呼吸、心搏停止，应立即现场实施抢救，主要包括 C、A、B 三个步骤：胸外心脏按压（circulation，C）、开放气道（airway，A）、人工呼吸（breathing，B）。

> **知识链接**
>
> **缺氧对脑的影响**
>
> 　　脑是人体耗氧量最高的组织。脑组织的重量仅占人体自身体重的 2％，但其血流量却占全身总血流量的 15％，耗氧量占全身耗氧量的 20％～25％（婴幼儿可高达 50％）。脑组织对缺氧最为敏感。通常患者发生心搏骤停后，按时间先后顺序可出现以下表现。即刻：心音、脉搏、血压消失；3 s：头晕、恶心；10～20 s：意识突然丧失，可伴抽搐；30～45 s：双侧瞳孔散大；30～60 s：呼吸停止，可伴大小便失禁；>4～6 min：脑组织不可逆损伤；>10 min：脑死亡。

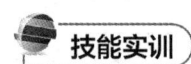

技能实训 6-2-1　心肺复苏技术

【目的】

（1）恢复猝死患者的呼吸、循环功能。

（2）用人工的方法保证重要器官的血液供应。

【评估】

评估事发地点，患者病情、意识状态、呼吸、脉搏、有无活动义齿等。

【计划】

1. 护士准备　衣帽整洁、洗手。

2. 用物准备　有条件时可备治疗盘，盘内放血压计、听诊器、手电筒、简易呼吸器、纱布数块，必要时准备胸外心脏按压板、脚踏凳、屏风等。

3. 患者准备　意识不清，无需特殊准备。

4. 环境准备　就地抢救，不宜搬动。尽力营造宽敞、安静、光线适宜的环境条件，注意遮挡，尊重患者，避免影响其他患者。

【实施】

心肺复苏技术操作流程见表 6-2-2。

表 6-2-2　心肺复苏技术操作流程

操作程序	操作步骤	要点说明
1. 评估环境	查看周围环境是否安全	
2. 判断意识	轻拍患者肩部，于患者两侧耳边分别大声呼唤	• 轻拍、重喊 • 判断时间
3. 寻求帮助	如患者无意识立即大声呼救，寻求他人帮助	• 请人拨打急救电话或通知医生，准备除颤器、急救车
4. 检查呼吸、脉搏	①记录时间 ②检查呼吸：看患者胸部有无起伏 ③检查动脉搏动：抢救者示指和中指指尖触及患者气管正中部（相当于喉结的部位）旁开两指（或向同侧下方滑动 2～3 cm）至胸锁乳突肌前缘凹陷处，触摸颈动脉搏动	• 无起伏表示呼吸停止，偶尔叹息实为无效呼吸 • 检查呼吸、脉搏同时进行，判断时间<10 s
5. 安置体位	①迅速去枕平卧于硬板床或地面 ②头、颈、躯干在同一轴线上，双手放于两侧，身体无扭曲 ③解开衣领、领带、围巾及腰带 ④抢救者立于或跪于患者一侧	• 若患者卧于软床上，肩背下须垫胸外心脏按压板 • 暴露胸腹部
6. 胸外心脏按压	①按压部位：胸骨中下 1/3 交界处（沿肋弓向中间滑移，胸骨与剑突交界处向上两横指）或胸骨中线与两乳头连线的相交处（图 6-2-2） ②按压手法：一手掌根部放于按压部位，另一手平行重叠于此手背上，上半身前倾，双臂伸直，用身体的力量垂直下压，每次按压后使胸廓充分回弹（图 6-2-3） ③按压幅度：胸骨下陷 5～6 cm ④按压频率：100～120 次/分 ⑤按压和放松时间比为 1∶1	• 部位准确，避免偏移胸骨引起肋骨骨折 • 手指翘起，不接触胸壁 • 不可在每次按压后倚靠在患者胸上 • 按压力度适度，间接压迫左右心室，以替代心脏的自主收缩

续表

操作程序	操作步骤	要点说明
7. 开放气道	①清除口鼻分泌物、呕吐物、异物等 ②取出活动义齿 ③判断颈部有无损伤,根据不同情况采取合适的方法开放气道 a. 仰头抬额法:抢救者一手的小鱼际置于患者前额,用力向后压使患者头部后仰,另一手示指、中指置于患者的下颌骨下方,将额部向前上抬起(图6-2-4) b. 仰头抬颈法:抢救者一手抬起患者颈部,另一手以小鱼际置于患者前额,使患者头后仰、颈部上托(图6-2-5) c. 托下颌法:抢救者双肘置于患者头部两侧,持双手示指、中指、环指放在患者下颌角后方,向上或向后抬起患者下颌(图6-2-6)	• 颈部无损伤者,可采用仰头抬额法或仰头抬颈法;颈部有损伤者,采用托下颌法 • 注意手指不要压向额下软组织处,以免阻塞气道 • 患者头后仰,下颌、耳廓的连线与地面垂直 • 头颈部有损伤者禁用 • 患者头保持正中位,不能使头后仰,不可左右扭动
8. 人工呼吸	①采取合适的方法进行人工呼吸 a. 口对口人工呼吸:用保持患者头后仰的手的拇指、示指捏住患者鼻孔,正常吸一口气,屏气,双唇包绕密封患者口部,用力吹气,吹气时间在1 s以上,可见胸廓上抬 b. 口对鼻人工呼吸:一手将患者口唇闭紧,正常吸一口气,双唇包住患者鼻部吹气 c. 口对口人工呼吸法:将患者头后仰,轻抬下颌部,使口鼻都张开;抢救者正常吸一口气,双唇全包住患者口鼻,用力吹气 ②吹气完毕,松开口鼻1~2 s ③抢救者头稍抬起,侧转换气,同时注意观察患者胸廓复原情况 ④吹气两口后,立即进行胸外心脏按压 ⑤胸外心脏按压与人工呼吸比例为30∶2 ⑥连续操作五个循环后迅速观察判断一次,直至复苏为止	• 防止吹气时气体从患者口鼻逸出 • 每次吹气时间应在1 s以上 • 潮气量要足以引起明显的胸廓起伏 • 用于口腔严重损伤或牙关紧闭者 • 防止吹气时气体从口鼻逸出 • 用于婴幼儿 • 有效指标:患者胸廓起伏,且呼气时听到或感到有气体逸出 • 人工呼吸频率为10次/分
9. 效果判断	①有效指标:患者出现自主呼吸,可扪及大动脉搏动,收缩压在60 mmHg以上,皮肤、黏膜色泽转为红润,散大的瞳孔缩小,昏迷变浅,神经反射出现 ②复苏成功,安置患者	• 若颈动脉搏动及呼吸未恢复,继续上述操作,五个循环后再次判断 • 撤去按压板,头下垫枕,将患者头偏向一侧
10. 整理记录	①观察病情,实施进一步生命支持 ②整理用物,洗手,做好记录	

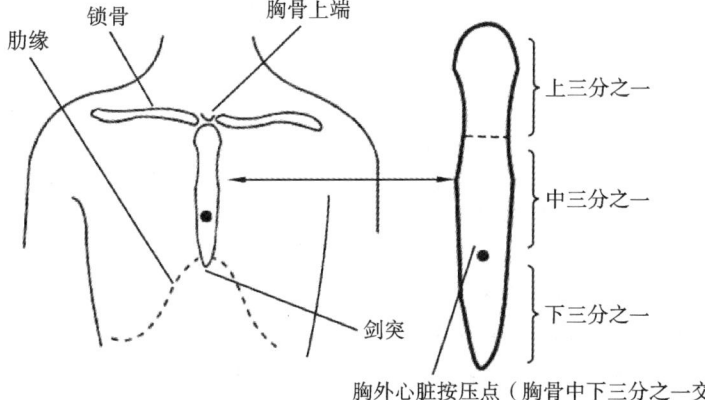

图6-2-2 胸外心脏按压部位

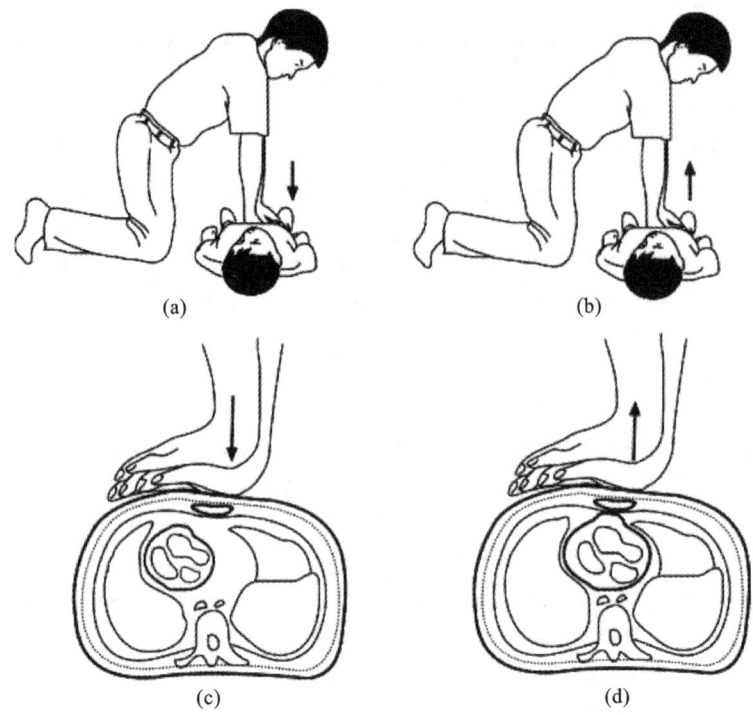

图 6-2-3　胸外心脏按压手法及姿势

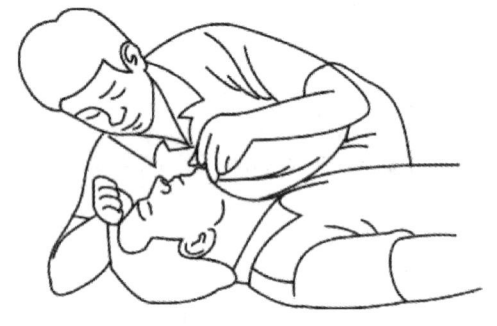

图 6-2-4　仰头抬颏法

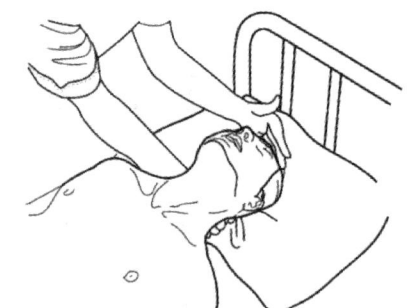

图 6-2-5　仰头抬颈法

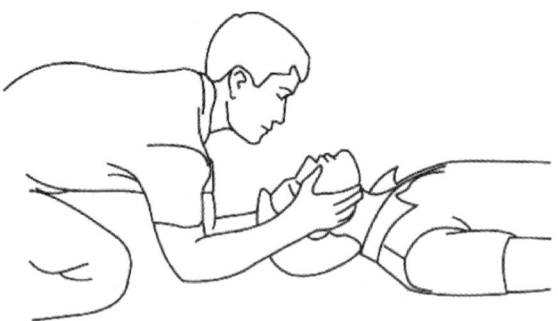

图 6-2-6　托下颌法

【注意事项】

（1）患者仰卧，争分夺秒就地抢救，避免因搬动而延误时机。

（2）遇有头颈、脊椎外伤者不宜抬颈或搬动，以免脊髓损伤。

（3）胸外心脏按压时力度要适宜，位置、手法要正确，两手手指不能触及患者胸壁。每次按压后，施救者应让胸廓完全回弹，以使心脏在下次按压前完全充盈。

（4）人工呼吸时要确保呼吸道通畅，取下活动义齿。吹气后，迅速将头转向患者胸的方向，避免吸入患者呼出的高浓度二氧化碳，观察患者呼吸情况。

（5）胸外心脏按压和人工呼吸同时进行，吹气应在放松按压的间歇进行，肺充气时，不可按压胸部，以免损伤肺部，降低通气效果。

（6）操作中途换人时，不得使抢救中断时间超过 5 s，应在心脏按压、吹气间隙进行，二人操作要配合默契。尽可能减少胸外心脏按压中断的次数和持续时间，胸外心脏按压在整个心肺复苏中的目标比例为至少 60%。

（7）实施心肺复苏时要准确评估患者情况，如意识状态、自主呼吸、皮肤黏膜温度及颜色变化、大动脉搏动、瞳孔变化等。

（8）遇有肋骨骨折、血气胸、心包填塞、心脏外伤等，应立即配合医生进行胸内心脏按压术。

【评价】

护士工作态度认真、尊重患者，敬畏生命，护患沟通有效，操作熟练，争分夺秒抢救患者生命，复苏成功。

（二）吸氧法

吸氧法是指通过给氧提高患者的动脉血氧分压（PaO_2）和动脉血氧饱和度（SaO_2），预防和纠正各种原因引起的缺氧状态。

1. 缺氧程度判断　患者的缺氧临床表现和血气分析检验结果是判断缺氧程度（表 6-2-3）的重要依据。动脉血 PaO_2 的正常值为 95～100 mmHg，当患者 PaO_2 低于 50 mmHg 时应给予吸氧。

表 6-2-3　缺氧程度判断

缺氧程度	呼吸困难	发绀	神志	PaO_2/mmHg	SaO_2/(%)
轻度	不明显	轻度	清楚	50～70	>80
中度	明显	明显	正常或烦躁不安	30～49	60～80
重度	严重，三凹征明显	显著	昏迷或半昏迷	<30	<60

2. 氧气成分、氧浓度和氧流量的换算方法

（1）氧气成分与氧浓度：氧气在空气中占 20.93%，给氧时，浓度低于 25% 无治疗价值；在常压下吸入 40%～60% 的氧是安全的；高于 60% 的氧浓度，持续吸入时间超过 1 天，会发生氧疗副作用。常见的副作用有氧中毒、肺不张、呼吸道分泌物干燥、新生儿晶状体后纤维组织增生（早产儿多见）、呼吸抑制。其中氧中毒表现为眩晕、恶心、烦躁不安、面色苍白、进行性呼吸困难等。对慢性呼吸衰竭，缺氧和二氧化碳潴留并存者，应低流量、低浓度持续给氧，因为此类患者呼吸中枢兴奋性主要靠缺氧维持，对二氧化碳刺激已不敏感，若吸入高浓度氧，解除缺氧对呼吸中枢的刺激作用，可使呼吸中枢兴奋性降低，甚至呼吸停止。

（2）氧浓度和氧流量的换算公式如下：

$$氧浓度（\%）＝21＋4×氧流量（L/min）$$

3. 供氧装置　常用的供氧装置主要有中心供氧装置、氧气筒和氧气表装置等。

（1）中心供氧装置：由医院中心供应站将氧气通过管道输送到各病房、门诊、急诊。供应站有总控制开关，各用氧单位配氧气表，打开流量表即可使用（图 6-2-7），此方法迅速、方便。

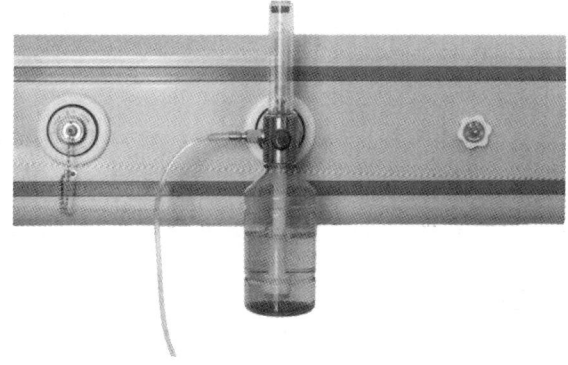

图 6-2-7　中心供氧装置

（2）氧气筒与氧气表装置（图 6-2-8）。

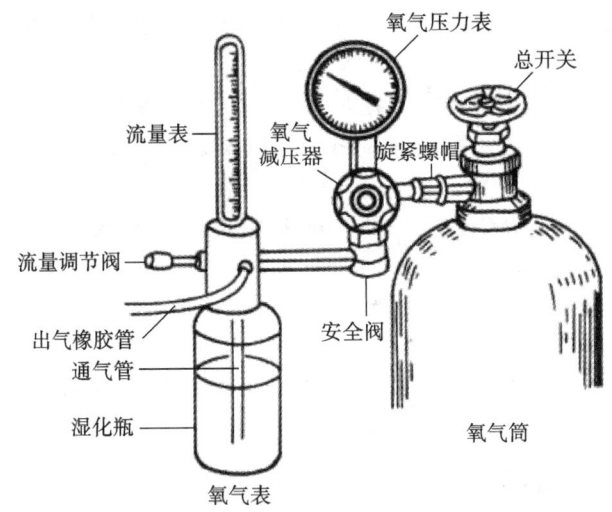

图 6-2-8　氧气筒与氧气表装置

①氧气筒:圆柱形无缝钢筒,筒内可耐高压达 15 MPa,容纳氧气约 6000 L。在筒的顶部有一总开关,可控制氧气的流出。氧气筒颈部的侧面有一气门,可与氧气表相连,是氧气自筒中输出的途径。

②氧气表:由氧气压力表、氧气减压器、流量表、湿化瓶、安全阀组成。氧气压力表可测知氧气筒内的压力,以 MPa(kg/cm²)表示。氧气减压器可将来自氧气筒内的压力减低至 0.2~0.3 MPa(2~3 kg/cm²),使流量平稳,保证安全。流量表测量氧气每分钟的流出量,流量表内有浮标,由浮标上端平面所指的刻度,可知氧气每分钟的流出量,用 L/min 表示。湿化瓶内盛 1/3~1/2 的蒸馏水或冷开水,通气管浸入水中,用来湿化氧气,以免呼吸道黏膜受到干燥气体的刺激。湿化瓶的出口与鼻导管相连。安全阀的作用是当氧气流量过大、压力过高时,安全阀内部活塞自行上推,使过多的氧气由四周的小孔流出,以保证用氧安全。

③装表法:将氧气表装在氧气筒上,以备急用。a.吹尘:将氧气筒置于氧气架上,打开总开关并随即迅速关上,放出少量氧气吹去气门处灰尘。b.装表:将氧气表略向后倾斜,接在氧气筒的气门上,用手初步旋紧螺帽,再用扳手拧紧,使氧气表垂直于地面,直立于氧气筒旁。c.接瓶:接湿化瓶,关闭流量表开关,打开总开关,再开流量表开关。d.检查:检查氧气流出是否通畅、有无漏气,关闭流量表开关,推至病房备用。

氧气筒内氧气供应时间可按下列公式计算。

$$\text{氧气供应时间}=\frac{\text{氧气筒容积(L)}\times[\text{氧气压力表所指压力(kg/cm}^2)-\text{应保留压力(kg/cm}^2)]}{\text{氧流量(L/min)}\times60(\text{min})\times\text{一个大气压(kg/cm}^2)}$$

④卸表法:氧气筒内氧气用完(应剩余 0.5 MPa)后,需将氧气表卸下。卸表时,先关闭总开关,再放出流量表内余气,然后关闭流量表。用左手托稳氧气表,右手持扳手旋松氧气表螺帽,再用手旋开,将氧气表卸下。卸表后,氧气筒悬挂"空"的标志,存放于指定地点。

4.吸氧技术　吸氧技术是指通过给患者吸入高于空气中氧浓度的氧气,来提高患者肺泡内的氧分压,达到改善组织缺氧目的的一种治疗方法。

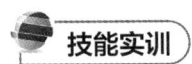

技能实训 6-2-2　吸氧法

【目的】

(1)提高血氧含量及动脉血氧饱和度。

(2)纠正各种原因引起的缺氧。

【评估】

(1)患者的年龄、病情、意识状态、治疗情况、鼻腔通畅程度。

(2)患者对吸氧法的了解程度、心理状态及合作程度。

【计划】

1. 护士准备 衣帽整洁、洗手、戴口罩。

2. 用物准备 供氧装置,治疗盘内放鼻导管、纱布、棉签、小药杯或治疗碗(内盛冷开水)、弯盘、用氧记录单、笔,必要时备胶布。

3. 患者准备 了解吸氧的目的、注意事项、配合要点。

4. 环境准备 温湿度适宜,安静整洁,禁止明火,避开热源。

【实施】

1. 鼻导管吸氧法 鼻导管吸氧法操作流程见表6-2-4。

表6-2-4 鼻导管吸氧法操作流程

操作程序	操作步骤	要点说明
1. 核对、解释	携用物至床前,核对床号、姓名,说明目的,取得合作	• 确认患者
2. 装表连接	将流量表接入供氧装置内,湿化瓶盛蒸馏水或冷开水至1/3~1/2满,连接好湿化瓶	• 若使用中心供氧装置,将流量表插入床头中心管道供氧装置插孔内;若使用氧气筒,则按氧气筒装表法装好流量表
3. 清洁鼻腔	①检查鼻腔黏膜及通气情况 ②用棉签蘸水清洁鼻腔	• 检查鼻腔有无分泌物堵塞及异常
4. 调节流量	①打开流量表,根据需要调节好流量 ②鼻导管蘸水湿润并检查是否通畅	
5. 插管固定	①单侧鼻导管吸氧法:测量插管长度,即鼻尖至耳垂的2/3,轻轻插入(图6-2-9),以使患者无呛咳,用胶布分别固定于鼻翼和面颊部,连接氧气管与鼻导管	• 此方法节省氧气,但刺激鼻腔黏膜。持续吸氧者,每日更换鼻导管2次以上,双侧鼻孔交替插管,并及时清除鼻腔内分泌物,防止鼻导管堵塞
	②双侧鼻导管吸氧法:将鼻导管轻轻插入双侧鼻孔约1cm,再将鼻导管绕过耳后,固定于下颌处,松紧适宜(图6-2-10)	• 此方法刺激性小,长期使用患者无不适,且使用方便,目前临床广泛使用 • 用氧期间,注意观察疗效
6. 整理、记录	①向患者及其家属说明用氧期间不可自行调节氧流量 ②整理用物并归位,洗手,记录用氧时间及氧流量,签名	• 防止氧流量突然增大引起组织损伤
7. 停用氧气	①先拔出鼻导管,再关闭流量表,最后关总开关 ②重开流量表,放出表内余气,再关闭流量表	• 防止操作不当引起组织损伤
8. 整理、记录	①帮助患者清洁鼻部,取舒适体位,嘱患者休息 ②取下氧气表,整理用物并归位,记录停用氧气时间	• 一次性用物消毒后集中处理,湿化瓶浸泡消毒,防止交叉感染

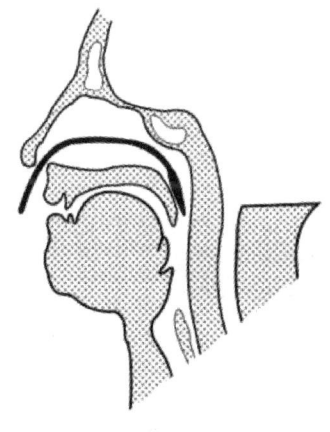

图6-2-9 单侧鼻导管吸氧法插管位置

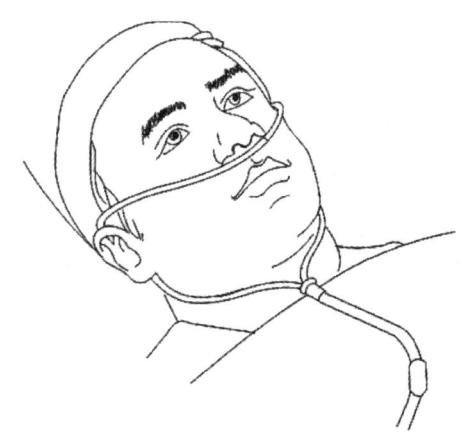

图6-2-10 双侧鼻导管吸氧法

2. 鼻塞法 将鼻塞(图6-2-11)连接在供氧装置上,检查是否通畅,调节好氧流量,轻轻插入鼻孔前庭内,固定,鼻塞大小以塞住鼻孔为宜。此法刺激性小,患者较为舒适,两侧鼻腔可交替使用,适用于长期吸氧的患者。

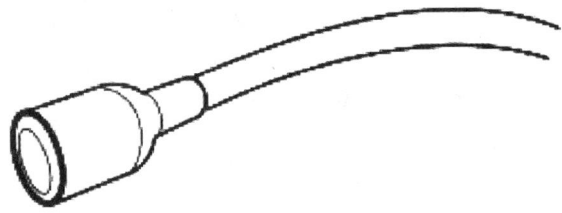

图 6-2-11　鼻塞

3. 面罩法　将面罩连接在供氧装置上,氧流量调至 6～8 L/min,接好氧气,将面罩置于患者口鼻部,固定(图 6-2-12)。此法适用于张口呼吸及病情较重的患者。

4. 头罩法　将氧气接于头罩氧气进孔处,患者头部置于头罩内,头罩与患者颈部之间要保持适当距离,防止呼出的二氧化碳被再次吸入(图 6-2-13)。此法适用于新生儿、婴幼儿。

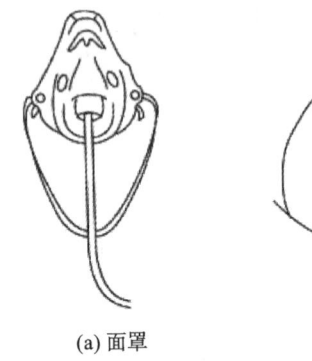 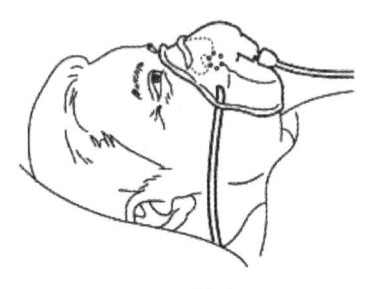 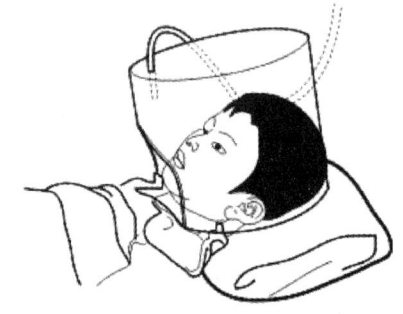

(a) 面罩　　　　　　　　(b) 面罩给氧

图 6-2-12　面罩及面罩给氧　　　　　　　　图 6-2-13　头罩法给氧

5. 氧气帐法　将氧气接于氧气进孔处,患者头胸部置于氧气帐内给氧(图 6-2-14)。因设备复杂、造价高,此法仅用于烧伤患者和新生儿抢救。

6. 氧气枕法　氧气枕为一长方形橡胶枕,一角有导管与枕内相通,导管上有调节器可调节氧流量(图 6-2-15)。氧气枕内充满氧气,连接鼻导管,接湿化瓶,打开调节器,患者头部枕于氧气枕上,借重力使氧气流出,适用于急救和转运患者。使用过程中,湿化瓶要垂直放稳,新的氧气枕内有滑石粉,用前须反复冲洗,直至洗净为止,否则会引起吸入性肺炎,甚至窒息。

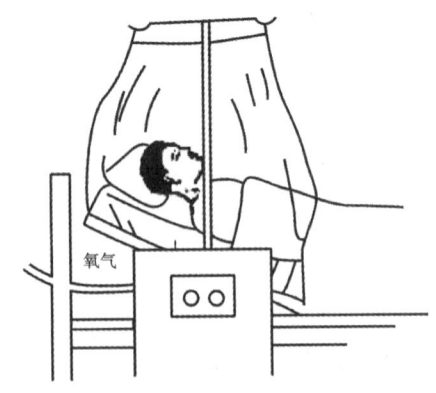 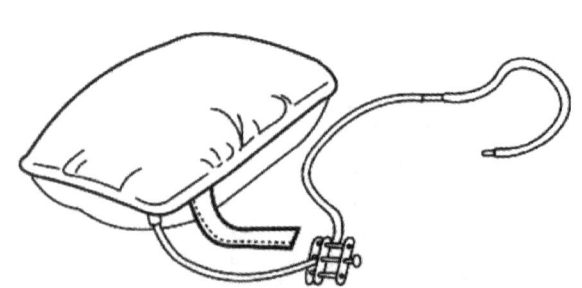

图 6-2-14　氧气帐法给氧　　　　　　　　图 6-2-15　氧气枕

【注意事项】

(1) 严格遵守操作规程,注意用氧安全,切实做好"四防"。①防震:搬运时应避免倾倒、撞击,防止爆炸。②防火:周围严禁烟火和易燃品,至少距火源 5 m。③防热:氧气筒应放于阴凉处,距离暖气 1 m 以上。④防油:氧气表及螺旋口上勿涂油,避免引起燃烧。

（2）为保证用氧安全，使用氧气时，应先调节流量后应用；停用氧气时应先拔出鼻导管，再关闭氧气开关；中途改变流量时，先将氧气和鼻导管分离，调节好流量后再连接，以免因开错开关使大量氧气突然冲入呼吸道，损伤肺组织。用氧过程中注意观察患者缺氧改善情况及用氧装置是否完好。

（3）氧气筒内氧气不可用尽，压力表指针降至 0.5 MPa（5 kg/cm²）时，即不可再用，以防灰尘、杂质进入氧气筒内，再次充气时引起爆炸。

（4）持续用氧时，保证导管通畅，注意定时更换吸氧管；湿化瓶、面罩等用物定期消毒更换。

（5）严格掌握给氧浓度、流量和时间，做到准确及时给氧；注意观察缺氧症状改善情况、氧疗的副作用。

（6）未用或已用空的氧气筒，应分别悬挂"满"或"空"的标志，分开存放，以便及时调换，并避免急用时搬错而影响抢救速度。

【评价】

（1）护士工作态度认真、敬业奉献，护患沟通有效，操作熟练，通过给氧治疗，患者缺氧状态有所缓解。

（2）患者理解吸氧的目的并能够主动配合，患者无不适。

（三）吸痰法

吸痰法是用负压吸引的原理，经口、鼻或人工气道吸出分泌物，保持呼吸道通畅的一种方法。此法适用于新生儿及危重、昏迷、麻醉未清醒、气管切开等各种原因引起的不能有效咳嗽、排痰的患者，临床上常用中心负压吸引装置和电动吸引器作为动力源。

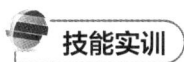
技能实训

技能实训 6-2-3　吸痰法

【目的】

（1）清除患者呼吸道分泌物，保持呼吸道通畅。

（2）防止窒息和吸入性肺炎等并发症。

（3）改善肺通气，促进呼吸功能。

【评估】

患者的年龄、病情、意识状态、口腔及鼻腔、皮肤黏膜情况，治疗情况，有无将呼吸道分泌物排出的能力，心理状态及合作程度。

【计划】

1. 护士准备　衣帽整洁、洗手、戴口罩。

2. 用物准备

（1）电动吸引器（图 6-2-16）：主要由发动机、偏心轮、气体滤过器、压力表、安全瓶、储液瓶、连接管组成。

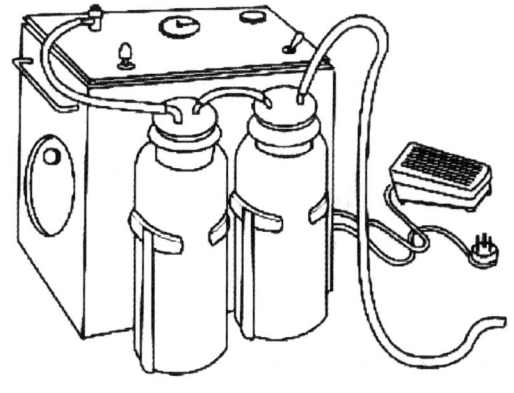

图 6-2-16　电动吸引器

（2）治疗盘：内放一次性吸痰管数根、无菌手套、无菌治疗碗、弯盘、无菌持物钳或镊子、无菌纱布、手电筒、治疗巾、0.9%氯化钠（瓶装），必要时备压舌板、开口器、舌钳、标本容器，盛有消毒液的浸泡筒、注射器等。

3. 患者准备　了解吸痰的目的、方法、注意事项及配合要点，体位舒适。

4. 环境准备　光线充足、空气流通、温湿度适宜。

【实施】

1. 电动吸引器吸痰法　电动吸引器吸痰法操作流程见表6-2-5。

表6-2-5　电动吸引器吸痰法操作流程

操作程序	操作步骤	要点说明
1. 核对、解释	携用物至床旁，核对床号、姓名，说明目的，取得合作	· 确认患者
2. 检查、调压	接通电源，打开开关，检查吸引器性能，反折连接管前端，调节负压	· 一般成人40.0～53.3 kPa（300～400 mmHg）；小儿＜40 kPa（300 mmHg）
3. 安置体位	①检查患者口、鼻腔情况 ②使患者去枕仰卧，头转向操作者	· 对昏迷患者用开口器打开口腔，取下活动义齿；舌后坠者，用舌钳将舌拉出，评估口鼻
4. 试吸检畅	连接吸痰管，试吸少量生理盐水	· 检查吸痰管是否通畅，同时润滑导管前端
5. 抽吸痰液	①一手将吸痰管末端反折，另一手用无菌持物钳夹持吸痰管前端，插入口咽部，放松反折处 ②先吸净口咽部痰液，再吸出气管内痰液	· 避免负压损伤黏膜 · 患者吸气时顺势将吸痰管插至气道约15 cm，吸出气管内分泌物，抽吸时动作要轻柔、敏捷，从深部向上提拉，左右旋转，由浅入深，依次吸净分泌物 · 气管切开患者吸痰时，注意无菌操作，先吸气管切开处痰液，再吸口（鼻）部痰液 · 注意观察吸出痰液的颜色、性质、量及患者反应，如有咳嗽反射，应轻轻拉出吸痰管。经口腔吸痰有困难时，可经鼻腔吸引
6. 冲管消毒	①每次吸痰管退出后，应立即抽吸生理盐水冲洗吸痰管 ②吸痰结束后，关闭吸引器开关及电源开关，取下吸痰管放入盛有消毒液的桶中浸泡	· 避免分泌物堵塞吸痰管
7. 观察、记录	①用纱布擦净患者面部分泌物，必要时做口腔护理，安置舒适体位，整理床单位 ②处理用物，洗手，记录	· 使患者舒适 · 记录吸痰时间，痰液的性状、量，患者呼吸情况

2. 中心负压吸引装置吸痰法　将压力表和储液瓶装置插入墙壁中心负压吸引装置插孔，连接导管，打开开关，调节负压，检查吸引性能、管道有无漏气及是否通畅。吸痰的具体方法和要求同电动吸引器吸痰法。

3. 注射器吸痰法　可用50～100 mL注射器连接吸痰管，抽吸出痰液或呕吐物。此法适用于家庭或无吸引装置、吸引器的紧急情况。

【注意事项】

（1）严格执行无菌操作，治疗盘内吸痰用物每天更换1～2次，吸痰管每次更换，勤做口腔护理。

（2）注意观察病情，保持呼吸道通畅，听到患者喉头有痰鸣音或排痰不畅应及时抽吸。痰液黏稠时可配合叩背、雾化吸入，对行气管插管或气管切开者也可向气管内滴入少量等渗盐水或化痰药物，使痰液稀释，便于吸出。

（3）吸痰时，每次插入吸引时间短于15 s，如需再次吸引，应间隔3～5 min。对人工气道者连续吸痰不可超过3次，以免引起缺氧。对使用呼吸机或缺氧严重者，吸痰前后可根据病情增加氧流量。

（4）储液瓶内的液体应及时倾倒并做好消毒处理，液体量不得超过瓶容量的2/3，以免液体倒吸损坏机器。

（5）为婴幼儿吸痰时,吸痰管要细、动作要轻、负压要小,以免损伤黏膜。

【评价】

（1）护士工作态度认真、尊重患者,护患沟通有效,操作熟练。通过为患者清除呼吸道分泌物,患者肺通气改善,达到治疗效果。

（2）患者理解吸痰的目的,并能够主动配合,患者无不适。

（四）洗胃法

洗胃法是让患者口服引吐或将洗胃导管由口腔或鼻腔插入胃内,灌入洗胃液反复冲洗并排出胃内容物的方法。

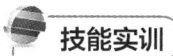 技能实训

技能实训 6-2-4　洗胃法

【目的】

1. 解毒　清除胃内有毒物或刺激物,减少毒物吸收。

2. 减轻胃黏膜水肿　清除幽门梗阻患者胃内滞留食物,减轻胃黏膜充血水肿。

3. 术前或某些检查前的准备　如食管下段、胃、十二指肠术前准备。

【评估】

（1）患者的年龄、病情、意识状态、医疗诊断、生命体征等。

（2）患者口鼻黏膜有无损伤,有无活动义齿。

（3）患者的心理状态以及对洗胃的耐受能力、合作程度,患者的知识水平、既往经验等。

【计划】

1. 护士准备　衣帽整洁、洗手、戴口罩。

2. 用物准备

（1）口服催吐法:①治疗盘内放量杯、饮水杯、压舌板、毛巾、围裙、水温计、弯盘。②治疗车下放治疗碗、水桶2只（分别盛洗胃液和污水）。③洗胃液:遵医嘱根据毒物性质准备洗胃液（表6-2-6）,一般需备25～38 ℃洗胃液10000～20000 mL。

表 6-2-6　常见毒物中毒的洗胃液和禁忌药物

毒物种类	洗胃液	禁忌药物
酸性物	镁乳、蛋清水、牛奶	强酸药物
碱性物	5%乙酸、白醋、蛋清水、牛奶	强碱药物
氰化物	口服3%过氧化氢溶液引吐,1:20000～1:15000高锰酸钾溶液洗胃	—
敌敌畏	2%～4%碳酸氢钠、1%盐水、1:20000～1:15000高锰酸钾溶液	—
1605、1059、4049(乐果)	2%～4%碳酸氢钠	高锰酸钾
敌百虫	1%盐水或清水,1:20000～1:15000高锰酸钾溶液	碱性药物
DDT(灭害灵)、666	温开水或生理盐水洗胃,50%硫酸镁导泻	油性泻药
酚类、煤酚类	温开水、植物油洗胃至无酚味为止,洗胃后多次服用牛奶、蛋清保护胃黏膜	液体石蜡
巴比妥类 (催眠药)	1:20000～1:15000高锰酸钾溶液洗胃,硫酸钠导泻	硫酸镁

续表

毒物种类	洗胃液	禁忌药物
灭鼠药（磷化锌）	1：20000～1：15000 高锰酸钾溶液,0.5％硫酸铜; 0.5％～1％硫酸铜每次 10 mL,每 5～10 min 口服一次,服后配合用压舌板刺激舌根诱吐	油类,脂肪类食物

①蛋清水可黏附于黏膜表面或创伤表面上,从而起到保护作用,并可减轻患者疼痛。②氧化物可将化学性毒物氧化,改变其性能,从而减轻或去除其毒性。③1605、1059、4049(乐果)等禁用高锰酸钾洗胃,否则可氧化成毒性更强的物质。④敌百虫遇碱性药物可分解出毒性更强的敌敌畏,其分解过程随碱性的增强和温度的升高而加速。⑤巴比妥类药物采用硫酸钠导泻,是利用硫酸钠在肠道内形成的高渗透压,阻止肠道水分和残存的巴比妥类药物的吸收,促其尽早排出体外。硫酸钠对心血管和神经系统没有抑制作用,不会加重巴比妥类药物的中毒。⑥磷化锌中毒时,口服硫酸铜可使其成为无毒的磷化铜沉淀,阻止其吸收,并促使其排出体外。磷化锌易溶于脂肪性食物,禁用脂肪类食物,以免促使磷的溶解吸收。

(2)自动洗胃机洗胃法:①自动洗胃机及其相关装置(图 6-2-17)、电源插座。②治疗盘内放胃管、水温计、量杯、润滑油、开口器、牙垫、压舌板、舌钳、棉签、胶布等。③治疗车下放治疗碗、水桶 2 只(分别盛洗胃液和污水)。④洗胃液(同口服催吐法)。

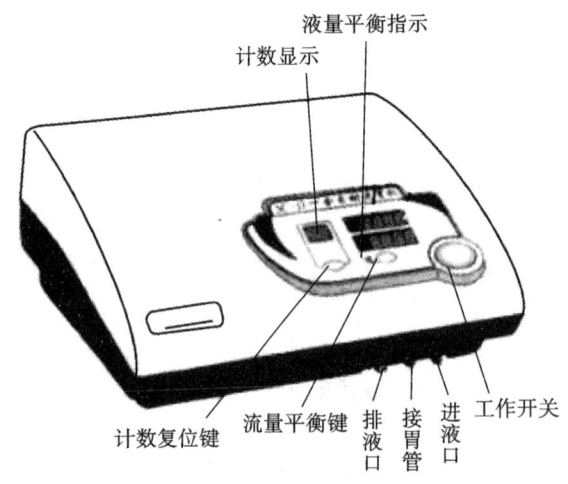

图 6-2-17 自动洗胃机

(3)电动吸引器洗胃法:电动吸引器、输液架、输液瓶、输液器、止血钳、Y 形三通管,其余同自动洗胃机洗胃法。

3. 患者准备 了解洗胃的目的、方法、注意事项及配合要点,体位舒适。

4. 环境准备 整洁、安静、光线充足、空气流通、温度适宜,必要时用屏风遮挡。

【实施】

1. 口服催吐法 口服催吐法操作流程见表 6-2-7。

表 6-2-7 口服催吐法操作流程

操作程序	操作步骤	要点说明
1.核对、解释	携用物至床旁,核对并解释,说明目的,取得合作	• 适用于服毒量少的清醒合作者
2.安置体位	患者取坐位,系围裙,污水桶放于患者座位前	
3.口服催吐	(1)嘱患者自饮大量灌洗液后引吐,不易吐出时,用压舌板压其舌根引吐	• 每次饮液量 300～500 mL
	(2)如此反复,直至吐出的灌洗液澄清无味	• 灌洗液澄清无味表示毒物已基本洗干净

续表

操作程序	操作步骤	要点说明
4. 观察、记录	协助患者漱口,整理用物,记录洗胃时间,洗胃液的名称、用量,呕吐物的性质、颜色、气味、量及患者的一般情况等,必要时留取标本送检	

2. 自动洗胃机洗胃法 自动洗胃机洗胃法能自动、迅速、彻底清除胃内毒物,通过自控电路的控制,利用电磁泵为动力源,分别完成向胃内冲洗药液和吸出胃内容物的操作(表 6-2-8)。

表 6-2-8 自动洗胃机洗胃法操作流程

操作程序	操作步骤	要点说明
1. 核对、解释	携用物至床旁,核对并解释,说明目的,取得合作	
2. 检查、连管	接通电源,打开开关,检查机械功能连接导管,将三根橡胶管分别与机器的药管(进液口)、胃管(接胃管)、污水管(排液口)相连,将药管和污水管分别放于备好的洗胃液桶和污水桶内	• 药管管口必须始终浸没在洗胃液的液面下
3. 安置体位	①患者取坐位或半坐位;中毒较重者取左侧卧位;昏迷患者应去枕平卧,头偏向一侧 ②取下活动义齿,将弯盘置于患者口角旁,嘱患者张口	• 对于昏迷或不合作者,将张口器放在其上、下白齿之间,打开口腔,放牙垫,用胶布固定
4. 插管、洗胃	润滑胃管前端约 1/3,由口腔插入 55～60 cm(前额发际至剑突的长度),证实胃管确实在胃内后,用胶布固定胃管,将机器胃管的一端与插入患者体内的胃管连接,依次按键,先吸出胃内容物,再对胃进行冲洗,每次入量 300～500 mL,待反复冲洗干净后,按"停机键"停止工作	
5. 观察	洗胃过程中,随时注意洗出液的性质、颜色、气味、量及患者的面色、脉搏、呼吸和血液的变化	• 若患者有腹痛、休克,洗出液呈血性,应立即停止洗胃,采取相应的急救措施
6. 拔管、整理	①洗胃完毕,反折胃管末端,迅速拔出,协助患者漱口、洗脸、采用舒适卧位,并嘱患者休息 ②将洗胃机的胃管、药管、污水管同时放在清水中,按"清洗键"清洗干净后取出,放尽机器内的水,关机 ③整理用物并归位	• 防止管内液体误入气管 • 避免各管道被污物堵塞或腐蚀
7. 观察、记录	洗手,记录洗胃时间,洗胃液的名称、用量,吸出液(呕吐物)的量、性状、颜色、气味,患者情况等	

3. 电动吸引器洗胃法 电动吸引器洗胃法操作流程见表 6-2-9 和图 6-2-18。

表 6-2-9 电动吸引器洗胃法操作流程

操作程序	操作步骤	要点说明
1. 核对、解释	携用物至床旁,核对并解释,说明目的,取得合作	• 利用负压吸引的原理进行洗胃
2. 检查安装	①接通电源,检查吸引器功能 ②安装灌洗装置:分别将输液管、胃管、储液瓶的引流管与 Y 形三通管相连 ③夹闭导管,输液瓶内倒入洗胃液,将输液瓶挂于输液架上	

操作程序	操作步骤	要点说明
3. 安置体位	同自动洗胃机洗胃法	
4. 插管、洗胃	①插胃管(同自动洗胃机洗胃法) ②将输液管与插入患者体内的胃管相连,打开吸引器,吸出胃内容物,打开输液管,使液体流入胃内(300～500 mL),夹闭输液管,打开吸引器,吸出洗胃液,如此反复至洗出液澄清无味为止	• 负压保持在 13.3 kPa(100 mmHg)左右,压力不宜过大,以免损伤胃黏膜
5. 拔管、整理	同自动洗胃机洗胃法	
6. 观察、记录	洗手,记录洗胃时间,洗胃液的名称、量,吸出液(呕吐物)的量、性状、颜色、气味,患者情况等	

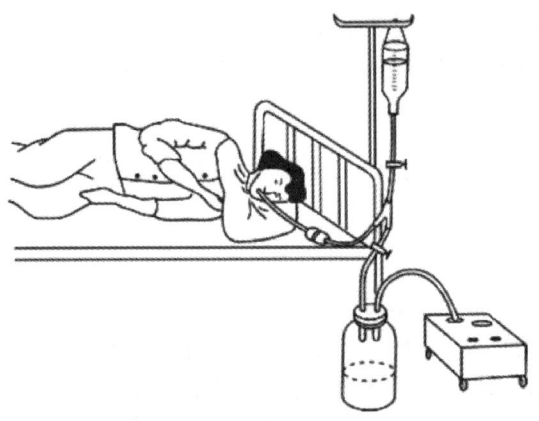

图 6-2-18　电动吸引器洗胃

4. 漏斗胃管洗胃法　漏斗胃管洗胃法操作流程见表 6-2-10 和图 6-2-19。

表 6-2-10　漏斗胃管洗胃法操作流程

操作程序	操作步骤	要点说明
1. 核对、解释	携用物至床旁,核对并解释,说明目的,取得合作	• 利用虹吸的原理,将洗胃液灌入胃内后再引出的方法
2. 插管、洗胃	①患者准备、插胃管(同自动洗胃机洗胃法) ②将漏斗放置于低于胃部水平的位置,挤压橡胶球,抽尽胃内容物,举漏斗高过头部(坐位时)30～50 cm,将洗胃液缓慢倒入漏斗(300～500 mL),当漏斗内尚余少量液体时,迅速将漏斗降至低于胃部水平的位置,倒置于污水桶内,利用虹吸原理引出胃内洗胃液,反复灌洗至流出液澄清无味	• 若引流不畅可挤压橡胶球加压吸引,每次灌入量和洗出量应基本相等,否则会导致胃潴留
3. 拔管、整理	同自动洗胃机洗胃法	
4. 观察、记录	洗手,记录洗胃时间,洗胃液的名称、量,吸出液(呕吐物)的量、性状、颜色、气味,患者情况等	

【注意事项】

(1) 对急性中毒患者应立即采取口服催吐法进行洗胃,如患者不合作或合作困难应迅速插管洗胃,以减少毒物的吸收。插管动作要轻柔、迅速,切勿损伤食管黏膜或误入气管。一般在服毒后 6 h 内洗胃有效,时间太长毒物已经吸收入血,洗胃效果差,所以越早洗胃越好。

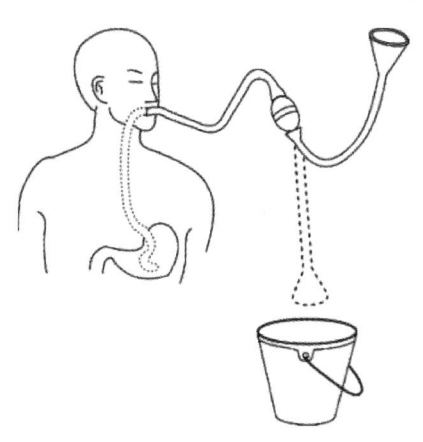

图6-2-19 漏斗胃管洗胃

（2）中毒物质不明时应抽取少量胃内容物（洗胃前）送检。洗胃液可选用温开水或等渗盐水，待毒物性质明确后，再选用拮抗剂进行洗胃（常见毒物中毒的洗胃液和禁忌药物见表6-2-6）。

（3）洗胃过程中注意观察患者的呼吸、脉搏、神志变化，倾听患者主诉，每次灌入量以300~500 mL为宜。灌入量过多易致急性胃扩张，胃内压上升，加速毒物吸收；灌入量过少则延迟洗胃时间，不利于抢救。灌入量与引出量需平衡。如患者感到腹痛，引出液呈血性或患者出现休克，应立即停止洗胃。

（4）幽门梗阻患者洗胃宜在饭后4~6 h或空腹时进行。洗胃时，需记录胃内潴留量，以了解梗阻情况。

（5）吞服强酸、强碱等腐蚀性物质，以及消化性溃疡、食管狭窄、食管静脉曲张、胃癌等患者禁忌洗胃；昏迷患者洗胃应谨慎。

【评价】

（1）护士工作态度认真、仁心仁术，护患沟通有效，操作熟练，患者胃内毒物清除及时、病情缓解，达到治疗效果。

（2）患者理解洗胃的目的并能够主动配合，患者无不适。

（五）简易呼吸器使用法

使用简易呼吸器进行人工呼吸是抢救各种原因引起的呼吸停止和呼吸衰竭患者的有效方法之一，常用于各种原因所致的呼吸停止或呼吸衰竭的抢救及麻醉期间的呼吸管理。

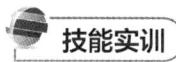 技能实训

技能实训6-2-5　简易呼吸器使用法

【目的】

（1）维持和增强机体通气、换气功能。

（2）纠正低氧血症。

（3）手术患者麻醉期间的呼吸管理。

【评估】

（1）患者的年龄、病情、意识状态、体位、心理状况及配合程度等。

（2）患者的呼吸状况（频率、节律、深浅度）、呼吸是否通畅、有无活动义齿等。

【计划】

1. 护士准备　衣帽整洁、洗手、戴口罩。

2. 患者准备　了解简易呼吸器使用的目的、方法、注意事项及配合要点，畅通呼吸道。

3. 用物准备　简易呼吸器（由呼吸囊、呼吸活瓣、面罩及衔接管组成）（图6-2-20）。

4. 环境准备　整洁、安静、空气流通、温湿度适宜。

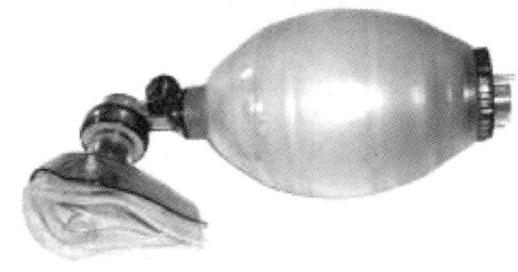

图6-2-20 简易呼吸器

【实施】

简易呼吸器使用法操作流程见表6-2-11。

表6-2-11 简易呼吸器使用法操作流程

操作程序	操作步骤	要点说明
1. 核对、解释	携用物至床旁,核对床号、姓名,说明目的,取得合作	· 确认患者
2. 安置体位	平卧、项下垫枕	
3. 畅通呼吸道	清除上呼吸道分泌物或呕吐物,松解衣领、腰带	· 保证呼吸道畅通
4. 扣紧面罩	使患者头后仰,托起下颌,扣紧面罩,确保不漏气	· 避免漏气
5. 挤压呼吸囊	一次挤压可有500~1000 mL空气进入肺内,挤压速率为16~20次/分,反复而有规律地进行挤压	· 婴幼儿以胸廓隆起为宜 · 患者若有自主呼吸,应注意人工呼吸与患者呼吸同步,即在患者吸气时,挤压呼吸囊,达到一定潮气量后,完全放松呼吸囊,使患者自行完成呼气动作
6. 观察、记录	观察患者反应,记录	
7. 用物处理	做好简易呼吸器的消毒保养	

【注意事项】

(1) 使用呼吸器时应保持呼吸道通畅,密切观察患者自主呼吸情况、生命体征、神志变化。

(2) 使用简易呼吸器时应注意呼吸活瓣有无漏气,患者出现自主呼吸时应同步挤压呼吸囊。

(3) 预防医源性感染,简易呼吸器、病室及相关设备应定期消毒、定期检查、保养、维修。

【评价】

(1) 护士工作态度认真、尊重患者,护患沟通有效,操作熟练,患者呼吸困难有所缓解,达到治疗效果。

(2) 患者理解使用简易呼吸器的目的并能够主动配合,患者无不适。

知识链接

人工呼吸机

　　人工呼吸机(图6-2-21)是临床抢救危重患者不可缺少的设备,它利用机械动力建立肺泡与气道通口的压力差,维持和辅助患者呼吸。使用前要根据患者病情调节呼吸机的各个参数,如潮气量,一般为10~15 mL/kg,即成人600~800 mL;呼吸频率,成人一般为10~16次/分,小儿酌情增加;吸呼时间比一般为1:1.5~1:3.0;氧浓度一般小于50%,以30%~40%为宜。使用人工呼吸机时要注意观察患者,吸气时能看到患者胸廓起伏、肺部呼吸音清晰、生命体征较平稳,则表示通气量合适。若患者皮肤潮红、多汗、烦躁、血压升高、脉搏加快、表浅静脉充盈消失,则表示通气量不足;若患者出现昏迷、抽搐等碱中毒的症状,则为通气过度。

　　凡患者自主呼吸恢复且有力、稳定,神志清楚,咳嗽反射恢复,呼吸衰竭的病因基本控制,血气分析正常或接近正常时,可考虑撤除人工呼吸机。首先调整人工呼吸机有关参数,逐渐降低呼吸频率,减少潮气量或降低进气压力,降低氧浓度,直到停止氧疗;然后于白天间歇使用人工呼吸机,逐渐延长停用人工呼吸机的时间,直到完全停用。如停用期间患者出现呼吸困难、发绀,应及时再用人工呼吸机。

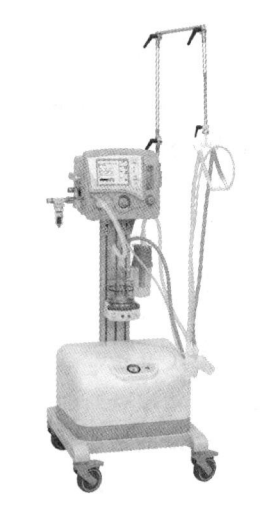

图6-2-21 人工呼吸机

考点提示 心肺复苏技术、吸氧法、吸痰法和洗胃法的目的、实施过程及注意事项;常见毒物中毒的洗胃液和禁忌药物。

思政课堂

跪地救人的天使

2020年4月21日晚,东莞市中医院内科护士黄敬安跪地救人的视频在网络热传,黄敬安顿时成为"天使",无数人为她点赞。4月14日晚,黄敬安去江边兜风,经过道滘镇大钟楼路口时,看见一名外卖小哥倒在地上,路边有人围观但没人敢上前。黄敬安立刻上前,发现该男子没有反应,只有濒死喘息,随后呼吸停止且摸不到颈动脉搏动。黄敬安立即自报身份并发动周围人群齐心协力将该男子翻动躺平,抓住了男子倒地后的"黄金救援期",立刻实施心肺复苏术。经过现场胸外心脏按压、人工呼吸,心搏骤停的男子恢复呼吸、心跳,后被救护车转运到医院进一步救治。

黄敬安并没有把这事放心上,因为她觉得这是医务工作者应该做的,是一件再普通不过的事。直到4月21日晚,东莞市公安局官方抖音号上曝光了这位美丽的白衣天使救人的视频,她救人的事迹才为人所知。这是一个温暖的故事:一个是视救死扶伤为己任、通过及时的心肺复苏术拯救生命的护士,一个是被救后怀着感恩之心、传递社会正能量的外卖小哥。这样一个发生在我们身边且与我们未来职业息息相关的故事,强调了正确及时实施心肺复苏术的重要性,可引导护理专业的学生热爱生命、敬畏生命、守护健康,担起护理的责任使命,传递爱的力量。

直通护考

扫码在线答题

答案解析

(胡明会)

临终患者的护理

扫码看课件

任务一　临 终 关 怀

学习目标

【知识目标】

掌握临终关怀的原则,临终患者的生理、心理变化与护理,脑死亡的诊断标准,死亡过程的分期;熟悉临终关怀、濒死与死亡的概念。

【能力目标】

能按照护理程序为临终患者的家属提供相应的身心支持;通过使用模型人正确熟练地实施尸体护理,操作过程中严肃、认真、细致、程序正确等。

【思政目标】

激发学生对父母的感恩之情、对生命的敬畏之情。

案例导学

患者,女,81 岁,直肠癌术后第二次入住某医院的临终关怀病房,家属希望患者在临终阶段能得到较好的照顾,尽量减少患者痛苦。入院时,患者神志清楚,精神差,呈恶病质状态,生活不能自理,咳嗽无力,有痰鸣音,人工肛门,骶尾部发红,面积 2 cm × 2 cm,拒绝进食。患者常处于嗜睡状态,清醒时情绪稳定、合作,并对护士的照顾表示感谢,但对周围事物不关心,不愿与他人交谈。

案例导学答案

请问:

1. 患者的心理反应属于哪个阶段?对该患者应该采取哪些护理措施?

2. 临终关怀的理念是什么?

3. 针对患者家属的心理反应,护士应该给他们提供怎样的帮助?

人生都要经历生老病死的自然发展过程。临终是人生必然要经过的阶段,死亡是生命活动的最后阶段。在人生的最后旅途中最需要人的关爱和帮助。帮助临终患者舒适、安详、有尊严、无遗憾地度过人生最后时期,同时给予家属心理、社会及精神上的支持,使他们以健康的方式应对和适应临终和死亡这一人生发展的必经阶段,是医护人员应尽的职责和必需要解决的问题。为此医护人员必须建立正确的死亡观,掌握临终关怀及相关的知识与技能,才能为临终患者及其家属提供全面护理与支持。

一、临终关怀的概念

临终关怀又称善终服务、安宁照顾、安息护理等,是指由社会各层次人员组成的团队向临终患者及其家属提供包括生理、心理和社会等方面的一种全面性支持和照料。其主要的护理目标在于维护临终患者的尊严,通过心理疏导、控制疼痛、缓解症状,使临终患者的生命质量得以提高,能够舒适、安详、有尊严地走完人生的最后旅程,并使其家属的身心健康得到维护和增强,平稳顺利地度过哀伤期。因此,临终关怀不仅是一种服务,更是以探讨临终患者生理、心理需求和为临终患者提供全面照料和减轻患者家属精神压力的一门新兴学科。

知识链接

现代临终关怀的起源和发展

现代的临终关怀始于 20 世纪 60 年代,由英国桑德斯博士于 1967 年在英国伦敦创办了世界上第一所现代化的临终关怀医院——圣克里斯多弗临终关怀医院,被誉为"点燃了世界临终关怀运动的灯塔"。此后,美国、日本、法国、德国、阿根廷、巴西、挪威、加拿大等 60 多个国家和地区相继开展了临终关怀服务和研究工作,也先后建起了临终关怀医院和相关机构。1974 年美国首家临终关怀医院建立;2004 年英国首先提出把 2005 年 10 月 8 日作为第一个世界临终关怀及舒缓治疗日;1988年 7 月我国天津医学院(现天津医科大学)在黄天中博士的资助下成立了中国第一个临终关怀研究中心,同年 10 月中国第一所临终关怀医院——南汇护理院在上海诞生;1991 年 8 月北京松堂医院开设了北京第一家临终关怀病房。目前,国内已有临终关怀机构 100 多家,不断开展临终关怀工作,使我国的临终关怀实践有了长足发展。

二、临终关怀的内容

临终关怀不仅是一种服务,也是一门探讨临终患者生理、心理特征和为临终患者及其家属提供全面照料的以实践规律为研究内容的新兴学科。其主要内容包括以下几方面。

1. 满足临终患者及其家属的需求 临终患者的需求包括生理、心理及社会方面的需求;临终患者家属的需求包括对临终患者治疗和护理的要求、心理需求及殡丧相关服务需求等。

2. 临终患者的全面照护 控制疼痛和不适,提供医疗护理、生活护理、心理护理。

3. 临终患者家属的照护 进行心理疏导和提供情感支持。为临终患者提供优质护理,减少家属的疑虑。

4. 死亡教育 目的是帮助临终患者树立正确的生死观,正确对待和接受死亡,消除对死亡的恐惧心理。

5. 临终关怀的模式 由于东西方文化背景的不同,患者对死亡的态度有很大的差异,这就决定了中国的临终关怀项目应具有中国特色。探讨适合我国国情的临终关怀模式和特点是临终关怀的重要内容之一。

6. 其他 包括临终关怀机构所采用的医疗体系、临终医疗护理原则、临终关怀工作人员的构成与培训、临终关怀与社会发展的关系等。

三、临终关怀的组织形式、理念和意义

(一)临终关怀的组织形式

1. 独立的临终关怀医院 不属于任何医疗护理或其他医疗保健服务机构的临终关怀服务基地。具有医疗及护理设备、一定的娱乐设施、家庭化的危重病房,提供适合临终关怀的陪伴制度,配备一定数量的专业人员、服务项目(包括住院临终关怀服务、家庭临终关怀服务和日间临终关怀服务)。北京松堂关怀医院较具代表性。

2. 综合性医院内附设临终关怀病房 在医院、护理院、养老院、社区保健站、家庭卫生保健服务中心机构内附设的临终关怀病区、临终关怀病房、临终关怀单元(病室或病床)或附属临终关怀医院是目前我国较常见的临终关怀机构。北京市东城区朝阳门医院临终关怀病区较具代表性。

3. 家庭临终关怀病房 患者住在自己家中,由患者家属提供基本的日常照护,由临终关怀组织提供常规的患者和家属所需的各种临终关怀服务。李嘉诚基金会实施的全国"宁养医疗服务计划",在全国各地的重点医院共建立了 17 所宁养院,开设宁养善终服务,坚持"贫困、癌痛、免费、家居"的服务方针,争取癌痛患者全程无痛,亦属此列。

（二）临终关怀的理念

1. 以照料临终患者为中心　临终关怀针对各种疾病的晚期，治疗不再生效，生命即将结束者。对于这些患者，已经从过去的以治疗为主转向以照顾为主，通过全面的身心照料，提供姑息性治疗，控制症状，解除痛苦，消除焦虑、恐惧，使其获得心理、社会上的支持，在最后的旅程上得到安宁。因此，临终关怀是将治愈为主的治疗变为以对症为主的照料。

2. 提高临终患者的生命质量　临终关怀不以延长生存时间为重，而以丰富患者有限生命、提高其临终阶段生命质量为宗旨。让患者在有限的时间里能有清醒的头脑，在可控的病痛中接受关怀，享受人生的余晖。

3. 尊重临终患者的尊严和权利　临终患者尚未死亡，只要他没有进入昏迷状态，就仍有思维、意识、情感，仍有个人的尊严和权利。临终关怀强调尊重生命的原则，医护人员应注意维护和保持患者的价值和尊严，在临终照料中应允许患者保留原有的生活方式，尽量满足其合理要求，保护其个人隐私权利，让患者参与医护方案的制订、选择死亡方式等。

4. 注重临终患者家属的心理支持　临终护理的效果与家属的积极配合密切相关，注重对家属提供心理支持，可使他们保持正常的心态，在患者临终阶段的心理和精神方面起到他人所不能替代的作用。因此，在对临终患者进行全面照料的同时，向临终患者家属提供心理、社会支持，使其获得接受亲人死亡事实的力量，坦然面对亲人的死亡。

（三）临终关怀的意义

1. 符合人类追求高生命质量的客观要求　随着人类社会文明的进步，人们对生命质量和死亡质量提出了更高的要求，临终关怀通过全面的身心照料，提供姑息性治疗，控制症状，解除痛苦，消除焦虑、恐惧，使患者获得心理、社会上的支持，以便让患者在死亡时获得安宁、平静并有尊严，让家属在患者死亡后没有留下太多遗憾和阴影。

2. 社会文明的标志　每个人都希望顺利地出生，安详地死亡。临终关怀正是为了让患者有尊严、舒适地到达人生彼岸而开展的一项社会公共事业，这是社会文明的标志。

3. 体现了医护职业道德的崇高　医护职业道德的核心内容就是尊重患者的尊严和权利，临终关怀不仅对临终患者用科学的方法和手段进行全面照料，还为临终患者家属提供心理、社会支持，最大限度地帮助他们减轻痛苦，提高生命质量。医护人员作为具体实施者，充分体现了以提高生命价值和生命质量为服务宗旨的崇高的医护职业道德。

考点提示　临终关怀的概念。

（何云飞）

任务二　临终患者的身心护理

学习目标

【知识目标】
了解临终患者的生理和心理变化特点，熟悉临终患者心理变化过程，掌握临终患者心理变化各阶段的护理措施。

【能力目标】
能够准确评估临终患者的身心状况，制定并实施个性化的护理方案，具备良好的沟通和协调能力。

【思政目标】
培养对临终患者的关爱和尊重，增强同理心，以积极的态度为患者提供温暖、舒适的护理服务，使其安详、有尊严地度过生命的最后阶段。

思政课堂

"最美微笑追悼会"

哈尔滨抗癌女孩王越,在将近两个月的时间内没有进食任何食物,一直以营养液支撑到生命的最后时刻。当意识到生命截止日期即将到来的时候,王越决定举办一场"人生告别会",让自己用微笑去结束生命的最后时刻。即使遭到了家人、朋友的反对,她依旧坚持到底,成功举办了"最美微笑追悼会"。王越坚持在追悼会中穿最漂亮的裙子,场内摆满鲜花,一切都是王越勾勒的样子。很多人认为这不是一场追悼会,而是像王越和她老公的结婚纪念日。

(1) 王越的事迹告诉世人,珍惜当下,珍惜生活,当离开来临时,也不留任何遗憾。即使癌症是我们无法攻克的难关,我们也可以用乐观的态度去迎接生活的最后时刻,留微笑给家人、欢乐给朋友、乐观给世界。

(2) 通过此事迹引导学生树立珍惜生命、热爱生命的生命价值观。

(3) 让学生明白临终患者的各项权利应该得到尊重和满足。

一、临终患者的生理变化与护理

(一) 临终患者的生理变化

1. 肌肉张力丧失 表现为大小便失禁、吞咽困难,无法维持良好舒适的功能体位,肢体软弱无力,不能进行自主躯体活动,呈希氏面容,即面肌消瘦、面部呈铅灰色、下颌下垂、嘴微张、眼眶凹陷、双眼半睁、目光呆滞。

2. 循环功能减退 表现为皮肤苍白、湿冷、大量出汗,体表发凉,四肢发绀,脉搏弱而快、不规则或测不出,血压降低或测不出,心律出现紊乱。

3. 胃肠道蠕动减弱 表现为恶心、呕吐、食欲减退、腹胀、便秘或腹泻、口干、脱水、体重减轻。

4. 呼吸功能减退 表现为呼吸频率不规则,呼吸深度由深变浅,出现鼻翼呼吸、张口呼吸、潮式呼吸,由于分泌物无法或无力咳出,出现痰鸣音或鼾式呼吸。

5. 知觉改变 表现为视力逐渐减退,由视物模糊发展到只有光感,最后视力消失。眼睑干燥,分泌物增多。听觉常是人体最后消失的一个感觉。

6. 意识改变 病变未侵犯中枢神经系统的患者可始终保持神志清醒;病变在脑部的患者则很快出现嗜睡、意识模糊、昏睡或昏迷等,有的患者表现为谵妄及定向障碍。

7. 疼痛 大部分临终患者主诉全身不适或疼痛,表现为烦躁不安,血压及心率改变,呼吸变快或变慢,瞳孔散大,大声呻吟,出现疼痛面容,即五官扭曲、眉头紧锁、眼睛睁大或紧闭、双眼无神、咬牙等。

(二) 临终患者生理变化的护理

(1) 密切观察患者的生命体征、皮肤色泽等变化,注意保暖。当测不到桡动脉搏动时,可以测颈动脉、股动脉搏动或听心音。必要时吸痰,保持呼吸道通畅。根据呼吸困难程度给予氧气吸入,纠正缺氧状态,改善呼吸功能。

(2) 根据患者的病情和饮食习惯调整饮食,补充营养,创造良好的进食环境,给予流质或半流质饮食,便于患者吞咽,必要时采用鼻饲或完全胃肠外营养,以保证患者的营养供给。做好口腔护理,使患者口腔清洁、增进食欲,预防口腔感染。加强患者排泄的护理,对于大小便失禁者,应注意保持会阴、肛门周围皮肤的清洁和干燥,必要时留置导尿管。

(3) 注意观察患者瞳孔与肌张力等的改变,协助患者维持良好、舒适的体位。勤翻身,勤按摩,注意保持床单位的清洁、干燥、平整和无渣屑,防止压疮的发生。

(4) 及时用湿纱布拭去患者眼部分泌物,患者如果眼睑不能闭合,可涂红霉素、金霉素眼膏或覆盖凡士林纱布,以保护眼角膜,防止角膜干燥引起结膜炎或溃疡的发生。为患者提供安静、空气新鲜、温湿度适宜、有适当照明的环境,防止患者因视物模糊产生恐惧心理,增加患者的安全感。护理工作中避免在患者周围窃窃私语,以免增加患者焦虑。注意观察患者疼痛的性质、部位、持续时间及程度。协助患者选择最有效的减轻疼痛的方法,可采用非药物方法,如音乐疗法、松弛术等。药物疗法可采用 WHO 推荐的三阶梯镇痛疗法控制疼痛。

知识链接

三阶梯镇痛疗法

对于癌症患者的药物镇痛,目前 WHO 建议用三阶梯镇痛疗法。具体方法为第一阶段选用非麻醉性镇痛药,如阿司匹林、对乙酰氨基酚等;第二阶段选用弱麻醉性镇痛药,如可待因、美沙酮等;第三阶段选用强麻醉性镇痛药,如吗啡、哌替啶等。

二、临终患者的心理变化与护理

临终患者的心理变化是十分复杂的,每个临终患者因年龄、性别、信仰、社会文化背景等方面的差别会表现出不同的心理体验。美国医学博士伊丽莎白·库伯勒·罗斯将身患绝症的患者从获知病情到临终整个阶段的心理反应过程总结为五个阶段,这五个阶段并非完全按顺序去发生和发展,有的可能提前,有的可能推后,甚至有的可以重合。每个阶段持续时间的长短不同,应根据实际情况进行分析与处理。

(一)临终患者的心理变化

1. 否认期 当患者得知自己患不治之症将面临死亡时,会表现出震惊与否认,常会说"不,这不是真的,一定是搞错了",不承认自己病情恶化或是患了绝症,希望是医生的误诊。患者会怀着侥幸的心理到处求医,试图证实是误诊。否认是一种心理防御机制,这段时间的长短会因人而异,其中大部分患者能很快停止否认,而有的患者则会持续否认直至死亡时仍处于否认期。

2. 愤怒期 当临终患者对证实其病情和预后时,否认无法保持下去,患者常表现出的心理反应是嫉妒、气愤、无助、怨恨。进入此阶段,患者常常因一些小事迁怒于家属、医护人员、朋友等身边的人,以此来发泄或责怪不公平。患者会愤愤地想"为什么会是我?""我为什么这么倒霉呢?"或"这太不公平了!"。患者常无缘无故地摔打东西,对医护人员的治疗和护理、医院的规章制度、环境等表示不满,甚至无端地指责、谩骂别人,以发泄内心的不平。

3. 协议期 临终患者的身体日渐虚弱,愤怒的心理逐渐消失,开始接受自己已患绝症的现实。处于此阶段的患者为了尽量延长生命,会做出许多承诺来作为延长生命的交换条件,对生存还抱有希望,常会表示"如果能让我好起来,我会……"。此期的心理反应对患者是有利的,患者会积极努力地配合治疗和护理,试图延长生命。

4. 忧郁期 临终患者的病情更加恶化,患者清楚地认识到自己离死亡越来越近,任何努力都无济于事,从而产生"好吧,那就是我"等一系列的心理反应,表现为退缩、悲伤、情绪低落、沉默、抑郁和绝望等,甚至有的患者出现轻生的念头。有的患者会交代后事,并希望亲朋好友时刻陪伴在身边。

5. 接受期 临终患者经过一切努力都没有效果后,从心理上开始接受即将面临死亡的事实。患者表现出平静、坦然,"好吧,既然是我,那就去面对吧"。患者喜欢独处,睡眠时间增加,情感减退,等待死亡的到来。

(二)临终患者的心理护理

1. 否认期护理 护理人员要以真诚的态度与患者进行坦诚的沟通,耐心回答患者的询问,不要揭穿患者的心理防御机制,并注意要与患者家属及其他医护人员保持口径一致。经常陪伴患者,在与患者的沟通过程中合理使用语言沟通和非语言沟通技巧。耐心倾听患者的诉说,因势利导、循循善诱,使患者逐步面对现实,尽快以正确的态度积极配合治疗。

2. 愤怒期护理 患者的愤怒是来自内心的恐惧与绝望的表现,不宜回避。护理人员应允许患者通过发怒、抱怨等行为来宣泄他们的情感,同时要密切注意患者的行为以防止意外事件的发生,并采取适当的安全防卫措施。做好患者家属和朋友等的工作,给予患者充分的关爱,注意维护患者的自尊心。

3. 协议期护理 此期患者能积极地配合治疗,试图延长生命,护理人员应尽量满足患者提出的合理需求,主动关心、细致照顾患者从而减轻其痛苦、控制症状,鼓励患者表达内心的感受,尊重他们的信仰,满足他们的心理需求,积极引导和教育,减轻他们内心的压力。

4. 忧郁期护理 护理人员应给予患者精神支持,允许亲朋好友多陪伴、多鼓励患者,增强患者生活的信心。运用适当的方法分散患者的注意力,如看书、听音乐等。对于患者表达的失落、悲伤的情绪,护理人员应该加以心理疏导和安慰,细心观察患者情感变化,做好安全保护,防止患者自杀。

5. 接受期护理 护理人员应为患者提供安静、舒适的环境,减少外界的干扰。加强生活护理,进行适当的沟通,不强迫与患者交谈。尊重患者的意愿,使其安详、平和地走完人生最后的阶段。

(三)临终患者家属的护理

了解和满足临终患者家属的需求,是实施医院"人文关怀"的良好切入点,同时已成为目前深入、持续提高满意度,减少医疗纠纷,增强医院竞争力的关键。家属在照顾临终患者期间也会经历各种心理反应。同时家属还需要照顾患者,加上经济的付出等,都会对家属的生活、工作、学习及心理情绪产生很大影响,家属往往有更多被关怀的需要,所以对临终患者家属的照护,对个人、家庭乃至社会,都是十分重要和必要的。

1. 临终患者家属的反应

(1)忧伤、悲痛:当患者家属得知亲人的病情已处于治疗无望的阶段时,他们的心情会极度悲痛,有些家属能将痛苦克制于心中而不表露出来,也有少数家属由于震惊而无法克制自己的感情,在患者面前痛哭流涕,影响患者的情绪,导致患者的病情加重。

(2)委屈:当患者得知自己病重将面临死亡时,在这一时期其家属是他们发泄情绪的主要对象。如果家属有任何对抗表现,都会导致患者情绪变坏,可能加速病情恶化,家属为了患者只好忍气吞声、委曲求全,长期处于委屈痛苦之中。

(3)忧虑与烦恼:当亲人患病后,正常生活秩序和工作秩序被打乱,诸多问题的出现,使家属难以应对,出现忧虑与烦恼情绪。

(4)悲观失望:照料临终患者期间,家属长期陪伴,精神、体力及经济的耗费,导致家属对患者疾病的治疗产生悲观失望的心理,在照顾患者方面会露出不耐心、怕麻烦的情绪。

2. 临终患者家属的护理

(1)满足家属照顾患者的需要:对家属多关心,理解家属的心情,尽量满足其对临终患者的陪伴与照顾的需求。

(2)鼓励家属表达感情:护理人员应主动和家属沟通,取得信任。与家属会谈时,提供安静、隐私的环境,耐心倾听,鼓励家属说出内心的感受、遇到的困难,并积极解释临终患者生理、心理变化的原因,减少家属疑虑。

(3)指导家属对患者的生活照料:指导、解释、示范有关的护理技术,使家属在照料亲人的过程中获得心理慰藉。向家属讲解治疗方案及护理措施,取得家属的配合。

(4)协助维持家庭的完整性:在医院环境中,给家属安排日常的家庭活动,以增强其心理调适能力,协助维持家庭完整性。如安排家属与患者共进晚餐、看电视、下棋等。

(5)提供对家属的生活关怀:对家属多关心体贴,帮助其安排陪伴期间的生活,为其提供方便,尽量减轻其实际困难,做好料理后事的物质准备及心理准备。

考点提示 临终患者心理反应的五个阶段以及护理措施。

→ 直通护考

扫码在线答题

答案解析

（何云飞）

任务三　死亡后的护理

【知识目标】

1. 掌握临终及死亡的概念。

2. 掌握脑死亡的诊断标准。

3. 掌握死亡过程的分期。

4. 熟悉尸体护理的操作规程。

【能力目标】

1. 能对脑死亡进行正确判断。

2. 正确、规范地进行尸体护理。

3. 具有良好的与丧亲者沟通及安抚的能力。

【思政目标】

死亡后的护理是整体护理的最后环节，培养学生崇高的职业素养及严谨求实的工作态度。

思政课堂

1. 观看影片《入殓师》片段。

2. 引导学生树立敬畏生命、尊重死者、关爱家属的人道主义精神，帮助死者以干净优雅的姿态踏上另一个崭新的旅程。

 案例导学

患者，女，88 岁，因结肠癌晚期入院，一周后，随着病情加重，出现深度昏迷、瞳孔散大、呼吸心跳停止、多器官功能衰竭，经抢救无效死亡。

请问：

死亡过程的分期分为哪几个阶段？

案例导学答案

一、临终与死亡的概念

（一）临终的概念

临终又称濒死,是生命活动的最后阶段,指各种原因导致疾病恶化,身体功能走向全面衰竭,即便积极治疗仍无生存希望,各种迹象显示生命即将结束。

（二）死亡的概念

死亡是指个体生命活动和新陈代谢的永久性停止。

二、死亡的标准

随着医学及科学技术的高速发展,传统中对死亡以呼吸和心搏骤停为判断标准的观念被摒弃,医学界人士普遍认同将脑死亡作为死亡新的判断标准。

脑死亡的诊断标准:不可逆的深度昏迷,自发呼吸停止,脑干反射消失,脑电波消失(平坦)。凡符合以上标准,并在 24 h 内多次反复测试后结果无变化,并排除体温过低(<32.2 ℃)或中枢神经系统抑制剂的影响,即可宣告死亡。

三、死亡过程的分期

死亡并非骤然发生的结果,而是一个渐进的过程。死亡一般分为三个阶段:濒死期、临床死亡期、生物学死亡期。

（一）濒死期

濒死期又称临终期,是死亡过程的开始阶段。此期机体各系统的功能极度衰弱,中枢神经系统脑干以上部位的功能处于深度抑制状态。患者表现为意识模糊或丧失,各种反射减弱或迟钝,肌张力减退或消失,心跳减弱,血压下降,呼吸微弱或出现潮式呼吸及间断呼吸。

濒死期的持续时间可随患者机体状况及死亡原因而异,猝死患者可直接进入临床死亡期。此期生命处于可逆阶段,经过及时有效的抢救治疗,生命可复苏;反之,则进入临床死亡期。

（二）临床死亡期

临床死亡期又称躯体死亡期,此期中枢神经系统的抑制过程已由大脑皮质扩散到皮质下部位,延髓处于极度抑制状态。患者表现为心跳、呼吸完全停止,瞳孔散大,各种反射消失,但各种组织细胞仍有微弱而短暂的代谢活动。此期一般持续 5～6 min,超过这个时间,大脑将发生不可逆的变化。但在低温条件下,尤其是头部降温,脑耗氧量降低时,临床死亡期可延长达 1 h 或更久。

（三）生物学死亡期

生物学死亡期又称细胞死亡,是死亡过程的最后阶段。此期整个中枢神经系统及各器官的新陈代谢相继停止,并出现不可逆的变化,机体不可能复活。随着此期的进展,相继出现尸冷、尸斑、尸僵、尸体腐败等尸变现象。

1. 尸冷 死亡后尸体温度逐渐降低,直至与环境温度相同,称为尸冷。这是最先发生的尸体现象,死亡后因体内产热停止、散热继续,尸体温度降低。死亡后尸体温度下降的规律:一般死亡后 10 h 内尸体温度下降速度约为每小时 1 ℃,10 h 后为每小时 0.5 ℃,24 h 后,尸体温度与环境温度相同。

2. 尸斑 死亡后尸体的最低部位皮肤呈现暗红色斑块或条纹,称为尸斑。由于血液循环停止及地心引力,血液坠积于尸体体位的最低处,形成了血液瘀斑,一般死亡后 2～4 h 出现。

3. 尸僵 死亡后尸体肌肉僵硬,并使关节固定,称为尸僵。形成机制主要是死亡后肌肉中三磷酸腺苷(ATP)不断分解而不能再合成,致使肌肉收缩,尸体变硬。尸僵一般在死亡后 1～3 h 开始出现,4～6 h 扩展到全身,12～16 h 达高峰,24 h 尸僵开始减弱,肌肉逐渐变软,称尸僵缓解。

4. 尸体腐败 死亡后机体组织的蛋白质、脂肪和糖类因腐败细菌的作用而分解的过程称为尸体腐败。一般在死后 24 h 先在右下腹出现,逐渐扩展至全腹,最后波及全身。

四、尸体护理

尸体护理是整体护理的最后步骤,不仅是一种必要的医学护理学操作手段,也涉及死者、家属、家庭、医

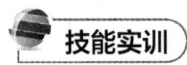

院,以及心理学、社会学、宗教学、民俗学等多方面的问题。在医院,医护人员应重视尸体护理工作,这不仅仅是对死者的尊重,也是对其亲友的支持和安慰。

技能实训

技能实训 7-3-1　尸体护理

【目的】

(1) 保持尸体整洁,姿势良好,易于辨认。

(2) 给家属以安慰,减轻哀痛。

【评估】

(1) 死者的疾病诊断、死亡时间、死亡原因、死亡诊断书,是否有传染病。

(2) 尸体清洁程度,有无伤口或引流管等。

(3) 死者的民族、宗教信仰,以及死者家属对死亡的态度。

【准备】

1. 护士准备　衣帽整洁、洗手、戴口罩、戴手套,必要时穿隔离衣。

2. 用物准备　屏风、弯盘、棉球、血管钳、剪刀、松节油、大单、衣物、不脱脂棉、梳子、绷带、平车、尸体识别卡(图 7-3-1)三张;有开放性伤口需要缝合的备缝合针及缝合线;传染病患者备消毒液等。

姓名:＿＿＿＿＿＿＿　　性别:＿＿＿＿＿＿＿　　年龄:＿＿＿＿＿＿＿

病室:＿＿＿＿＿＿＿　　床号:＿＿＿＿＿＿＿　　住院号:＿＿＿＿＿＿＿

诊断:＿＿＿＿＿＿＿

死亡时间:＿＿＿＿＿年＿＿＿＿＿月＿＿＿＿＿日

护士签名:＿＿＿＿＿＿＿

＿＿＿＿＿＿＿医院

图 7-3-1　尸体识别卡

3.环境准备　屏风或隔帘遮挡。

【实施】

尸体护理操作流程见表 7-3-1。

表 7-3-1　尸体护理操作流程

操作程序	操作步骤	要点说明
1.备物填卡	洗手、戴口罩,填写尸体识别卡	• 物品备齐,注意维护死者隐私
2.劝慰家属	劝慰家属节哀,让家属暂时离开病房	• 若家属不在,应及时通知家属
3.停止治疗	撤去一切抢救及治疗用物,如呼吸机、气管插管、输液管、导尿管、胃管等	• 避免粗暴撤管,防止损伤皮肤,便于尸体护理
4.安置体位	将床放平,尸体仰卧,头下垫枕,双臂置于身体两侧,留大单遮盖尸体	• 防止面部淤血,维护尸体良好的姿态
5.处理伤口	伤口敷料有渗血者更换敷料;伤口、创口较大时应进行缝合	
6.填塞孔道	用血管钳将不脱脂棉塞于口、鼻、耳、阴道、肛门等孔道	• 防止体液外溢,不脱脂棉勿外露 • 对传染病患者用不脱脂棉蘸取消毒液后填塞

续表

操作程序	操作步骤	要点说明
7. 清洁全身	清洁面部,协助闭上眼睑及口,对不能闭合者,可按摩、湿热敷眼周及下颌关节,有义齿者代为装上;退去衣裤,擦净全身,更衣梳发;有胶布痕迹的用松节油去除	• 装上义齿可保持面部轮廓饱满 • 口、眼闭合,身体清洁,维持良好的遗容,尊重死者、慰藉家属
8. 包裹尸体	将第一张尸体识别卡系于尸体的右手腕部,用尸单包裹好尸体,分别在胸部、腰部、踝部用绷带固定好,第二张尸体识别卡系于尸体胸前的尸单上	• 便于尸体的运送与识别
9. 运送尸体	将尸体移至平车上,盖上大单,送至太平间,置于停尸屉内,将第三张尸体识别卡插于停尸屉的外面	• 尸体冷藏,防止腐败
10. 终末消毒	按终末消毒原则对死者的床单位及用过的医疗器械等一切物品进行处理,洗手、脱口罩	• 对传染病患者,按传染病终末消毒处理
11. 处理文件	整理病例,按出院手续办理结账	• 注销各种执行单如治疗单、服药单、饮食卡等
12. 处理遗物	整理好死者的遗物交给家属	• 家属不在时,应由两人清点,贵重物品列清单,交给护士长保管

【注意事项】

(1) 尸体护理必须在医生出具死亡通知书且征得家属同意后尽快进行,以防尸僵发生。

(2) 对于传染病患者,应按传染病隔离原则及传染病终末消毒原则进行尸体处理。

(3) 态度严谨、认真,尊重死者,维护死者的隐私。

【评价】

(1) 尸体整洁、易于辨认。

(2) 家属对尸体护理表示满意。

考点提示 死亡过程的分期;尸体护理时,头下垫枕的目的。

 直通护考

扫码在线答题

答案解析

(胡岚岚)

参 考 文 献

[1] 尚少梅.护理学基础[M].北京:北京大学医学出版社,2008.

[2] 杜素芝,黄韶兰,崔德花.基础护理学[M].北京:中国科学技术出版社,2016.

[3] 牟铁文,韦桂源.基础护理学[M].北京:人民卫生出版社,2019.

[4] 贾丽萍,王冬梅.基础护理[M].4版.北京:人民卫生出版社,2022.

[5] 潘如萍,庄红.护理学基础[M].4版.北京:高等教育出版社,2022.

[6] 罗先武,王冉.2023全国护士执业资格考试轻松过[M].北京:人民卫生出版社,2022.

[7] 李小寒,尚少梅.基础护理学[M].7版.北京:人民卫生出版社,2022.

[8] 张连辉,邓翠珍.基础护理学[M].4版.北京:人民卫生出版社,2019.

[9] 罗先武,王冉.2022全国护士执业资格考试轻松过[M].北京:人民卫生出版社,2021.

[10] 关永俊.全国护士执业资格证考试过关精点[M].北京:北京科学技术出版社,2021.

[11] 秦淑英,廖颖辉,余琳.护理学基础[M].武汉:华中科技大学出版社,2017.

[12] 徐小梅.冷空气治疗仪治疗急性软组织损伤的随机分组疗效观察[J].中国临床康复,2002,6(16):2444.

[13] 王辉.冰毯覆盖降温法的使用疗效及护理体会[J].中国实用护理杂志,2012,28(z1):134-135.

[14] 李苏丽,孙会珍,罗红.基础护理学[M].武汉:湖北科学技术出版社,2019.

[15] 姜安丽.新编护理学基础[M].北京:人民卫生出版社,2006.

[16] 姜安丽.新编护理学基础[M].2版.北京:人民卫生出版社,2012.

[17] 尚少梅,邢凤梅.护理学基础[M].北京:北京大学医学出版社,2015.

[18] 钱晓路.护理学基础[M].上海:复旦大学出版社,2011.

[19] 陈云飞,赵卿.护理学基础[M].北京:人民卫生出版社,2018.

[20] 燕雪琴,杨玉梅.护理学基础[M].上海:上海科学普及出版社,2017.

[21] 吴丽蓉,张春梅.护理学基础[M].3版.北京:人民卫生出版社,2022.

[22] 王秀玲.2023全国护士执业资格考试:同步习题解析与技巧点拨[M].北京:人民卫生出版社,2022.

[23] 贾丽萍,宫春梓.基础护理[M].3版.北京:人民卫生出版社,2015.

[24] 赵文慧,阚书敏.护理学基础[M].郑州:河南科学技术出版社,2020.

[25] 吴春虎,王倩.2023全国护士执业资格考试试题金典[M].北京:人民卫生出版社,2022.

[26] 吴俊晓,周小菊.护理学基础[M].北京:人民卫生出版社,2018.

[27] 高达玲.护理学基础[M].南京:东南大学出版社,2009.